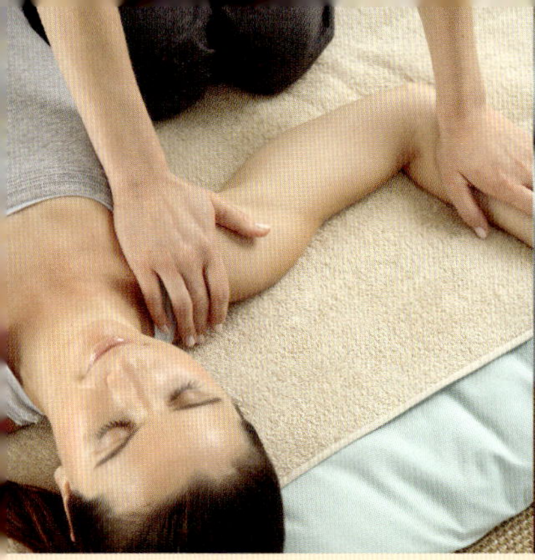
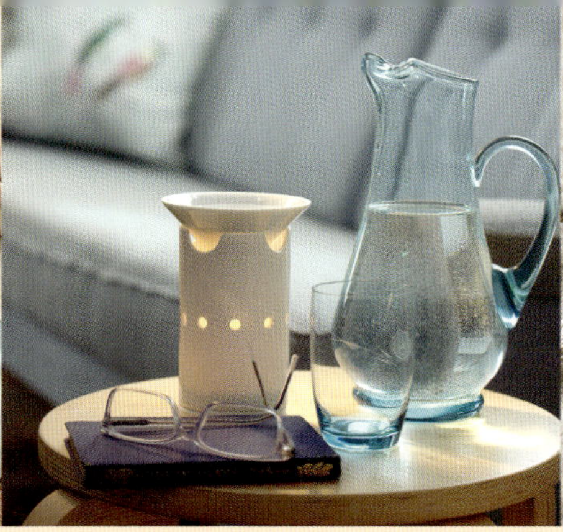
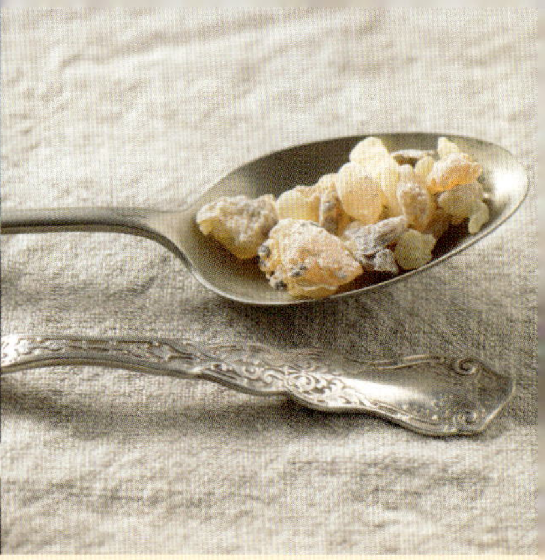

Massage and Aromatherapy

マッサージ & アロマテラピー

精油の力を最大限に引き出す症状別テクニック

訳：前田 久仁子

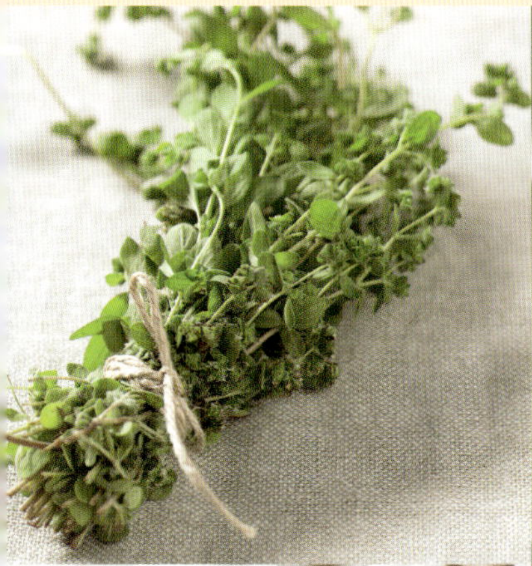
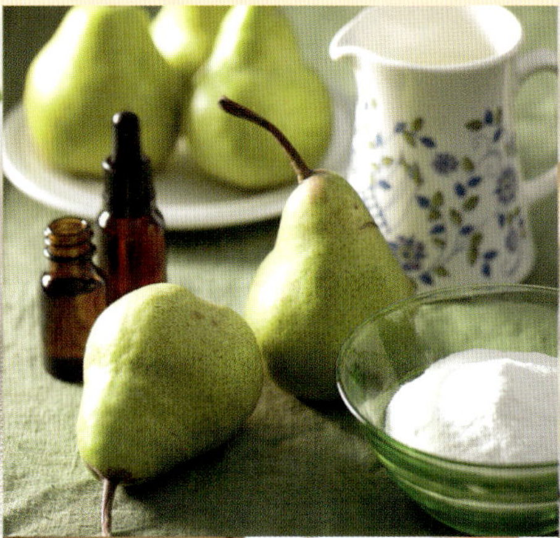
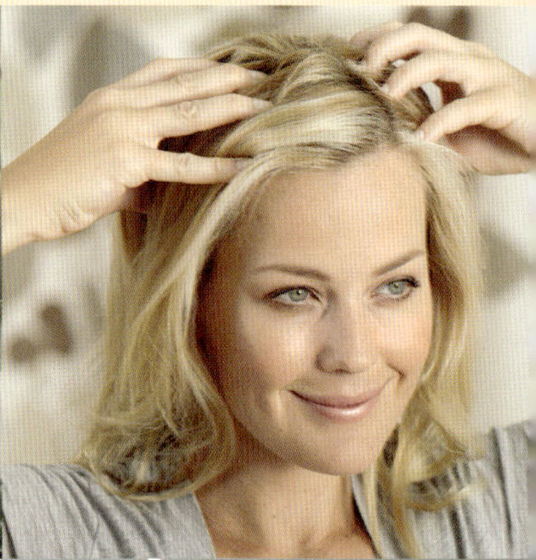
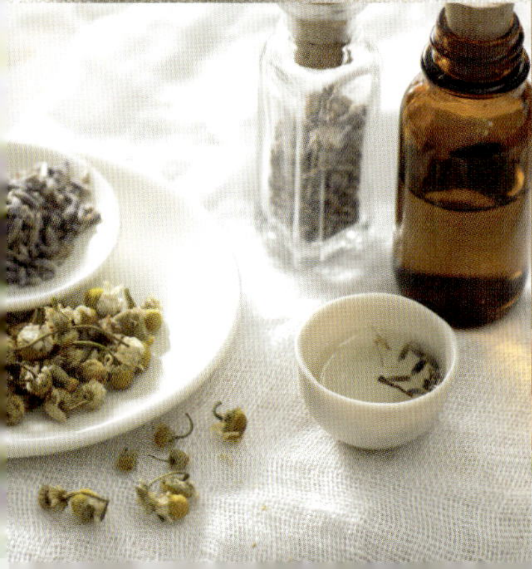
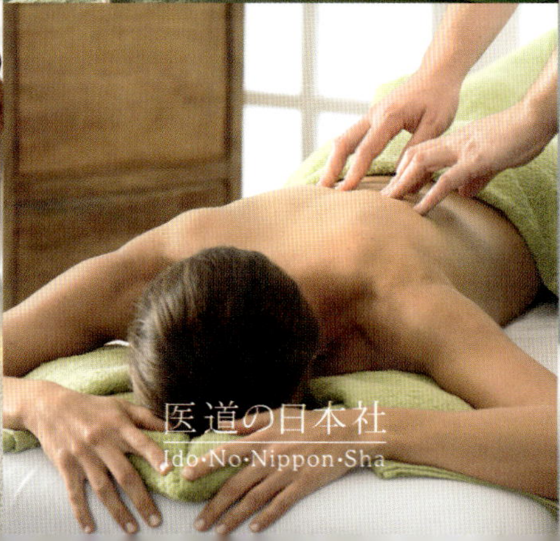
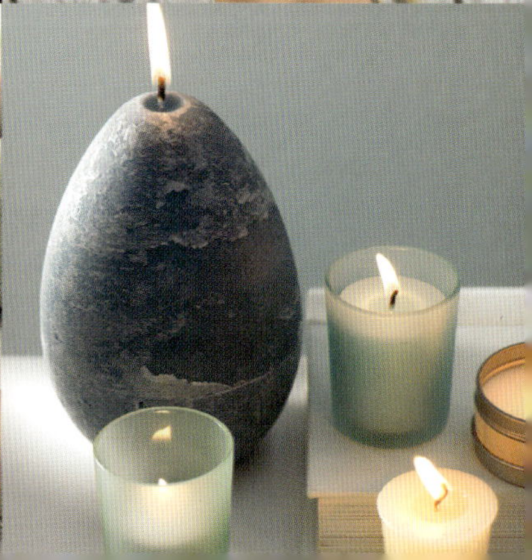

医道の日本社
Ido·No·Nippon·Sha

Massage & Aromatherapy

Shelley Keating
Stephen Bayliss
Ela Bayliss
Pamela Allardice

First published 2011.

免責事項

本書は手技療法やキネシオロジーにかかわる臨床家、教員、学生に向けて執筆されています。本書は医学的なアドバイスを意図して書かれたものではなく、治療やその他の医学的ケアに代わるものではありません。医学的なアドバイスについては医師に相談し、医師の指示に従ってください。著者、訳者、出版社、販売者は本書の情報をもとに行われた結果に対して、いかなる障害や損害が生じても責任を負いません。

訳者のことば

古代から、人は天然の植物を利用してきました。ネアンデルタール人の墓場では花の化石が見つかっています。古代エジプト人は没薬樹の樹脂（ミルラ）をミイラの防腐剤に用いました。中世ドイツの修道女、霊能力のあった聖ヒルデガルト・フォンビンゲンは「香りで人は道を知る」と述べています。香りを伝える嗅神経は脳神経の第一神経であり、本能と記憶に関わる大脳辺縁系に電気信号を送ります。そして、視床下部へ、次に脳下垂体へと伝達されます。香りには、自律神経系に働きかける作用があるのです。

現代のライフスタイルは、携帯やコンピューター使用によるテクノストレス症候群（眼精疲労やイライラ、肩こりなど）を生じやすい特徴があります。さらに、精神的な混乱や孤独感、不安、落ち込みなども生じやすくなります。自然の精油の香りは気持ちをリフレッシュし、思い込みを軽くする助けになります。たとえば、ラベンダーを蒸留した精油の香りの主成分は、リナロールとリナリルアセテートです。リナロールには精神強壮作用があり、皮膚に塗布すると筋肉への弛緩作用があります。リナリルアセテートはリラックス作用に優れます。

現代のアロマテラピーは、ペルシアの医師、イブンシーナ（アビセンナ）がバラの花の蒸留に成功した、アランビックと呼ばれる蒸留器の発明が起源といえます。こうして、軽やかな香りを抽出することができるようになりました。さて、中世のヨーロッパでは、薬局において、精油と芳香蒸留水の蒸留を行っていました。医師が薬剤師をかねていた時代です。日本には江戸時代に、「蘭《らん》引《び》き」として蒸留技術が伝来されました。バラの花を蒸留していた家庭もありました。

精油は多様な手技に応用できます。鼻や口から吸入される香り成分はただちに心理に働きかけ、内臓にも影響を及ぼします。皮膚吸収される成分は血液を介して全身を循環し、その成分はやわらかな手のぬくもりや流れるような手技と一体となります。アロマテラピーマッサージは皮膚に栄養を与えながら、軽い瞑想にも似た感覚をもたらします。

漢方薬では煎じる香りが、五臓六腑に働きかけます。陰陽五行説の「五香」が、アロマテラピーに通じます。マッサージとアロマの香りは筋肉や腱ばかりではなく、五臓六腑に働きかけて、緊張をほどき、滋養することができます。

本書で、アロマテラピーと手技療法の世界を旅してみましょう。皆様のご健康と美容に役立つことでしょう。

このたびは、浅井隆彦先生（あさいマッサージ教育研究所）のご紹介を受けまして、本書を翻訳する機会に恵まれました。医道の日本社の小林篤子様には誠にお世話になりました。末筆になりますが、お二人に心からの謝辞を申し上げます。

2015年1月

南フランス・グラース市にて
前田久仁子

Contents

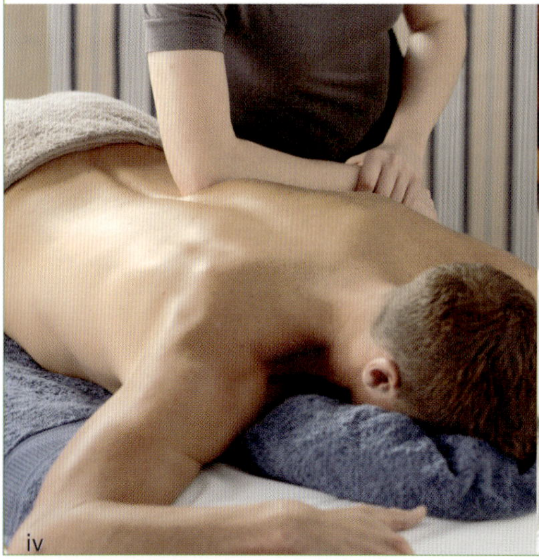

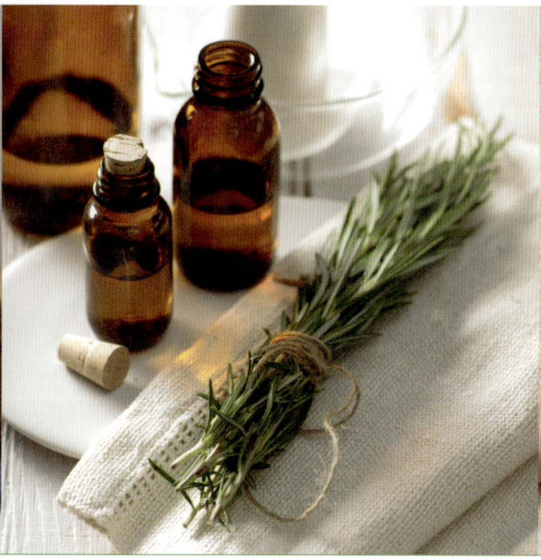

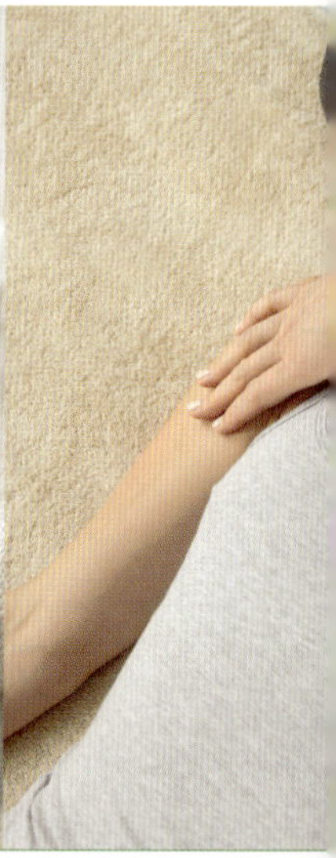

第3章
目的別のアロマブレンド

第4章
いろいろなタイプのマッサージ

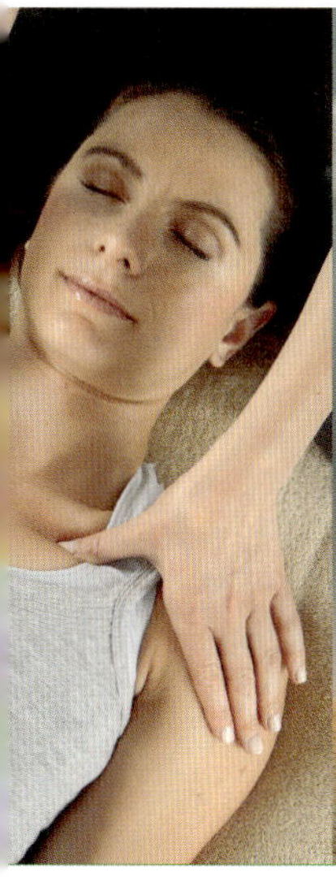
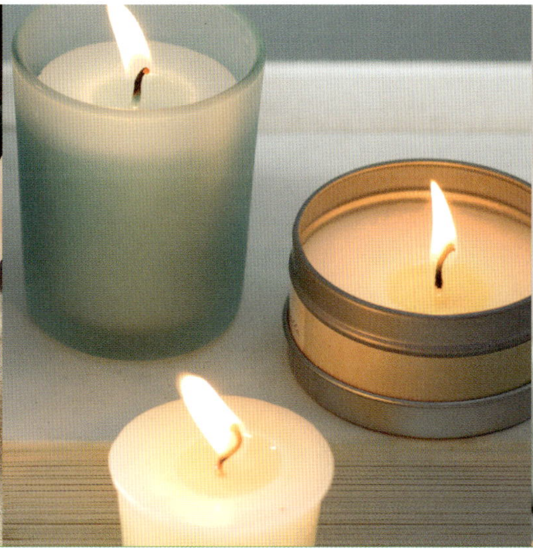
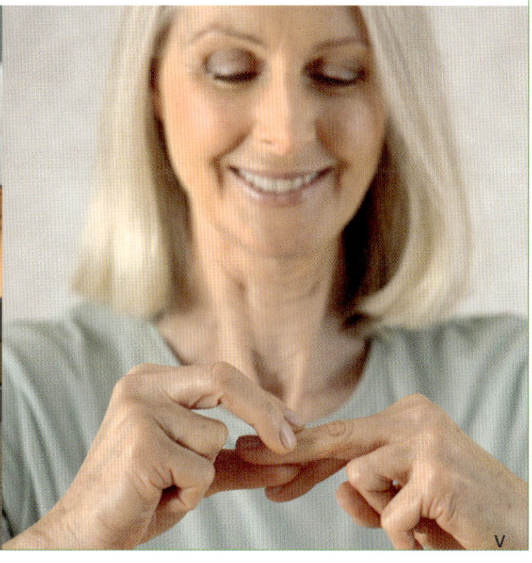

第5章
マッサージテクニック

第6章
フルボディマッサージ

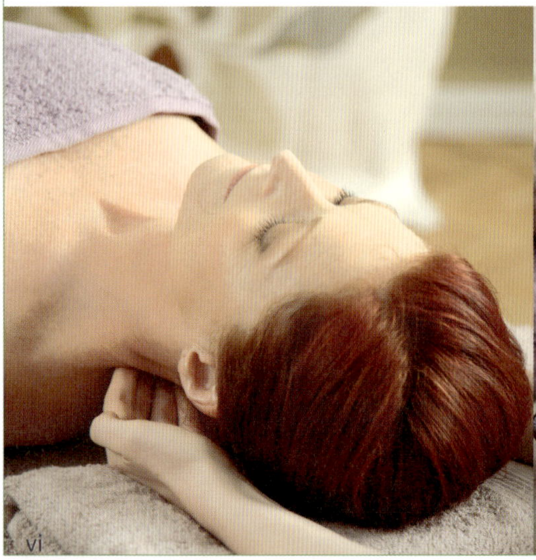
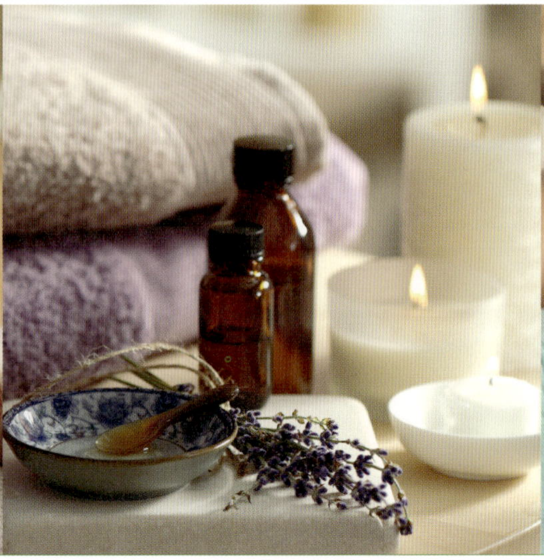
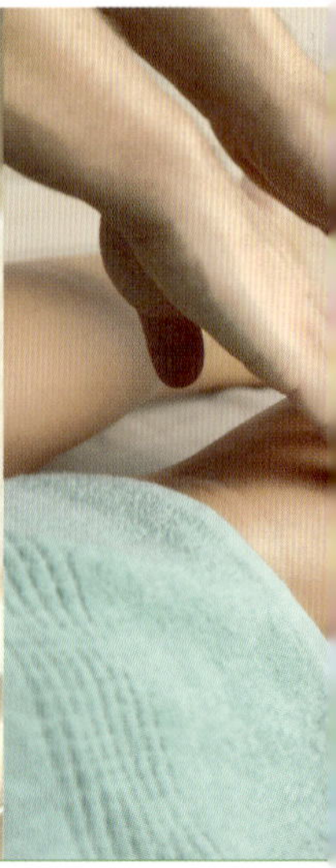

第7章

健康とバイタリティー

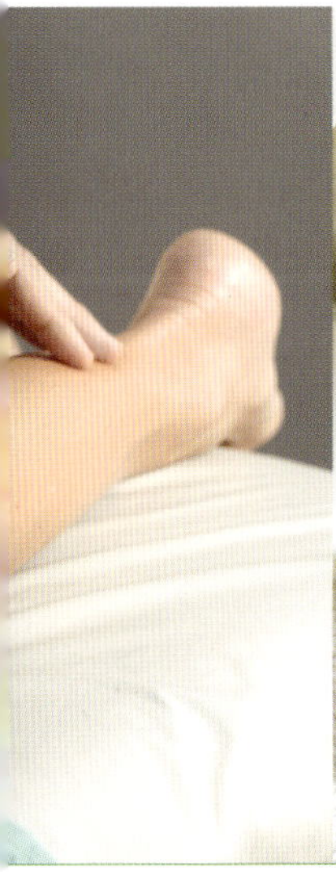
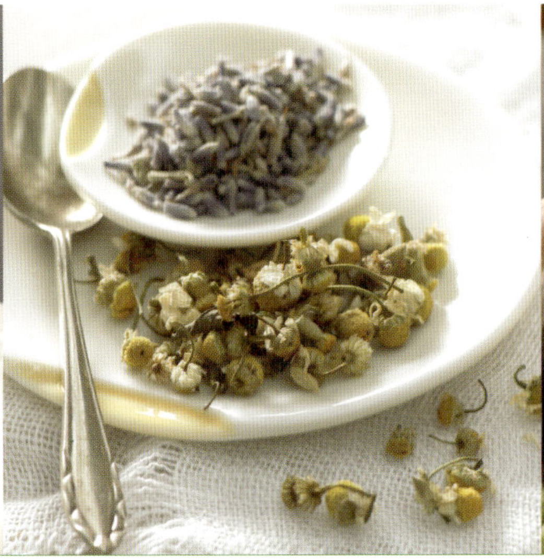

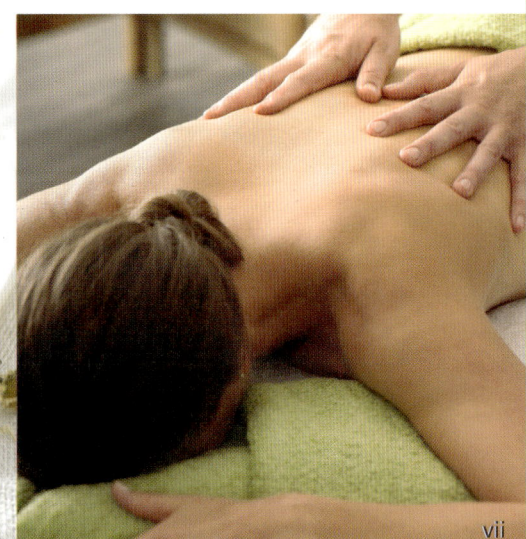

Introduction

はじめに

本書のテーマは、いにしえの頃から現在まで、何世紀にもわたって人々に喜びを与えてきた、精油を用いるマッサージ法です。アロマテラピー（芳香療法）の先駆者たちによって、その治療的な効果が明らかにされたのは、20世紀に入ってからです。それを起点として、精油の働きを検証する臨床試験が行われるようになりました。

マッサージは体に精油（効用のある成分を含む）を摂取する手段として、とても優れています。精油の芳香成分が呼吸を介して肺から吸収されると、気持ちが穏やかになり、安心感が生まれます。さらに、マッサージに用いられる精油は、皮膚から吸収され、体内の血流に入るのです。

アロマテラピーのマッサージを受けると、確かに活力が蘇ります。アロマテラピーが心身に与える効果は、多岐にわたります。筋肉痛などの一般的な痛みに加えて、不安感や落ち込み、頭痛、不眠症、消化器系の不調、さらに女性の健康に関わる問題（性的欲望の減退や、月経前症候群と更年期障害の諸症状）を含める、さまざまな症状に効果的です。セルフケアばかりではなく、ご家族の皆様を癒すことができるという利点もあります。くつろぎながら、香りやマッサージを楽しみ、家計にも負担にならずに行うことができるのです。

現在、アロマテラピーは世界中に広まりを見せています。エステティシャンや、マッサージセラピスト、ホリスティックなケアに携わる自然療法家も精油を役立てています。なお、重病を抱えていたり、体調不良が長く続くときには、施術を受ける前に、医師に相談されることをお勧めいたします。アロマテラピーとマッサージも含めて、自宅でセルフケアを行うか、補完療法の専門家の治療を受ける際には、前もって医師に相談してください。

Reader's Digest 編集部より

右の写真／ローズやカモミール、ローズマリーの精油は、さまざまな疾患や不調に用いることができます

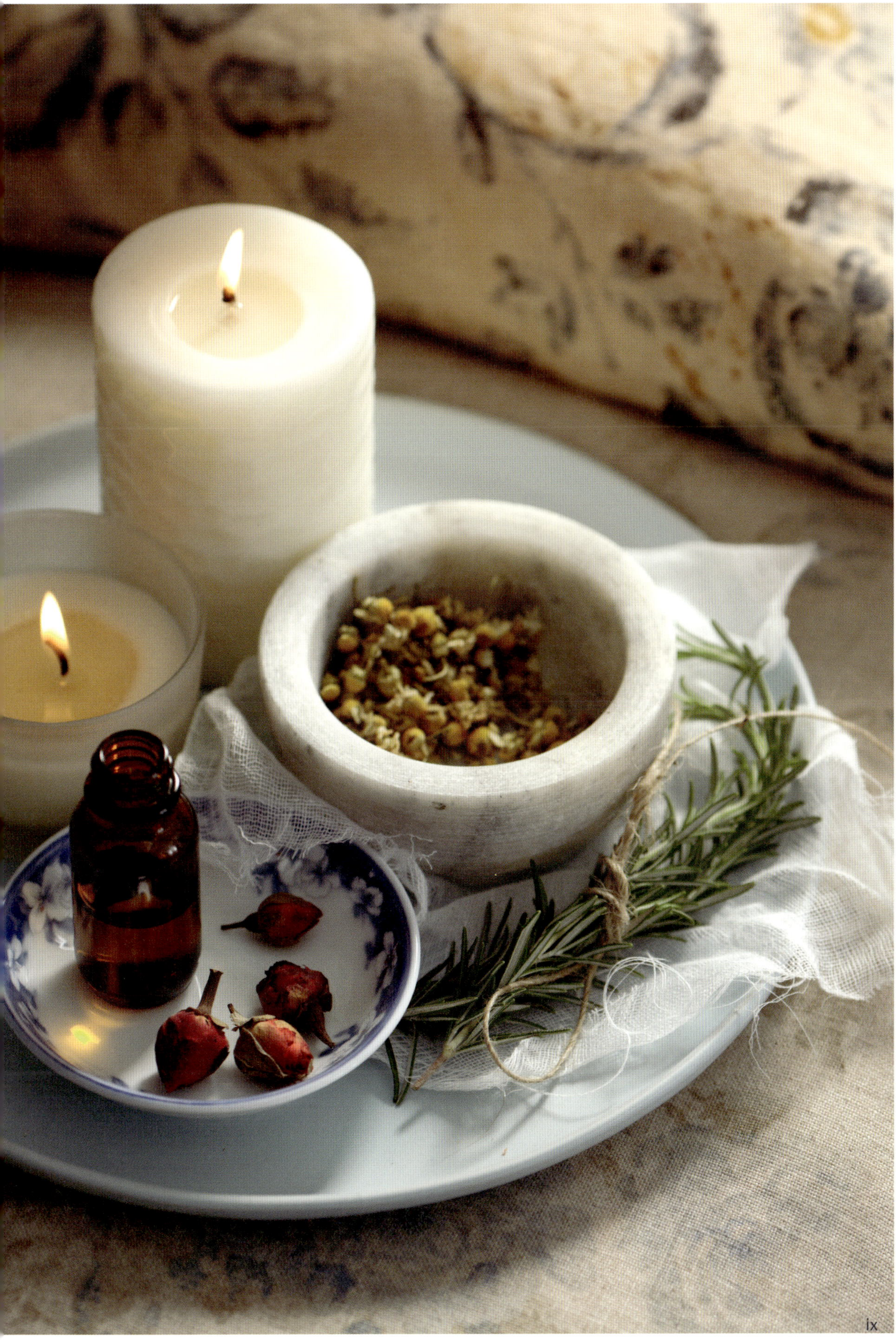

Aromatherapy Essentials

第1章　アロマテラピーの基礎

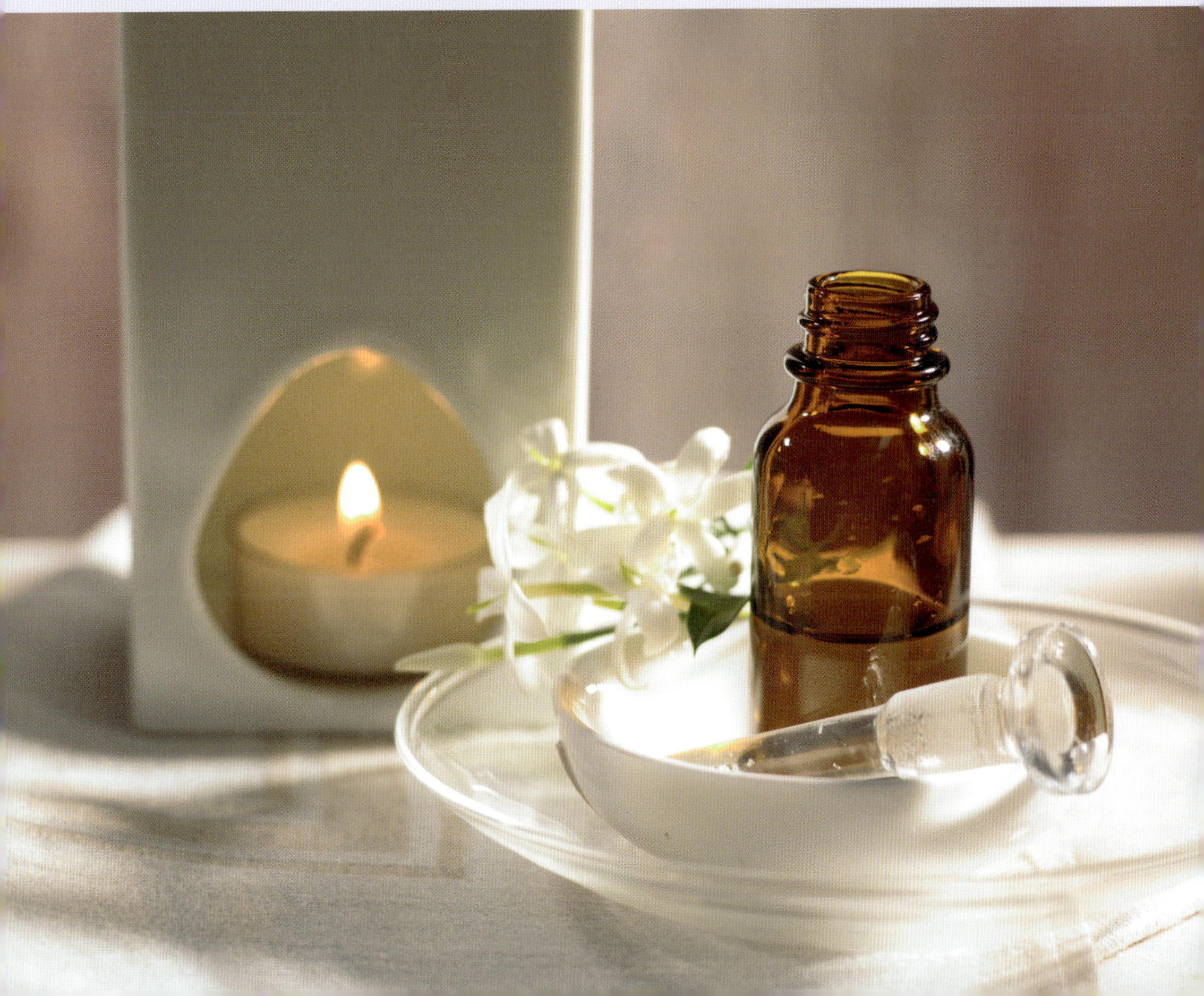

About Essentials Oils

精油について

精油を選ぶときには、有機栽培由来の植物を原料に用いているかを確認します。精油は「生きている」のですから、適切に保管する必要があります。そして、使用に際して、注意事項があります。たとえば、皮膚が過敏な方や妊娠期の女性、乳幼児や児童を対象としてトリートメントを行うときには、それぞれに守るべき条件があります。

※本文中の＜　＞は訳注を示しています

パワフルな療法

今日、アロマテラピーとして知られるこの療法は、精油を癒しと疲労回復、リラックスに用いますが、古代にそのルーツを辿ることができます。古代エジプト人とギリシア人は香りをもつ植物を日々のストレス解消と疲労回復のほか、心身の健康増進に役立てていました。吸入やマッサージ、入浴のほか、体に塗布することによって、香りを活用していたのです。近年になって、精油の抗菌活性や傷の治癒を促進する薬理的な作用が確認され、発表されています。

「精神神経免疫学」の分野におけるアロマテラピーの発展は注目に値します。「精神神経免疫学」とは「心と感情の健康、感情のバランス、心の平安と調和、ストレス解消と記憶力増進」をテーマに、このような機能を高めることを目的とし、これまでの研究の成果や研究途上のさまざまな技術を検証する新しい学問です。アロマセラピストが個人的に確認してきた、それぞれの精油に備わる幅広い効用は、いまでは科学的に証明されているのです。

第一次世界大戦中、病院では抗菌効果のある
ローズマリーとティートリーの精油を
焚いて活用していました。

たとえば、ローズマリーの精油には抗痙攣作用と消化促進作用があります。感染予防の燻蒸剤として使われますが、殺虫作用、去痰作用、抗炎症作用、鎮痛作用も備わっています。関節痛や消化不良に対しては、マッサージブレンドに適していますが、風邪をひいたときは蒸気吸入に使用されています。さらに、ハエ除けのルームスプレーも自分で作ることができます。

ティートリー、レモン、ユーカリ、パインなど、多くの精油にウイルスに対する作用があります。一方、イランイランやカモミールの精油は鎮静作用に優れています。そして、ジュニパーとヒソップなどの精油には血液とリンパの循環を促す作用があり、痛みを緩和したり、排泄を促す作用をもたらすのです。

精油の作り方

私たちが現在用いている精油に近い芳香油を抽出する水蒸気蒸留法を、世界に先駆けて開発したのは、11世紀のペルシア出身の医師、アビセンナです。彼が開発した技術は当時革新的であり、その後10世紀にわたって、大きく変化することもなく、使用されてきました。病気の治療ばかりではなく、予防にもよいとして、毎日アロマオイルを用いて、マッサージすることが勧められました。そのほか、クスノキやサンダルウッドのような精油が院内の空気を浄化したり、患者の傷を消毒することができると知られています。

水蒸気蒸留法とは

この抽出法の第1ステップは、原料植物を大きなステンレス製の釜に入れる作業です。充填された原料に圧縮蒸気が流入されると、植物中の芳香物質が霧状になって放出します。この蒸気はサーペンタイン＜コイル状の管＞の中に押し出され、冷却装置を通過したのちに凝縮され、芳香蒸留水となります。その水面に浮いている物質が精油であり、のちに収集されます。

その他の蒸留法

精油の抽出法には蒸留法のほかに、圧搾法と溶剤抽出法があります。圧搾法はベルガモットやレモン、ライム、マンダリン、オレンジなど、柑橘類の果実によく用いられ、果皮を圧搾して精油を抽出します。溶剤抽出法とは、石油系溶媒を用いて、植物原料から芳香物質を分離する方法です。香料業界では「ネイチャーアイデンティカル」＜合成製品＞の香料として、その品質を高く評価しています。一方、アロマテラピーの世界では、香料中に抽出溶剤が残留して、アレルギーを惹起することを懸念しています。

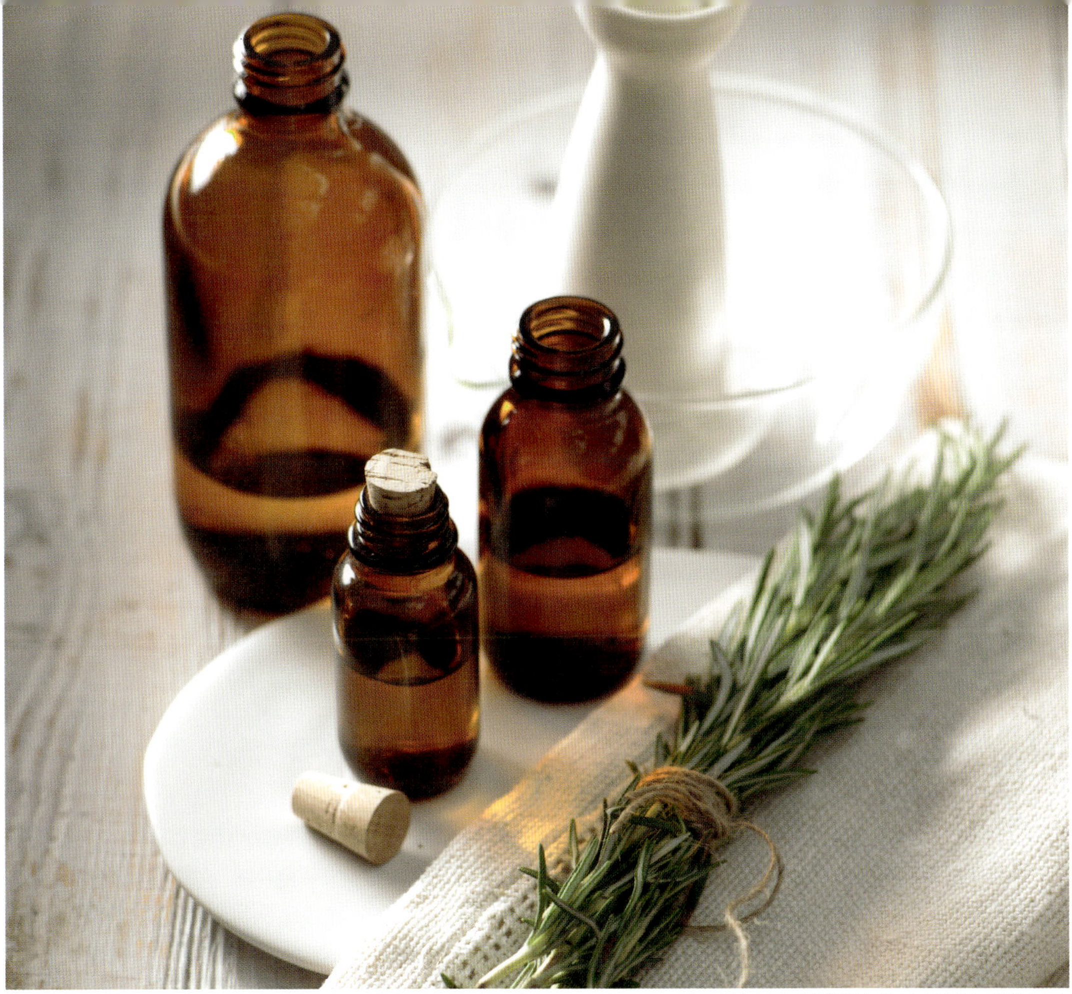

ブレンドオイルの使用後はすぐにふたを閉めて保管します

品質のよい精油

精油を購入するときには、いつでもよい結果に導くために、評判のよい会社から購入するようにしましょう。精油が純粋であり、アーモンド油などの植物油が混入されていないかを確認することも大切です。精油の価格にしても、品質の判断基準になります。ローズ油を例にあげると、天然のバラの花を原料に用いて抽出した精油の価格は、「ローズの香油（パーフュームオイル）」（精油2～5％をキャリアオイルに調合している）のような名称がついた製品よりはるかに高価です。純粋な精油ならば使用量も少なくてすみ、長持ちするという利点もあります。

さらに、精油の原料植物が信頼のおける認証団体（p.230参照）の認可を受けているかが、一つの判断基準になります。ただし、この原稿を書いている時点では、産業界における精油の認証化はまだ普及していません。そのため、不安に思えるときには、精油業者に手紙を書いて、原料植物の産地や試験結果、抽出方法に関して問い合わせるとよいでしょう。

安全な貯蔵法

太陽光の紫外線は、精油の品質と効果を損なうことがあります。精油の購入時には、スポイトつきの遮光瓶に入ったものを選びます。なお、スポイトはプラスチック製やゴム製を避けます。精油が素材を劣化させるためです。なお、精油やブレンドオイルを保管するときには、劣化しやすいプラスチックや金属製の容器ではなく、ガラス製、または陶器のボトルや広口びんに保管します。保存瓶に用いるふたは、金属製を避けます。

精油は、台所や風呂場など、熱や湿気にあたる場所を避け、暗くて乾燥した涼しい所（約15℃）に保管します。冷蔵庫に保管するときには、香りが食品に移らないように、あらかじめ密閉性の容器に入れておきます。精油は揮発性が高いので、使用後にはボトルのふたをきっちり閉めます。そのまま放っておくと、精油成分の酸化がはじまり、しだいに蒸発することもあります。

ネロリやローズマリー、ラベンダーなどの
芳香蒸留水は、精油の抽出後に、
ヘルスケアや美容ばかりではなく、
食品のフレーバーとして販売されます。

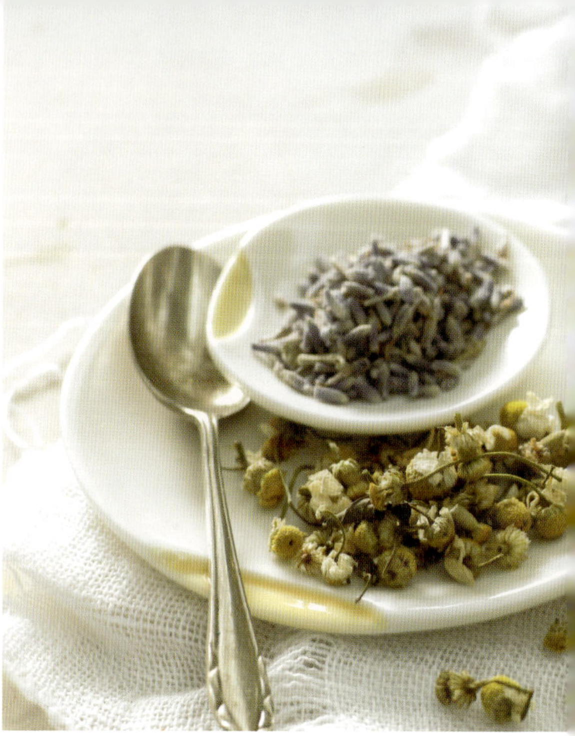

精油のなかには、冷蔵庫に保管すると濁るものもありますが、室温に戻すと元通り、クリアになります。さらに、ミルラのような樹脂様の精油のなかには、時間が経つと、粘性が増すものもいくつかあります。液状に戻すには、ボトルを温水に15分間浸けておきます。精油を開封するときには、日付をステッカーに記しておくと、使用の開始日がわかります。使用期限を過ぎた精油は、ポプリオイルとして用いることができますが、皮膚にはつけないようにします。たとえば、マッサージ用のブレンドオイルにして、皮膚に塗布することはやめましょう。このような精油にはすでに効用がないと考えられ、皮膚に刺激を与える可能性もあります。

さて、精油が変色したり、べとついたり、においが変化したときには、すでに消費期限が過ぎたしるしです。その精油は捨てましょう。

精油のボトルはニス塗りの上には置かないようにします。そのそばに、保管することも避けましょう。変色させるか、ニスを溶かす可能性があるからです。

お手製のアロマブレンドは広口びんやボトルに入れて、ステッカーに内容成分を記入して、目立つところに貼ります。お子さんの手の届かないところに保管してください。なお、ブレンドオイルは、調合していない精油や植物油よりも消費期限が短くなります。ブレンドオイルを調合してから2カ月を過ぎたときには、容器に残っていても捨てましょう。

安全性

天然の産物である精油には、健康によいたくさんの成分が含まれます。しかし、適切に使用しない場合には、有害となる可能性がある成分もいくつかあります。例えば、光毒性や、人によっては光感作性を生じる精油が何種類かあります。つまり、皮膚に塗布して太陽にあたると、色素沈着を起こす可能性があるのです。そのような精油のリストにはベルガモット油、グレープフルーツ油、マンダリン油、タンジェリン油、レモン油、ライム油、オレンジ油、ラビッジ油、アンゼリカ油などを挙げることができますが、ほかにもこのような精油はあります。

光に反応する精油を用いるときは、マッサージを太陽にあたる12時間以上前に行います。皮膚が精油成分を代謝するのに必要な時間をあけるわけです。

アニス油とフェンネル油には、女性ホルモン類の働きに近い生理作用があるために、乳がんのような内分泌系のがんを患った病歴がある方への使用は避けます。

専門家のなかには、癲癇《てんかん》を患う人に発作を惹起する（禁忌）として、ローズマリー油とヒソップ油、セージ油のほかに、フェンネル油を列挙する人々もいます。

精油は目や口内に入れないように注意し、内服してはいけません。さらに、精油を膣や直腸に入れるような方法で、体内に使用してはいけません。

妊娠期には

精油とブレンドオイルには、妊娠期に使用が禁じられる精油が多くあります。本書のなかで、妊娠期に起きる伸張線（ストレッチマーク）などの諸症状をケアするために用いるブレンドオイルは、妊娠7～9カ月の妊婦さんのみが使用できます。なお、本書に掲載のある精油の希釈率は、可能な限り低率に抑えています。その一方で、関節痛やこりなどの不調に対してはわずかですが、希釈率を上げています。妊婦さんがご使用になるときには、使用前に、助産師や医師、有資格のアロマセラピストに相談してください。

精油には、月経を促進させる作用がある（月経を起こすように刺激するなど、ホルモンへの作用がある）ものもあります。そのため、妊娠期には使用を避けてください。アンゼリカ油、シナモン油、クラリセージ油、ジンジャ

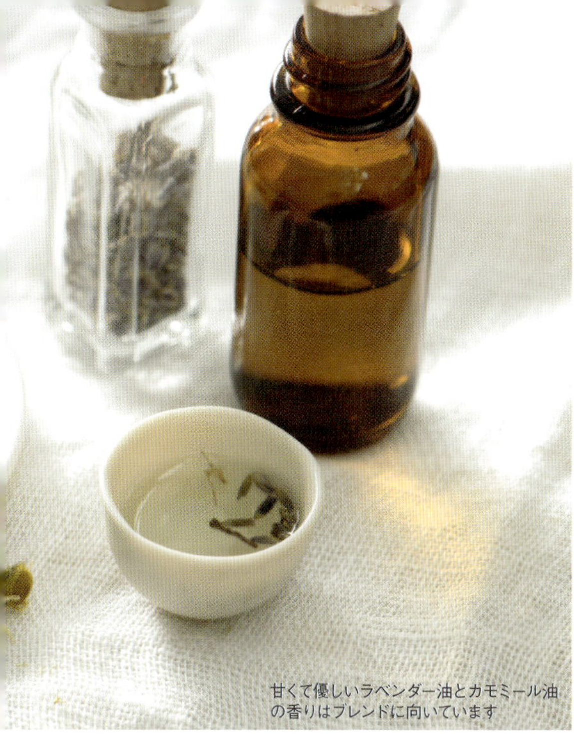

甘くて優しいラベンダー油とカモミール油の香りはブレンドに向いています

ー油、ジャスミン油、ジュニパー油、スイートマジョラム油などがリストに上りますが、該当する精油はそのほかにもあります。さらに、精油のなかには、ローズマリー油やミルラ油のように、嗅覚が鋭くなる妊娠期には、刺激が強すぎると考えられている種類もあります。

未来のお母様たちにとって、背中や肩、脚部のマッサージはことのほか気持ちがよいものです。マッサージはスイートアーモンド油などを用い、精油をブレンドせずに行います。妊娠6カ月間を過ぎているときには、マッサージに精油を用いる際、レシピに推奨されている精油を半量に減らしたブレンドオイルを作ります。

皮膚の過敏性について

ほとんどの精油は皮膚に刺激性を与えないと考えられていますが、皮膚につけられる物質はどのようなものであっても、反応を惹起する可能性があるのです。超過敏性の肌に対しては、ブラックペッパー油、バジル油、シダーウッド油、クラリセージ油、カモミール油、ジンジャー油、ジュニパー油、レモン油、ティートリー油、タイム油に、とりわけ注意が必要です。ごく低い希釈率で用いない限り、皮膚と粘膜に刺激を与える可能性があるからです。

乳幼児に

授乳期のお母様たちは、精油の使用を一切避けるようにします。精油の香りが赤ちゃんに刺激を与えて、眠りや授乳時間のパターンを乱すかもしれません。精油中の非常に微量な成分が、母親の血液中に入る可能性があり、母乳中に含まれることも考えられます。そのために赤ちゃんにも、未確認ですが、影響が及ぶかもしれません。

専門家のなかには、生後12カ月未満の赤ちゃんには精油を使用しないように勧告する人々もいますが、微量であれば使用してもよいと考えている人々もいます。乳幼児のマッサージには、スイートアーモンド油のようなキャリアオイルに精油を加えなければ、さしつかえありません。

幼児期を過ぎた子どもたちは、甘くて穏やかな香りのカモミールやラベンダーなどの精油を好みます。ブレンドオイルに用いる際には、大人向けの希釈率よりもはるかに薄めて用いることが大切です。キャリアオイル大さじ3杯に対して、精油の分量は4～5滴以下におさえます。

パッチテスト

本書に掲載のあるブレンドオイルをパッチテストするときには、肘の内側か、手首の内側に微量を擦り込み、その上に小さな粘着性テープを貼って、24時間放置します。

結果として、過敏性反応が生じないときには、そのブレンドオイルを用いても問題はありません。しかし、万が一、反応が生じた場合には、ただちに石鹸と水で洗い落とし、スイートアーモンド油などの無香性のキャリアオイルを塗ります。なお、皮膚には精油を希釈せずに塗布することは避けます。ただし、例外的に、軽いやけどや虫さされ、ニキビや吹き出物の上に、ラベンダー油やティートリー油を1滴用いることは可能です。いずれにしても、目の周囲に精油を直接つけることは避けます。

柑橘系の精油は消費期限が短く、
スパイシーでウッディーな香りをもつ精油
（たとえば、フランキンセンス）は長持ちし、
年月とともに香りが熟成する傾向があります。

注意と禁忌事項

精油は必ず、子どもたちの手の届かないところに保管しましょう。万が一、誤飲したときには、毒性のある精油も多いため、生命にかかわる危険性があります。子どもが精油を飲んだと疑われる場合は、ただちに病院に連れていき、救急処置を受けるようにしてください。ご家庭で飲用物を吐かせようと試みてはいけません。一刻も早く、治療を受ける必要があります。

アロマテラピーの実践 マッサージについて

アロマテラピーのマッサージは至福感をもたらすとして、何世紀も前から知られていました。アロマテラピーの先駆者たちと科学的なデータにより、治療への有効性が明らかになったのは前世紀のことです。

アロマテラピーのパイオニア

フランスの調香師、ルネ＝モーリス・ガットフォセと、オーストリア出身の美容療法家、マルグリット・モーリーはアロマテラピーの先駆者のなかでも、特に有名です。マルグリット・モーリーは1960年代に、多種の精油が心と体へもたらす作用を比較研究して、記録に残しました。さらに、最も効果的な手法を求めて、指圧や古代チベットの治療法など、多様なマッサージのテクニックを研究しました。

さらに、患者の「性格」と「心と体」の両方にバランスをもたらす、オリジナルの精油ブレンドを創香することを世の中に紹介しました。香りのよいフレグランスとしての精油ばかりではなく、体にも作用する精油の特質を探究したのです。

このように発見した事柄を記録に残していくうちに、モーリーはほとんどが女性であるクライアントたちが、肌の若返りとともに、さらに美しくなりたいと望んでいることに着目しました。マッサージによる精油のトリートメントが気分を改善することに注目し、痛みと不眠症を解消し、性的エネルギーの回復にも役立つと記載しています。

なお、1970年代に、ロバート・ティスランドはアロマテラピーを主題とする最初の本を出版しました。

精油はどのように作用するのか

精油を用いるにあたって、最も効果的な方法は、マッサージを行うことです。香りを吸入すると肺から成分が吸収されて、緊張がほどけて、気持ちが落ち着きます。さらに、精油の効用を起こす成分である、ごく微細な分子が皮膚吸収されて、全身の血流に入るそうです。

アロマテラピーとマッサージの組み合わせは、不安やうつの他、女性の健康に関わる性的エネルギーの欠如や月経前症候群、更年期障害の症状（ほてりや頭痛、不眠、消化器系の諸問題を含め、多岐にわたる不調）に用いることができます。

さらに、ご家族が必要とするときには、自宅においてケアすることが可能な、実際に役立つ療法です。とても心地がよく、経済的にも負担の少ない療法ですが、さらには、あなたを新しい職業への道に誘うことになるかもしれません（下記のコラム参照）。

エステティシャンと医療的なケアを行うマッサージ師、ホリスティックな自然療法家などに、精油は多目的に活用されています。

アロマセラピストの教育課程における、法的な基本条項は、国によって異なります。認可を受けたマッサージセラピストを探しましょう。

アロマテラピーを仕事に選ぶ

アロマテラピーとマッサージに興味があり、さらに勉強したい意思があれば、専門のスクールで受講する方法のほか、通信教育を受けるという選択肢もあります。学校によっては、夕方に説明会を開催するほか、週末にワークショップを行っているところもあり、本格的な学習プログラムに参加するまえに、この職業についての知識を得ることができます。

受講期間が長いほど、一般的に、学習内容は広範囲に及びます。例えば、2年間のディプロマコースでは、生理学と解剖学のほか、基礎的な栄養学概論と生活習慣についても学びます<以上、欧米での事情>。

! 注意と禁忌事項

重病の方や、体調不良が慢性化しているときに施術を受ける場合は、前もって医師に相談してください。アロマテラピーとマッサージを含め、自宅でセルフケアを行ったり、専門家から補完療法を受けるときには、医師に必ず報告してください。ホメオパシー専門家には、ユーカリ油やカンファー成分を含む精油など、香りの強い精油がホメオパシー剤の作用を妨げると考える人々もいます。処方薬と同じように、精油を摂取するときにも、かかりつけのホメオパシー医に必ず相談しましょう。

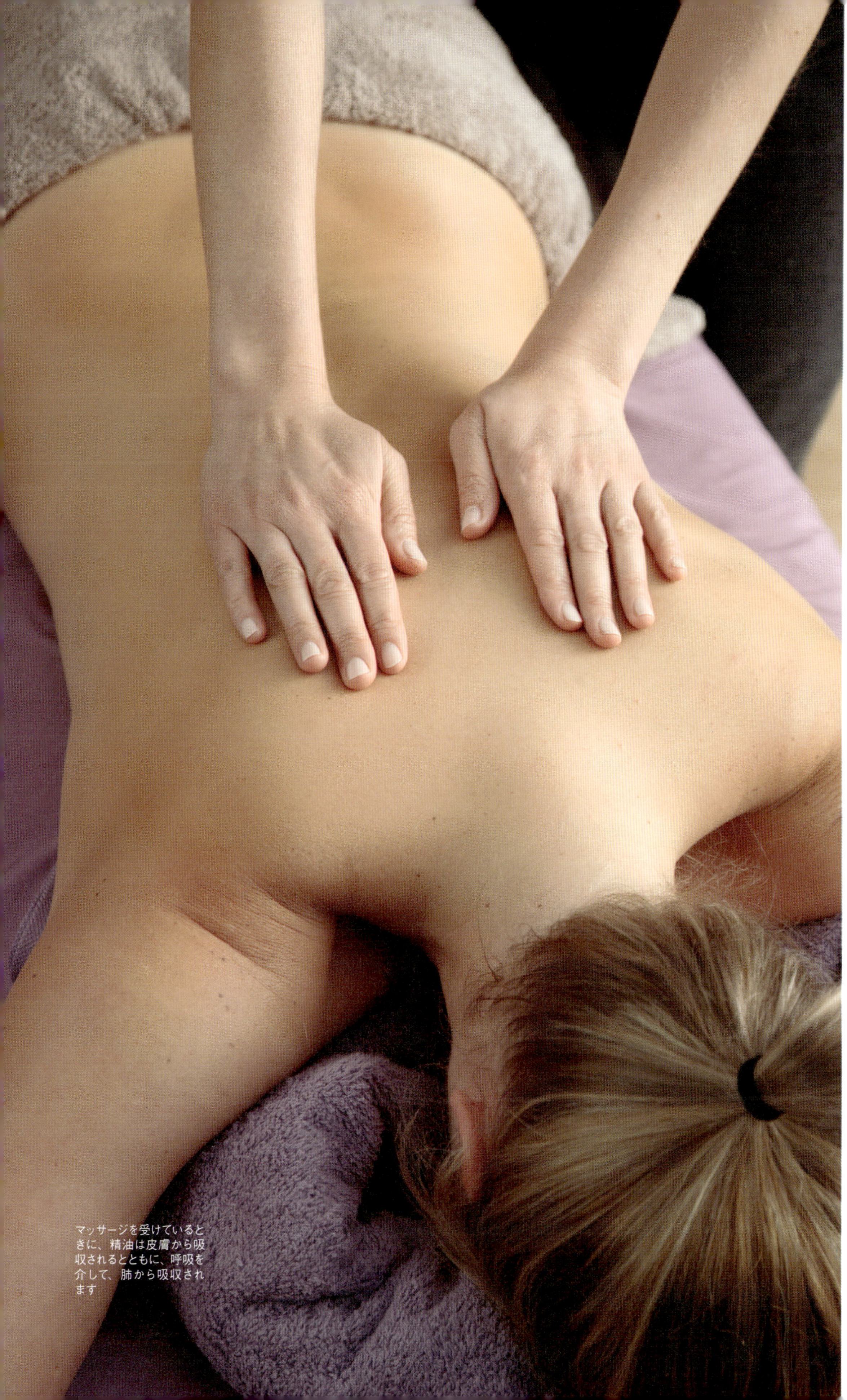

マッサージを受けているときに、精油は皮膚から吸収されるとともに、呼吸を介して、肺から吸収されます

Vaporisers, Diffusers and Bunners

蒸散器とディフューザー、アロマポット(アロマバーナー)

精油を室内に香らせたいときには、蒸散器とディフューザー、アロマポットが便利です。精油の香りは穏やかでポジティブな、生命力にあふれる空間をもたらします。そして、心と体の不調を癒す、香りの空間を作ることもできるのです。

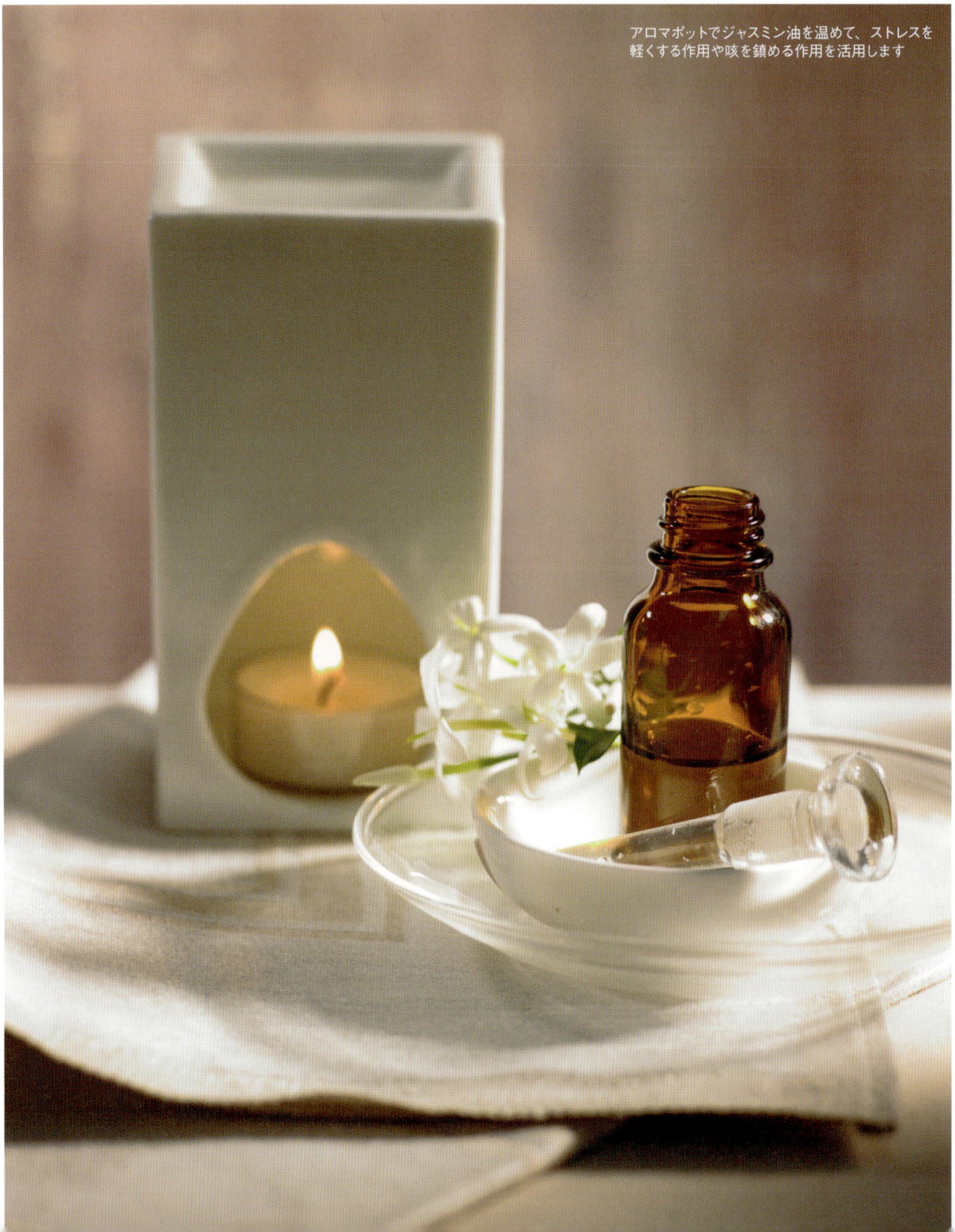

アロマポットでジャスミン油を温めて、ストレスを軽くする作用や咳を鎮める作用を活用します

電気式のディフューザーを病室に用いるときには、
製造業者の取扱説明書を確認してから用いましょう。
なお、夜間につけたままにしておいてはいけません。
さらに、付添人が不在になるときには、必ず電源を落とします。

香りを蒸散する

蒸散器やディフューザー、アロマポットは、日々の生活で精油のヒーリング力を手軽に体験できるツールです。人間の嗅覚は直接に、大脳辺縁系につながっています。大脳辺縁系は情動に密接に関わるため、空間の香りの変化を利用して、例えばパーティーのムードを簡単に演出できるほか、自宅では夕方のくつろげる環境づくりができます。さらに、瞑想の準備として、心と体を鎮静させることも可能です。精油を用いるマッサージや湿布、吸入、フットバス、エステなど、アロマトリートメント中に香りを焚くと、充足感を増すことができます。

蒸散器とは

この装置は精油を適温の電気で温めて、精油の微粒子を蒸気によって空中に放散する器具であり、いろいろなタイプが出まわっています。さらに、精油を希釈せずに小皿や、丸底の皿に入れて温めるタイプもあります。そのほか、取り外し自在のパッドやスポンジに精油を落とすタイプや、小さなファンで風を送り、空中に分子を拡散させるタイプもあります。

このような蒸散器は、デザインやサイズも豊富です。電気のコンセントに差し込む小さなタイプもありますが、大きく重たいタイプも出まわっています。なお、アロマポットと違って、蒸散器には火災の心配がありません。夜間でも用いることができるため、病室に精油を香らせたいときに適しています。

アロマポット

精油を室内に香らせるときに、アロマテラピーで手軽に用いられているのはアロマポットです。台の上の小さな受け皿に水を少量入れ、精油を数滴落として、その下からティーライトキャンドル<アロマポット用の小さなキャンドル>で温めます。アロマポットにはいろいろな形状や大きさがあり、上薬をかけた陶製や磁器、ステンレス製も出回っています。

アロマポットに備わっている精油を入れる小皿ですが、金属製を選ぶときには、ステンレス製にしましょう。それ以外の金属は精油と化学反応を生じるために、使用には適しません。さらに、穴などのあいていない表面が滑らかなものを選びます。その方が使用後の洗浄が楽で、香りが小皿につきにくいのです。部屋を出るときには、アロマポットのキャンドルの火を消します。子供が室内にいるときには、特に気をつけましょう。

ディフューザー

陶製のディフューザーや、電灯に装着するアロマリングを用いると、手軽に室内に精油の香りを流すことができます。使用の手引きによると、アロマリングは精油を数滴リングに落としてから、その付着面を上にして、電球の周囲につるします。なお、製造会社によっては、少量の水を用いることを勧めるところもあります。電球が熱くなるにつれて、室内は香りで満たされる仕組みです。

このリングは加熱されると、とても熱くなります。精油を新たに加えるときには、リングが冷えてからにしましょう。

数種類のオイルを調合する

これから掲載するレシピは、蒸散器やアロマポット、ディフューザー用です。いろいろなレシピを参考にして、ブレンドを作ってみたい方には、目的別のレシピがp.56～73に掲載されています。ご参照ください。

家庭に香りを役立てるには

室内には蒸散器やアロマリングを活用して、精油を香らせましょう。ハーブのサシェやポプリにも、精油を加えて調合することができます。そのほか、ペットやカビの気になる匂いを精油で解消することも可能です。

ラベンダーのサシェは衣類を害虫から守り、フレッシュな香りを与えます。

引き出し用の匂い袋

長方形のかわいいサシェ（匂い袋）を作って、引き出しに入れると、衣類の保護とともに、香りを付香することができます。

◆薄いオーガンジー、またはモスリンの布（布の寸法は引き出しのサイズと個数に応じます）
◆ドライハーブ類
◆ラベンダーの花　1/2カップ
◆ローズの乾燥花びら　1/2カップ
◆オレンジピール　1個分
◆ナツメグの粉末　小さじ1/2
◆オールスパイス　ひとつまみ
◆オリスルートの粉末　大さじ1
◆ローズの精油　5滴
◆ラベンダーの精油　5滴

1　引き出しの寸法を測り、型紙をつくります。
2　布を二つ折りにして、この型紙を置いて裁断し、二つの長方形を用意します。
3　布を裏表にして、ポプリの口を残して、三辺を縫い合わせたら、裏返します。
4　花などすべての材料を調合します。
5　袋の中にはポプリを少なめに入れて、開口部を手縫いで閉じます。

安眠に誘う香りのよいスリープピロー

ピローに入れるホップには、ほのかに重たいムスキーな香りがあります。眠りに誘う香りです。

◆ドライハーブ類
◆ホップ　1カップ
◆ローズペタル　1カップ
◆ラベンダーの花　1/2カップ
◆ベイリーフを粗く裁断したもの　3カップ
◆つぶしたクローブ　小さじ2
◆ラベンダーの精油　10滴
◆コットンの小さなクッションケース（ハンドクラフトのお店で購入できます）

1　ドライハーブ類をボールに入れて、全体をつぶします。そこに、ラベンダー油を加えて混ぜ合わせます。
2　1の原料をクッションケースに入れて、開口部をきれいに閉じます。
3　枕と枕カバーのあいだに、このスリープピローを挟むようにして入れます。香りが一晩中漂うように、枕の下に入れる方法もあります。

ハンガー用のサシェ

ラベンダーは何世紀も前から使われ、大切なリネン類と衣類を、害虫から保護してきました。

◆ドライハーブ類
◆ラベンダーの花　1/2カップ
◆マジョラム　大さじ1
◆タイム　大さじ1
◆ベイリーフ（細かく裁断されたもの）4枚分
◆オレンジピール（細かい刻み）1個分
◆ナツメグ（挽いた粉末）小さじ1
◆オリスルート（粉末）小さじ2
◆ラベンダーの精油　20滴
◆小さなモスリン、またはコットンの袋（ハンドクラフトのお店で購入できます）

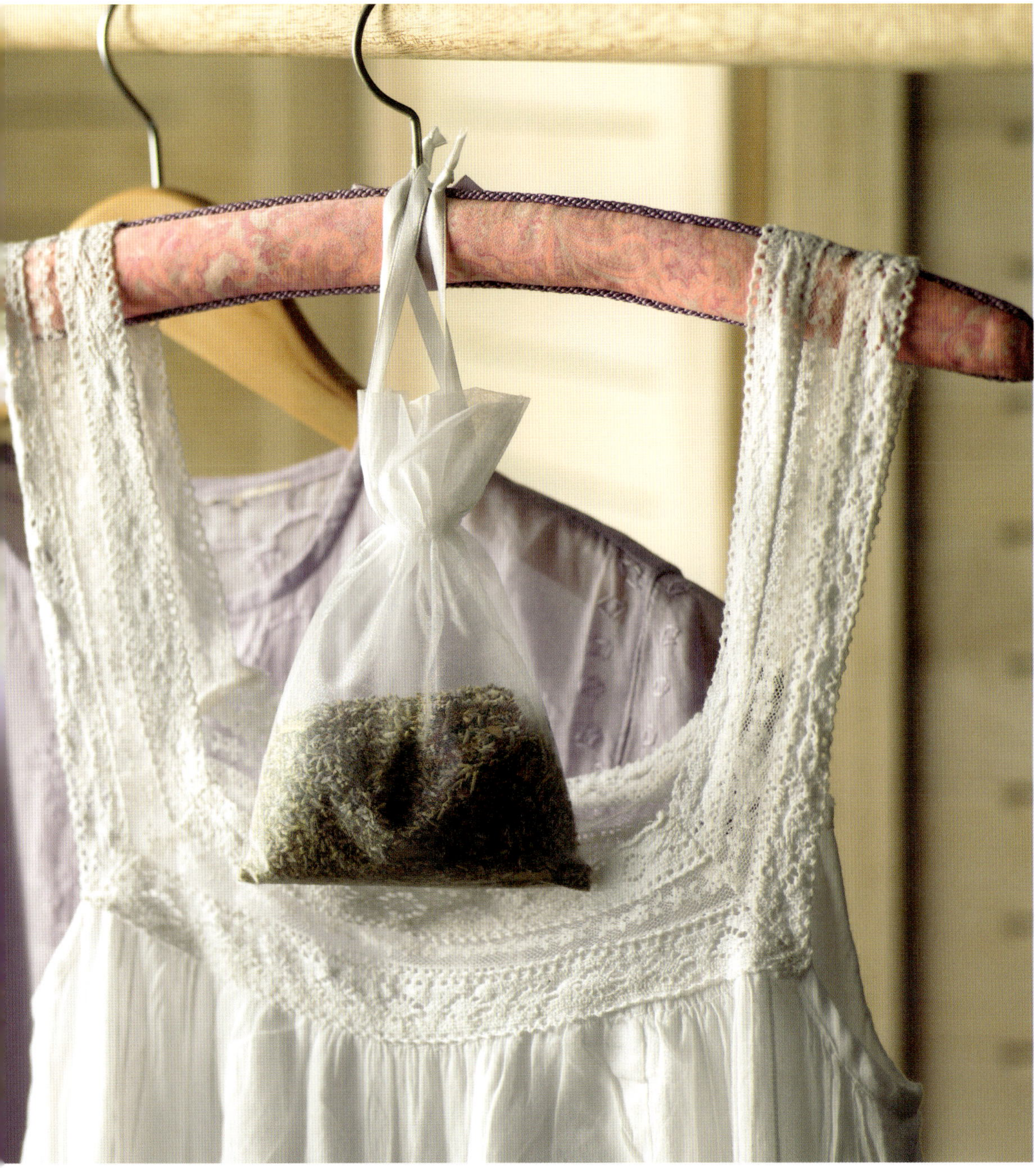

ラベンダーのサシェは衣類を害虫から守り、フレッシュな香りを与えます

1 すべての材料を混ぜ合わせます。
2 小さなモスリンか、コットンの袋に入れて、開口部をリボンで結び、ハンガーにかけます。

ローズのリネン用スプレー

シーツなどのリネンや衣類にアイロン掛けするときに、ローズの香りを加えた水をスプレーします。

◆ローズの精油＊　10滴

＜＊ローズの精油は、もっと安価なローズアブソリュート、またはローズゼラニウムの精油でも代用できる＞

◆ローズウォーター　大さじ3

ローズの精油とローズウォーターを混ぜ合わせ、全量が125ml（1/2カップ）になるように水を加えます。スプレーボトルに入れて、使用します。

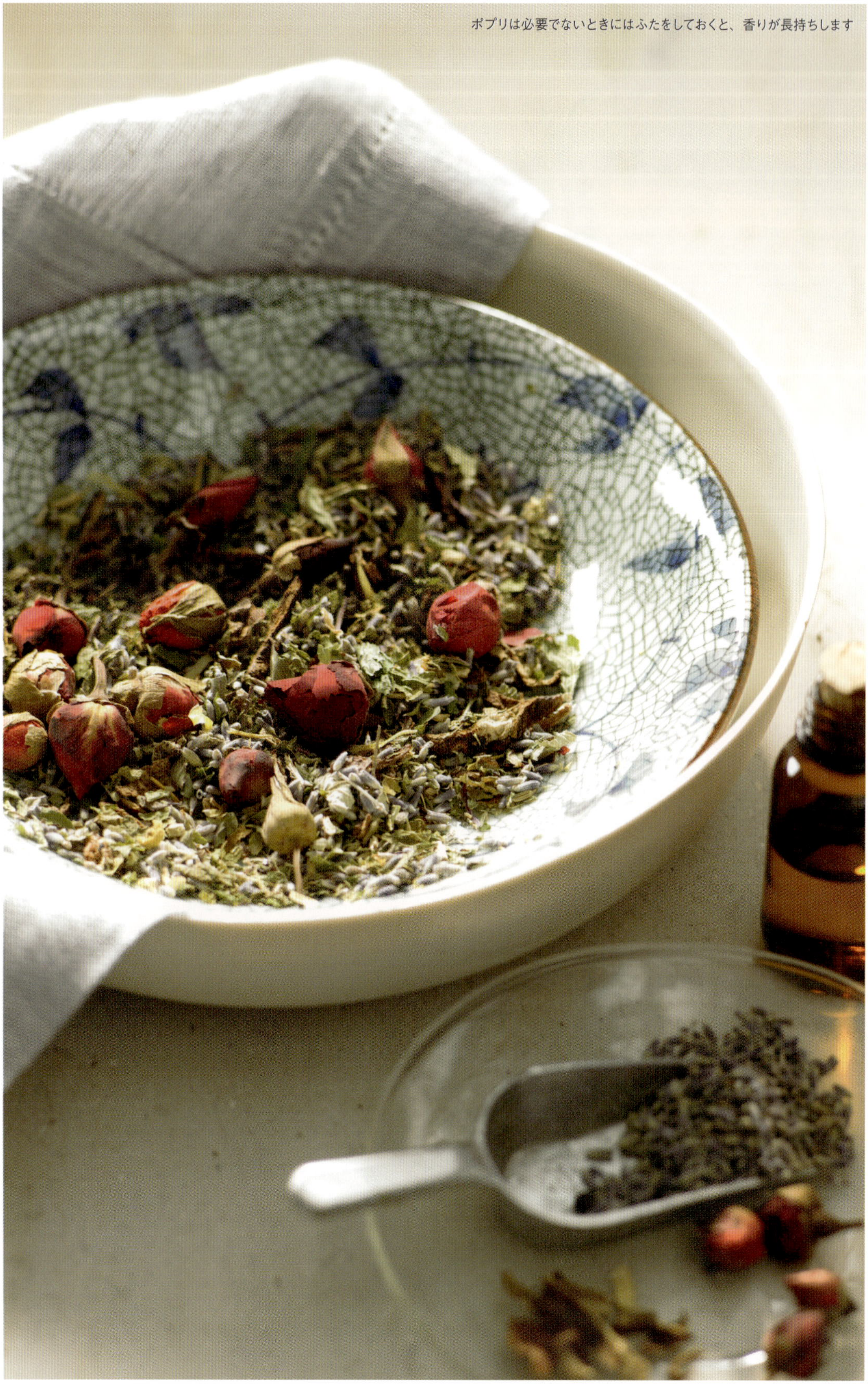

ポプリは必要でないときにはふたをしておくと、香りが長持ちします

ローズが香るキャンドル

家庭に、甘いローズの香りを加えましょう。

ホビーショップやキャンドルの専門店で、ろうそくを作るキット（専用の芯入り）を購入したときには、パッケージに記載のある分量を守って調合してください。

◆パラフィンワックス　350g
◆ステアリン（ワックスが固まるのを助ける）35g
◆キャンドル用のピンク色の染料（粉末）1袋
◆ローズの精油　20滴

1　キットの説明書を読んで、ろうそくの型を用意します。
2　パラフィンワックスを、弱火で湯煎にかけて、溶かします。
3　もう一つの湯煎用の鍋に、ステアリンと染料を入れて溶かします。そこに、ローズの精油を加えて、混ぜ合わせます。
4　パラフィンを、このステアリンの混合物に加えて混ぜます。
5　キットの説明書を参照して、ろうそくの型に入れて、芯を加えます。
6　キャンドルが十分に固まったら、あらかじめローズの精油に浸した綿を用いて、キャンドルを磨きます。

ウエルカムホームブレンド

スパイシーで、柑橘類の香りのするブレンドです。室内をフレッシュな香りで満たします。

◆ベルガモットの精油　2滴
◆ゼラニウムの精油　2滴
◆マンダリンの精油　1滴
◆ブラックペッパーの精油　1滴

1　アロマポットの受け皿に水を小さじ2杯分入れ、そこに精油類を加えます。
2　ティーライトキャンドルを灯して、アロマポットの下に入れます。受け皿が温まるとともに、精油の香りが室内を満たします。

フレッシュなミントルームスプレー

爽快な気分になるミントのスプレーです。基調はシトラスノートです。スプレーボトルをよくふって、撹拌してからお使いください。

◆ペパーミントの精油　10滴
◆レモンの精油　5滴
◆オレンジの精油　5滴
◆オレンジフラワーウォーター　大さじ2

1　精油類とオレンジフラワーウォーターを調合し、全量で125ml（1/2カップ）になるように、水を加えます。
2　スプレーボトルに入れて、保存します。

レモンバーベナのポプリ

陶製か、銀製の容器にこのポプリを入れて、玄関のそばに置きます。

柑橘類のフレッシュな香りが、お客様をもてなします。

◆レモンバーベナのドライリーフ　1カップ
◆乾燥させたラベンダー　1カップ
◆乾燥させた小さなバラのつぼみ　1/2カップ
◆マジョラムのドライリーフ　大さじ1
◆レモンのドライピール（きざみ）2個分
◆オリスルート（粉末）　大さじ3
◆レモンの精油　15滴
◆ラベンダーの精油　5滴

1　ハーブ類とレモンのドライピールを、オリスルートパウダーと合わせます。
2　精油類を加えて、手で全体をよく混ぜ合わせます。

『乾燥させたばかりのホップを枕につめて、ちょうどいい高さになるように、枕に詰めます。眠りにつきにくい人には、この枕が助けになるでしょう』

—17世紀のレシピより

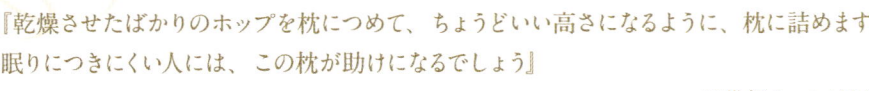

Beauty and Health

美容と健康に

アロマテラピーのトリートメントを受けると、心が晴れやかになり、全身に力がみなぎるような思いがします。精油の働きは多岐にわたり、神経系をリラックスさせる働きに加え、血行循環を促進し、皮膚を明るくするほか、保湿を助け、ふとしたときに感じるさまざまな不調を改善させます。

クレンジングミルク

皮膚の栄養剤も兼ね備えた、優れた洗浄剤です。ビタミンAとEのほかに、必須脂肪酸を含むため、お肌をきれいにしながら、皮膚を柔らかくしてシワを防ぎます。

◆ココアバター　大さじ1
◆蜂蜜　小さじ1
◆ホホバ油　大さじ1
◆オリーブ油　大さじ1
◆サンダルウッドの精油　2滴
◆フランキンセンスの精油　1滴

1 ココアバターを低温で湯煎にかけて、かき混ぜながら、溶かします。
2 そこに、蜂蜜とホホバ油、オリーブ油、精油類をかき混ぜながら加えます。十分に混ざったら、湯煎からおろして、冷やします。冷えたら、ガラスの容器に保存します。
3 使用するときには、指先にこのクレンジングミルクを取り、顔から首にかけて、軽く輪を描くようにマッサージをしながら、塗布します。
4 温水で洗い流し、タオルで軽く抑えるように水気をぬぐいます。

カモミールローション

さっぱりタイプのクレンジングを兼ねるローションです。皮膚の保湿にもよいほか、拭き取り用にも使えます。さらに、おだやかなホワイトニング作用があります。皮膚が赤くなったときやエイジングスキンのシミに、特に効果的です。

◆濃いめにいれたカモミールティー（葉などを含まない）1/4カップ
◆スキンクリーム　1/4カップ
◆ローズウォーター　大さじ1
◆グリセリン　小さじ1
◆カモミールの精油　3滴

1 材料をすべてボールに入れ、全体を十分にかき混ぜます。
2 ガラス製の容器に入れて、冷蔵庫で保管します。調合してから2日経ったら捨ててください。
3 ローションを使用するときには、コットンにつけて、顔と首に塗ります。つぎに、指先で軽くマッサージします。マッサージ後に洗い落とします。

ローズバーム

皮膚に保湿剤をつける前に、皮膚をなめらかにし、毛穴の引き締めにもなるトニックを用います。香りにほっとするバームです。

◆ローズウォーター　50ml
◆ウィッチヘイゼルエキス＊　大さじ2
＜＊ アメリカマンサクの葉から抽出したエキス＞
◆オレンジフラワーウォーター　小さじ1
◆グリセリン　小さじ1
◆ローズの精油　3滴

1 ガラス製のボトルに、材料をすべて入れたら、ふたをしっかり閉めて、シェイクします。
2 皮膚をクレンジングしてから、このバームをコットンにつけて、皮膚全体に伸ばします。

ペパーミント・アフターシェーブ

ひげ剃り後の小さな切り傷の治りを促し、消毒するのがウィッチヘイゼルエキスの働きです。リンゴ酢が皮膚のpHを調え、ペパーミントが血行を改善します。

◆濃く煮出したペパーミントティー　1/2カップ
◆ウィッチヘイゼルエキス　小さじ1

◆リンゴ酢　大さじ1
◆ペパーミントの精油　3滴

1　ボールにペパーミントの葉を入れ、熱湯を125ml（1/2カップ）注ぎ、蓋をして、熱が冷めるまで放置して、エキスを浸出させます（ペパーミントティー）。
2　茶こしで濾して、葉を取り除きます。
3　ウィッチヘイゼルエキスとリンゴ酢、ペパーミント油を加えて、ふたのついたボトルに入れます。このふたは金属製を避けます。なお、使用前には、ボトルをよく振ってください。ミントの強い刺激を好む方は、ボトルを冷蔵庫で冷やしてお使いになることをお勧めします。

レモン&ハニースクラブ

肌がくすんでいるときに、自然な輝きを取り戻すスクラブです。アーモンドパウダーは炎症があるときに回復を助けるとともに、オレンジジュースと精油成分が収斂作用をもたらします。

◆蜂蜜　大さじ1
◆ろ過した、絞りたてのオレンジジュース　大さじ1
◆アーモンドパウダー（プードル）　大さじ3
◆ナチュラルなヨーグルト　ペースト状にするのに十分な量
◆オレンジの精油　1滴

1　蜂蜜を弱火にかけて溶かしたら、オレンジジュースをかき混ぜながら加えます。火から下ろして、あら熱を取ります。
2　この「蜂蜜ミックス」にアーモンドパウダーを加え、次に、ペースト状になるようにヨーグルトを加えます。そのあと精油を調合し、全体をよく混ぜ合わせます。
3　スキンケアに用いるときには、目の周囲と口元を避けて、顔と首元に指先で輪を描きながら、マッサージします。そのあとは洗い流して、タオルで水気をぬぐいます。

フェイシャル・セルフマッサージ

顔や首と手を清潔にしてから行います。上記の「フェイシャルマッサージ用のオイル」を少量取って、手に軽くなじませてから、目を閉じてマッサージします。

1　下あごの中央に、両手の四指を合わせます。こめかみに向かって、四指でストロークしながら上がります。それから皮膚の上を滑るようにおりて、あごの元の位置に戻ります。このストローク＜ストロークとは、軽擦法より少し圧のかかった手技。p.107参照＞を10回繰り返します。

2　それぞれの四指を同側のこめかみにおいて、ソフトなタッチで、大きな輪状揉捏を行います。10回繰り返します。それから顔の中心線をイメージし、額中央に、両手の四指の指先が合うように置いて、外側に向けて、ストロークします。

3　母指と四指を用いて、それぞれの側の頬《ほお》を数カ所軽くつまみます。つぎに、上あごと下あごの上を中心線から外側に向かって、四指を用いて軽擦して、あごの関節にある両側のくぼみを探します。ここを中心に、10秒間、輪状揉捏をします。

4　指先で耳たぶをつつみながら、輪を描くように、上にもちあげ、前方に押してから元の位置に戻します。この動作を10回繰り返します。つぎに、小指を鼻孔の脇におき、示指をこめかみに、そして、両方の中指を指先が鼻のつけ根で合うように置きます。全体を軽く持ち上げ、自然な方向に回します。10回繰り返します。

5　両手の指先を広げて、髪の毛をすくように生え際から頭部に滑り入れて、頭皮全体に小さな輪状揉捏をします。それから首の後ろの中央、いわゆる「盆の窪」に、両側の母指を合わせ、輪状揉捏＜右の母指は右回り、左は左回りに揉捏する＞をします。

アプリコットの栄養豊かな美容液

肌にやさしいアプリコット油と、皮膚の回復を促すローズの精油の作用が合わさった、こまかなシワを予防するのに役立つ美容液です。

◆ビタミンE（1000IU入り）カプセル　1個
◆月見草油＊（250mg入り）カプセル　1個
＜＊別名　イブニングプリムローズ油＞
◆アプリコット油＊　大さじ1
＜＊アプリコットカーネル油とも呼ばれる＞
◆ホホバ油　大さじ1
◆ローズヒップ油　小さじ1
◆ローズの精油　2滴

1　カプセルに穴を開けて、ボールに中身を絞り出します。
2　ボールにほかの材料をすべて入れて、よく混ぜ合わせたら、小さなガラス製の遮光びんに入れて保存します。ドロッパーつきであればとても便利です。
3　この美容液を数滴、指先で温めて、目元と口のまわり、首元に軽く押さえながら塗布します。

ラベンダーの消毒用ローション

ラベンダーは皮膚のトラブルを癒すときに、とても役立つハーブです。細菌による感染症を防ぐほか、皮膚の炎症を鎮静させ、皮脂分泌が過剰であれば調整する作用もあります。そして、傷跡にならないようにする働きもあります。

◆新鮮なラベンダーの花　1カップ
◆ウィッチヘイゼルエキス　大さじ1
◆塩　ひとつまみ
◆ラベンダーの精油　3滴
◆ティートリーの精油　2滴

1　ラベンダーの花をボールに入れ、250ml（カップ1杯）の熱湯をその上から注ぎます。ふたをして、1時間浸出させせます。そのあとは茶こしで濾して、浸出液を1/4カップ分用意します。
2　上記の材料をすべて調理用のボールに入れます。よく混ぜ合わせたら、ガラス製の小さな遮光びんに入れて保存します。
3　コットンにとって、皮膚につけます。

フェイシャルマッサージ用のオイル

お肌をビロードのようになめらかにする栄養豊かな上質のオイルです。フェイシャルとネックに、マッサージをしながら浸透させます。血液循環をよくするほか、精神的な緊張をほどいて、表情をリラックスさせます。

◆スイートアーモンド油　大さじ2
◆ウォールナッツ油　小さじ1
◆ホホバ油　小さじ1
◆ローズの精油　2滴
◆クラリセージの精油　1滴

すべての材料をボールに入れて、よく混ぜ合わせます。できあがったら、p.15の「フェイシャル・セルフマッサージ」の手順に従って、マッサージしましょう。

デリケートな爪を丈夫にするオイル

爪が割れたり、はがれないように予防するリッチなオイルです。

◆レシチン（100mg入り）のカプセル　5個
◆ヒマシ油　大さじ1
◆小麦胚芽油　大さじ1
◆レモンの精油　3滴
◆ローズマリーの精油　2滴

1　レシチンのカプセルに穴を開けて、ボールに中身を絞り出します。
2　植物油と精油を加えて、かき混ぜます。これを小さな遮光ビンに入れます。
3　1日に2度、清潔にした爪に数滴をつけて、マッサージします。そのあとで爪を磨くと、血行がさらによくなるほか、爪に自然なつやを与えることができます。

Beauty Spa

ビューティースパ

次の週末には、自分のために数時間のフリータイムを確保して、ホームスパトリートメントを存分に楽しみませんか？　香りのよいお風呂でのんびりしたり、シトラスノートの香りのなかでシャワーを浴びて気分転換したあとに、アロマテラピーのフェイシャルとヘアトリートメントで和みます。

フレグラントバスオイル

精神的にリラックスするとともに、手足の痛みを和らげ、安眠効果もある香り豊かなブレンドです。

◆スイートアーモンド油　1/4カップ
◆グレープシード油　1/4カップ
◆ハチミツ　大さじ1
◆ブランデー　大さじ1
◆ローズの精油　3滴
◆ジャスミンの精油*　2滴
<*ジャスミンのアンフルラージュ、またはアブソリュートを使用>
◆ネロリの精油　1滴
◆パチュリの精油　1滴
◆イランイランの精油　1滴

1　すべての材料をボールに入れて、調合します。小さな遮光びんに入れて保存します。
2　使用前にはこのボトルをよく振って、撹拌してから、バスタブのお湯に小さじ2を混ぜてください。

足をすっきりさせるフットバスブレンド

腫れぼったいときや、重だるいときに、足を元気にさせるブレンドです。

◆ローズマリーの精油　3滴
◆パインの精油　3滴
◆ティートリーの精油　2滴
◆ペパーミントの精油　2滴

1　熱すぎないお湯を1ℓ分用意し、両足を浸けることができるフットバス用の容器か、たらいなどに入れます。
2　精油を混ぜ入れます。
3　このなかに、15～20分間足を浸します。そのあとで、足の水気をタオルで拭き取ります。

気分転換のシャワー

リフレッシュを図り、精神の集中とともに、仕事に正確性を取り戻すためのトリートメントです。

◆レモンの精油　5滴

1　精油を小さめのタオル（または、おしぼり）につけて、シャワールームの石鹸受けなどに置きます。
2　温かなシャワーをしばらく流してから、シャワールームに入ります（なお、熱いシャワーを浴びると、かえって疲れが出ます）。シャワーの温かな蒸気で精油が霧状になりますので、アロマテラピーの効用が存分に楽しめます。

トラブル肌を癒す、フェイシャルマスク（湿布）

フェイシャルマスクを用いると、トラブル肌を癒す作用のあるローションを、簡単に皮膚にあてがうことができます。このような湿布は、吹き出物やニキビなどに加えて、ひどい日焼けや肌荒れを癒すときにも役立つのです。オートミールには血管収斂作用があり、皮膚の炎症を鎮めるばかりでなく、予防にもなります。

◆細かく挽いたオートミール　大さじ1杯
◆カモミールの精油　2滴
綿花を用いて自家製のフェイシャルマスクを作成します（p.18）。市販のフェイシャルマスク用のシートを用いてもかまいません。

1　オートミールに大さじ4杯分の温水を加えて混ぜます。ふっくらするまで、5分間ほど待ちます。
2　オートミールにカモミールの精油を加えて、かき混ぜます。余分な水気を切ります。
3　フェイシャルマスクに塗布する方法については、次頁のコラムをご参照ください。

洋梨を使った保湿マスク

過敏性の肌を癒す、とてもよいトリートメントです。このマスクには、皮膚の栄養になる脂肪分豊かな生クリームと、お肌を冷やして柔らかくする洋梨を用いています。

- ◆洋梨（皮をむいて、すりおろす）大さじ1
- ◆脂肪分の多い生クリーム　大さじ1
- ◆ローズの精油　5滴
- ◆サンダルウッドの精油　2滴
- ◆米粉　適宜

1 ボールに洋梨と生クリーム、精油類を入れて、かき混ぜます。米粉を用いてペースト状にします。

2 顔と首元にこのマスクを均等に伸ばして、10分間置きます。その後で、洗い流します。

フェイシャルマスクを作る

1 綿花を用いたマスクは、目と鼻の穴、口のところを切り取ります。

2 自分で作った浸出液にこのマスクを浸します。柔らかく絞って、余分な水気を切った後に、ラップの上などに置いて、平らに伸ばします。

3 あおむけになって、マスクを顔にあてがいます。おしぼりや小さめのタオルを用意し、顔全体を覆って、マスクから液体が漏れないようにします。

4 5〜10分間ほど湿布したら、フェイシャルマスクを取って、お顔の余分な水気をタオルで拭います。

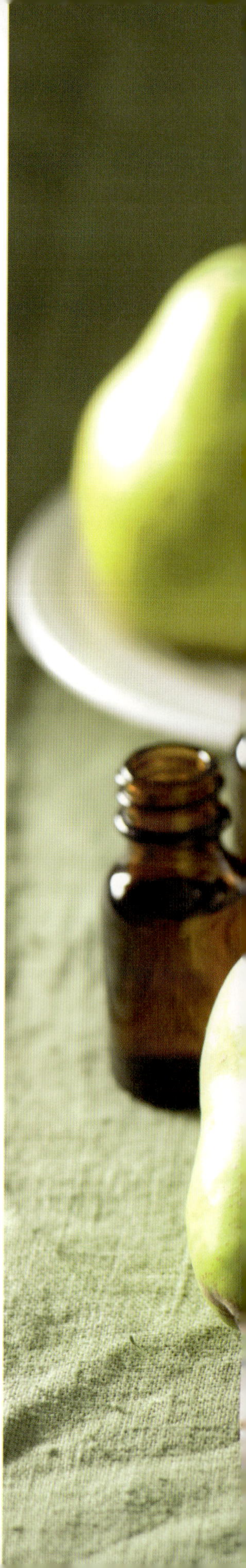

新鮮な洋梨のペーストとローズ油のブレンドには、皮膚を落ち着かせるとともに、柔らかくする効果があります

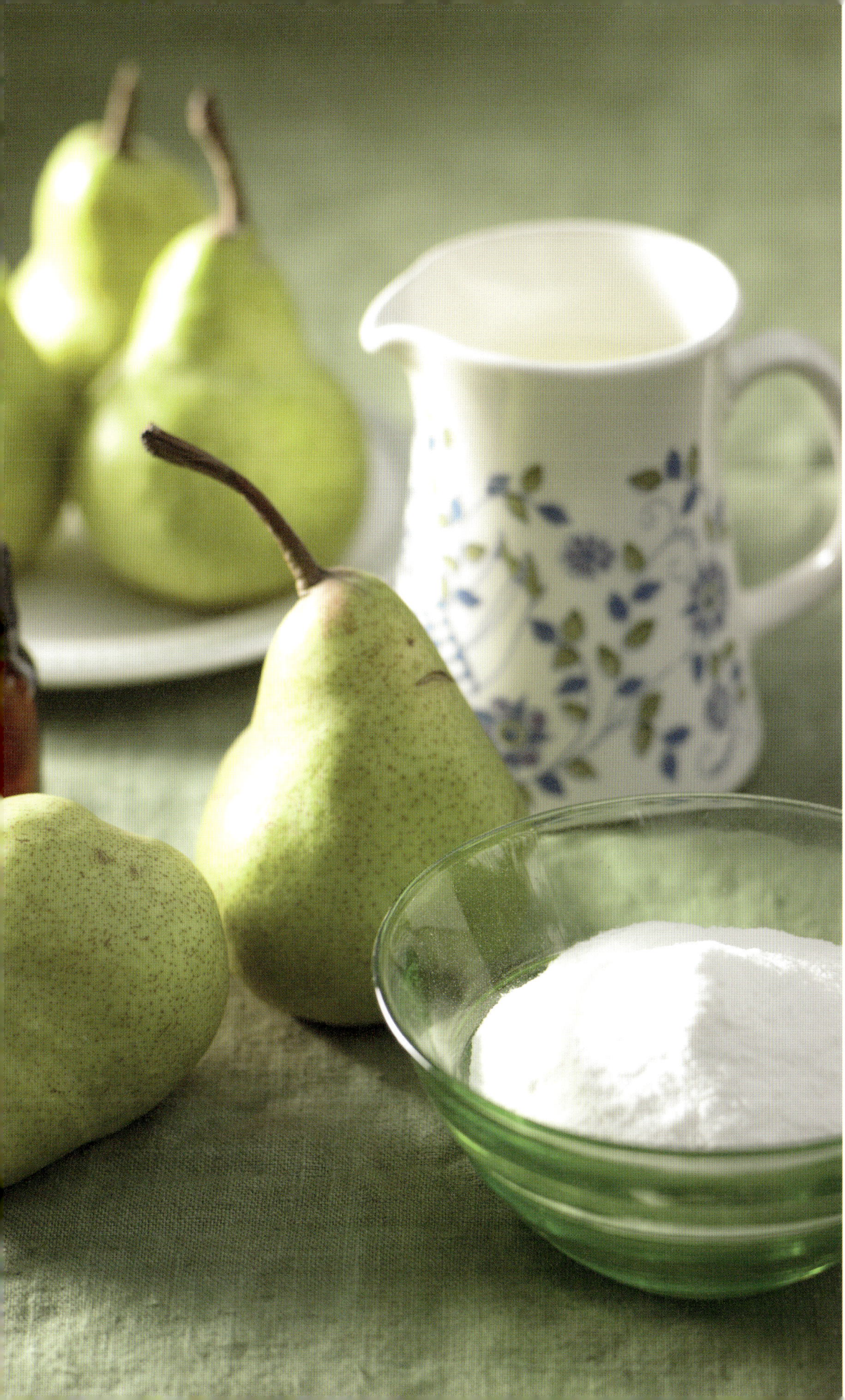

materia medica
Essential Oils top30

第２章　マテリアメディカ
－代表的な精油30種－

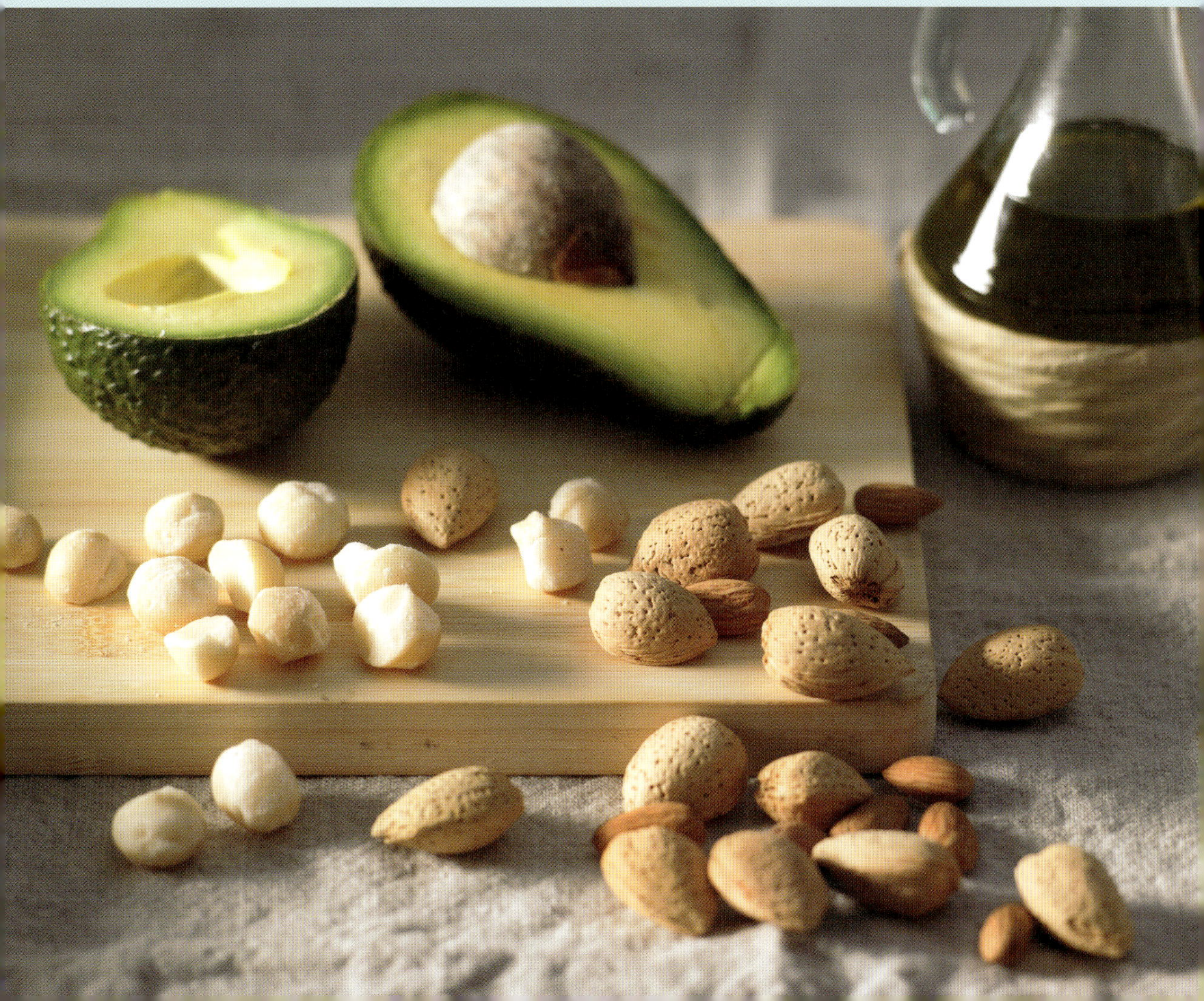

Ylang ylang

イランイラン

学名：*Cananga odorata*

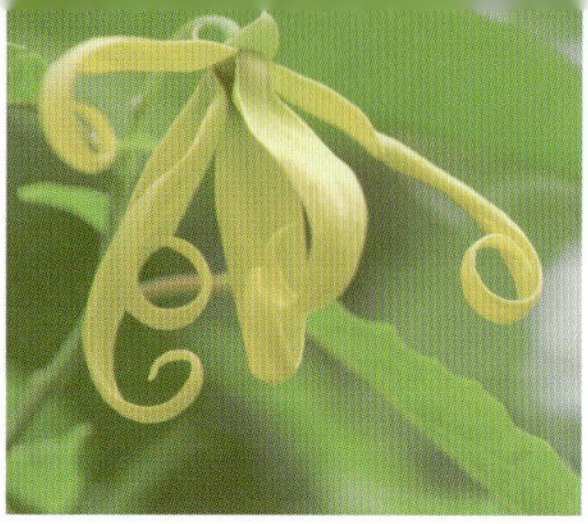

イランイランの木は、精油の主産地であるフィリピン、インドネシア、マダガスカルに自生しています。弓状にしなだれる優雅な枝には、強い香気を放つ、ピンクや藤色、黄色の美しい花が咲きます。その姿を見ると、催淫作用があると言われる由縁がわかります

主な作用：抗うつ作用、抗感染症作用、催淫作用、幸福感を与える作用、血圧を下げる作用、鎮静作用、強壮作用（循環器系）

精油のプロフィール

イランイランの精油は、花を水蒸気蒸留して抽出します。この精油はいくつかの等級に分類されますが、「イランイランエキストラ」（抽出段階の初期に得る精油）は香水やアロマテラピーに用いられ、最もグレードの高い精油であると見なされています。

精油は淡い黄色をしており、香りはとても甘く、濃厚なフローラルノートで、頭がボーッとするほどです。スパイシーでムスキーなノートも感じられます。一流のフレグランス商品や化粧品に、長く用いられてきた歴史があります。香りには、一般的に、官能的にさせるほか、気持ちを鎮めて、温めるとともに、異国情緒を与えて酔わせる作用があります。

イランイランの香りはフローラルな香りとブレンドするとよく、ローズ、ゼラニウム、ジャスミンのほか、柑橘系の精油であるネロリ、ベルガモット、オレンジとの配合もよく、さらに、ブラックペッパーやローズウッド、フランキンセンスのようなスパイシーで辛みを感じる香りもブレンドに向きます。

精油の使用方法と効果について

イランイランの精油には呼吸器系と循環器系への作用があり、深くゆっくりとした呼吸をもたらし、心拍が速いときには鎮静させる作用や、血圧低下作用が観察されました。

この精油は、乾性肌と脂性肌の両方に、すぐれた働きをもたらします。皮脂分泌を調整してバランスを保つとともに、毛穴を引き締める作用があるのです。さらに、皮膚過敏症や赤みの症状を緩和させるため、ニキビや虫さされ、炎症のケアにも効果的です。

心理と気分にもたらす働き

アロマテラピーではイランイランの精油を動悸、ショック、恐れ、怒り、不眠症に対して用います。さらに、精神を高揚させる作用があるため、クリエイティブな環境の演出や、官能的で、温かな雰囲気づくりにも役立ちます。そのため、心が内向きになりすぎたり、罪の意識を感じたり、柔軟性を失ったり、気持ちが沈んでいるときには、精油を吸入したり、アロマポットなどで焚いて、気分転換をはかります。

さらに、月経前症候群とストレス性障害（不安、うつ、神経性の緊張）にも推奨されています。イランイランの鎮静作用と、抗うつ作用、催淫作用は、冷感症やインポテンツを解決させる上で役立ちます。特に、自己イメージの評価が低いときや精神的な緊張が原因である場合や、性的な劣等感が引き金になるときには、イランイラン油がよいでしょう。

ビクトリア時代に好まれたもの

この時代に流行した、「マカサーオイル」というメンズのヘアトニックには、イランイラン油が用いられていました。ヘアスタイルを簡単に整えることができる製品でしたが、いすやソファーの背もたれにシミを残すという欠点がありました。そのため、レースで縁取りされた布をいすの背にかけて、保護するカバーが流行しました。このドイリー（レース編）にも似たカバーは「アンチ・マカサー」と命名され、世の中に知られるようになったのです。いまでは、飛行機の座席の背もたれに、無香性の使い捨てタイプを見ることができます。

イランイランというエキゾチックな名前は、
「花のなかの花」という意味です。
ee-lang ee-lang と発音します。

注意と禁忌事項

この精油には鎮静作用と血圧降下作用があるために、低血圧症、または睡眠時の無呼吸症候群の病歴がある方への使用は避けてください。なお、頭痛や吐き気をおぼえる人もいます。一般的に安全な精油ですが、過敏症の方は刺激を感じるかもしれません。使用時には必ず希釈するほか、使用前にパッチテストを行います。

Chamomile

カモミール

学名：*Matricaria recutita*（ジャーマン）、*Anthemis nobilis*（ローマン）

主な作用：鎮痛作用、抗アレルギー作用、鎮痙作用、バランス作用、消化促進作用、痛みの緩和作用、鎮静作用

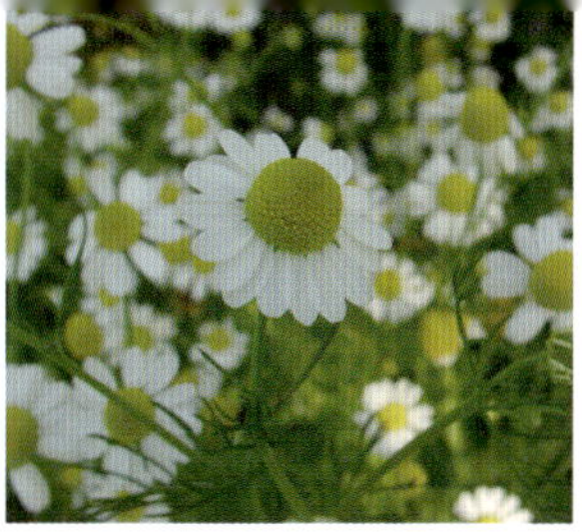

カモミールには２種類あり、どちらも2000年以上医療に用いられてきました。ローマンカモミールは古代サクソン人の神聖な9種の薬草の一つです。ジャーマンカモミールには *alles zutruat*、つまり「何でも可能である」という名称もありました

精油のプロフィール

ローマン、ジャーマンの２種のカモミールは、化学成分が異なるにも関わらず薬用は似ています。どちらのカモミールも頭花を水蒸気蒸留して、精油を抽出します。ローマンカモミールにはリンゴのような、甘くて快い香りがあり、痛みを和らげて、心を穏やかにする作用があります。ジャーマンカモミールは抗炎症作用のあるアズレンを含みます。

ローマンカモミールとブレンドすると相性がよい香りは、シトラスノートや、ネロリのような甘いフローラルや、クラリセージのようなスパイシーノートです。

ドルイド教の僧侶たちがカモミールを「植物の医者」という愛称で呼んでいたのは付近の植物が健康になるからです。

精油の使用方法と効果について

カモミールの精油は感染症によい働きがあるほか、慢性関節炎から一過性の大腸炎と下痢を含める、炎症症状を伴う幅広い疾患に用いることができます。そのほか、湿布や吸入用のブレンド、マッサージオイルに用いると役立つ疾患や不調は、多岐にわたります。たとえば、喘息、頭痛、片頭痛、ニキビ、おでき、傷の炎症、耳の痛み、皮膚炎、湿疹、乾癬症、関節痛、滑液包炎、関節炎、捻挫、筋肉痛、腱鞘炎、やけど、水疱、潰瘍、月経痛、こむらがえり、腹部のガス、胃潰瘍、毛細血管の損傷、口唇ヘルペス、更年期と月経前症候群の症状がリストにのぼります。

カモミールのハーブティーは、このような不調があるときに飲用するとよいほか、歯痛にも効果的です。なお、精油は飲用しません。ハーブティーを内用し、精油を外用すると、相乗的に効果を高めることができます。

ハーブティーには抗炎症と抗アレルギー作用のほか、精神的な癒しと鎮静作用があり、ヘアケアとスキンケアにも鎮静作用をもたらします。その適応症状は、ニキビ、やけど、切り傷、皮膚炎、湿疹、じんましんのほか、皮膚の乾燥とかゆみを伴う、あらゆる皮膚のトラブルや、虫さされとかぶれです。

心理と気分にもたらす働き

カモミールの精油はストレス性の緊張や不眠症、不安感、恐れ、怒りなどにとても効果的です。とくに感受性が強く、パニックや強い興奮、否定的な状況に弱い人々に、役立つ精油です。

精油は吸入やマッサージ、または入浴時に用います。蒸散器に入れて、ゆうううつな気分や、家庭内にストレスがあるときに、または過去の感情のブロックを解消したいとき、話すきっかけをつくりたいとき、さらに、落ちついて現実的に考えたいときにも用いてみてください。

鎮静作用のあるカモミール

- カモミールティーには糖尿病の合併症である失明と神経性の失調を予防する可能性があることを、動物実験の結果が示唆しています。
- ジャーマンコミッションＥ（300種以上の薬用植物を医薬的に用いた効果を検証するドイツの評価委員会）は、カモミールとその抽出物の皮膚疾患に対する効果を認めています。

注意と禁忌事項

妊娠初期の３カ月半は使用を避けます。精油を内服してはいけません。キク科ブタクサ属の植物にアレルギーがあると、使用時に、皮膚炎やくしゃみ、または喘鳴を起こす可能性があります。精油を低率に希釈して、使用前には必ずパッチテストを行ってください。

Clary sage

クラリセージ

学名：*Salvia sclarea*

主な作用：抗菌作用、抗うつ作用、催淫作用、収斂作用、デオドラント作用、血圧降下作用、鎮静作用

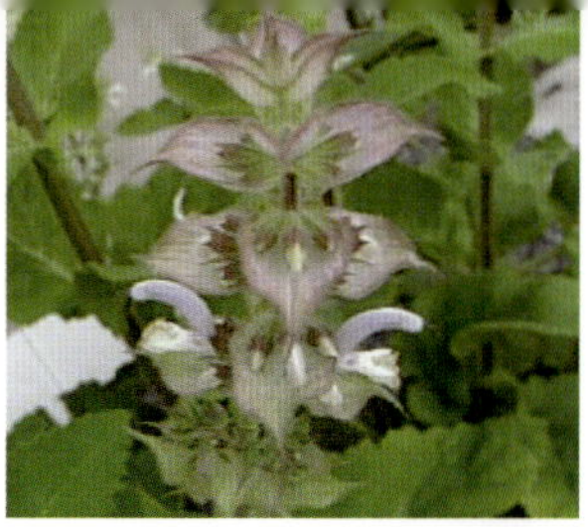

南ヨーロッパ原産で、草丈の高い多年生の芳香植物です。女性の思春期、母親になる時期、そして更年期という「人生の節目」に起きやすい不調によいといわれ、いろいろな土地で「女性に役立つ」薬草として知られています

精油のプロフィール

クラリセージの精油は、花の咲いている先端を水蒸気蒸留して抽出します。温かく甘い香りとともに、ムスキーでナッツのような特徴のある香りです。香料業界ではよく用いられる精油です。クラリセージと調合すると相性がよい香りは、ローズマリーやラベンダーのようなハーバル系と、フランキンセンスやジュニパー、ネロリ、ベチバー、プチグレンのようなスパイシーな香りです。

精油の使用方法と効果について

クラリセージ油はスキンケアの成分にもよい精油です。アンチエイジング効果があり、皮膚細胞を若返らせ、シワをやわらげるほか、皮脂分泌を調整して抑えるために、ニキビや皮膚感染症、フケなどにもよいのです。

クラリセージ油は女性の健康問題にはとてもよい働きがあります。たとえば、月経不順や月経がこないとき、月経前症候群、性的エネルギーの低下、更年期のほてり、おりもののような生殖器系と泌尿器系の問題です。

妊娠中の使用は勧められませんが、子宮の強壮作用とホルモン調整作用に優れた精油です。有資格の医療従事者が立ち会うなかで、妊婦さんの分娩を促し、痛みを緩和するとともに、リラックスさせて、自己コントロールができるようにサポートするために使われることもあります。

クラリセージ油には温める作用と筋肉の緊張を和らげる作用、鎮痙作用があり、マッサージ用のブレンドオイルや湿布に用いると、便秘や腸内ガスのような消化器系の不調によい働きをもたらします。これらの作用は、喘息や胸部とのどの感染症のような呼吸器系の疾患にも応用することができます。さらに、この精油には血行循環を改善させる作用があり、静脈瘤と高血圧、片頭痛などにもよい働きがあります。

中世のハーバリストは
目の不調にも効果的なこのハーブを
「目をきれいにする」という意味の
名称で呼びました。

今後の可能性

クラリセージ油は抗炎症作用と痛みの緩和作用に優れます。*Planta Medica* 誌に掲載された、最近の化学分析によると、クラリセージ油のいくつかの主成分は感染症を生じる細菌類に効果的であり、ブドウ球菌と大腸菌のほか、酵母菌のカンジダ菌のような病原性微生物に用いる治療薬の成分として、抗菌活性が生かされる可能性があります。

心理と気分にもたらす働き

この精油には感情とともに、スピリチュアルな面にもよい働きがあります。グラウンディングする香りを嗅ぐと、緊張が和らぐほか、不安やうつ、恐れ、パニック、ストレスを楽にします。さらに、精神面から生じるインポテンツなどの問題にもよいほか、心の傷や、性的なトラウマを癒す助けになります。

クラリセージ油は気持ちを明るくさせ、リラックスさせる働きに優れるほか、気分を高め、性的なエネルギーを高めます。そして、心から健康の喜びを感じ、満足感を覚えるように働きかけるのです。

! 注意と禁忌事項

クラリセージ油は分娩中に使用しても安全であると考えられていますが、妊娠中には使用を避けます。飲酒中にこの精油を使用すると、眠気を増す作用があるので使用しないでください。なお、精油の使用により、頭痛を生じる人もいます。

Grapefruit

グレープフルーツ

学名：*Citrus x paradisi*

主な作用：抗菌作用、抗うつ作用、抗感染作用、収斂作用、デトックス作用、消化促進作用、利尿作用、強壮作用

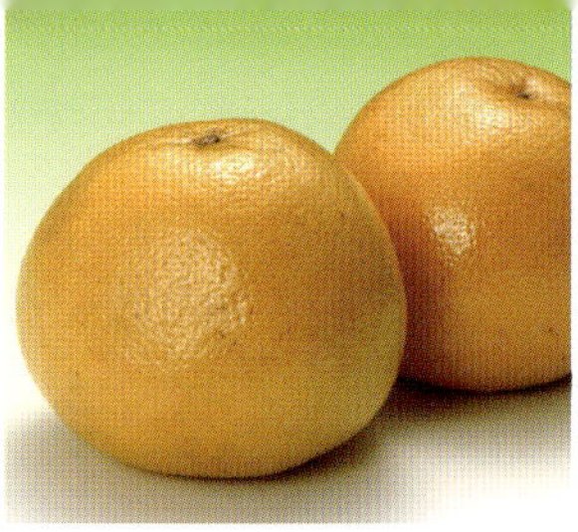

アジアの熱帯地域と西インド諸島の原産です。現在では、イスラエルとアメリカにおいて主に栽培されています。グレープフルーツの木は濃い緑色のつややかな美しい葉と明るい黄色の果実、とてもよい香りの白い花が特徴です。スイートオレンジ（*C.sinensis*）とポメロ（*C.maximus*）の交配種です

グレープフルーツ油は殺菌性に優れるため、家庭用の洗剤やエアフレッシュナーとしての用途もあります。

精油のプロフィール

グレープフルーツの果皮はエッセンスの入った細かな液胞《えきほう》で覆われて、果実にフレッシュな香りを与えています。この果皮を冷圧搾して、精油が抽出されます。精油は淡い黄色をしており、柑橘系の果皮特有の甘い香りがします。レモンの香りに似ていますが、グレープフルーツの精油の香りはもっと強く、さっぱりしています。さらに、グリーンノートとフルーティーノートも感じられます。

グレープフルーツ油とブレンドの相性がよいのは、シトラスノートに加えて、カルダモンとコリアンダー、プチグレンのようなスパイシーノートの精油です。ローズマリーのようなハーバルノートの精油ともよく合います。

精油の使用方法と効果について

グレープフルーツ油には肝臓と胆のう、腎臓の強壮作用のほか、中枢神経系や免疫系、リンパ系の働きを高める作用があります。さらに、体の余分な代謝物を排泄するように促します。

アロマブレンドに加えると、運動器（筋肉）と消化器系、循環器系の問題を癒します。そのため、セルライト、月経前症候群、むくみ、消化不良、悪心、静脈瘤、こりに効果的です。皮膚への働きもあり、脂性肌や混合肌の調子を整え、バランスを取り戻すようにします。さらに、うっ血状態や感染症から生じるニキビやフケ、脱毛症のほか、皮膚と頭皮のオイリーな状態をきれいにします。グレープフルーツ油の抗感染作用は、傷やすり傷のほか、風邪やインフルエンザにもよいのです。

心理と気分にもたらす働き

グレープフルーツ油を吸入すると、新たな活力がわいて、リフレッシュされるほか、気持ちが高揚するのを感じます。至福感がわいてくるのです。この香りには食欲を増進する作用があるとも言われます。この「食欲」には生理的な食欲ばかりではなく、心と感情の「食欲」も含まれます。グレープフルーツ油にはそのほかの精油と同じように、精神神経系への作用があります。さらに、大脳辺縁系に働きかけて、情緒を安定させるほか、免疫系の強壮作用もあります。憂うつや不安をおぼえるときや、不機嫌なときに、気分を晴れやかにしてくれる精油です。

蒸散器のブレンドとして用いるとよいリストには、二日酔い、気分の落ちこみ、頭痛、ノイローゼ、ドラッグとアルコールの禁断症状のほか、その過度の摂取、時差から生じる症状を挙げることができます。

スピリチュアルな観点からすると、グレープフルーツ油は心と意識を開いて、愛と幸福感、希望を受け入れるように働きかけます。ひらめきをもたらし、思考がクリアになるように促します。

デトックス スペシャル

この精油をマッサージブレンドに加えて、リンパ節に塗布すると、毒性の代謝物を排泄させる可能性があります。このような代謝物は、栄養に乏しい食生活や代謝が不十分であるとき、水分の摂取不足、浅い呼吸、腸の蠕動が弱いとき、一日中座っているようなライフスタイルが続いた結果、生じます。グレープフルーツ油をデトックス用のボディラップに成分として用いるか、ボディのトニックローションとして、入浴後に軽く叩くようにして全身に用いると、血行を促進し、代謝を活性化することができます。また、セルライトとむくみを減らす可能性があります。

注意と禁忌事項

この精油には光毒性の可能性があり、日光を浴びる前には、入浴剤やマッサージブレンドに用いないようにします。さらに、皮膚に過敏性反応を生じることもあります。ほかの精油と比べると、酸化しやすい精油です。

Cypress

サイプレス

学名：*Cupressus sempervirens*

主な作用：抗リウマチ作用、抗感染作用、血行障害を解消する作用、デオドラント作用、利尿作用、鎮静作用、血管収縮作用

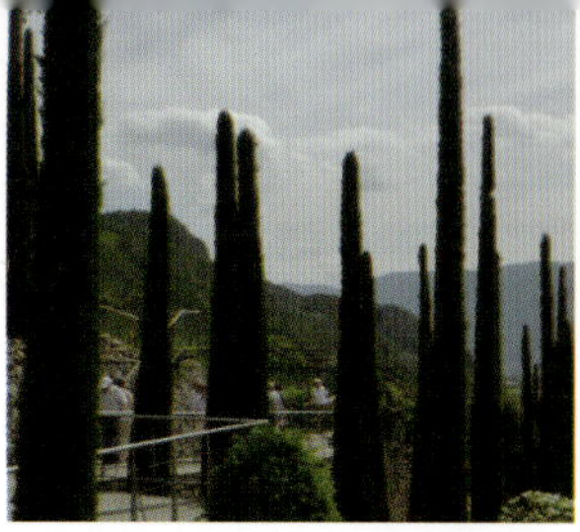

太古の植物を起源とする常緑樹です。多くの文化が、死後も続く生命の象徴と捉えています。サイプレスは墓地にもよく植えられている木です。精油は、神聖な儀式や葬儀の際に用いられてきました

精油のプロフィール

サイプレスの精油は葉と球果、小枝を水蒸気蒸留にかけて抽出します。精油は淡い黄色から薄緑色をしており、すっきりした新鮮な香りに加えて、スパイシーノートも感じられるほか、土の香りのようなアーシーでウッディ、バルサム調の香りもします。精油の優れた収斂作用は、中世のハーバリスト、ニコラス・カルペッパーがサイプレスの球果を「乾燥させ、結合させる。あらゆる流出症状を止める作用がある」と説明していることからもわかります。

何世紀も生きるサイプレスの木に「永遠のいのち」を意味する、ラテン語の *sempervirens* が種小名として与えられました

精油の使用方法と効果について

サイプレス油は体液の滞留やむくみによいほか、多量の発汗や、手足の発汗により、体内の水分を通常よりも多く失ったときにもよいそうです。

そのほかの適応症は、痔、月経痛、鼻血、顔のむくみ、更年期のほてり、関節痛、こむらがえり、セルライト、浮腫、血行不良、静脈瘤などです。サイプレス油の鎮痙作用は呼吸器系の不調（喘息と気管支炎、痙攣性の咳）に用いる、アロマテラピーのレメディ<精油やその他の天然原料で作られたブレンド>に効果的です。蒸散器やマッサージブレンドに用いるほか、ティッシュペーパーやハンカチに数滴をつけて吸入します。

サイプレス油はスキンケアの成分として用いることもできます。たとえば、皮膚を調え、収斂させる作用は、皮脂分泌がさかんな脂性肌に向いています。入浴時には、バスビネガーやバスソルトの成分として用いることができるほか、男性用のコロンやアフターシェーブにも最適です。発汗を抑え、悪臭の原因菌の成長を抑止する作用があり、わきの下や足のデオドラント剤になります。ペットの寝床を洗うときには、すすぎに精油を5～10滴加えてみてください。消臭効果とともに、ノミ除け作用があります。

心理と気分にもたらす働き

サイプレス油の香りには、意思を固めて、精神的に支える効果があると言われます。そのために、身近な人を亡くし、悲嘆にくれているときや、仕事を完了したとき、ある人との関係に終止符がうたれたときには、新たな環境に移行しやすいようにサポートします。変化を恐れるときや、失意にあるとき、優柔不断なとき、自らの考えに捕らわれ苦しむとき、悲しみに沈んでいるときに、頑な心をほぐすように働きかけます。

さらに、短気、精神的な緊張、イライラ、我慢ができない、信頼できない、怒りを覚える状況や、月経前症候群のようなストレス性の心理状態には、この精油を用いるとよいでしょう。

いにしえの薬

サイプレスは何千年にもわたり、薬や香りのよいお香として高く評価されてきた歴史があります。古書には、アビシニアの医師がヘビのかみ傷と戦さの傷に用いていたと記録されています。エジプト人はミイラの防腐剤の成分にしたほか、寺院では、サイプレスの枝を燻蒸し、冥界の門番である死の神、アヌビスとセカールに捧げました。

! 注意と禁忌事項

妊娠中、高血圧症の方は、この精油を使用しないでください。一般に、皮膚感作を惹起しない精油とされていますが、この精油の収斂作用は、敏感肌には好ましくない影響を与えるかもしれません。使用するときには、必ず希釈してください。

Sandalwood

サンダルウッド

学名：*Santalum album*、*Santalum spicatum*

主な作用：抗菌作用、抗うつ作用、抗炎症作用、消毒作用（泌尿器系と呼吸器系）、収斂作用、利尿作用、鎮静作用

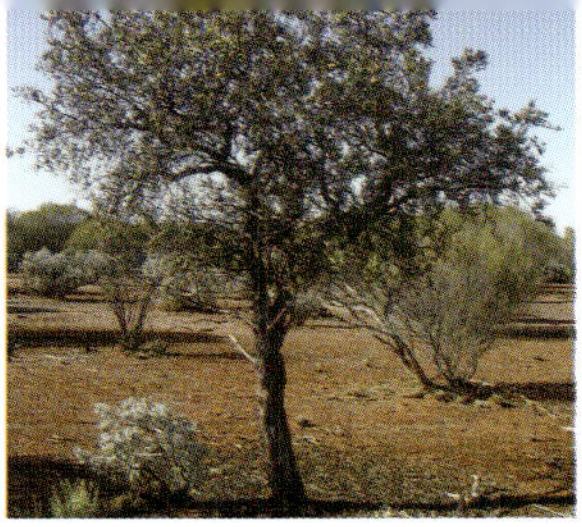

インド原産のサンダルウッドは、半寄生する小さな常緑樹から派生した樹木です。この木は繁殖がすすみ、あまりに密集したため、精油の供給量に影響が及びました。オーストラリア産のサンダルウッド、*spicatum* 種にはインドのサンダルウッドに似た香りと効用があり、構成成分もよく似ています

精油のプロフィール

精油は、サンダルウッド（白檀）の乾燥させた根と心材を水蒸気蒸留にかけて抽出します。精油の色は淡い黄色から緑色を帯びた茶色です。エキゾチックで強く、柔らかで深みのある香りとともに、ウッディで甘いバルサム調の香りも感じられます。精油の香りには温める作用、気持ちを穏やかにする作用、滋養する作用、催淫作用があります。サンダルウッド油は皮膚につけると、しだいに香りが変化します。なお、精油が衣類につくと、香りは長いあいだ残ります。

精油の使用方法と効果について

サンダルウッドは最も歴史の古い香料の一つであり、アジアやインドでは何世紀にもわたって、お香や化粧品、香油、塗り香の原料として用いられてきました。昆虫や害虫をよせつけない作用があるとされ、建材や家具用として人気が出ました。インドの伝統医療、アーユルヴェーダでは胃痛や尿路感染症、皮膚のトラブルや性的な不調に対して、主成分として処方されます。

最近では、市販のスキンケアと香水製品に、香りの保留剤として使われています。オリエンタル系の香水や男性用製品に好まれる香りです。ローズやジャスミンのようなフローラル系の精油のほか、ブラックペッパーなどのスパイシーノートや、ジュニパーやパインのようなシャープな香りがブレンドにむきます。

サンダルウッド油を吸入や湿布、胸部への軟膏などに用いると、気管支炎や喘息、カタル症状、咳、喉頭炎、のどの腫れなどの呼吸器系の症状を楽にします。

瞑想時に白檀のお香を焚くのは、
「第三の目」を開いて、
霊性とつながるためです。

サンダルウッド油の穏やかな抗菌作用は、脂性肌や肌あれ、ニキビ、かゆみ、湿疹、乾燥してひび割れのあるときや、荒れ症の皮膚、さらに、アフターシェーブにもよいのです。膀胱炎の不快感を解消するためには、座浴にすると効果的です。

特に、乾燥した熟年肌や過敏性肌を若返らせ、栄養を与える作用があります。マッサージブレンドとして用いると、腰痛や、月経前症候群の腸内ガスのほかに、涙もろい精神状態にも働きかけて楽にします。

心理と気分にもたらす働き

この精油は感情の高ぶりを鎮めて、穏やかで安らかな心の状態をもたらすと言われています。そのため、蒸散器や吸入器、マッサージブレンドに用いて、神経質で過敏なときや、不安なときに用いるとよいほか、不眠症や情緒不安定、うつ、悪心などのストレス性の不調にも効果的です。

強力な保護作用

- この精油は院内感染から発症する、ブドウ球菌などの抗生物質耐性菌に効果的であることが判明しています。
- 別の研究から、サンダルウッドには幼虫の活動を阻止する働きがあり、蚊の繁殖が問題となっている地域では、水を汚染から守ると考えられているようです。

! 注意と禁忌事項

一般的に、刺激性や感作性のない精油であると言われています。ただし、アブソリュートは敏感肌には刺激性の反応を起こす可能性があります。使用前のパッチテストをお勧めします。妊娠6カ月半まで、この精油の使用を避けます。

Cedarwood

シダーウッド

学名：*Cedrus atlantica*

主な作用：抗真菌作用、抗感染作用、利尿作用、去痰作用、殺虫作用、鎮静作用

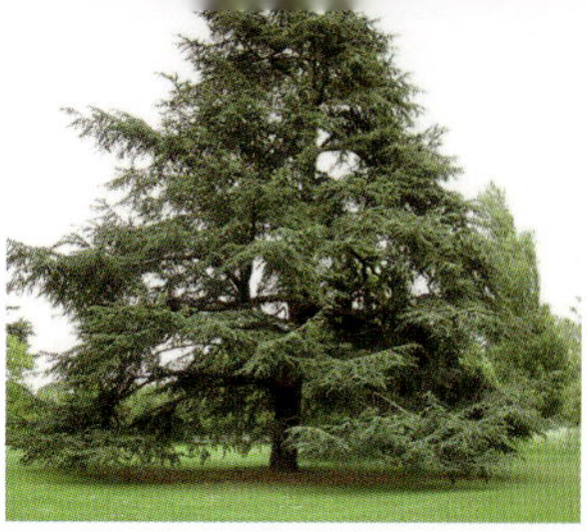

別名を、アトラスシーダーと言います。エジプトではミイラの防腐剤として用いていた芳香性樹脂の主成分ですが、いまでも皮膚組織は朽ちずに残っています。最も歴史の古い精油の一つであり、寺院のお香のほか、化粧品や医薬品にも用いられました

精油のプロフィール

シダーウッドのチップや削りくず、おがくず、葉を原料として、水蒸気蒸留されます。抽出された精油の香りはバルサムでスパイシーであり、抗感染作用と抗真菌作用、収斂作用に優れます。ブレンドの相性がよい精油には、ローズマリーやサイプレス、パイン、ヒソップなどのカンファー臭の強い精油のほか、イランイラン、ローズ、ジャスミン、クラリセージなどの甘いフローラル調の精油があります。

アトラスシーダーの起源は防虫効果があり、
聖書が建材として奨励する、
巨大な「レバノンシーダー」のようです。

精油の使用方法と効果について

シダーウッド油はマッサージオイルによい精油ですが、特に、気管支炎や咳、喘息、カタル症状のような呼吸器系の不調に適しています。のどが腫れているときには、うがい液に用いることができるほか、鼻づまりや、肺のうっ滞症状があるときには、パインやユーカリの精油とブレンドし、蒸気吸入すると特に効果的です。この精油には収斂作用があるため、シャンプーの成分によく、そのほか、皮質分泌が過多な脂性肌のほか、シミやそばかすが目立つ肌にはスキンローション、洗顔用のレシピに用いることができます。

さらに、血行をよくするブレンドのほか、関節痛やリウマチ、またおそらくセルライト対策としても、入浴剤に用いるとよいでしょう。尿路感染症とかゆみには、消毒用の洗浄剤として用いることができます。さらに、家庭用の抗真菌剤としても役立つほか、虫除けのスプレーやエアフレッシュナーにもなります。

シダーウッド油の鎮静作用

- 日本の研究により、シダーウッドの精油に含まれるα−ユーデスモールというセスキテルペンアルコールは、脳の神経細胞に優れた鎮静作用を及ぼすことが明らかになりました。
- シダーウッド油を蒸気吸入すると、咽喉と鼻腔に優れた抗感染作用と鎮痙作用、抗炎症作用をもたらします。
- さらに、シダーウッド油由来のセドロールを濃縮して吸入した結果、血圧が低下したという研究報告があります。

心理と気分にもたらす働き

瞑想とリラックス、ビジュアリゼーション、イメージガイダンス、セルフ・エンパワーメント、自己評価を高めるためのワークや、感情のリリーステクニックにシダーウッド油は効果的であり、よく用いられています。

シダーウッド油を使用すると、神経の緊張、否定的な観念、恐れ、イライラ、ストレス、怒り、うつ、不眠症、月経前症候群、信頼感をもてないとき、攻撃的なとき、あまりに感じやすいとき、決断できないとき、精神的な疲労があるとき、忠誠心が揺らぎそうなときなどによい効果をもたらします。

もし、心のなかに憤りや不安感、苦しみがあって、性的エネルギーやセクシャルな表現を妨げるのであれば、寝室のブレンドオイルの成分として、蒸散器で香りを流すことをお勧めします。

注意と禁忌事項

妊娠中は使用を避けます。この精油を内服してはいけません。使用時には、必ず希釈して用います。過敏性肌には刺激を与える可能性があります。シダー油、またはセーダー油と呼ばれる、シダーリーフやツーヤ（*Thuja occidentalis*）の精油とは異なります。使用時には必ず確認しましょう。

Jasmine

ジャスミン

学名：*Jasminum officinale*、*Jasminum grandiflorum*

主な作用：鎮痛作用、抗うつ作用、抗炎症作用、抗痙攣作用、催淫作用、鎮静作用、強壮作用（子宮）

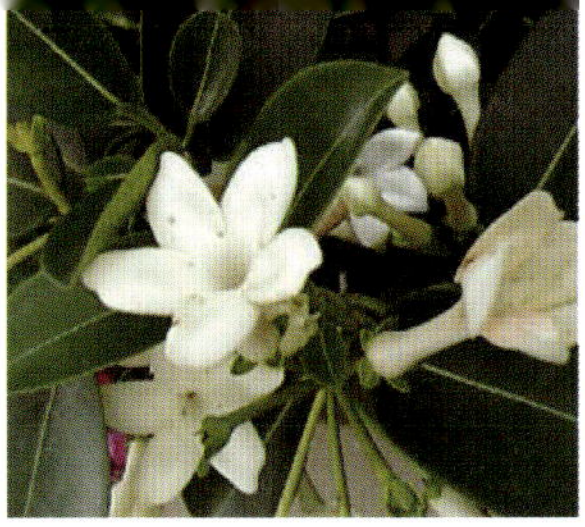

「花々の王様」とも呼ばれるジャスミンは、やわらかな香りのリラックス効果に優れた精油です。常緑性の植物であり、濃厚な香りを放つ、星形の白い花をつける2つの品種、*Jasminum officinale* と *Jasminum grandiflorum* から精油が抽出されます

精油のプロフィール

ジャスミンの花は溶剤抽出法と水蒸気蒸留という二種の技術によって、抽出されます。溶剤抽出されるアブソリュートは濃い茶褐色をした、とても粘性の高いエキスです。エキゾチックで、甘く濃厚な香りには、フローラルでムスキーな特徴も感じられます。

この複雑な香りを構成するのは100種以上の香気成分です。そのため、ローズのように、ジャスミンの本物の花の香りはいまだ合成されていません。さて、ジャスミンとブレンドの相性がよい精油は、イランイランのようなフローラルノートのほか、シトラス、スパイシー、ハーバルノートの精油です。なかでも、クラリセージやネロリ、サンダルウッド、カモミールをお勧めします。

クレオパトラの好みの香りの一つ、
ジャスミンには、
催淫効果があると有名でした。

精油の使用方法と効果について

ジャスミン油はセクシュアリティと、親密な気持ちに深い関わりのある精油です。香りの吸入やバスブレンド、マッサージ用ブレンド、湿布に用いると、女性ばかりではなく、男性の性的な不調にも役立つのです。たとえば、月経痛や月経不順、月経前症候群のほか、慢性的な感情的ストレス、精力減退、インポテンツ、性的不感症なども適応症のリストに上ります。

ジャスミン油には、痛みの緩和作用、陣痛促進作用、子宮収縮の調整作用、出産後に悪露を排出させる作用、母乳分泌を促す作用があります。さらに、性的な健康を増進するほか、男性と女性の生殖器系を調える上でも役立つことでしょう。プロゲステロンとエストロゲンのバランスを整える可能性もあるほか、マタニティーブルーのケアにもよい精油です。

ジャスミンの精油はスキンケアのレシピに用いると、皮膚をやわらかく、なめらかにし、ふっくらさせる作用があり、乾燥肌や敏感肌、熟年の肌のケアに向いています。さらに、咳や声がれ、胸部の感染症のレメディに成分として加えるとよい作用があります。

異国の香りをもたらすヒーラー

- 熱帯夜が続いて、眠れないときには、就寝前に、ジャスミン油を加えたお風呂に入りましょう。ストレスを軽くし、気持ちを鎮め、安心感を与える香りが、眠りを深くするとともに、焦る気分にも働きかけます。
- ジャスミン油を2～3滴、デスクのアロマポットなどで焚くと、集中力を改善するとともに、意欲的に仕事に取り組むことができます。この精油には精神を高揚させる作用があると考えられ、脳波には肯定的な変化が見られるとともに、反応時間の短縮が確認され、不安を感じさせずに、集中力を高めることができるようです。

心理と気分にもたらす働き

ジャスミン油は、うつやストレス、無気力、情緒不安定、トラウマ、悲観主義などの状態に働きかけます。アロマテラピスト、ロバート・ティスランドはジャスミン油が「楽観主義や自信、多幸感をもたらす」と書いています。

ジャスミンの官能的な香りには、心を温め、支え、強くするという情緒面への働きがあるのです。精神・心理・情緒レベルでは、「恨みや恐れ、嫉妬心、こだわり」に負けないようにさせるほか、「内なる知恵と落ち着き、ロマンス、愛、ひらめき、将来にかける夢」に心を開くように、思い込みから解放するようです。

注意と禁忌事項

妊娠中は使用を避けますが、出産時の使用は安全であると考えられています。一般的には、感作性がないとみなされていますが、すでにアレルギー反応を惹起したケースや、頭痛を引き起こしたケースがいくつか報告されています。そのため、使用前にはパッチテストを実施することをお勧めします。催眠性の成分も含まれるために、使い過ぎないようにしてください。

Juniper

ジュニパー

学名：*Juniperus communis*

主な作用：鎮痛作用、抗リウマチ作用、抗痙攣作用、収斂作用、利尿作用、鎮静作用、強壮作用（血液循環）

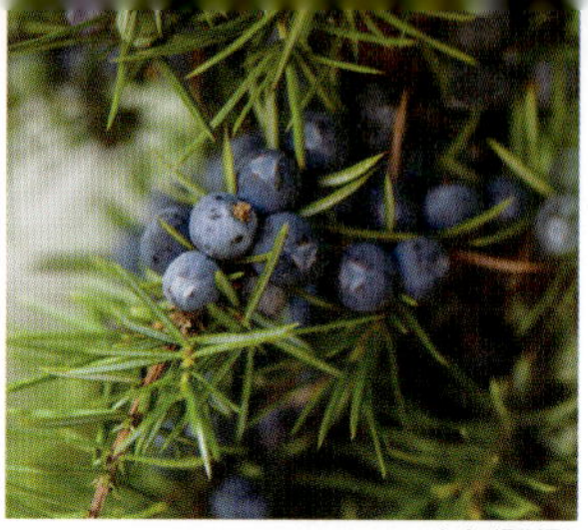

oksix/PIXTA

青緑色の針葉と青みを帯びた黒い果実を実らせる常緑性の灌木です。その果実から抽出される精油です。何世紀にもわたって、泌尿器系の抗感染作用、呼吸器系の問題、筋肉痛、リウマチ、関節痛の治療に用いられてきました

精油のプロフィール

ジュニパー（ジュニパーベリー）の精油は、この木の発酵前の果実を水蒸気蒸留して抽出されます。針葉と材木から抽出されるものはグレードの低い精油の原料になり、アロマテラピーには適さないとされています。

ジュニパーベリー油は、透明から淡い黄色をしています。辛みのある刺激的な香りがあり、ウッディ、バルサム、スパイシーなノートです。パイン（松）とペッパーのような香りも感じられます。

かつて病棟内で燻蒸されていた
ジュニパーの小枝。
回復期にある患者の
強壮と感染予防が目的でした。

精油の使用方法と効果について

数ある精油のなかでも、ジュニパー油は利尿作用と強壮作用、浄化作用、クレンジング作用、デトックス作用に優れた精油の一つです。体の排泄物を素早く除去し、余分な水分を排泄するときに役立ちます。適応症は、腹部膨満感のほか、過食や飲み過ぎの症状、肥満、月経前症候群、セルライト、関節炎、リウマチと痛風、咳、風邪、インフルエンザと胸部感染症、筋肉の腫れと痛み、くるぶしやふくらはぎの腫れ、捻挫などです。

古代の薬

何世紀ものあいだ、ジュニパーは香料であり、薬でした。ローマ時代初期には、「バラノスのオイル」という当時人気のあった香油の成分でした。食品に用いられてきた歴史も長く、フレーバーとして、蒸留酒のジンに独得な風味と香りをもたらすほか、名称の由来にもなりました。gin はフランス語の‘genévrier’（ジュニパー）にちなんで名づけられました。そのほか、緩下剤などの薬剤の原料や、パーソナルケア用品とアフターシェーブにも用いられています。

アレルギーやニキビ、おできなどの皮膚トラブルの回復が遅く、体内の有害な代謝物の蓄積や便秘がその理由だと思われるときに、ジュニパー油は役立ちます。おなじみの食前酒のジントニックのように、昔から、食欲増進に用いられているジュニパー油には、体が重だるいときに、消化促進作用をもたらします。

ジュニパー油には泌尿器系と生殖器系によい働きがあり、膀胱炎のほか、腎臓と尿路の感染症、月経のトラブル（量が少ない、不規則で痛みを伴う、月経がこない）にもよいのです。さらに、尿の出が悪いとき、性器のいぼや股部白癬、帯下、前立腺肥大による排尿不全にも効果的です。このようなときには、精油を吸入するほか、バスブレンドやマッサージブレンドに用いたり、湿布に加えて使用します。

この精油の優れた引きしめ作用は、脂性肌用のアストリンゼントローションに向いています。さらに、痔には外用として座浴のほか、湿布と洗浄剤にして用いることができます。

心理と気分にもたらす働き

ジュニパー油には頭をクリアにして、思考を刺激し、考えをまとめる力があると言われています。そのために、何かにチャレンジするときには、とりわけ助けになる精油であると言えましょう。心理や感情面においては、浄化するとともに、深く癒す力があると考えられています。疲労を取り除くとともに、元気回復をはかるほか、意欲的に取り組みたいときに役立つ精油なのです。そのほか、体力の消耗や不安感、時差のストレス、記憶力の低下、試験前のストレスと恐れを緩和して、病後の回復期にも勇気を与えます。

！注意と禁忌事項

子宮筋を刺激するため、妊娠中には使用してはいけません。腎臓に毒性を生じる可能性があります。腎臓病をもつ方への使用は避けます。皮膚が過敏な場合には、炎症症状を惹起する可能性があります。使用前には必ずパッチテストを行ってください。

Orange, sweet

スイートオレンジ

学名：*Citrus sinensis*

主な作用：抗うつ作用、抗炎症作用、腸内ガス排出作用、血圧を下げる作用、鎮静作用、強壮作用（消化器系とリンパ系）、一般的な強壮作用

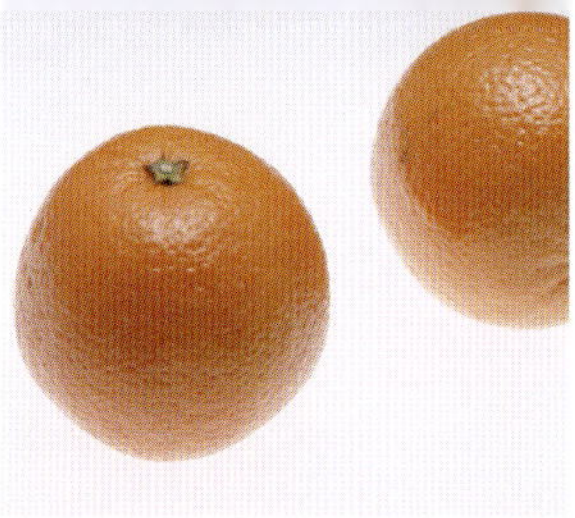

スイートオレンジの木は、ビターオレンジよりも小ぶりであり、トゲは少ないか、備わっていません。光沢のある濃い緑色の葉と、香りのよい白色の花が特徴です。開花後には、栄養価の高い果汁をたっぷり含む、明るいオレンジ色の果実が実ります。オレンジ油は室内用のエアフレッシュナーに最適であり、室内のよどんだ空気を新鮮にし、不快な臭いを消臭します

ギリシア神話に登場する、
金色のリンゴ（おそらく、オレンジ）の
木が育つ庭園は
ヘスペリデスというニンフ<妖精>が
手入れをしていました。

精油のプロフィール

熟したオレンジの外皮を、水蒸気蒸留法、または冷圧搾法にかけて精油を抽出します。果汁産業では、圧搾後の繊維やエッセンスを蒸留していますが、このような製品は副産物であり、アロマテラピーには勧められません。

圧搾した精油は、黄みを帯びたオレンジ色ですが、蒸留された精油は淡い黄色であるか、透明です。どちらの精油もみずみずしく、フルーティーで、スイートな香りがはじけます。これら二種の精油には温めるとともに、勇気づけて、精神を高揚させ、元気を回復させる作用があります。冷圧搾法の精油は香りも強く、持続性があり、重要な成分も含まれるために、アロマテラピーには最適であると考えられています。

オレンジ油はネロリなど柑橘系の精油と相性がよいほか、ナツメグ、ジンジャー、クローブなどのスパイスの精油もブレンドに適しています。オレンジ油はミルラやパチュリのような異国調の香りに、温かさと深みをもたらします。男性用のスキンケアやアフターシェーブローションには、豊かで奥行きのある香りを加えます。

精油の使用方法と効果について

同じミカン科に属する、スイートオレンジ油とネロリ油は効用と使用法に、多くの共通点が見られます。オレンジ（果実と乾燥させた果皮、精油）は伝統的に、気管支炎、風邪、インフルエンザなどの呼吸器系疾患の治療に用いられています。スイートオレンジ油は胸部の炎症症状のほか、空咳の症状にも用いることができます。その際には、吸入するほか、湿布や、マッサージブレンドとして、胸部や首元に用います。精油には穏やかな強壮作用や刺激作用があるため、脂性肌や混性肌のスキンケア用ブレンドに加えるとよいほか、倦怠感や不眠症にはバスオイルやマッサージブレンドに配合して用います。

スイートオレンジ油には胃腸の強壮作用とともに、生理的な機能を調和し、調整する作用があります。マッサージブレンドに配合すると、消化不良や便秘、腹痛のほか、小児の腹痛と神経性の下痢にもよいでしょう。

心理と気分にもたらす働き

ネロリ油と同様、スイートオレンジ油には、情緒面と精神面を温かく励まして安らぎを与える作用があります。そのため、精神的な緊張やストレス性の不調のほか、疲れはて、意気消沈し、絶望しているときにも、この精油を吸入してみてください。

暗くて寒い冬期には、この精油を室内に蒸散器で香らせましょう。スイートオレンジ油の香りは寂しさや退屈な気分を和らげるとともに、やる気と活力を取り戻して気持ちを前向きにし、精神を高揚させます。

抗うつ剤を代替えすることができますか？

柑橘類の精油（特に、オレンジ、レモン、ベルガモット）の抗うつ作用を、ある研究が明らかにしています。実験では、毎朝、これらの精油を吸入したグループは、吸入しなかったグループと比較して、抗うつ剤の摂取量が確かに減ったそうです。これらの精油には人体のホメオスタシス<生体恒常性>のバランスを改善する可能性があると示唆され、心と体への作用を通じて、情動と免疫能によい作用を与えるようです。

注意と禁忌事項

一般的に、刺激性と感作性のない精油であると見なされています。ただし、柑橘類に感作性のある人には、皮膚炎を惹起する可能性があるかもしれません。光毒性をもたらすこともあるため、使用後には日光に当たらないようにしてください。精油を開封したら、6カ月以内に使用してください。

Thyme, sweet

スイートタイム

学名：*Thymus vulgaris*

主な作用：抗酸化作用、抗痙攣作用、鎮咳《ちんがい》作用、食欲増進作用、抗感染作用（呼吸器系）、刺激作用（消化器系、循環器系、免疫系、神経系）

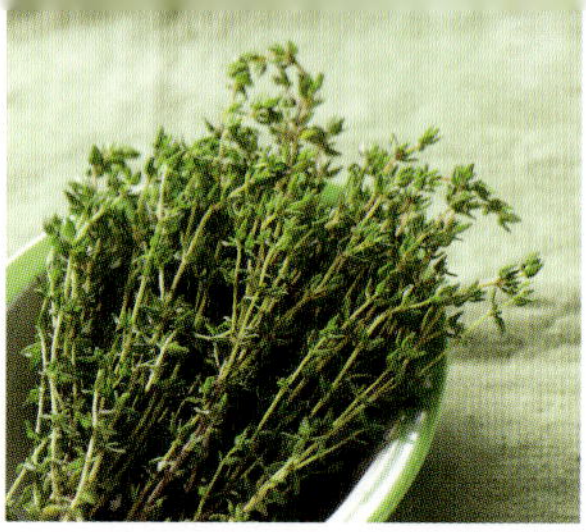

スイートタイムはガーデンタイムとも呼ばれる、多年性のハーブです。緑色の葉には強い芳香があり、小さなピンク色、または白い花が咲きます。地中海地方原産で、何世紀にもわたって、薬用植物として認められてきました

精油のプロフィール

タイムの精油は、葉と花の咲いた先端部分を水蒸気蒸留して抽出します。精油の香りは強く、甘さとハーブの香りがあり、新鮮なグリーンノートが特徴です。このアロマは温かく、刺激し、穏やかな作用をもたらします。この香りとブレンドの相性がよい精油は、軽くて、フレッシュな香りのするラベンダー、レモン、ベルガモットです。また、パインやユーカリなどのシャープな香りや、ローズマリーとマジョラムのような薬草の香りの精油もブレンドに向いています。

ギリシアの研究によると、
タイムの精油には
抗生物質にきわめて耐性の強い
ブドウ球菌を破壊する可能性があるようです。

精油の使用方法と効果について

タイム油を料理に用いてきた歴史は長く、そのほかの料理用ハーブ由来の多くの精油のように、フレーバーばかりではなく、優れた抗菌作用を生かして、食品保存にも用いられてきました。さらに、消化器系の不調（消化不良や下痢）には、温めてマッサージブレンドとして用いると、消化不良や下痢の症状に役立ちます。

タイム油は殺菌作用に優れる精油であり、免疫系の刺激作用もあるため、ご家庭で行うトリートメントにはとても役立ちます。例えば、喘息、気管支炎、カタル、口臭、のどの腫れ、咳、風邪、喉頭炎、インフルエンザ、副鼻腔炎、口と歯茎の感染症に効果的です。痰がからむときや、闘病中に体の強壮をはかるとき、さらに、病後の回復期の疲労回復には、胸部の擦過剤や、吸入に用いてみてください。

タイム油にはさらに、血行を促進するとともに、血圧を穏やかに上昇させる作用があります。そのほかに、食欲増進作用もあります。これら2つの特徴は、ウイルス疾患後の疲れや倦怠感、神経性の緊張のほか、体力の消耗やうつ状態に良い作用を及ぼします。

タイム油は、膀胱炎や尿道炎のほか、ニキビ、やけど、かみ傷、虫さされなどの皮膚のトラブルにも役立ちます。その殺虫効果から、しらみよけのヘアケア製品に用いるとよいほか、家庭用のスプレーやポプリに加えると、やっかいなダニや蚊よけになります。

心理と気分への働き

この精油には、心と精神を穏やかにする作用があるようです。そのため、精油を吸入するほか、蒸散器用のブレンドに用いると、活力を増して、治癒を助ける作用があります。心に自由と動きの感覚をもたらすほか、バランスと焦点を取り戻すことができます。

"TAKE YOUR THYME"＊

赤ワインの主成分であるレスヴェラトロールは、がんや心臓疾患の発症につながる酵素、COX-2の活動を阻害することがわかりました。なお、ワイン党ではない方には、タイムの精油をベースにしたトリートメントを受けると、同じような効果がもたらされるかもしれません。日本の科学者たちは、タイムの精油には細胞中のCOX-2を約75％低下させる可能性があることを発見しました。<＊"TAKE YOUR TIME"「どうぞごゆっくり」にかけています>

注意と禁忌事項

妊娠中、高血圧の方は使用を避けてください。一般的に、精油に刺激はありませんが、レッドタイムやワイルドタイムの精油はアロマテラピーには推奨できないので、タイムの購入時には、リナロール・ケモタイプを必ずお選びください。

Marjoram, sweet

スイートマジョラム

学名：*Origanum marjorana*

主な作用：鎮痛作用、抗菌作用、抗真菌作用、抗ウイルス作用、消化促進作用、去痰作用、鎮静作用

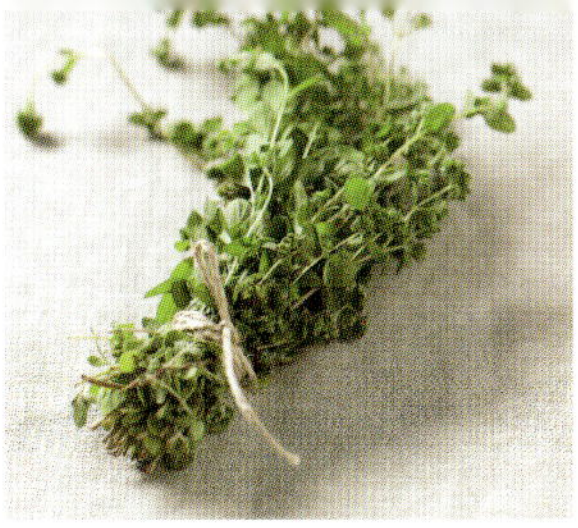

スイートマジョラムは草丈の低い一年草です。濃い緑色の卵形葉と白、または藤色の小さな花が集まって咲きます。原産地である地中海の南方では、食品や飲料の香味料にするほか、民間療法に使用します。香水や化粧品の成分としても長年用いてられてきました

精油のプロフィール

マジョラムの乾燥させた葉と花を、水蒸気蒸留にかけて精油を抽出します。精油は赤みを帯びた黄色ですが、精油の色は濃いときも、薄いときもあります。そして、熟成すると、褐色に近い茶色に変化します。マジョラム油には染み通るようなスパイシー、ウッディ、ハーバルノートとともに、ペッパーノートとカンファーのような香調を感じます。そのため、心身を温めて、リラックスさせる作用が生じるのです。この精油は多目的に使用できます。ローズやラベンダーなどのフローラルな精油と相性がよいほか、ベルガモットのようなハーバルノートや、カンファーの香りが強いユーカリなどの精油ともよく調和します。

マジョラムは、ワイルドマジョラム、
または「山の喜び」という名称でも知られています。
かつては、地中海沿岸地方に自生していました。

精油の使用方法と効果について

ヨーロッパの初期のハーバリストたちは、マジョラムを生のまま用いるか、ドライハーブにして、お茶や湿布を作り、胃の痛みや呼吸器系の不調に用いていました。ニコラス・カルペッパーがマジョラムについて「頭部と胃、神経など、冷えにより、体が不調を起こしたときに、内用や外用によって緩和することができる」と書いています。500年ほどの時を経た今でも、そのアドバイスを生かすことができます。マジョラムの精油を蒸気吸入や入浴時に用いて香りを嗅ぐと、胸部がすっきりして、気管支炎とインフルエンザ、喘息、副鼻腔炎、または、風邪や咳を癒すことができるのです。

マジョラム油には温める作用があり、マッサージブレンドにして用いると、しもやけや関節痛、あざ、うずくような痛み、こりや鋭い痛み、高血圧、動悸、筋肉痛、リウマチ、捻挫などとともに、消化器系の不調（幼児の腹痛、便秘、腹部のガス、消化不良、鼓腸）にもとても効果的です。

マジョラムの精油には月経時に起きやすい鈍痛など、つらい痛みの症状をやわらげる作用があります。温湿布として用いるか、マッサージ用のブレンドオイルに加えてください。トリートメント後にすぐ、湯たんぽなどで腹部を温めると、その効果を増すことができます。

心理と気分にもたらす働き

心と体を温めて、穏やかにさせるマジョラム油には、頭痛や片頭痛、不眠症によい効用があり、とりわけストレスや不安が引き金となって生じたときに役立ちます。情緒不安定を感じるほか、気分が落ち着かないとき（たとえば、強迫観念や胸部の痛み、パニックにおちいったとき）には、この精油を吸入するほか、入浴用やマッサージブレンドに配合して用います。マジョラム油は特に、孤独で、深い悲しみのある人に勧めることのできる精油です。心に栄養を与えるほか、自信をもたらして、すべてを受け入れる気持ちにさせるからです。

将来の展望

マジョラムの精油は食品に安全性をもたらすとともに、品質保持期限を延長する働きがあるようです。アメリカ農務省は、トマトを原料とし、マジョラム油を浸透させた食品用被膜剤が、食中毒の代表的な３種類の病原菌（サルモネラ菌、大腸菌、リステリア菌）の成長を阻止することに成功したと、発表しています。

！注意と禁忌事項

妊娠中の使用は避けます。マジョラム油の鎮静作用により、過去に低血圧を起こした人は使用していけません。過敏性肌の方に、皮膚炎を生じる可能性があります。使用時には、必ず低希釈率にしてください。使用前にはパッチテストを行ってください。

Pine

スコッチパイン(パイン)

学名：*Pinus sylvestris*

主な作用：抗感染作用、抗痙攣作用、収斂作用、(鼻炎などの) 充血緩和作用、去痰作用、刺激作用、血管収縮作用

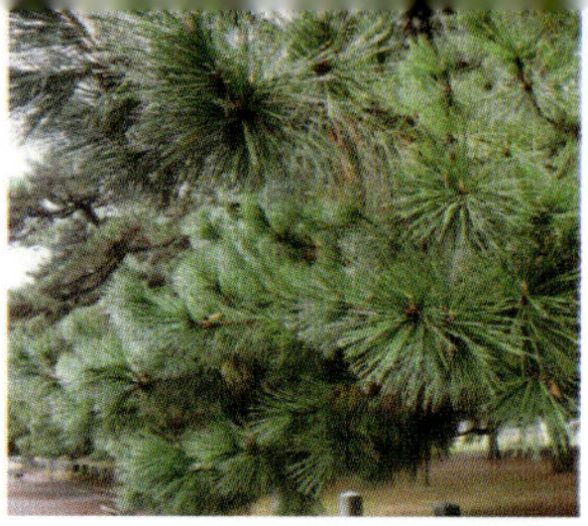

スコッチパイン、またはスコッツパインとしても知られるノルウェー産の松は、常緑性の針葉樹です。空高く成長する木には、赤茶色で深くうねの入った幹と長い針葉、茶色の楕円形の球果が特徴として見られます。北ヨーロッパ原産の唯一の松であり、アメリカではクリスマスツリーとして人気があります

多目的に用いられる香り

ネイティブアメリカンたちは「スウェットロッジ」＜儀式＞に、松葉を燃やしていました。戦いの前にこの香りを嗅ぐと、意識がクリアになるとともに精神力が高まると考えられていたのです。日本人は、松の匂いを嗅ぐと、入浴とくつろぎを同時に連想するそうです。他の人と共有する湯船には、松が用いられることが多いためです。アメリカやヨーロッパ、オーストラリアでは家庭用洗剤から石鹸、エアフレッシュナー、中性洗剤にいたるまで、多くの製品に松の香りが用いられています。

精油のプロフィール

スコッチパインからは針葉を水蒸気蒸留して、精油を抽出します。小枝や球果、樹皮、材からも抽出されますが、グレードの低い精油であるため、アロマテラピー向きではないと考えられています。

精油は無色、またはかなり淡い黄色であり、はっきりしたバルサムノートと、樹脂様の香りがあるほか、カンファーやテルペンのような特徴も備わっています。この精油には心身を冷やし、活性化し、リフレッシュさせる作用があります。

スコッチパインの精油とブレンドの相性がよいのは、シダーウッド油やフランキンセンス油のように濃厚でスパイシーな香りと、ティートリー油、ラベンダー油、ローズマリー油、ユーカリ油、レモン油のように、クリアで刺激的な香りです。

有名なアラビアの医師であり、
哲学者でもあったアビセンナは、
胸部に炎症のある患者たちに、
パインを吸入と湿布に用いるように処方しました。

精油の使用方法と効果について

スコッチパイン油は、スポーツ外傷に対するケアと予防に用いる、市販のウォームアップ用のクリームや油性ローションの成分として使われています。血行不良や神経痛、坐骨神経痛、筋肉のこわばりや腫れのほか、関節痛と痛風、リウマチ痛の予防と治療にも役立てられています。ご家庭で行うアロマテラピーのレシピでも、このような目的に推奨される精油です。

スコッチパイン油のクリアな香りと、優れた去痰作用と解熱作用、抗感染作用は精油の吸入のほか、胸部に擦り込むレメディとして、咳や風邪、インフルエンザ、喘息、気管支炎、カタル、喉頭炎、副鼻腔炎、のどの腫れに用いることができます。すがすがしい香りとともに、多汗症や悪臭を抑える働きがあり、男性のアフターシェーブやコロン、入浴剤、エアフレッシュナー、デオドラントパウダーやスプレーに向いています。

さらに、虫除けや抗真菌作用があることから、しらみと水虫の治療に用いることもできます。

心理と気分にもたらす働き

スコッチパインの純粋な精油には抗うつ作用もあるようです。この精油を吸入に用いると、脳の活性化をはかることができ、思考をクリアにするとともに、心と体の疲労を楽にします。

スコッチパイン油には否定的なエネルギーを取り除き、意識を集中させて、持久力をつける作用があると言われています。元気が湧かずに落ち込むときや、思い出や嫉妬心、恨みに捕われるあまり、感動を忘れて気持ちが沈むとき、そして新しいプロジェクトに着手する必要があるときには、アロマポットで焚いて、爽やかな環境を作りましょう。

注意と禁忌事項

一般に、刺激性のない精油と見なされていますが、この精油に感作反応を起こす人もいるかもしれません。そのために、精油は低い希釈率で用います。使用前にはパッチテストを行ってください。そして、危険性のある精油に分類されている、ドワーフパイン（*Pinus pumilio*）のような、ほかの品種のパインと間違えないように気をつけてください。

Geranium

ゼラニウム

学名：*Pelargonium graveolens*

主な作用：抗菌作用、抗うつ作用、抗炎症作用、抗感染作用、収斂作用、消臭作用、強壮作用

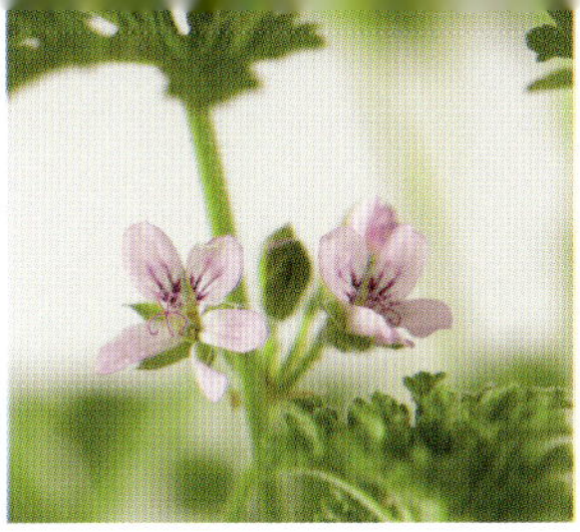

ゼラニウムの品種は500種以上あり、その多くが、レモンやリンゴのようによい香りがします。精油の原料はローズゼラニウム、またはゼラニウムブルボンという、インド洋のマダガスカル島に自生する品種です

精油のプロフィール

精油は淡い緑色をし、フレッシュで、清潔な甘い香りがするほか、ローズのフラワーノートやミントとレモンのような香りもあります。ローズゼラニウムの葉と茎、そして小さなピンクの花を水蒸気蒸留することにより、精油が抽出されます。ブレンドの相性がよい精油は、ベルガモットやネロリのような柑橘系の香りと、ローズ、ジャスミン、ラベンダー、クラリセージ、パチュリ、サンダルウッド、ブラックペッパー、クローブ、コリアンダーのような甘い香りのほか、スパイシーノートです。

精油の使用方法と効果について

ゼラニウム油の働きは多岐に及ぶため、「オールマイティー」、または「ホルモンバランサー（調整作用）」の精油であるというのが、多くのアロマテラピストたちの見解です。

スキンケア用のブレンドとしては、ドライスキンやオイリースキンのケアによいほか、皮脂の分泌が多いときには、この精油の調整作用、治癒作用、細胞新生作用が役立つでしょう。ゼラニウム油はニキビやあざ、もろい毛細血管、やけど、切り傷、皮膚炎、湿疹、痔、シワ、潰瘍、ヘルペス、帯状疱疹、小さな切り傷などの皮膚のトラブルに役立ちます。

ゼラニウム油の甘く優しい香りは、コロンや、入浴後のトニックローションにさわやかさを与えます。フットバスのほか、フェイシャルとボディーマッサージ用のブレンドに向いています。アロマポットで焚くと、部屋の香りをリフレッシュすることができます。さらに、虫除けの作用もあり、皮膚に塗布して用います。白癬（水虫など）のほか、ウイルス性や真菌性感染には患部に外用します。

この精油の利尿作用と、血液・リンパ・体液の循環を改善する作用は、相乗的に働くのです。肝臓に一般的な強壮作用をもたらすほか、足首やふくらはぎのむくみや腫れなど、体液の滞りや血行不良の症状を改善するために用いることができます。

ホルモン調整作用

ゼラニウム油には副腎皮質（内分泌腺から分泌されるホルモンを調整する）を穏やかに刺激する作用があります。そのため、女性の更年期障害や月経前症候群、月経痛のような不調をやわらげる可能性があり、思春期や出産という人生の節目には、内分泌系に由来する情緒不安定な状態を緩和させる作用もあるかもしれません。

ニコラス・カルペッパーは
女性の健康問題を癒すゼラニウムを、
「金星《ヴィーナス》の支配下にある」と説明しました。

心理と気分にもたらす働き

花から抽出された多くの精油のように、ゼラニウム油の香りには精神高揚作用と抗うつ作用、刺激作用があり、精神的なリラックスをはかるとともに、心を爽やかにする作用があります。ラベンダーのような鎮静作用の精油とブレンドし、「インナーチャイルド」<心の中の子供の自分>を癒すブレンドとして、吸入や蒸散器に入れて使用することもできます。そして、心をポジティブにして、イライラを鎮めるほか、神経性、またはストレス性のアンバランスな状態、不眠症などを癒してくれます。

この精油は、わだかまりを感じ、怒りを覚える精神的な「いきづまり」状態にもお勧めできます。

注意と禁忌事項

妊娠中は使用を避けます。刺激性のない精油として考えられています。ただし、敏感肌には接触性皮膚炎を生じる可能性もあります。使用前のパッチテストをお勧めします。あまりに多量に使用すると、興奮したり、イライラするかもしれません。

Tea Tree

ティートリー

学名：*Melaleuca alternifolia*

主な作用：抗生物質様作用、抗真菌作用、抗寄生虫作用、消毒作用、抗ウイルス作用、去痰作用、免疫向上作用

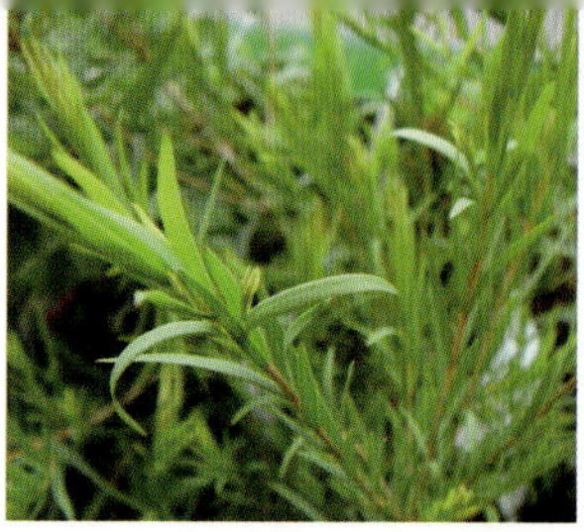

オーストラリア原産の小低木です。葉は針葉で、小さな黄色、または藤色の花を咲かせます。ユーカリやクローブと同じように、フトモモ科の植物であり、感染症と闘い、免疫力を高める優れた精油です

精油のプロフィール

ティートリーの葉と枝を水蒸気蒸留して、精油を抽出します。淡い黄色の精油は、緑色を帯びることもあります。医薬品を思わせる、すっきりしたカンファーの香りに、スパイシーノートとパイン、ウッディ、レモンのような特徴が加わります。全体的な香りには、覚醒させて、気持ちを静めるとともに、浄化する作用があります。ご家庭の救急箱に入れておくと、とても便利な精油です。ティートリー油と相性のよい香りは、清涼感のあるユーカリやパイン、ローズマリーのほか、レモンのような柑橘系や、ラベンダーとクラリセージ、ゼラニウムのようなフローラル系、そして、クローブのようなスパイシーな香りです。

キャプテンクックは
オーストラリアの先住民たちが、
葉を水から煮出して薬草茶を作るところを
観察し、ティートリーと名付けました。

精油の使用方法と効果について

ティートリー油は、湿布、入浴剤やトリートメントとして、いろいろな製品に入れて用いることができます。たとえば、皮膚の日常的なトラブルから、おでき、いぼ、ニキビ、口唇《こうしん》ヘルペス、水虫、重度の日焼け、足の悪臭、フケ、すり傷、虫さされ、爪の真菌症、股部白癬、脂性肌、ニキビ、吹き出物には、湿布や入浴剤、またはスキンケアのブレンドに加えて、用いることができます。

さらに、ウイルス性や細菌性の呼吸器系感染によい働きがあり、風邪やインフルエンザ、喘息、気管支炎、カタル、咳、副鼻腔炎に効果的です。そのほか、水ぼうそうにも役立ちます。

バグバスター

臨床研究の結果、ティートリー油は空中浮遊菌の数を著しく減らし、感染力を低下することが確認されました。さらに、表皮と空中では、メチシリン耐性のある大腸菌に効果を示しています。ティートリー油配合のボディウォッシュと鼻の塗布剤は、従来型のトリクロサン配合の薬剤よりも効果的でした。

ティートリー油を、入浴剤やマッサージブレンドに配合すると、発汗を促して解熱をはかることができるため、体の抵抗力を増すことができます。なお、座浴には希釈して用いると、泌尿・生殖器系に生じた真菌性感染症（膀胱炎、鵞《が》口瘡《こうそう》、かゆみ、膣炎など）の軽度の症状に効果的です。

なお、ご家庭では、この精油の優れた消毒力を役立てることができます。たとえば、イエダニ対策として、シーツ類を洗濯するときには、最後のすすぎの水に数滴を加えます。空中に噴霧すると空気感染する細菌類を殺菌できるほか、蚊よけにもなります。

心理と気分にもたらす働き

ティートリー油には心と体をリフレッシュして、頭脳を刺激し、自信回復をはかるとともに、意識を明晰にする働きがあります。とくに、ショック後や、エネルギーを消耗したあとには、精神を集中させる作用に加えて、体力の増進をはかる作用が役立ちます。

! 注意と禁忌事項

一般に、刺激性のない精油として見なされています。しかしながら、敏感肌やアレルギー傾向のある肌には、過敏反応を惹起する可能性もあります。そのため、使用時には必ず希釈するとともに、使用前にはパッチテストを行ってください。

Neroli

ネロリ

学名：*Citrus aurantium*

主な作用：抗うつ作用、抗感染作用、抗痙攣作用、催淫作用、消臭作用、消化促進作用、強壮作用（血液循環）

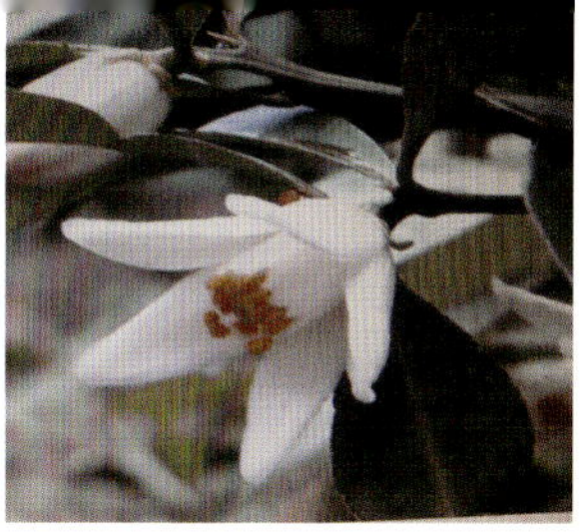

セビリアオレンジとも呼ばれる、ビターオレンジの木に咲く、甘い香りの花がネロリ精油の原料です。このアジア原産の常緑樹は、いまでは世界中で栽培されています。ネロリ精油の主産地は、イタリアとモロッコ、フランスです

花嫁の選択

ネロリ油には催淫作用があると見なされますが、同じ作用をもつことで有名な精油のように、男性ホルモンや女性ホルモンを刺激し、強壮することによって作用するのではありません。ネロリ油は、性的な経験の前に、不安感を鎮めるように働きかけます。そして、心を穏やかにさせるとともに、安心させる作用が、信頼と自信、官能性とあいまって、相手に共感する思いが生まれるため、抑制心が消えるのです。オレンジの花が、花嫁の髪飾りやブーケにあしらわれる由縁です。

精油のプロフィール

新鮮なビターオレンジの花を原料として、溶剤抽出するとアブソリュート、水蒸気蒸留すると、精油と芳香蒸留水が抽出されます。

ネロリの精油は淡い黄色をしています。精油のシトラス系の豊潤な香りには、ほろ苦さとともに、ほのかなフローラルノートも感じられます。この精油には精神を高揚させ、安心感をもたらす穏やかな作用があり、これは反射的な行動を抑える作用につながります。さらに、全身の神経系を強壮する作用があります。

ネロリの精油とブレンドの相性がよい精油は、フローラルノートのローズとゼラニウム、ジャスミン、ラベンダー、イランイランの精油のほか、シトラスとスパイシーノートのベルガモットとレモン、コリアンダーの精油です。

この香りをことのほか好んで、身につけていた、
イタリアのネローラ妃にちなんで、
「ネロリ」と命名されました。

精油の使用方法と効果について

精油と芳香蒸留水は、化粧品とスキンケア、香水、家庭用品の分野において、用いられてきました。芳香蒸留水は飲料や食品香料としての人気が高く、デザートや飲料などに使用されています。天然のネロリ油は、最も高価な精油の一つでもあるため、ホホバ油などのベースオイルで希釈された製品が多く出まわっています。これらの製品は、ネロリの香りが濃厚であっても、精油のような作用はもたらしません。

ネロリ油は、外用するとよい働きがあります。たとえば、スキンケアに用いると、乾性肌や成熟肌、敏感肌を保湿するほか、ひきしめ作用とアンチエイジング効果をもたらします。そのほか、創傷治癒作用や、シワや伸張線を予防する作用、放射線療法による皮膚のダメージを癒す作用もあるのです。

消化器系と循環器系の様々な問題、たとえば血行不良や動悸、静脈瘤、消化不良、（幼児の）疝痛、腸痙攣、鼓腸、下痢（特に、不安が原因である場合）にも役立つ可能性があります。

心理と気分にもたらす働き

精神的な不調によいネロリ油は、不安、うつ、ストレス、不眠症、月経前症候群、ショック、頭部・顔面部の神経痛にも使えます。この精油には気持ちを和ませ、「育む」作用があるのです。ネロリ油を吸入や入浴、湿布、または蒸散器用のブレンドに用いると、青春期や更年期に感じる、精神的な興奮や悲しみ、不安が和らぎます。アロマポット用のブレンドに配合すると、ポジティブで、健やかな、くつろぎの空間を創造することができます。

注意と禁忌事項

妊娠中は使用を避けますが、出産時の使用は安全であると考えられています。一般的には、感作性がないと考えられていますが、すでにアレルギー反応を惹起したケースや、頭痛を引き起こしたケースがいくつか報告されています。そのため、使用前にはパッチテストを実施することをお勧めします。催眠性の成分も含まれるために、使い過ぎないようにしてください。

Basil

バジル

学名：*Ocimum basilicum*

主な作用：抗うつ作用、抗痙攣作用、血液循環促進作用、消化促進作用、去痰作用、神経鎮静作用、全身の強壮作用

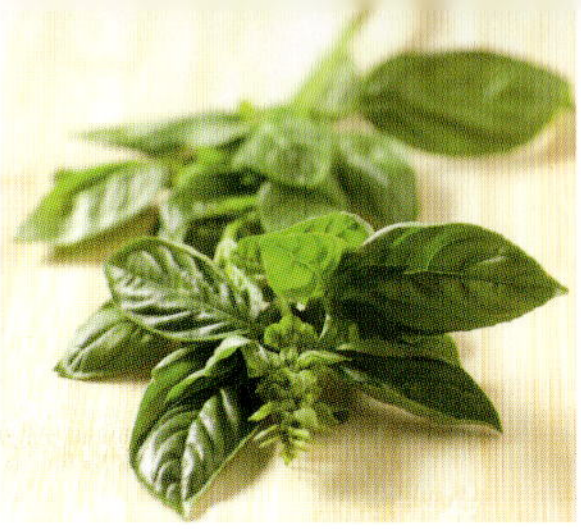

バジルの学名の種小名《しゅしょうめい》「*basileum*」はラテン語で「王様」を意味し、「ハーブの王様」として親しまれています。おそらく、戴冠式で、新国王はバジルで香りづけられたオイルによって祝福されたのでしょう。フレッシュで甘くスパイシーな香りが好まれて、バジルは調理用のハーブとして活用されています。その一方で、アジアとヨーロッパの医療ではバジルを長年、薬草として用いてきました

考えがまとまりませんか？
バジルの精油を焚くことをお勧めします。
気持ちが鎮まり、意識の集中を助けるのです。

精油のプロフィール

香りが最も強くなる開花直前に、緑の葉と花の咲いた先端部分を刈り取って、水蒸気蒸留にかけて精油を抽出します。精油は無色から淡黄色をしており、少し辛みのあるスパイシーな香りです。揮発性の活性成分には、頭をすっきりさせる、カンファーの香りがあります。バジル油とブレンドすると相性がよいのはフランキンセンスなど、スパイシーな香りの精油です。さらに、ラベンダーなどのシャープで、クリーンな香りの精油もブレンドに向くほか、柑橘系のネロリやレモンの精油ともよく調和します。

精油の使用方法と効果について

バジルは何世紀も体調不良を癒すために用いられてきました。主に、脳疾患や呼吸器系と消化器系の疾患を癒します。なお、この精油を吸入するとよい疾患や症状には、アレルギーや副鼻腔炎、胸部の感染症、頭痛、片頭痛、喘息、クループ（激しい咳を伴う小児病）、気管支炎、咳、風邪やインフルエンザがあり、発熱症状にもよい働きがあります。

バジルの精油を配合したマッサージブレンドを腹部に塗布すると、吐き気や腸内ガスによいほか、つらい月経痛を和らげるのに役立ちます。さらに、バジル油をマッサージオイルや、入浴剤にすると、筋肉のこりや痛みによいと勧められています。血行を促進させて、こわばりやストレスを楽にするのです。

なお、昆虫や蜂に刺されたときにも、この精油が役立ちます。バジル油1滴とティートリー油2滴を小さじ半分のスイートアーモンド油に混ぜて、刺されたところに塗布します。うがいにもよく、タイムなどの精油と調合したブレンドを、水で希釈して用います。育毛対策には、バジルにローズマリーなどを加えた精油ブレンドを希釈して頭皮につけます。けがやリウマチ、そして痛風の痛みには、バジル油を湿布にして、あてがいます。

心理と気分にもたらす働き

17世紀のハーバリスト、ジョン・ジェラールは「バジル油は心臓が発生する気うつガスを追い払う」と記しています。確かにバジル油は軽い不安や落ち込み、ストレスを解消する強壮剤として使われます。神経系の鎮静作用のほか、不眠症によいとされ、神経系や感情が背景にある多様な問題の助けになる精油なのです。月経前症候群のほか、内分泌系による情緒不安定、注意散漫、興奮状態、精神疲労にも使われます。

バジル油には精神と情緒を温める作用があり、「情熱をもたせる」と考えられています。この精油は自信をもたせるように心を支えるほか、悲しみを癒し、信念を抱くように働きかけます。さらに、洞察力を与え、散漫な考えをまとめるように助けて、あらたな挑戦に向かうときに、心のなかの不安感を克服し、意思を固めるように励まします。

パワフルな抗酸化作用をもつ精油

バジル油には抗酸化作用があるため、健康に悪影響を及ぼすフリーラジカルの活性を抑制する可能性があるようだと、研究者たちが報告しています。人を対象とする研究によって、この精油には心臓病のような疾患の治療に役立つ可能性があることが、これから確認されるかもしれません。

！ 注意と禁忌事項

バジル油は妊娠中には使用を避けます。精油の希釈率が低ければ、通常は感作反応をもたらすことはありません。ただし、敏感肌の人は刺激を感じるときもあるかもしれません。使用前にはパッチテストを行うことをお勧めいたします。

Patchouli

パチュリ

学名：*Pogostemon cablin*

主な作用：鎮痛作用、抗うつ作用、抗感染作用、催淫作用、呼吸器系の抗うっ血作用、デオドラント作用、殺虫作用

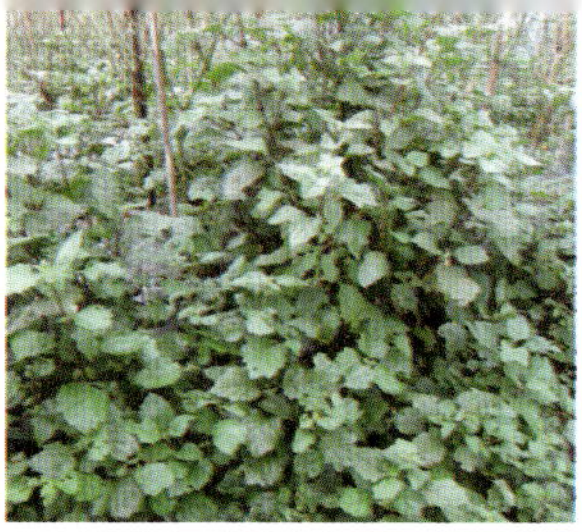

パチュリの繊毛で覆われた茎には、柔らかな毛の生えた丸い葉がつき、淡い白と藤色の花が咲きます。原産国のマレーシアと中国、インドでは、薬や香料として長年用いられてきました。リネン類と衣類の香料としても知られています

精油のプロフィール

パチュリの葉から、おなじみの独特なアーシーノートの精油が抽出されます。この葉は全体が繊毛で覆われていますが、それぞれの繊毛は濃い茶褐色をした精油の粒子で覆われています。葉は乾燥と発酵のプロセスを経過してから、水蒸気蒸留にかけられます。パチュリ油には、辛みのある、深く、染み通るような香りとともに、甘く、豊潤な香りがあり、ムスキーでスパイシー、そしてスモーキーなノートも感じられます。ほとんどの精油よりも、濃厚で、粘り気があります。

パチュリ油とブレンドすると相性がよいのは、ベルガモットとレモンのような柑橘系の精油です。そのほか、クリーンでシャープな香りをもつ、ラベンダーとプチグレンや、スパイシーなシダーウッドとクラリセージもブレンドに向いています。

精油の使用方法と効果について

パチュリ油には一般的に、温める作用、精神を落ち着ける（グラウンディング）作用、刺激作用、強壮作用、心を豊かにする作用があります。この精油は香りのもちが特によく、ほかの精油とは反対に、時間の経過とともに、さらに熟成すると考えられています。石鹸や香水の業界において、パチュリ油が香りの保留剤やマスキング剤として用いられている理由がわかります。

パチュリ油には、クローブ油に強力な鎮痛作用と抗感染作用をもたらすオイゲノールのほか、ジャーマンカモミール油に備わる抗炎症作用の主成分で、アズレンと分子構造と効果が似ているパチュレンが含まれます。

アジア伝統医学ではパチュリを、風邪や頭痛、悪心から下痢、消化不良から口臭、さらには、ヘビやサソリのかみ傷まで、幅広く役立つハーブとして用いてきました。伝統的には、家庭の虫除けや消毒薬のほか、香料として使用されています。

パチュリ油はスキンケアやヘアケアにも用いることができ、オイリーな頭皮やニキビ、毛穴の目立つ脂性肌のケアに適しています。さらに、シワの目立つ、デリケートな成熟肌を保湿するとともに、皮膚の不調を回復させて、栄養を補います。この精油がもつ抗炎症作用と細胞の若返り作用、抗感染作用はニキビの症状を改善するばかりではなく、水虫、ひび、あかぎれ、皮膚炎、ある種のアレルギーや軽いむくみ、感染症に役立ちます。

強い個性のある香り

パチュリのムスキーな香りは、布地につけると何週間も香りが消えません。この香りを嫌う向きもありますが、エキゾチックでセクシーな香りとして受けとめる人もいます。アロマテラピーのマッサージやお手製のスキンケア、ヘアケアに用いる際には、ごく微量にすることが成功の秘訣です。

心理と気分にもたらす働き

パチュリ油には、催淫作用があると評判です。そのため、蒸散器用ブレンドとして、神経の鎮静作用のほか、セクシャルなエネルギーを強めたいときに用いるとよいのかもしれません。セックスに不安を感じたり、気乗りがしないとき、気分が落ち着かないとき、または、過剰に反応してしまうときや心に葛藤が生じているときには、感情的なブロックを取り除くとともに、心と体と気力を一体化します。

英国ビクトリア王朝時代に流行した
インド製カシミアショールを、船で出荷するときには、パチュリの葉のなかに保存して
防虫効果をはかったために、
ショールに移った香りも好まれるようになりました。

注意と禁忌事項

一般的に、刺激性と感作性のない精油とみなされています。ただし、パチュリ油の濃厚な香りに頭痛を覚える人もいます。使用時には、量を控えてください。

Black pepper

ブラックペッパー

学名：*Piper nigrum*

主な作用：鎮痛作用、抗菌作用、催淫作用、デトックスによい作用、消化促進作用、緩下作用、強壮作用

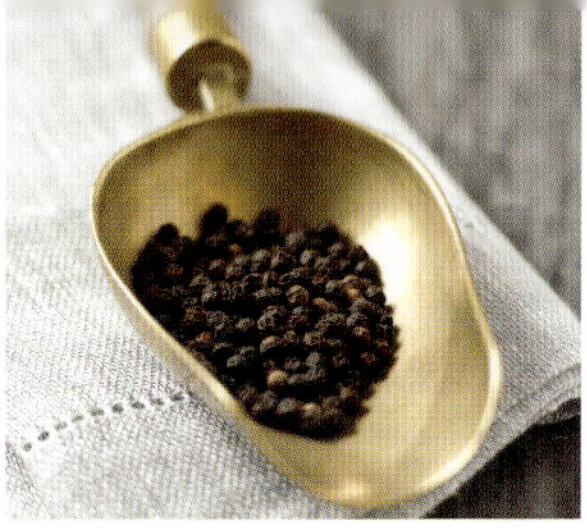

ブラックペッパー（黒こしょう）はつる性の植物で、光沢のあるハート形の葉をつけ、小さな白い花が咲きます。この花は赤い果実になり、熟すると黒く変化します。インド原産ですが、いまでは、東南アジア全域と中国が主産地です。なお、熱帯諸国とヨーロッパ、アメリカにおいて、精油が抽出されています

精油のプロフィール

黒こしょうの熟した漿《しょう》果《か》を乾燥させてから砕き、水蒸気蒸留にかけると、精油が抽出されます。精油は無色から黄みを帯びたオリーブグリーンであり、香りはドライでホットなスパイシーノートであり、辛みとともに、ウッディーノートも感じられます。この香りには心理的に温め、高揚させ、刺激する作用があります。ブレンドの相性がよいのは、フランキンセンスやサンダルウッド、クローブなどのスパイシーな香りの精油のほか、レモンやベルガモットのような柑橘系の精油です。フローラルな香りでは、ローズとイランイラン、ゼラニウム、ジャスミンの精油を調合にお勧めします。

ブラックペッパーは4000年以上の歴史を誇る、
インドの緻密な伝統医学、
アーユルヴェーダに用いられています。

精油の使用方法と効果について

マッサージ用のブレンドオイルに配合すると、ブラックペッパー油は消化器系の問題にとてもよい働きがあり、腹痛や便秘、胃痛、消化不良、食欲不振、吐き気、下痢、胸やけなどにも使われます。吸入すると、風邪やインフルエンザ、悪寒、カタルによいほか、ウイルス性や細菌性の感染症の治癒を促します。

ブラックペッパー油の温める作用は筋肉の緊張や疲労、腫れ、捻挫と痛みにもよい作用をもたらします。スポーツの記録をよくすることが期待できるほか、けが予防にも役立つかもしれません。そのほか、頭部や顔面の神経痛や関節炎、血行不良などの筋肉骨格系の症状にもよいと考えられます。

さらに、催淫作用があるとも言われており、情熱的な雰囲気を加えたいときにはマッサージブレンドに用いることをお勧めします。ホームメードの香水や室内の芳香剤、アフターシェーブローションのレシピに用いると、異国風の雰囲気を与えるとともに、香りに深みが加わります。

心理と気分にもたらす働き

ブラックペッパー油のピリッとした香りは安心感を与えて、心を刺激し、精神を高揚させ、元気づける作用があると考えられています。アロマポットなどを利用して、精油を焚くか、吸入に用いると、精神的な疲れがあったり、いらいらするとき、また無気力だったり、ぼんやりするとき、自信を失ったときに、活力を与えてくれます。さらに、恐れやとまどいを感じるときには、結論を下して、行動を起こすように後押しする雰囲気をもたらすのです。

歴史に登場するスパイス

古代エジプトでは、ファラオの死体に防腐処置をするために、没薬と乳香のほか、黒こしょうを用いていました。西暦408年に、西ゴート族の王、アラリックⅠ世がローマを初めて包囲した当時、スパイスはとても高価な品でした。王は賠償の一部として黒こしょうを3000ポンド（約1362トン）要求したそうです。中世のヨーロッパでは、僧侶が巡礼の旅に出るときに、体を強壮し、痛みを軽くする黒こしょうをもたせました。

注意と禁忌事項

一般に、感作性のない精油とされています。しかし、精油の発赤作用と血液循環を促進する作用が、敏感肌には刺激となる可能性もあります。そのため、精油を希釈する時には低率にし、使用前にパッチテストを行ってください。なお、この精油はホメオパシーの効果を妨げる可能性があります。

Frankincense

フランキンセンス（乳香）

学名：*Boswellia carterii*

主な作用：抗うつ作用、抗炎症作用、利尿作用、去痰作用、免疫強壮作用、鎮静作用、強壮作用（子宮）

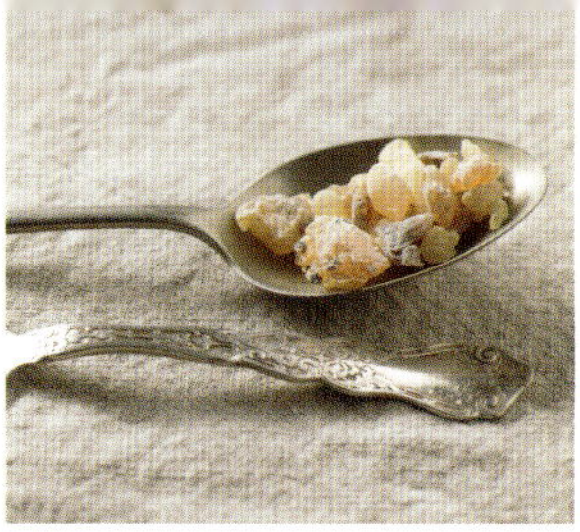

いにしえの香料の一つであり、邪悪な霊を追い払うほか、天国とつながる助けになると言われています。そのため、古代エジプトとローマ、中国、インドの宗教儀式に用いられてきました。さらに、スキンケアの香料として使用されたほか、荼毘《だび》にふすときやミイラの防腐処理にも用いられました

精油のプロフィール

乳香樹（低木）のはがれやすい樹皮から、「涙のつぶ」とも呼ばれる樹脂を収集し、水蒸気蒸留にかけて精油を抽出します。精油の色は透明から淡い金色であり、バルサム調の温かで濃厚な香りがあります。スパイシーで甘いノートが特徴です。この精油とブレンドの相性がよいのはオレンジやレモンのようなシトラスノートのほか、シダーウッドとサイプレス、ジュニパー、パチュリを含むスパイシーノートです。

丈の低い乳香樹の幹から樹脂が分泌されます。
小石大の樹脂の粒が集められ、
香料の「乳香」として販売されています。

精油の使用方法と効果について

フランキンセンス油は収斂作用に優れるほか、強壮作用と抗感染作用もあり、石鹸や化粧品のほか、香水の成分にもよく用いられています。さらに、筋肉をリラックスさせるアスリート用の製品にも含まれており、薬局で販売されています。

この精油には皮膚を若返らせ、癒す特性があり、アンチエイジング効果が知られています。おできや傷、シワ、皮膚炎、皮膚潰瘍、座瘡、ニキビなどを癒すことに加えて、フェイシャルマスクや入浴剤、マッサージオイルのように、多目的なレシピに用いることができます。湿布にすると、切り傷や発疹、かすり傷によいほか、病原菌から保護し、感染症を予防します。

皮膚の強壮作用に優れるため、中年層の肌には朗報です。皮膚のたるみをひきしめて、皮膚表面の血液とリンパの微循環を促進します。そのため、皮膚が明るくなり、シワを目立たなくするほか、予防にもなるでしょう。

精油の吸入は、リラックスと鎮静作用をもたらします。ゆっくり深く呼吸することを助け、胸筋の緊張を和らげる働きがあります。風邪をひいたときや、気管支炎、カタル、喉頭炎、インフルエンザ、咳、喘息の症状には入浴やマッサージに用いるとよいでしょう。さらに、呼吸器系の抗感染作用が感染症を癒すほか、胸部のうっ血症状や痰の分泌を減らす働きにつながります。

子宮を強壮させる作用もあるため、フランキンセンス油は性器と尿路に生じた多様な疾患に用いられてきた歴史があります。マッサージオイルや入浴剤のほか、湿布に使用すると、量の多い月経や月経痛、膀胱炎によいほか、分娩を楽にする可能性があります。さらに、マタニティーブルー（出産後のうつ）にもよい精油です。

賢者のハーブ

イエス・キリストの誕生を祝う、3人の賢者の1人が貢ぎ物として携えた乳香には、膀胱ガンを治療する可能性があるようです。ある臨床試験では、乳香エキスがヒトの健康な膀胱細胞とガン性細胞に対して異なる働きを示しました。さらに、ガン性が疑われる細胞を死滅させたにもかかわらず、健康な細胞には作用しなかったことが確認されています。

心理と気分にもたらす働き

フランキンセンス油は心をおだやかにして、気持ちを整理するように働きかけるため、不安や緊張のほか、ストレスから生じる「思い込み」などによい精油のベストランキングに入ります。さらに、この精油には内観を促して、意識を集中させるため、焚くと乳香の香りが瞑想にふさわしい場をつくります。

精神的な作用としては、深い理解を助け、平和をもたらすと考えられ、不安や恐れがあり、自己評価が低い人や、無気力で、トラウマ、悲しみがあるときや、体と精神的な弱さから閉鎖的になる人にお勧めします。

! 注意と禁忌事項

妊娠中の使用は避けます。一般的に、フランキンセンス油には刺激性がないと見なされていますが、精油入りのブレンドオイルを使用する前には、パッチテストを必ず行いましょう。

Peppermint

ペパーミント

学名：*Mentha x piperita*

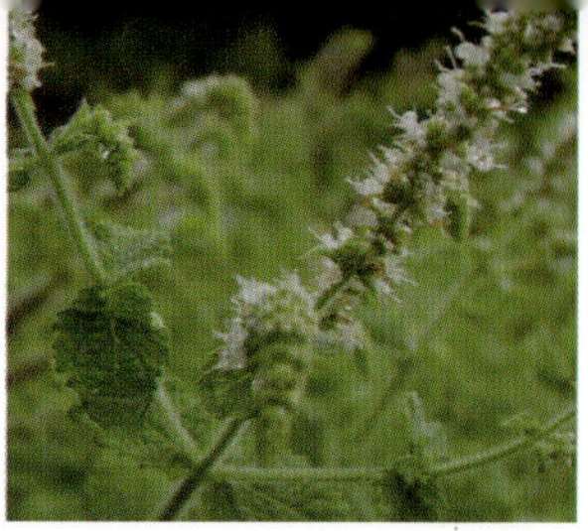

多年生のハーブです。葉は濃い緑色をし、小さな淡い紫色の花が咲きます。何世紀にもわたって栽培され、古代エジプト人やローマ人はその薬効のほか、料理のフレーバーや家庭で用いる虫除けの作用について記しています

主な作用：鎮痛作用、抗炎症作用、抗痙攣作用、（鼻炎などの）充血緩和作用、消化作用、去痰作用、血管収縮作用

精油のプロフィール

ペパーミントの花穂を原料とし、水蒸気蒸留にかけて精油を抽出します。精油は淡い黄色から黄緑色をし、フレッシュで染み通るような強いミントの香りに、甘い香りとカンファーノートが感じられます。ペパーミント油には、全体的に刺激し、清涼にして、活性化する作用があります。

フレッシュな香りのペパーミント油は、咳や風邪の調合薬のほか、医薬品に用いられてきた歴史があり、チューインガムなどの菓子類のフレーバーでもあります。香料としてそのほか、石鹸と練り歯磨き、洗剤にも用いられています。

ペパーミント油の主成分のメントールは、同じようにシャープな香りのユーカリやレモンの精油と相性がよいほか、フローラルスパイシーなローズやクラリセージ、マジョラムの精油がブレンドに向きます。

ペパーミントには、吐き気とともに、
ショック後遺症に対するよい作用があり、
以前は嗅ぎ薬の成分に用いられていました。

精油の使用方法と効果について

ペパーミント油は多目的に使用することができます。第一に、消化器系のレメディとして、激しい腹痛や月経痛など、消化不良、過敏性腸症候群、鼓腸、悪心によいほか、湿布や蒸気吸入、または胸部やのどに外用してマッサージすると、喘息や気管支炎、副鼻腔炎、咳（とくに、痙攣性の咳）、風邪に効果的です。

さらに、ペパーミント油を数滴、湿布やお風呂に用いると、清涼効果があり、発熱や炎症症状に効果的です。この精油には発汗を促す作用があり、解熱を助けます。ペパーミント油入りのマッサージブレンドは打ち身や筋肉痛、月経痛、片頭痛、神経痛にも役立ちます。

口をゆすぐときのレシピ（飲用ではありません）に数滴加えると、口臭予防になり、口内の潰瘍と口腔カンジダの治癒を促進します。フェイシャル用のスチームバスに、ペパーミント油を1、2滴加えると、抗菌作用と抗感染作用が働いて、脂性肌やニキビ肌のケアになります。

心理と気分にもたらす働き

この精油は頭をクリアにして、活力をもたらし、集中力をつけると言われます。香りを焚くと、自信をもたせるとともに、いやな思いや、他人の否定的な態度や意見を忘れて、心と体のエネルギーを強化することができます。無力感や精神疲労、神経系のストレス、うつには、この精油を数滴、ティッシュペーパーにつけて吸入します。ペパーミント油の香りを嗅ぐと、気分爽快になるのです。

国によって異なるミントの使用法

ペパーミントはおそらく、地球を最も広く旅したハーブと言えます。爽やかなフレーバーは多彩なスパイスとも相性がよく、ギリシアのヨーグルトときゅうりのサラダから、トルコの子羊の肉とミント入りのコフタ、インドの甘いお茶類やピラフ、ライタ＜ヨーグルトサラダ＞、さらにミントを巻いて食べるタイの揚げ物など、世界の有名な料理に多彩に使われています。

! 注意と禁忌事項

この精油には月経を促進する作用があるため、妊娠中と授乳中の使用を避けます。なお、ペパーミント油には覚醒作用があるため、夜間の使用は避けます。皮膚を刺激する可能性もあるため、特に敏感肌の方は低い希釈率で用いてください。ホメオパシー剤が効かなくなるため、併用を避けるとともに、ホメオパシー剤のそばにこの精油を置かないようにします。

Bergamot

ベルガモット

学名：*Citrus bergamia*

主な作用:抗菌作用、抗うつ作用、消毒作用、抗痙攣作用、デオドラント作用、デトックス作用、抗感染作用

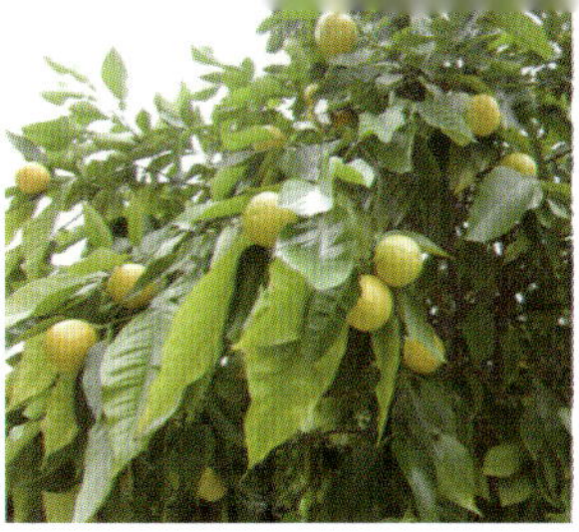

オーデコロンとアールグレー紅茶でおなじみの香りです。この果実の名称は、イタリアのベルガモ市にちなみます。昔から、イタリアの民間療法ではベルガモットを白癬や潰瘍の治療のほか、ヘビに噛まれた傷にも使っています。現在では、不安感を取り除くとともに、呼吸器系疾患と尿路感染症にも役立てています

ベルガモットのEBM

- イタリアの研究から、ベルガモット油が動物の知能を活性することが示されました。
- 英国の応用微生物学の専門誌「Applied Microbiology」は、ベルガモット油中のフラボノイド類が、サルモネラ菌の成長を阻止する作用を示したことを明らかにしました。
- ある *in vitro* 試験<試験管内の検査>の結果では、神経細胞が毒性物質に曝されたときに、ベルガモット油が神経細胞のアポトーシス（細胞死）を予防することを示唆しています。

精油のプロフィール

ベルガモットの精油はライムグリーンの果実の皮を冷圧搾法、または水蒸気蒸留法にかけて抽出します。精油は淡い黄色から淡い緑色です。この精油には気分を明るくし、陽気にさせる新鮮な香りがあるほか、スパイシーでバルサム調の香りも感じられます。それが、この精油にシャープなシトラスノートではなく、深みのあるフルーティーノートを与えるのです。ベルガモット油はグレープフルーツやオレンジ、レモンのような柑橘系の精油と相性がよく、またソフトでマイルドなカモミールのような香りや、クラリセージとローズ、ゼラニウム、ラベンダー、ジャスミンのようなフローラルな香りに、魅力的なコントラストをもたらします。

ベルガモット油は、ハンガリーウォーターという、往年の美容液の主成分です。

精油の使用方法と効果について

ベルガモット油の消毒作用と抗感染作用、利尿作用は、尿路感染症の症状に適応します。初期の段階で、患部の洗浄や座浴に用いれば、かゆみを軽減するほか、感染症状の広がりを抑えることができます。このような症状が再発する背後には、抑圧された感情や、ストレスと欲求不満のような心因があると考えられます。ベルガモット油の香りは始めに、不安感に働きかけるため、二重の効果が期待できます。

この精油の成分はフェイシャルマスクやスキンクリーム、トニックローション、マッサージオイルなど外用のスキンケア商品に用いられています。ニキビのほか、シミやそばかす、皮膚の感染症の治療によく、さらに、静脈瘤と痔、湿疹の治療にも役立ちます。

さて、ベルガモット油には感染症の症状を和らげ、治癒を促進する働きとともに、体内のバランスを取り戻し、調整するというサトル（微細）な働きもあり、内分泌系の不調があるときに役立つのです。そして、免疫力を強化するために用いることもできます。そのほか、デオドラント剤や家の消臭剤のほか、虫除けにもなります。とくに、口唇ヘルペスなどの口周囲の炎症には心強い味方です。

心理と気分にもたらす働き

ベルガモット油はおそらく、ラベンダー油に続いて「天然の精神安定剤」と呼べる精油です。20世紀初頭に、著名な英国のアロマテラピスト、ロバート・ティスランドはこの精油を「調和させる香り」と表現しています。それ以降、多数の臨床試験と非公式な研究により、アロマバスやマッサージ、吸入によるラベンダー油の心理と気分に働きかける効果が証明されました。治療の対象として扱われた心理と情動に関わる問題は、うつや不安、緊張、ストレス性の不調、神経性の緊張、月経前症候群、不眠症、無関心、落ち着きのなさ、燃え尽き症候群、孤独感、深い悲しみ、ストレスに起因する食欲不振、怒り、欲求不満など、解決しにくいテーマでした。

注意と禁忌事項

皮膚に光毒性反応を起こすことがあります。敏感肌には刺激性となるときもあるかもしれません。使用時には必ず希釈してください。なお、使用前にはパッチテストをお勧めいたします。成分を調整した（光毒性を起こすフロクマリンを除去した）精油を販売業者から購入しましょう。

Mandarin

マンダリン

学名：*Citrus reticulata*

主な作用：抗感染作用、抗痙攣作用、消化促進作用、穏やかな利尿作用、緩下作用、鎮静作用、強壮作用

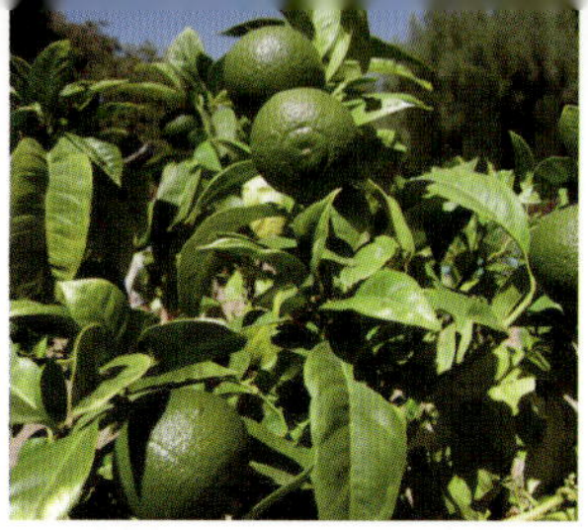

マンダリンは中国南部を原産とする、常緑性の小低木です。つややかな緑色の葉をつけ、甘い香りの白い花が咲き、のちに明るいオレンジ色をした、皮の柔らかい果実が実ります。マンダリンの精油はその実と同じように、やさしく甘く香ります

精油のプロフィール

マンダリンの果実の皮を冷圧搾して、精油を抽出します。明るい黄金色をした精油の香りはとても甘く、柑橘系独得の爽やかさとともに、繊細なフローラルノートも感じられます。この精油には主に、鎮静作用と痛みの緩和作用、気持ちを安心させる作用があります。アロマテラピー以外にも、マンダリン油は化粧品や香水、石鹸の製造に大量に用いられ、さらにリキュール類のフレーバーにも使用されています。

ほかの柑橘系のネロリやオレンジの精油とも相性がよいため、香りのインパクトを強調したり、ブレンドをさらに効果的にするために用いられます。そのほか、クローブやナツメグ、シナモンのようなスパイシーノートや、コリアンダーとレモングラスのようなハーバルノートもブレンドに向いています。

中国清朝時代、官史（マンダリン）に供物として贈る風習があったため、この果実はマンダリンと呼ばれるようになりました。

精油の使用方法と効果について

マンダリン油はマッサージブレンドか、吸入に用いて、ストレス性の不眠症や神経性の緊張を癒すときに用います。さらに、肝臓機能を活性する働きもあります。筋肉の痙攣とむくみ、セルライトのほか、循環器系の不調を改善します。消化器系の不調を軽くする作用があり、腹痛、げっぷ、消化不良、腸の痙攣、しゃっくり、食欲減退にもよいのです。

マンダリン油は、妊娠中も安心して使用できると言われる数種の精油の一つです。妊娠5カ月半から、毎日使用してもよいため、妊娠線を予防するマッサージブレンドに調合すると役立ちます。

この精油に備わる強壮作用は、ご家庭で吸入と湿布のブレンドに加えて、病後の回復期に免疫系を高めるために、またニキビと脂性肌、超脂性肌、そして吹き出物の目立つ肌のトリートメントとして、よい作用をもたらします。

子どものお気に入り

フランスでは、マンダリンの精油を「子どものレメディ」という愛称で呼んでいます。子どもたちが起こしやすい、おなかの不調にとてもよいからです。夜泣きや、おなかの調子がすぐれないときには、この精油を配合したマッサージブレンドを、赤ちゃんや幼児のおなかに、時計回りにやさしく塗ってあげます。特に、腹痛が心理的な問題(下の子が産まれた時の赤ちゃん返りなど)から生じているときに効果的です。

心理と気分にもたらす働き

マンダリン油には精神面と感情面に働きかけます。元気を回復させ、気持ちを明るくさせるほか、活力を取り戻させて、チャレンジしようとする気持ちをサポートすると考えられています。

体や心、または精神的に繊細であり、弱く、無気力で、他人から切り離されていたり、孤立している状態で、自信がもてないときには、とても幼い子どもから年配の方にまで勧めることができます。

マンダリン油を用いて、精神的なエネルギーや創造性とひらめきの力を刺激して、人生に流れと動きを生み出しましょう。欲求不満やトラウマ、悲しみを乗り越えて、やり過ぎや不安、パニック、イライラ、うつがもたらす精神的な疲れを解消するのです。

! 注意と禁忌事項

一般的に、刺激性と感作性のない精油であると考えられています。ただし、柑橘系のアレルギーがある方には、症状を惹起する可能性もあります。中程度の光感作性があるため、日光に当たる前には使用を避けます。精油を開封したら、6カ月以内に使い切ってください。

Eucalyptus

ユーカリ

学名：*Eucalyptus globulus*

主な作用：消毒作用、抗痙攣作用、循環促進作用、呼吸器系の抗うっ血作用、デオドラント作用、抗感染作用、去痰作用

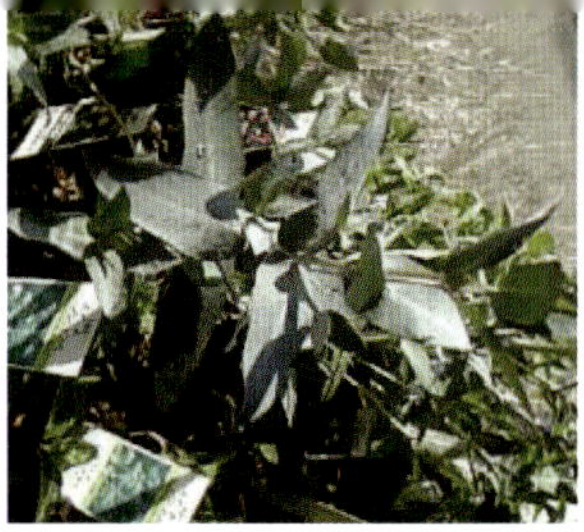

ユーカリには700種以上の品種があり、レモンの香りが特徴のレモンユーカリ（*Eucalyptus citriodora*）や、一般的な品種である、ブルーガムユーカリ（またはユーカリ・グロブルスと呼ばれる：*E.globulus*）があります。いろいろなユーカリから精油が抽出されますが、アロマテラピーに最も使われる精油はブルーガムユーカリです

微生物に対する強い力

- オーストラリアの先住民、アボリジニはユーカリのすぐれた治癒力を昔から活用してきました。アーサー・フィリップ艦長が艦隊を率いて、オーストラリアに到着したときに、木の葉をくだいた塗り薬を傷口につけるアボリジニについて記録を残しています。
- イタリアの研究によると、ユーカリ油は試験管内のある種のインフルエンザウイルスに、なんらかの活性を示したそうです。

精油のプロフィール

ユーカリの精油は新鮮な、または部分乾燥した葉を原料として、水蒸気蒸留により抽出されます。精油の色は淡い黄色をしており、クリーンでシャープな特徴的な香りには少し辛みも感じられます。ブレンドすると相性のよい精油は、同じように頭をすっきりさせるパイン、ローズマリー、ラベンダーのような精油です。さらに、シダーウッドやタイム、マジョラムのようなスパイシーな香りのある精油もブレンドに向きます。

精油の使用方法と効果について

深く浸透する香り、ユーカリプトール（1,8-シネオール）を豊富に含むユーカリ油は、自然の薬剤として信頼を得ており、呼吸器系疾患の症状によい精油として定評があります。この成分は抗感染作用が認められ、いろいろなハウスホールド製品にも用いられています。

胸部の炎症症状に効果的な精油とされ、抗感染作用や解熱作用という、強力な医薬品のような働きもあり、風邪やインフルエンザのウイルス、ブドウ球菌のような細菌にはとてもよい精油です。フランスのアロマテラピスト、ジャン・バルネ博士によると、ユーカリ油を含むルームスプレーを用いると、空気感染菌を約75%殺菌できるそうです。

昔から、咳や風邪、インフルエンザ、気管支炎、副鼻腔炎、花粉症、喘息、喉頭炎、カタル、クループ（激しい咳を伴う小児病）に使われるほか、病室の燻蒸剤としても用いられてきましたが、ユーカリ油は皮膚のトラブルにも外用することができます。たとえば、軽度のやけどや切り傷、水ぶくれ、すり傷のほか、口唇ヘルペスのようなウイルス感染症、ニキビとおでき、毛包の細菌性感染症のほか、トゲや虫さされにも役立ちます。

マッサージブレンドや湿布として、筋肉や循環器系のあらゆる症状に用いることができます。いろいろな痛みやあざ、関節炎、血行障害、捻挫、筋違い、結合組織炎などによいのです。さらに神経系の不調にも効果的であり、ひどく疲労したときや、神経痛と頭痛、片頭痛などにもよい働きがあります。

ユーカリ油の清涼作用は、子どもの水ぼうそうに入浴剤や湿布にすると助けになります。さらに、発熱症状やかゆみ、リンパ腺の腫れ、または皮膚の炎症症状（帯状疱疹の水疱など）に役立てることができます。

そして、虫除けにも役立ちます。ラベンダー油とブレンドしたルームスプレーは、室内の空気を浄化します。フレッシュな香りを与えるとともに、ハエや蚊などの害虫の予防対策になるのです。

心理と気分にもたらす働き

この精油のクリアな香りは、精神的な効果をもたらすようです。なにかに失望するか、気分がさえないとき、自分を見失ったとき、情緒不安定なとき、あるいは精神を集中することが難しく、人生に喜びを見いだせないときには、この精油をアロマポットで香らせてみてください。

植物学者のフェルディナンド・フォン・ミュラーは
ユーカリがマラリアを癒すことに着目し、
この木を *the fever tree*、「熱病用の木」と呼びました。

注意と禁忌事項

毒性が高いので、内服は避けます。乳幼児のそばに保管してはいけません。そばで使用するときには、十分に安全面に気を配ってください。ホメオパシーの薬剤と併用することは避けてください。てんかん発作の経験がある方は、この精油を使用しないでください。一般に、皮膚感作を起こさない精油とされていますが、敏感肌の方には皮膚炎を生じる可能性があります。

Lime

ライム

学名：*Citrus aurantifolia*

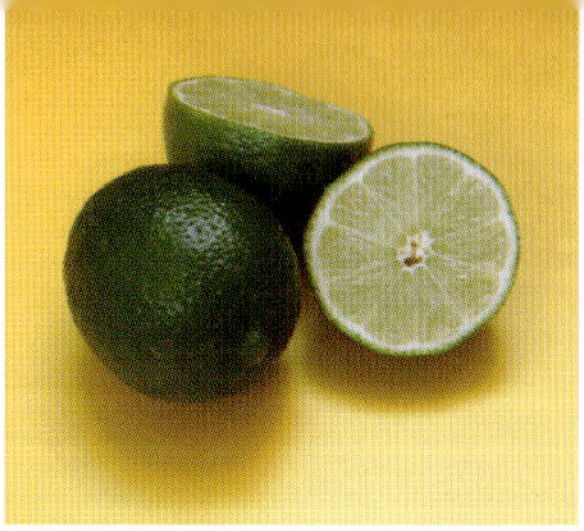

ライムは常緑性の小低木で、硬く鋭いトゲがあります。なめらかな葉は濃い緑色をし、卵形です。香りのよい小さな白い花が咲き、ピリッとした香りのある酸っぱい果実が実ります。レモンの半分くらいの大きさです

主な作用：抗菌作用、抗感染作用、抗ウイルス作用、収斂作用、デトックス作用、消化促進作用、強壮作用

精油のプロフィール

ライムは地中海地方と、アメリカ南部一帯で栽培されています。これらの産地では、一つ一つにエッセンスを含む、小さな液嚢で覆われた果皮を冷圧搾して、精油を抽出します。淡い黄色から明るいオリーブグリーンをしており、ライム独得のすっきりした香りと、ビタースイートなシトラスノートが特徴です。ブレンドには、柑橘系の精油と相性がよいほか、ラベンダーやローズマリー、クラリセージ、ネロリ、イランイランの精油も調合に適しています。なお、ライム油には、清涼作用と活性作用があります。

精油の使用方法と効果について

果汁を圧搾したあとのつぶれた果実（ジュース産業の二次産物）を水蒸気蒸留して、品質の劣る精油が抽出されています。このような精油は、化粧品や家庭用洗剤のほか、食品類にも幅広く使用されていますが、アロマテラピーには適していません。

ライム油の効用は、ほかの柑橘類の精油と似ています（上記を参照）。つまり、優れた強壮作用と活性化させる作用があり、心と体を健康にするのです。

風邪やインフルエンザ、喘息、気管支炎、カタル性症状には、ライム油配合のブレンドを入浴時に用いるほか、空気蒸散や吸入、またはマッサージに使用する方法もあります。ライム油には頭をすっきりさせ、のどの腫れを楽にするほか、疲労回復や解熱作用もあります。気分を爽快にする精油です。

ライム油はオイリーヘア用のシャンプーやリンス、ヘアトニックとして用いると効果的です。ニキビとおでき、ヘルペス、虫さされ、吹き出物、いぼには外用します。脂性肌にもよいほか、消化不良にもよい働きがあり、その際には入浴時に使用します。セルライトと水腫、うっ血状態、便秘によいほか、リンパの排液作用もあります。パインやローズマリーのような血行促進作用のある精油とブレンドすると、日常的な痛みや関節痛、リウマチ痛を緩和します。

心理と気分にもたらす働き

精神的に疲れ、いらいらして、やる気がでないときに、頭を切り替えて、ひらめきを感じて、ポジティブな気持ちを取り戻し、複雑な問題を解決する糸口を見つけたいのであれば、ライム油のブレンドをアロマポットで香らせてみましょう。

ライムのフレッシュな果実の香りが食欲増進効果をもたらし、唾液をわかせ、消化液分泌のスイッチをオンに切り替えるように、この精油には心と感情と精神をポジティブにして、「人生に対する食欲」を取り戻す作用があるようです。

そこで、ライムの精油は、ストレス性の不安や考え過ぎ、精神疲労のような、比較的に遭遇することの多い不調とともに、心配や強迫観念、自己不信感、悲しみといった、おちこみと混乱が見られる精神状態に勧めることができます。

手軽に室内をリフレッシュ

家のなかやオフィスの空気がよどんでいるときには、エアフレッシュナーを用いましょう。ライムとパイン、グレープフルーツの精油各５滴と、カップ1/2(125ml)の蒸留水をスプレーボトルに入れて、撹拌すればできあがりです。

注意と禁忌事項

この精油は刺激性を与え、発疹や過敏反応を生じる可能性があります。使用前にパッチテストを行ってください。なお、光毒性を生じるかもしれません。直射日光を浴びるときには使用を避けます。粘膜を刺激する可能性もあるため、精油を用いるときには、ごく薄く希釈します。

Lavender

ラベンダー

学名：*Lavandula angustifolia*、*Lavandula officinalis*

主な作用：鎮痛作用、抗炎症作用、抗痙攣作用、呼吸器系の抗うっ血作用、消臭作用、虫除け作用、鎮静作用

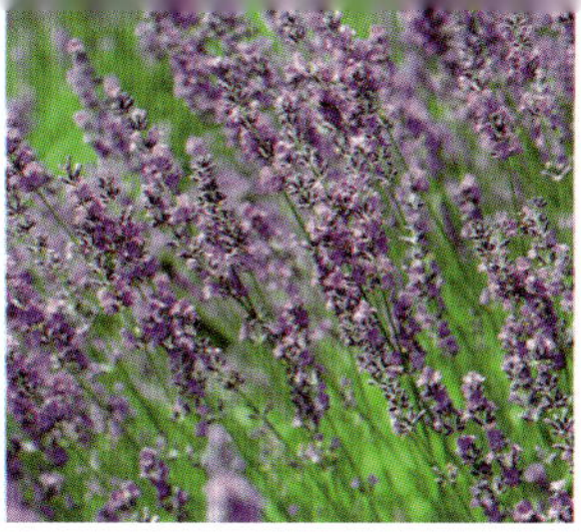

数ある精油のなかでも、ラベンダーの香りはこよなく愛され、古代から、薬や治療とともに、家庭や美容のケアに幅広く用いられてきました。この精油には「万能のレメディ」という愛称が似つかわしいでしょう

ラベンダーはラテン語の *lavare*、
洗うという言葉に由来します。
日常的に、入浴や洗濯に用いていたからでしょう。

ストレスが軽くなる香り

- 日本の研究では、ラベンダー油の成分の一つであるリナロールが、増加した好中球の数値レベルを減らすことが確認されました。さらに、遺伝子のストレス誘因性の活動を停止させました。
- ラベンダー油によるアロマテラピーマッサージは、脳腫瘍の罹患患者たちの血圧と脈拍数、呼吸数を大幅に減少させ、心身をリラックスさせました。

精油のプロフィール

Lavandula angustifolia と *L.officinalis*、この2種のラベンダーの花穂《かすい》を水蒸気蒸留法にかけて精油を抽出します。透明から淡い黄色をした精油の香りはフレッシュ・フローラルと、ほのかなハーバルに、甘い特徴のカンファーノートです。さらに、バルサムでウッディな特徴も感じられます。ブレンドすると相性がよい香調はシトラス、ハーバル、スパイシー、フローラルの香りです。ラベンダー油は、ほとんどすべての精油と合わせることができます。心と体に、「安定・鎮静・癒し」をもたらす精油です。

精油の使用方法と効果について

昔から治療に用いられてきた薬草でしたが、20世紀初頭に、香料化学者のルネ＝モーリス・ガットフォセが実験中のやけどにラベンダーの精油を使用したところ、傷が早く癒えたことに着目して、精油研究を開始しました。

ラベンダー油の効果は、火や熱湯などによるやけど、熱い蒸気などを浴びたやけどのほか、切り傷、かみ傷、虫さされ、かすり傷などの軽い傷を癒すのにも向いています。さらに、自家製のスキンローションやトニックローション、クリーム、マッサージ用のブレンドオイルを作るときにも役立ちます。ラベンダー油には傷口の細胞を活性化し、傷の修復を促して、傷跡を小さくする作用があります。

精油の天然成分には、抗菌作用と抗感染作用、皮脂分泌調整作用があり、ニキビや吹き出物、湿疹などの皮膚の炎症症状によい働きがあります。痰や鼻づまりなど、呼吸器系のうっ血症状によい作用のほか、抗菌作用もあるため、風邪や咳、気管支炎、カタル、喉頭炎、百日咳、喘息、インフルエンザ、副鼻腔炎に効果的です。虫除けにもよく、皮膚につけるほか、家庭でも用いることができます。

ラベンダー油は天然の鎮静剤であり、精油を直接吸入するほか、アロマポットなどで焚いて用います。あるいは、枕に数滴落として就寝すると、ぐっすりと眠ることができます。頭痛がするときには、精油を希釈せずにこめかみに数滴塗ります。香りを吸入しているうちに、痛みが和らぎます。

ラベンダー油を入浴用のブレンドやマッサージブレンドに用いると、関節痛や坐骨神経痛、捻挫、筋肉痛、こむらがえりなど、筋骨格系の痛みや、分娩痛、月経痛にもよいのです。この精油は痛みを軽減するばかりでなく、痛みの引き金になる不安に働きかけ、気持ちを楽にします。

心理と気分にもたらす働き

ラベンダー油の香りは精神的、または情緒的な不調によく、ストレスや短気、パニック、怒り、ヒステリー、欲求不満、疲労困憊などの状態に向いています。クラウンチャクラ、または「第三の目」と共振することにより、洞察力と共感を与えるとともに、さらに深いリラックス状態に導くようです。

! 注意と禁忌事項

妊娠初期の3カ月間は使用を避けます。血圧がひどく低いときには、使用してはいけません。

Lemon

レモン

学名：*Citrus limonum*

主な作用：抗菌作用、抗真菌作用、抗感染作用、収斂作用、デトックス作用、利尿作用、免疫向上作用

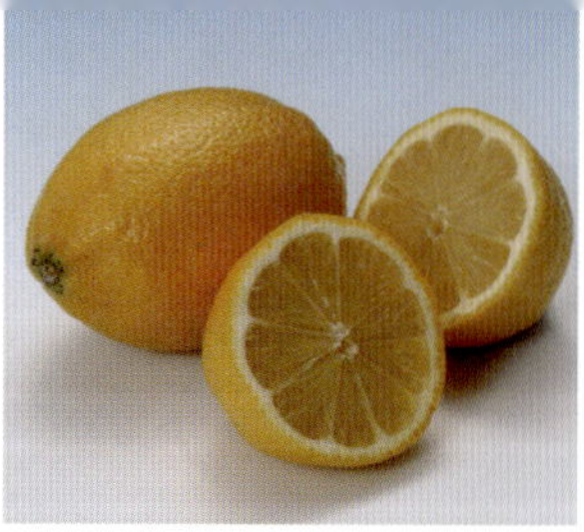

レモンの木は、インド原産とされています。古代ギリシアとローマの人々はレモンの果実を食用のほか、料理の味付けに用いていました。美容によいほか、「すべてを癒す」として健康管理にも役立て、高熱のほか、マラリアなどの感染症の治療に、レモンを摂取していました

精油のプロフィール

レモンの精油は淡い黄緑色です。冷圧搾法（果実の皮に圧力を加える）にかけて、精油が抽出されます。レモンの果皮は何百もの小さな粒（液嚢）で覆われており、それぞれにエッセンスが含まれます。主成分のリモネンがレモン独得の香りをつくるのです。レモン油の香りはフルーティーノートがきわだつ、フレッシュで明るいシトラスノートです。

レモンの木をヨーロッパに持ち帰ったのは、
パレスチナにおいて、
レモンの抗感染作用と浄水作用を学んだ
十字軍です。

精油の使用方法と効果について

レモン油は多目的に役立つため、ご家庭のアロマボックスに常備するとよい精油です。この精油には白血球の生産を促進する作用のほか、リンパ系の強壮作用という重要な働きがあります。体の免疫力を高めて、感染予防をサポートします。

このような免疫力を高める作用は熱や風邪、インフルエンザのほかに、ヘルペスや上気道感染症、喘息、慢性疲労症候群と同様に、歯肉炎やおできなどの細菌感染症を癒すほか、切り傷や小さなけがの細菌感染を防ぐことにつながります。

レモン油には高血圧を下げる作用があるほか、心臓と循環器系の強壮作用もあります。このような特徴は血圧を下げて、血行循環を改善し、静脈瘤と動脈硬化症を癒すことにもつながります。さらに、抗リウマチ作用があるため、痛風、関節炎とその痛みにも効果的です。そして、レモン油のデトックス効果にはセルライトを未然に防ぐとともに、肥満を予防する可能性があります。

ナチュラルな美容法で多目的に用いることのできる、優れた精油です。皮膚のシミには、ソフトに脱色する働きが役立ちます。さらに、抗感染作用と収斂作用、皮膚を清潔にする作用、抗菌作用も備わるため、脂性肌によいほか、毛穴のひきしめやニキビ、体臭にも効果的です。暑いときやけだるいとき、心身の疲労や気力の低下があって、活力を取り戻したいときに、レモン油は気分をリフレッシュするほか、ほてりを冷まします。

心理と気分にもたらす働き

レモン油は大脳に刺激を与え、喜びを増すとともに、人生に興味を取り戻して、憂うつ感を乗り越えるように作用するようです。「混乱している、ぼんやりしている、忘れっぽい、集中できない、落ち込む、問題解決が難しい、怖い、否定的である、困惑している、とまどいを感じる」というような兆候があるときには、蒸散器などに精油を入れて、香りを吸入します。

心身への働き

イタリアの研究から、レモンの精油を吸入すると、海馬からアセチルコリンが分泌され、痛覚刺激に対する反応を抑制することがわかりました。

注意と禁忌事項

この精油に刺激を感じるほか、過敏性反応を起こす人もいます。敏感肌や、肌あれや傷がある人は、安全性に十分に配慮する必要があります。レモン油には光毒性があり、直射日光に曝されるときには、使用を避けます。

Lemongrass

レモングラス

学名：*Cymbopogon citratus*

主な作用：抗菌作用、抗うつ作用、抗真菌作用、抗微生物作用、収斂作用、消臭作用、殺虫作用

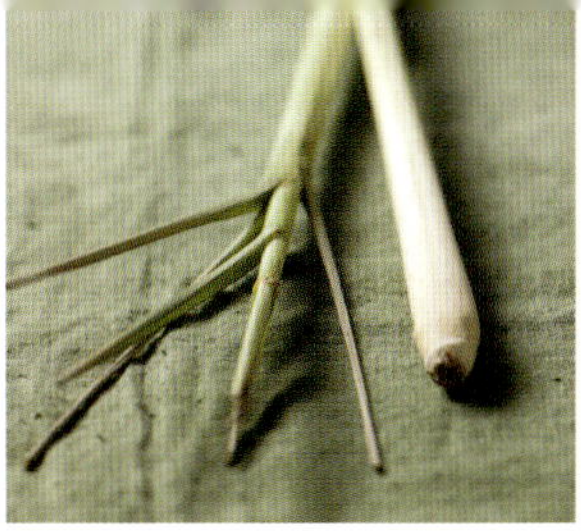

アジア原産のレモングラスは甘い香りのする、とても成長の早い草本植物です。インドではその全草と精油を、料理と医療に用いてきた歴史があります。熱冷ましになるほか、虫除けや病気を治療するレモングラスは、スパイスや香味料でもあるのです

精油のプロフィール

レモングラスの若い茎を水蒸気蒸留にかけて、精油を抽出します。精油は黄色から明るい赤茶色をしており、その主成分はシトラールです。甘く、爽やかな、フレッシュで元気にさせる香りです。レモンと若草の香りをもち合わせています。ブレンドには、スパイシーノートのパチュリや、クリーンなラベンダーの香りが向いています。

中枢神経への働き

- 「Food Science and Nutrition」誌の論説によると、レモングラス油の吸入をテーマとする研究では、脳波の活性化が確認され、知的作業をスピードアップする可能性が示唆されました。
- インドの「Experimental Biology」誌には、レモングラス油には中枢神経系を調整し、鎮静させるとともに、働きを遅くする可能性が示唆されています。脳の疲労と情緒不安定の予防につながるのかもしれません

インドの伝統医学、アーユルヴェーダでは
伝統的にレモングラスを用いており、
感染症と発熱症状を癒してきました。

精油の使用方法と効果について

レモングラス油にはパワフルな強壮作用と活性作用があります。インドと中国の伝統医学では、痛みと発熱症状をともなう筋肉骨格系の症状に用いており、現代の専門家たちも、その効果を認めています。たとえば、関節痛、筋肉の腫れ・痙攣・こわばり、頭痛、打撲傷や捻挫のような症状を緩和する作用があります。さらに、胃の痛みや大腸炎、便秘、消化不良のつらさを和らげたいときには、マッサージブレンドや湿布にして用いることをお勧めします。

レモングラス油には少なからず、免疫系の活性作用があり、抗菌活性とともに働いて、ウイルス感染症の回復を早めるほか、めまいと動悸、精神的な疲れの症状を緩和します。

レモングラス油は強壮作用と収斂作用に優れており、外用のトリートメントに用いると、はりやつやのない肌、セルライト、汗かき、体臭、ニキビ、水虫のほか、毛穴が目立つとき、血行が悪いときに効果的です。また、この精油にはレモンのような新鮮な香りがあるため、入浴剤やボディケア用のブレンドに用いるとよいのです。ただし、皮膚や粘膜を強く刺激しますから、使用する際には注意が必要です。

レモンの香りがする精油の特徴として、レモングラス油にも虫除け作用があります。ご家庭のエアフレッシュナーやポプリに用いるとよいほか、ペットの寝床を洗うときには洗剤に加えると、のみやしらみの予防になります。蒸散器やアロマポット用のブレンドに加えて、窓際で焚くと、ハエと蚊をよせつけません。

心理と気分にもたらす働き

レモングラス油のシトラス系の香りは、心と体、そして気分をリフレッシュします。集中力をサポートするほか、活力を高めて、精神疲労を解消するという優れた作用があります。ストレスにより、悪夢にうなされるときには、レモングラス油をティッシュペーパーに2～3滴つけて、吸入することをお勧めします。陰気な考えや重たい気分を一掃させて、気持ちも晴れやかに、一日を迎えることができます。

！注意と禁忌事項

妊娠中は使用を避けます。この精油は過敏性反応を惹起する可能性があります。敏感肌とアレルギー肌のほか、皮膚に損傷のあるときには使用してはいけません。精油を用いるときには、ごく薄く希釈して使います。

Rose

ローズ

学名：*Rosa centifolia*、*Rosa damascena*

主な作用：抗うつ作用、抗炎症作用、鎮痙作用、収斂作用、鎮静作用、強壮作用（心臓、肝臓、胃、子宮）

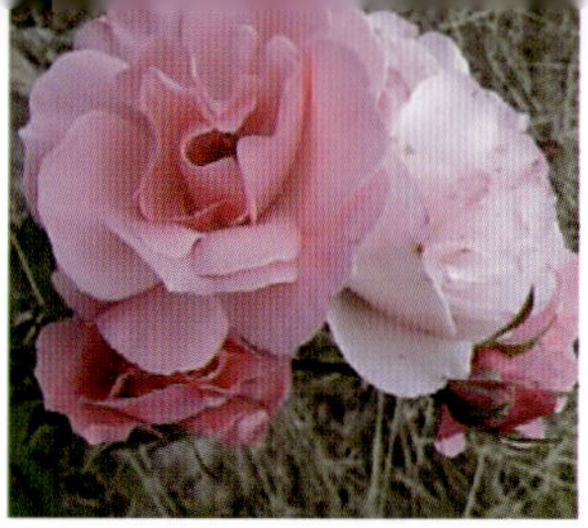

アラビアの有名な医師であり、錬金術師でもあったアビセンナは、おそらく事故をきっかけに、ローズの精油を生み出したという記録が残っています。10世紀のペルシアにおける出来事でした。ローズ油はそれから、健康管理や家庭用の製品、化粧品、宗教上の祭礼用の製品や、食品の成分として活用され、大切にされています

精油のプロフィール

2種類のローズが精油の抽出用に栽培されています。キャベッジローズ、またはモロッカンローズ（*Rosa centifolia*）と呼ばれる、草丈2.5mに成長する淡いピンク色か、薄紫色を帯びたピンク色で、ムスキーな香りの花を無数に咲かせる品種です。そして、もう少し小ぶりなダマスクローズ（*Rosa damascena*）の濃いピンク色をした花の香りは、蜂蜜を思わせます。草丈は1～2mです。

アロマテラピーに用いられる製品には、2種類あります。ローズオットーと呼ばれる、一般にダマスクローズの新鮮な花びらを水蒸気蒸留した精油と、キャベッジローズの新鮮な花びらを溶剤抽出したローズアブソリュートです。アロマテラピーには両方の抽出エキスが用いられますが、一般的に、ローズオットーの方が高級品であると見なされています。花の摘み取りは、大勢の人の手によって、一斉に行われます。高価な精油の1滴には、何百個もの花が必要です。

ローズは昔から、
「花のなかの女王」と呼ばれています。
愛と美の女神、ビーナスを象徴する花です。

ローズオットーの精油は淡い黄色をし、とても優雅で、甘くやわらかな豊潤な香りであり、バニラとスパイシーノートも感じられます。ローズアブソリュートは黄味を帯びた濃いオレンジ色で、ローズオットーのように、豊潤な甘い香りがします。

精油、アブソリュートとも、300種以上の芳香成分を含みます。ローズの香りは官能的にさせるとともに、心を穏やかにさせ、催淫作用をもたらすことが有名です。ローズの精油とアブソリュートは花の精油と調合しやすいほか、シトラスノートとスパイシーノートもブレンドに向いています。

精油の使用方法と効果について

フェミニンな香りが好まれて、ローズはフェイシャルとボディ用の製品から、バスブレンドまで、さまざまなトリートメント用の製品に用いられています。クモ状血管腫、湿疹、ニキビ、フケ、傷、シワ、皮膚の乾燥対策として特に推奨されるほか、熟年肌や敏感肌、超敏感肌の若返りにも役立ちます。

ローズ油のホルモン調整作用は、女性の生殖器系の不調から生じる、月経痛や月経時の出血量過多、不定期な月経、月経前症候群、性的エネルギーの低下、産後のうつに加えて、生殖器と泌尿器系の問題や、消化器系や筋肉骨格系、さらに動悸などの循環器系の不調にも、とてもよい効果をもたらします。

心理と気分にもたらす働き

ローズ油の体への効果は、心理作用や感情を癒す作用ほど強くはないかもしれません。この香りの心理的な特性は神経性の緊張や頭痛、うつ、不眠症のほか、さまざまなストレスに関連する不調を和らげる力です。さらに、「インナーチャイルド」を癒すと言われるほか、愛を表現し、官能性を享受するように勇気づけてくれます。マッサージブレンドに用いると、心配事や悲しみ、無気力、嫉妬心のほか、傷つきやすいとき、性への恐れやセルフイメージにまつわる問題があるとき、そして内向的なときによいと言われています。

気持ちを穏やかにする香り

日本の研究によると、ローズの精油には、ベンゾジアゼピン系薬剤に匹敵する、神経性の興奮を抑制する強い鎮静作用があるそうです。そして、副作用を生じません。動物実験の結果から、研究者たちは「心と感情の葛藤とストレスを緩和させる」働きは、人間にも期待できると結論づけています。

注意と禁忌事項

一般的に、刺激性や感作性のない精油であると言われています。ただし、ローズアブソリュートは敏感な皮膚に刺激を与える可能性があります。使用前のパッチテストをお勧めします。この精油は、妊娠6カ月半まで使用を避けます。

Rosemary

ローズマリー

学名：*Rosmarinus officinalis*

主な作用：鎮痛作用、抗感染作用、抗痙攣作用、収斂作用、呼吸器系の閉塞症状の緩和作用、刺激作用（循環器系、副腎皮質）、機能促進作用（肝臓、皮膚、神経の鎮静、消化）

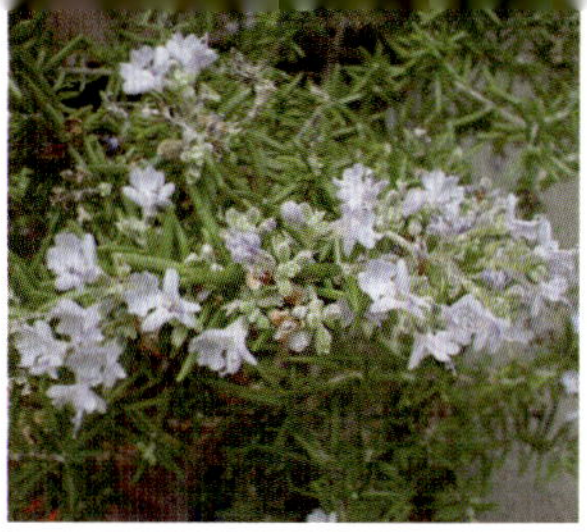

中世のヨーロッパではこの「記憶を助けるハーブ」をペスト予防として、燻蒸していました。少なくとも、病気を媒介するノミの駆除には役立ったのかもしれません。病室の燻蒸剤として何世紀も用いられ、フランスでは20世紀に至るまで、病棟で焚いていました

精油のプロフィール

ローズマリーの花穂と茎を蒸留し、精油が抽出されます。全草を原料として蒸留することもありますが、アロマテラピーには不向きな低級の精油と見なされています。

ローズマリーの精油は無色から淡い黄色をし、強くフレッシュなハーブの香りとカンファーのような香りがあります。さらに、ウッディでバルサム調の香りも感じられます。精油には元気回復とリフレッシュ、強壮作用があります。オレンジのような柑橘系の精油のほか、バジルやパイン、シトロネラ、シダーウッド、オレガノ、タイム、コリアンダーの精油がブレンドに向きます。

もとは白かったローズマリーの花ですが、
聖母マリアが休養をとるために、
マントをローズマリーのしげみに掛けたところ、
青い色に変化したといういわれがあります。

精油の使用方法と効果について

ローズマリー油は長いあいだ、呼吸器系と筋肉系の不調に薬として用いられてきました。強力な抗生物質として、燻蒸されたほか、ペスト予防にも用いられていたのです。冷蔵庫が誕生する前には、ローズマリーを肉に巻いて、防腐処置をしていました。さらに、病院では燻蒸して、感染症予防ばかりではなく、ノミやハエよけにも役立てたほか、悪魔払いのような宗教儀式にも用いていたのです。

筋肉骨格系や循環器系の問題（静脈瘤と動脈硬化症、筋肉痛、筋疲労、捻挫や筋違い、リウマチ、関節炎、月経痛、頭痛、こむらがえり、水腫、腫れ、痛風、腰痛、血行不良）には、ボディケアと入浴時のトリートメントに用いると効果的です。マッサージブレンドに配合し、スポーツをする前に用いてマッサージすると、血行を改善して、けがの予防になります。

記憶力アップに

シェイクスピアのハムレットでは、オフェリアが「ローズマリー、これは記憶の花」とつぶやくくだりがありますが、これはまさに名言です。この薬草の刺激的な香りには集中力と記憶力の増進をはかる働きがあり、それは、死者を思い出すことにもつながるからです。古代ギリシア人はローズマリーを墓地に植えて、先祖の記憶を蘇らせるとともに、霊的な絆を保ちました。

ローズマリー油は伝統的に、中枢神経系に用いられています。全草を用いると、消化作用と肝臓、胆のうに優れた強壮作用をもたらします。ローズマリー油入りのマッサージブレンドを用いると、消化不良や便秘のほか、食欲がないときにも役立つほか、腹部の膨満感にも効果的です。

ローズマリー油の気分をすっきりさせる働きは呼吸器系の問題、たとえば喘息と風邪、インフルエンザ、気管支炎、扁桃炎、副鼻腔炎にも効果的です。そして、美容には強壮作用を役立てることができ、脂性肌やニキビ、オイリーヘア、フケ症、脱毛症によい働きをもたらします。いろいろなタイプのトイレタリー製品のレシピに用いることができるのです。

心理と気分にもたらす働き

ローズマリーの精油は意識を覚醒し、問題を明らかにして、確信をもたせるようです。ディフューザーを用いて、この精油を吸入すると、目的を明確にするとともに、熱意がわいてきます。

このように、吸入法は神経にさまざまな作用をもたらすことができます。さらに、無気力や衰弱、疲労、物忘れ、無気力、うつ、過度の疲労、神経性の緊張、頭が働かないときや意識を集中できないとき、さらに物忘れのような問題にも効果的です。

注意と禁忌事項

妊娠中、高血圧症の方、もしくはてんかん症がある方は使用を控えてください。損傷のある肌や敏感肌には用いないでください。敏感肌を刺激する可能性があります。

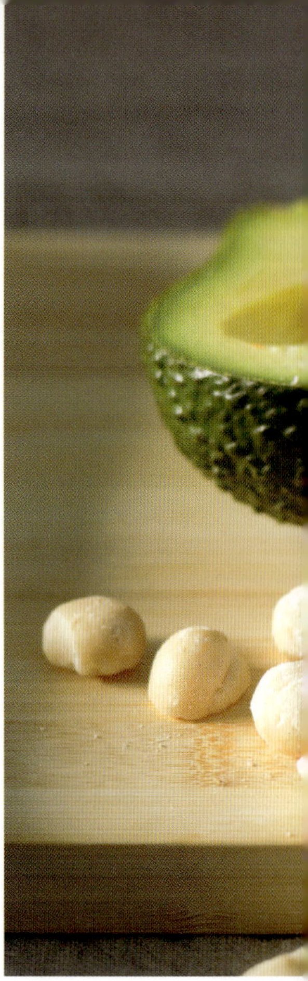

Carrier oils

キャリアオイルについて

天然由来の植物油は、精油を皮膚に塗布する「媒体（キャリア）」として用いられています。このようなキャリアオイルには、皮膚に栄養をもたらす必須脂肪酸が豊富であり、ビタミンＥのほか、タンパク質や、皮膚のアンチエイジングによい抗酸化物質などの、大切な栄養素が含まれます。皮膚や髪の毛に、とてもよいオイルです。

キャリアオイルの種類

アロマテラピーでは、あまり匂いのない植物油をキャリアオイルに選んで使用します。一般に、冷圧搾された未精製の植物油が用いられています。精製油では、原料が高熱処理されることがあるほか、溶剤が用いられることもあるからです。そのほか、精油とは名ばかりで、合成着色料や脱臭剤入りの製品もあります。ミネラルオイル（たとえば、ベビーオイル）の原料は、石油です。

ここでは代表的なキャリアオイルとその特徴を解説します。リストに掲載されていないサフラワー油やボリジ（ボラージ）油、ココナッツ油、ゴマ油も、キャリアオイルとして使用することができます。

スイートアーモンド油（*Prunus amygdalus*）

軽いタッチの、淡い黄色をした植物油で、快いナッツの香りが特徴です。ほどよい粘性があり、皮膚につけたときに感じるなめらかさは、フェイシャルとボディ用のマッサージブレンドに向いています。

感触がよいばかりではなく、リノール酸とビタミンＥを含むため、皮膚にも栄養を与える植物油です。そのため、かゆみを伴う、乾燥した肌やひびわれのある肌によい作用をもたらします。

アプリコット油（*Prunus armeniaca*）

アプリコットカーネル油とも呼ばれ、軽いタッチの植物油です。フリーラジカルスカベンジャーの抗酸化物質が豊富であり、ビタミンＥとビタミンＡや、若さを取り戻す作用のあるオレイン酸も含まれます。皮膚を癒す作用のほか、皮膚の興奮を鎮める作用があるため、デリケートな乾性肌や炎症のある肌によいのです。

アボカド油（*Persea armericana*）

みずみずしい緑色が特徴の植物油です。必須脂肪酸を豊かに含むほか、ビタミンＥとＤ、ベータカロテンのほか、皮膚細胞の健康によいリノール酸も豊富です。浸透性がよく、保湿効果に優れるアボカド油は、皮膚のタイプを選ばずに使用することができます。なかでも、乾性肌と荒れ性の肌、ケアをしていない肌のほか、エイジングスキンに向いています。

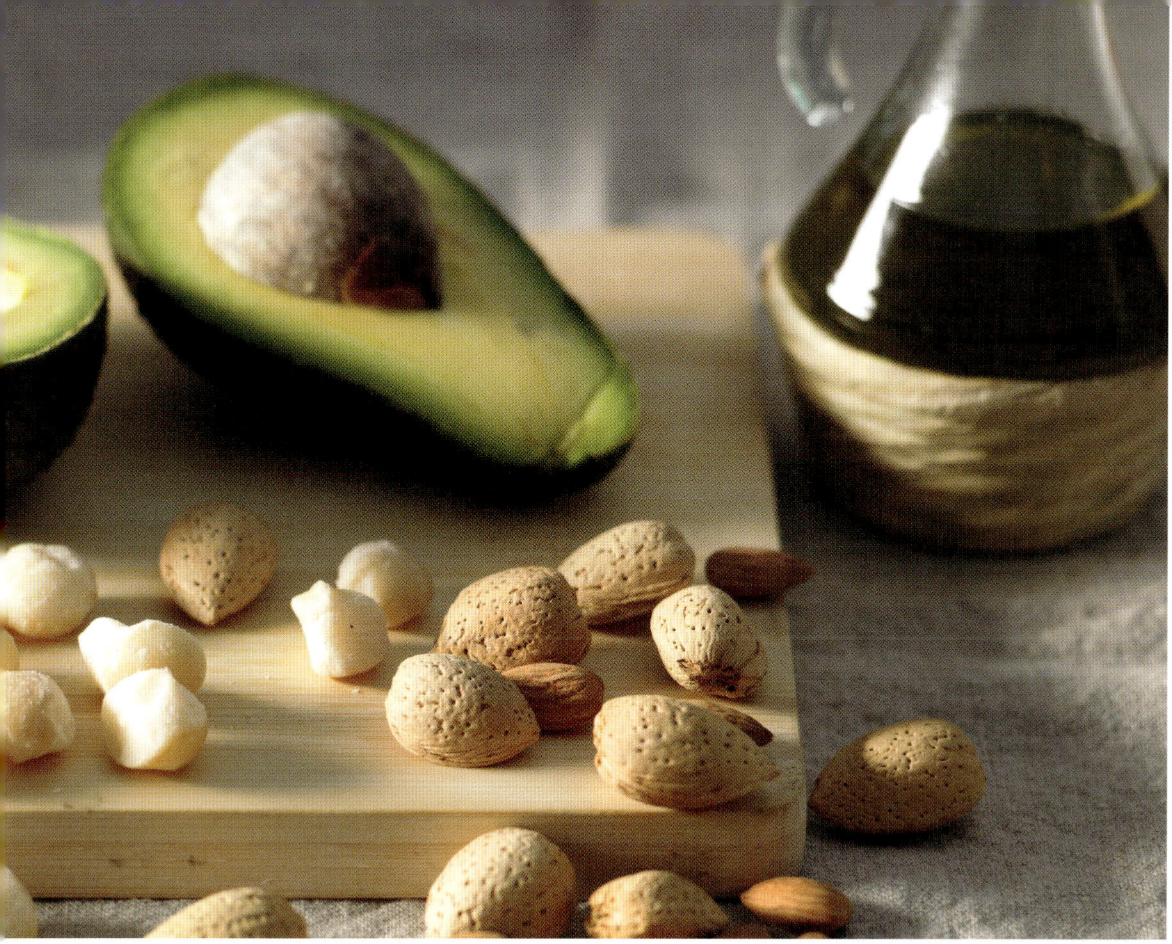

月見草油
（イブニングプリムローズ油、*Oenothera biennis*）

明るい黄色の植物油です。皮膚を柔らかにし、細胞の新生を促すほか、保湿作用があります。なお、乾癬症と湿疹の治癒を助けます。

グレープシード油（*Vitis vinifera*）

薄い緑色のグレープシード油はさらっとしているため、皮膚にすばやく浸透します。ほとんど匂いはなく、どのタイプの皮膚にも用いることのできるオイルです。

ホホバ油（*Simmondsia chinensis*）

どの皮膚にも使用できる、べたつかない液状ワックスです。伝統的に皮膚の手当に用いられており、荒れ性の肌を滑らかにするほか、皮膚を深部から洗浄・保湿する必要があるときや、皮脂の分泌を調整するときに役立ちます。

マカデミアナッツ油（*Macadamia integrifolia*）

透き通った明るい黄色で、感触のよい植物油です。皮脂中の必須脂肪酸（パルミトレイン酸）を含み、皮膚になじみやすい特徴があります。さらに、優れた保湿作用があるほか、エモリエント効果と皮膚を柔らかくする作用もあります。

オリーブ油（*Olea europaea*）

黄金色の「バージン」オリーブ油は、オリーブの硬い未熟の果実を2回目に抽出したものです。ご家庭のアロマテラピー用に、とてもよい植物油です。「バージン」と「エクストラバージン」のオイルには、どちらも強いフルーティーな香りがあります。そして、皮膚に栄養を与える必須脂肪酸とα−リノレン酸を含んでいます。

ローズヒップ油（*Rosa rubiginosa*）

赤みを帯びたオレンジ色のオイルで、必須脂肪酸と抗酸化物質、レチノール酸を含むため、細胞の健康を保つ作用とともに、皮膚組織の再生と若返りの作用があります。そのため、傷や妊娠線、シワ、色素沈着をあまり目立たないようにしたり、日焼けの症状を鎮静させたり、皮膚のはりを改善する作用があります。

ヒマワリ油 (*Helianthus annuus*)

ナッツのような快い香りの植物油です。さらっとした感触のオイルで、明るい黄色から濃い黄金色まで、色はさまざまです。皮膚を丈夫にするレシチンとビタミンE、オメガ6脂肪酸を含みます。皮膚のタイプを選ばずに用いることのできる優れたキャリアオイルです。

小麦胚芽油 (*Triticum vulgare*)

黄色みを帯びたオレンジ色の濃厚なオイルで、香りもはっきりしています。そのため、単品でキャリアオイルとして用いることはありません。小麦胚芽油をマッサージブレンドに少量用いると、皮膚吸収を促進させるほか、皮膚の修復作用や調整作用が加わります。ビタミンAとE、Dを豊富に含むことから、ブレンドオイルの寿命を長くすると考えられます。小麦胚芽油はどのタイプの皮膚にも向くオイルであり、やけどや傷、妊娠線によい作用をもたらします。

本文中のゴマ油は料理用の
色の濃いゴマ油ではありません。
料理用のゴマ油は焙煎した種子を
原料として搾油しています。

オイルをブレンドする

精油にはそれぞれ独特な効用があり、アロマテラピーのレシピに用いるときには、必ず希釈してください。本書に記載のある外用のブレンドは、ほとんどキャリアオイル20～30ml（大さじ2～3杯ほど）に対して、精油を10滴の割合で配合しています。平均的な体格の人であれば、全身のマッサージに用いるには十分な量です。なお、肩などを部分的にマッサージするときには、3、4回使用できる量です。

フェイシャル用のブレンドや、敏感肌や損傷のある肌の場合には、この割合を半分に減らし、キャリアオイル20ml（大さじ2）に対して、精油5滴を配合します。本書の外用のレシピはほとんど、精油3～6種類をキャリアオイル1～2種類（または、塩やクリーム、アロエベラジェルなどの基剤）と調合しています。ブレンドの目標は香りのよい魅力的なフレグランスを創ることと、最大限にアロマの効用を生かすことです。

アロマブレンドは、毎回少量ずつ調合するようにします。精油やキャリアオイルは、空気に触れると酸化し

オリジナルブレンドを創作する

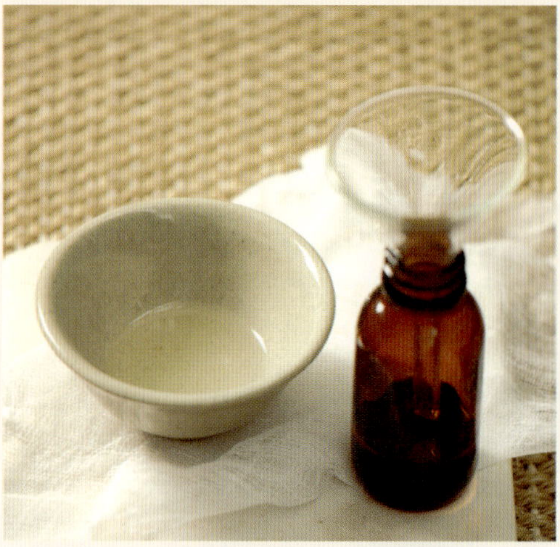

1 キャリアオイル（スイートアーモンド油など）を20～30ml（大さじ2～3）、正確に計量して、小さなボールに入れます。
2 そこに、選んだ精油を最高10滴まで、1滴ずつ加えます。ボールを手のなかで少し温めて、香りをチェックしてください。
3 台所用の小さな漏斗を用い、小さな遮光瓶にブレンドオイルを入れて、保存します。

始めるのです。完成した精油ブレンドは室温では6週間、冷蔵保存では3カ月間、使用することができます。

なお、アロマブレンドには天然の穏やかな保存剤である小麦胚芽油か、ビタミンEを配合するようにしましょう。

キャリアオイルの保存法

ブレンドしていないキャリアオイルは遮光性の高い濃い色のガラス瓶に入れ、熱と湿気を避けて、涼しく暗い場所に保存します。ボトルのラベルには消費期限を忘れずに記入すると、オイルの保存期間を確認するときに役立ちます。ブレンドしていない植物油は低温（約10℃）で保存すると、およそ9カ月間はもちます。キャリアオイルは冷蔵保存も可能です。ただし、植物油は固まるときもあります<固まったら湯せんで戻して使用>。

! 注意と禁忌事項

レシピのブレンドは使用前に必ず、パッチテストしてください。妊娠中の使用に関わる注意事項はp.4を確認してください。

Aromatherapy Blends

第3章　目的別の
アロマブレンド

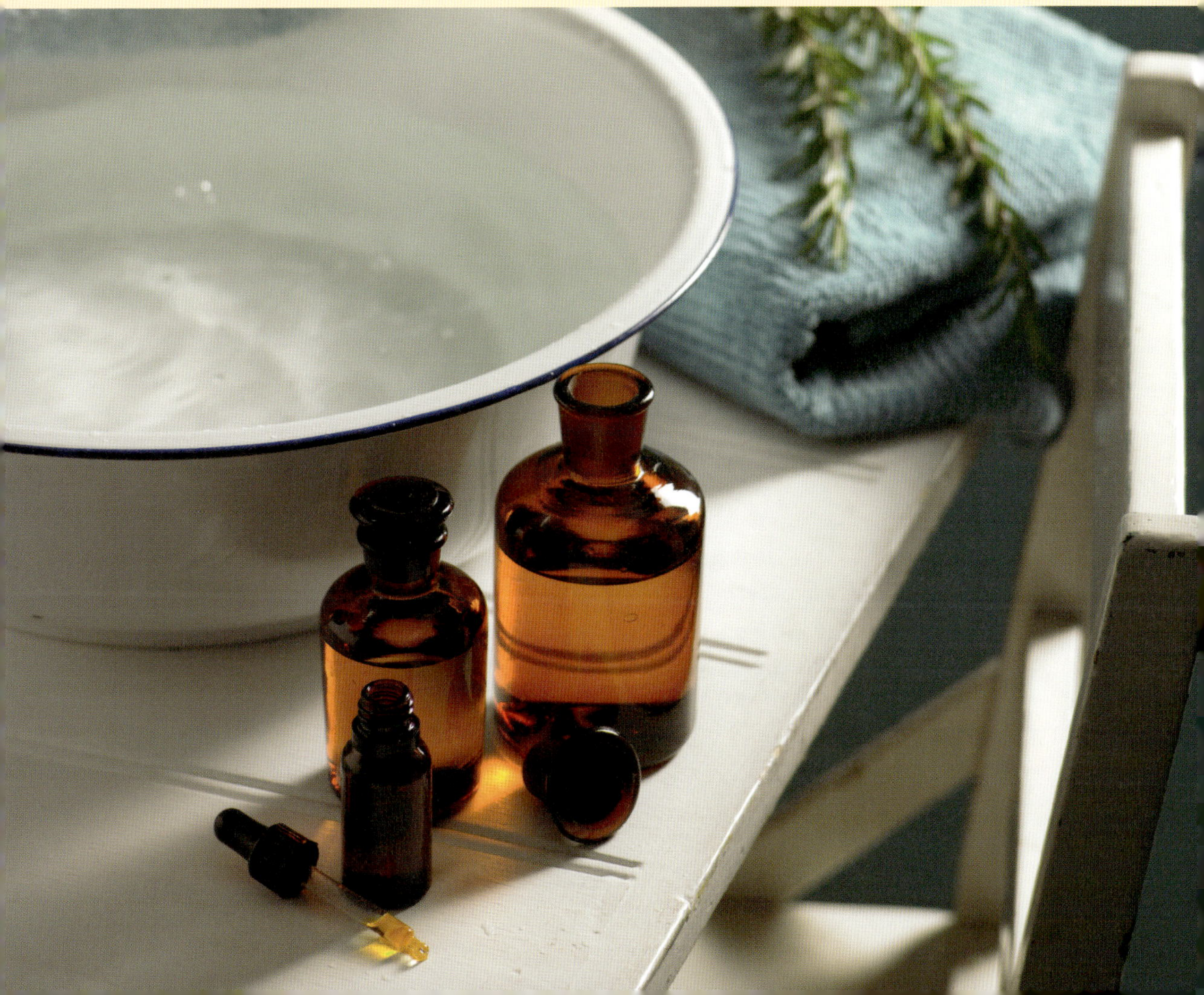

脳の疲れと神経系の不調に

アロマテラピーを脳と神経系をいたわるセルフケアに用いると、とても優しい療法であるにも関わらず、しっかりと「効く」ことがわかります。意識を覚醒させるとともに、集中力を高め、生理機能の維持を助けるほか、気持ちをリラックスさせる作用もあります。

＜本章のブレンドレシピでは、精油は「ラベンダー」のように「油」を略して記載し、植物油は「スイートアーモンド油」のように「油」を入れた＞

テクノストレスの眼精疲労に

コンピューターの使用で目が疲れると、頭痛が生じるときもあります。そこで、目の疲れと共に頭痛を解消するブレンドを容器に入れて、手元に置いておきましょう。

ラベンダー 3滴／ペパーミント 3滴／ゼラニウム 3滴／ユーカリ 1滴／無香料のベースクリーム、またはスイートアーモンド油 大さじ3

1 精油をブレンドし、クリーム、またはスイートアーモンド油と調合します。遮光性の小さなガラス瓶か、容器に入れて保存します。
2 ブレンドオイルをこめかみとうなじにつけて、軽くマッサージします。

頭痛

フットバスの熱い湯が足の血管を拡張させると、頭部から足に流れる血流が増加します。一方、冷湿布を頭にあてがうと、その部位の血管が収縮します。

ローズマリー 3滴／レモングラス 3滴／ラベンダー 5滴

1 ローズマリーとレモングラス＜レモングラスの精油は皮膚に刺激性があるので、敏感肌の方は使用を控える＞の精油をブレンドし、熱い湯をはったフットバス用の容器か、たらいなどに入れて、かき混ぜ、足を10分間浸します。
2 ラベンダー油5滴を、冷水125ml（1/2カップ）に加えて、かき混ぜます。湿布用の布（おしぼりなど）を浸して適度に絞り、額に当てます。

神経痛に

神経痛には、このブレンドオイルをお試しください。

ペパーミント 3滴／マジョラム 3滴／ユーカリ 3滴／コリアンダー 1滴／スイートアーモンド油 大さじ3

全成分を調合し、痛む部位に塗ります。

ジェットラグ（時差ボケ）に

鎮静作用があり、気分を軽くする、バランス作用の精油を用いると、時差ぼけも軽くなることでしょう。

ラベンダー 3滴／カモミール＜ローマン＞3滴／ネロリ 3滴／天然の海の塩 1/4カップ

1 精油をブレンドし、天然の海の塩を混ぜます。
2 このミックスをお風呂の温水に加えて、湯船に10〜15分間浸ります。

片頭痛

片頭痛が起きたときには、下記のブレンドの一つを試し、つらい痛みを和らげてください。

- ラベンダーとペパーミントの精油を3滴ずつ、調合します。このブレンドを125ml（1/2カップ）の冷水に加えて、かき混ぜたら、おしぼりを浸します。適度に水気を絞って、額とこめかみを覆うように、おしぼりを当てます。おしぼりが温かくなったら、その都度、冷えたものと交換してください。
- ラベンダーの精油5滴をスイートアーモンド油大さじ1杯と調合して、マッサージブレンドを作ります。頭痛がするときには、このブレンドオイルを軽いタッチでこめかみと髪の生え際、首すじに塗り、頭痛を悪化させない程度の圧力をかけてマッサージを行います。
- 温湿布を首のうしろにあてると、リラックスするとともに、脳の血流を増すことができます。マジョラムの精油5滴を125ml（1/2カップ）の温水に加え、そのなかに、おしぼりを浸します。適度に水気を絞って、うなじに当てます。

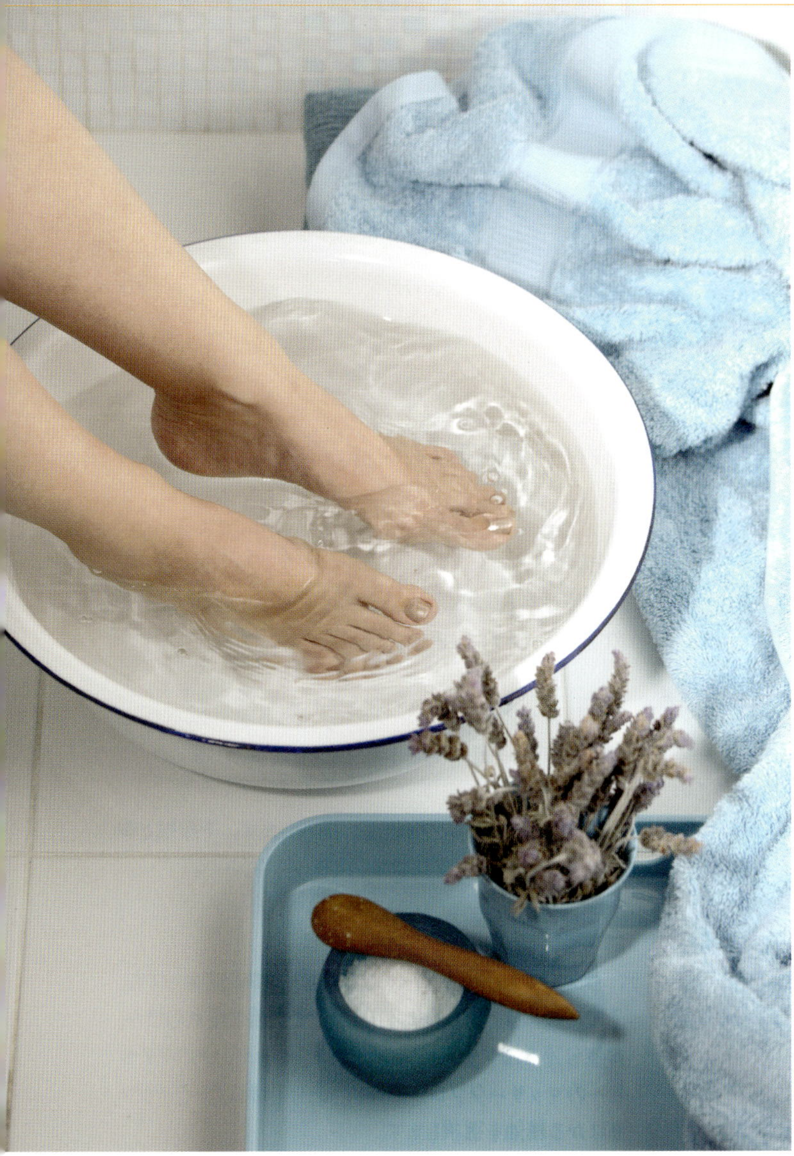

適切な精油を入れて足浴すると、頭痛や精神的な疲れが癒されます

ほかに、役立つものはありますか？

記憶力を高める目的には、このような天然由来の強壮剤もあります。

- サプリメントのレシチンは、脳神経の電気インパルスの伝達を司るニューロトランスミッターのアセチルコリンをつくる原料の一つです。
- アーユルヴェーダの医師は記憶力増進に薬草のゴツコーラを用います。一方、中医学で脳の強壮剤として用いるイチョウの葉には、脳内の血流と酸素を増やす働きがあると、現代の研究から明らかになりました。

精神疲労に

心と体を元気にし、活性化するフットバスをお試しください。

パイン 3滴／ローズマリー 3滴／ラベンダー 3滴／クラリセージ 1滴／エプサムソルト 大さじ2

1 精油をブレンドし、エプサムソルト<硫酸マグネシウムのこと>と調合します。

2 平底のバット（両足が入るサイズ）を用意して冷水で満たし、ブレンドソルトをよく溶かします。

3 足を浸して、深呼吸しながら、10分間静かに過ごします。

記憶力の低下

この精油ブレンドの香りで記憶力を高めましょう。

ローズマリー 2滴／ペパーミント 2滴／レモン 1滴

1 アロマポットの皿に大さじ3の水をはり、精油を加えます。

2 あなたのそばや、机の上にアロマポットを置いて、ティーキャンドルに火をつけて、精油ブレンドを温めます。

3 そのほか、この3種の精油を各1滴ずつ、ハンカチやティッシュペーパーにつけて、間を置きながら、一日吸入する方法もあります。

消化器系と泌尿器系の不調に

消化には胃、腸、肝臓、膵臓、胆のうが関わるとともに、神経系がその働きを司ります。
消化器系は栄養状態や情緒的な変化に加えて、免疫系から影響を受けます。

腸炎

ストレスを受けると、症状が悪化します。気持ちを穏やかにするアロマブレンドで腹部をマッサージすると、症状が改善する可能性があります。

ラベンダー 3滴／レモンバーム 3滴／カモミール<ジャーマン>3滴／イランイラン 1滴／スイートアーモンド油 大さじ3

精油をブレンドし、植物油と調合します。毎日、このマッサージブレンドを下腹部に時計回りに塗布します。

便秘

緩下剤<市販の便秘薬>は過敏性の下痢を生じやすく、長期にわたる使用により、腸内蠕動を緩慢にする可能性もあります。温める作用のあるマッサージブレンドを用いて、腸の動きを活発にしましょう。

マジョラム 3滴／ローズマリー 3滴／フェンネル 3滴／ブラックペッパー 1滴／スイートアーモンド油 大さじ3

精油をブレンドし、植物油と調合します。このマッサージブレンドを下腹部に塗り、時計回りにマッサージします。腰と背筋の上にも、このブレンドオイルを用いて、マッサージを行ってください。

膀胱炎

インド伝統医学のアーユルヴェーダでは、サンダルウッドを泌尿器系の抗生剤として用いています。

サンダルウッド 5滴／ティートリー 5滴／エプサムソルト 1カップ／重曹 1カップ

精油をブレンドします。エプサムソルトと重曹を合わせたなかに精油を調合します。湯船に適温の湯をはり、このソルトを加えて混ぜます。15～20分間、入浴してください。

下痢

不安やストレスにより、おなかを下したときには、このマッサージブレンドをお試しください。

ラベンダー 3滴／カモミール<ローマン>3滴／ジンジャー 3滴／ネロリ 1滴／スイートアーモンド油 大さじ3

精油をブレンドし、植物油に調合します。下腹部と背中に優しくマッサージしながら塗布してください。

胃潰瘍

ヘリコバクター・ピロリ（ピロリ菌）が病因であっても、その背後には、感情的なストレスと食生活の乱れのほか、胃酸分泌を増す食品の摂取が考えられます。アロマテラピーのマッサージブレンドには、気分を癒してリラックスをはかる精油を選択します。

カモミール<ローマン>3滴／ラベンダー 3滴／ローズ 3滴／マジョラム 1滴／スイートアーモンド油 大さじ3

精油をブレンドし、植物油に調合します。腹部をマッ

サプリメントの知識

ナチュロパス（自然療法家）は下記のような製品を、膀胱炎の治療になると推奨しています。
- 甘味無添加のクランベリージュースは、大腸菌（膀胱炎の原因菌）が膀胱壁に付着するのを妨げます。
- ベアベリー<クマコケモモ>ティーは天然の抗感染薬であり、利尿薬です。体内から細菌類をすばやく排泄させます。
- ビタミンCを通常より多めに摂取すると、体の免疫系を強壮することになり、感染症に対する抵抗力が増します。

サージしながら、塗布します。胃のあたりには刺激を与えないように注意して行います。

痔に用いるクリーム（ジェル）

このクリームは静脈の腫れた状態（怒張）を軽くします。

サイプレス 3滴／ゼラニウム 3滴／ジュニパー 3滴／ミルラ 1滴／無香性保湿クリーム、またはアロエベラジェル 大さじ3

精油をブレンドして、クリーム、またはジェルに調合します。必要なときに、塗布して用います。

消化不良

鎮静作用のある湿布をお試しください。

クラリセージ 3滴／コリアンダー 3滴／ジンジャー 3滴／ブラックペッパー 1滴

1 精油をブレンドして、125ml（1/2カップ）の熱い湯に加えます。
2 この中におしぼりなどを浸して、適度に絞ります<熱湯でやけどしそうであれば、厚めのゴム手袋などを使う>。
3 おしぼりを上腹部の胃のあたりに載せます<やけどしないよう、最初に、素手でおしぼりの温度を確認してください>。
4 おしぼりの上にラップをかぶせ、その上に温パックを載せて、適温をキープします。

吐き気を催すときに（悪心）

胃腸器系の感染症が悪心の原因であるならば、アロマポットでこのブレンドを焚くとよいでしょう。

ラベンダー 3滴／ティートリー 2滴

アロマポットの受け皿に水を大さじ2杯入れ、精油を加えます。空気を浄化する作用があります。

過敏性腸症候群

腹痛と腹部膨満、下痢、便秘を繰り返します。精神的な緊張をリラックスさせるマッサージブレンドをお試しください。

カモミール<ローマン>3滴／ラベンダー 3滴／ペパーミント 3滴／マジョラム 1滴／スイートアーモンド 大さじ3

精油をブレンドし、植物油と調合します。毎日、下腹部に時計回りにマッサージしながら、塗布します。

ハーバルビター*小さじ一杯を水に溶かして、食前に飲用すると、
食欲増進になるとともに、肝臓が生成する、
天然の緩下剤である胆汁分泌を促進します。<*ハーブの調合サプリメント>

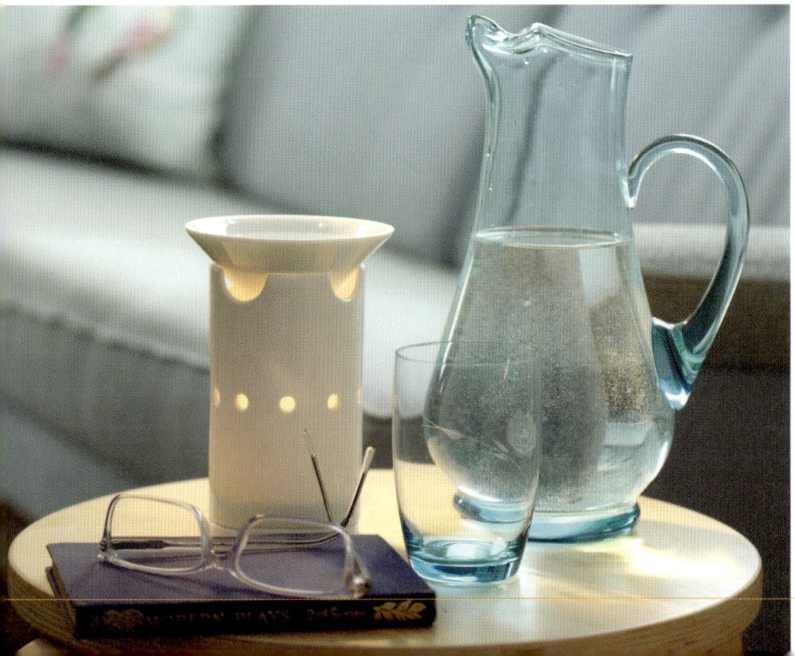

歯肉炎

歯茎に炎症があるときには、歯磨きのあとに、下記の抗菌性ブレンドを使ってください。飲用ではありません。

- 大さじ3のウォッカに、タイムとマンダリン、ミルラの精油各3滴とレモンの精油を1滴加えて混ぜます。これを100mlの温水に入れて、全体を混ぜ合わせます。これで口をすすぎます。
- レッドラズベリーリーフを100mlの水で煮出します。葉は茶こしで取り除きます。まだレッドラズベリーリーフティーが温かなうちに、セージ精油1滴と、フェンネル、ローズマリー、タイムの精油を3滴ずつ合わせた精油ブレンドを加えて調合します。これをうがい液として用います。

運動器系（骨格・筋肉・血管）の不調に

人体のメカニズムは複雑ですから、わかりにくいと思う方もいらっしゃることでしょう。マッサージとアロマテラピーを統合するアプローチは痛みを和らげるとともに、筋肉と骨、関節の働きを正常に保つように作用します。

関節炎

乳酸など、有害な物質の除去を促して、血液循環を改善する入浴剤です。

ブラックペッパー 3滴／マジョラム 3滴／レモン 3滴／サイプレス 1滴

精油ブレンドを作り、温かなお風呂に加えて、かき混ぜます。

セルライト

強壮作用とデトックス作用をもたらす精油には代謝を促進する作用があり、セルライト対策に用いることができます。

ジュニパー 3滴／グレープフルーツ 3滴／ペパーミント 3滴／ブラックペッパー 1滴／エプサムソルト 1/4カップ／海の塩 1/4カップ

筋肉の腫れや関節痛に用いる、
抗痙攣作用や抗炎症作用がある精油は、
塗布されると周囲組織に吸収されます。

サプリメントの知識

ナチュロパスは、骨関節炎の慢性的な痛みを軽くする、下記のようなものを勧めています。

- グルコサミンとコンドロイチンの組み合わせは関節の炎症症状を和らげ、軟骨の成分を補います。関節のクッションが厚くなるため、長い目で見ると、軟骨の損傷を遅くすることになります。
- カイエンペッパー入りの外用クリームは鎮痛作用に優れています。カイエンペッパーの成分、カプサイシンは脳に痛みを伝達するサブスタンスPの生成を阻害するため、痛みが和らぐのです。
- リンゴ酢と蜂蜜を小さじ1杯ずつお湯に溶かして、朝一番に飲みましょう。

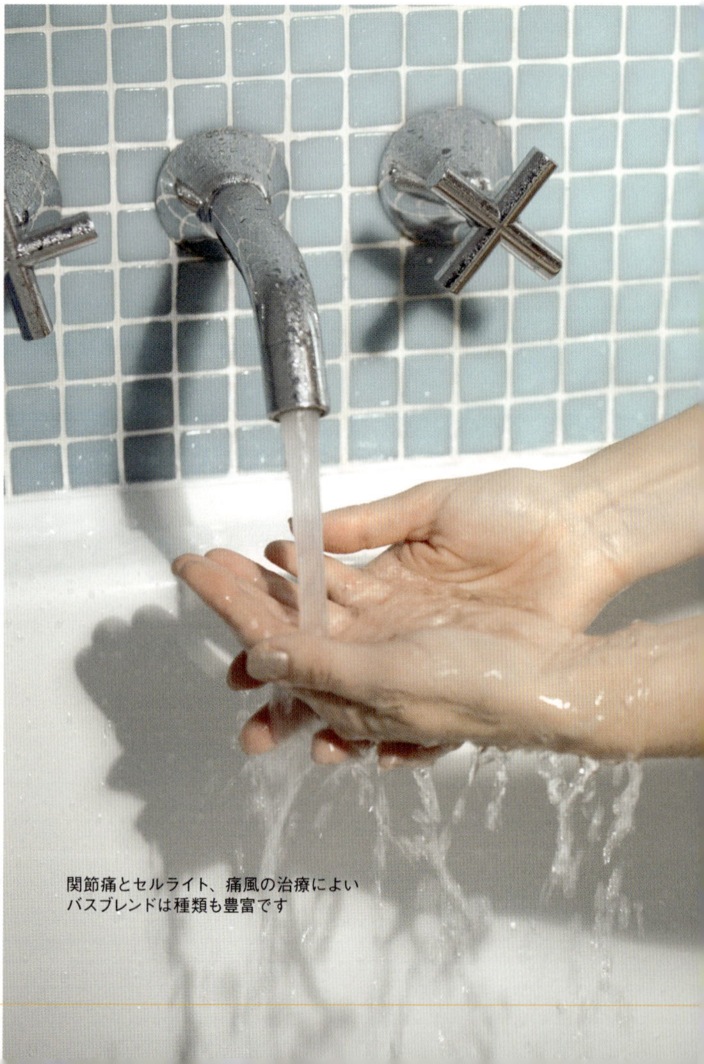

関節痛とセルライト、痛風の治療によいバスブレンドは種類も豊富です

精油をブレンドし、エプサムソルトと海の塩を合わせたなかに調合します。これを、お風呂に入れて、かき混ぜます。

こむらがえり

抗痙攣作用と温める作用のある精油が役立ちます。

ラベンダー 3滴／マジョラム 3滴／ローズマリー 3滴／サンダルウッド 1滴／スイートアーモンド油 大さじ3

精油をブレンドし、植物油に調合します。患部に、フリクション< p.110参照>しながら塗布します。

痛風

赤く腫れて、うずくような痛みがあります。毎回、痛みは一つの関節に限定して起きる特徴があります。一般に、夜間に悪化します。痛みを和らげるブレンドを、夕方から夜にかけての入浴時にお試しください。

カモミール<ジャーマン>3滴／ラベンダー 3滴／ジンジャー 2滴／ベルガモット 2滴

精油のブレンドを作り、お風呂に入れてかき混ぜます。

高血圧

血圧を下げる成分を含む精油を用いて、長期間にわたり、定期的なマッサージを行うと、血圧によい作用があるほか、呼吸と心拍数を調整する可能性もあります。

ラベンダー 3滴／サンダルウッド 3滴／マンダリン 3滴／イランイラン 1滴／スイートアーモンド油 大さじ3

精油をブレンドし、植物油に調合します。このマッサージブレンドを、胸部と上背部に塗布します。その際には、背中のなかほどから、肩先に向けて流れるような長いストロークを施します。受ける人は、同時に深く空気を吸い込みます。

筋肉痛

鎮痛作用のあるマッサージオイルを作ります。

ウインターグリーン 3滴／ジュニパー 3滴／ユーカリ 3滴／ベルガモット 1滴／スイートアーモンド油 大さじ3

1 精油をブレンドし、植物油に調合します。痛むところに塗布してマッサージします。
2 マッサージ後には、患部にラップをあてがい、温めた小麦入りのパックやホットパックをその上にのせます。熱が冷めたら、温かいものと交換してください。

坐骨神経痛

痛みがそれほどつらくないときに、症状の悪化を防ぐ対策として、血行を促進し、周囲の筋肉の痙攣状態を緩和させるマッサージを行います。

ゼラニウム 3滴／マジョラム 3滴／ローズマリー 3滴／パイン 1滴／スイートアーモンド油 大さじ3

精油をブレンドし、植物油に調合します。殿部から脚に向けて、ブレンドオイルを塗りながらマッサージを行ってください。

静脈瘤

このマッサージブレンドを用いて、静脈瘤を改善するようにマッサージします。

サイプレス 5滴／ベルガモット 5滴／ジュニパー 5滴／レモン 1滴／スイートアーモンド油 大さじ3

精油をブレンドし、植物油に調合します。このマッサージブレンドを静脈瘤の上に塗り、軽いタッチのマッサージを行います。マッサージは必ず、心臓方向に行ってください。

滑液包炎

膝、肩、肘の関節の動きを助ける、滑液包（液体で満ちている袋）が、炎症を起こすと痛みを生じます。その痛みの緩和作用があるブレンドです。

サイプレス 5滴／ラベンダー 5滴／ペパーミント 5滴／ジュニパー 1滴

1 精油をブレンドし、冷水125ml（1/2カップ）に加えて、混ぜます。
2 そこにおしぼりを浸して、適度に水気を絞り、痛むところに当てます。その上に冷却用のパックをのせます。毎日2～3回行ってください。

呼吸器系の不調に

私たちは空気がなくては生存できませんが、一方で、空中には汚染物質のほか、病原性微生物や細菌類、真菌類が存在します。呼吸器系の器官を覆う粘膜を、よい状態で保ち、保護する精油をリストに挙げます。

鎮痙作用の精油ブレンド

ここで用いる精油には、呼吸器系の痙攣を鎮静させる作用があります。蒸散器に入れて用います。

ラベンダー 2滴／マジョラム 2滴／ローズ 2滴

精油をブレンドし、水大さじ2に混ぜて、蒸散します。

喘息

このマッサージブレンドは、胸郭と肩を開くように働きかけます。

ラベンダー 3滴／ペパーミント 3滴／カモミール<ローマン>3滴／ユーカリ 1滴／スイートアーモンド油 大さじ3

精油をブレンドし、植物油に調合します。マッサージブレンドを塗布しながら、胸部から<肩にかけて>長いストロークでマッサージします。

気管支炎

抗感染作用の精油を蒸気吸入すると、解熱のほか、咳を鎮める作用が働きます。

ユーカリ 2滴／レモン 2滴／ローズマリー 2滴

1 精油をブレンドし、洗面器<または、ステンレス製や耐熱ガラスのボール>にはった熱湯に加えます。
2 顔をその上にかざし、頭からタオルをかぶって、10分間蒸気を吸入します。その際に、お湯から20cm離して吸入します。毎日、2、3回繰り返します。

カタル

この精油ブレンドを吸入すると、呼吸器系の炎症症状が楽になるとともに、頭がすっきりします。

ペパーミント 2滴／ユーカリ 2滴／タイム 2滴

1 精油ブレンドを作り、洗面器などにはった熱湯のなかに加えます。
2 顔をその上にかざし、頭からタオルをかぶって、10分間蒸気を吸入します。その際には、顔をお湯から20cm離して吸入します。

風邪

風邪の最初の徴候が現れたら、この免疫力を上げるブレンドを首と胸部にマッサージして塗布しましょう。

ゼラニウム 3滴／ローズマリー 3滴／ユーカリ 3滴／レモン 1滴／スイートアーモンド油 大さじ3

精油をブレンドし、植物油に調合します。首と胸部にマッサージして塗り、深く呼吸します。マッサージの際には、首のリンパ節を刺激しないように注意してください。

耳の痛み

このブレンドを用いて、やさしくマッサージすると痛みが楽になるでしょう。

サプリメントの知識

ナチュロパスは風邪対策のために、次のようなサプリメントを勧めています。

- ビタミンCは風邪のつらい症状を短縮するとともに、症状を抑えます。ビタミンAは肺を含めて、呼吸器系粘膜の表面の健康を維持します。
- 亜鉛のドロップはウイルスを破壊することによって症状を楽にするようです。エキナセア（薬草）は、細菌やウイルス、真菌を貪食するナチュラルキラー細胞を活性化します。
- ニンニクの錠剤やカプセル剤は免疫系を活性化し、風邪を一掃する一助になります。

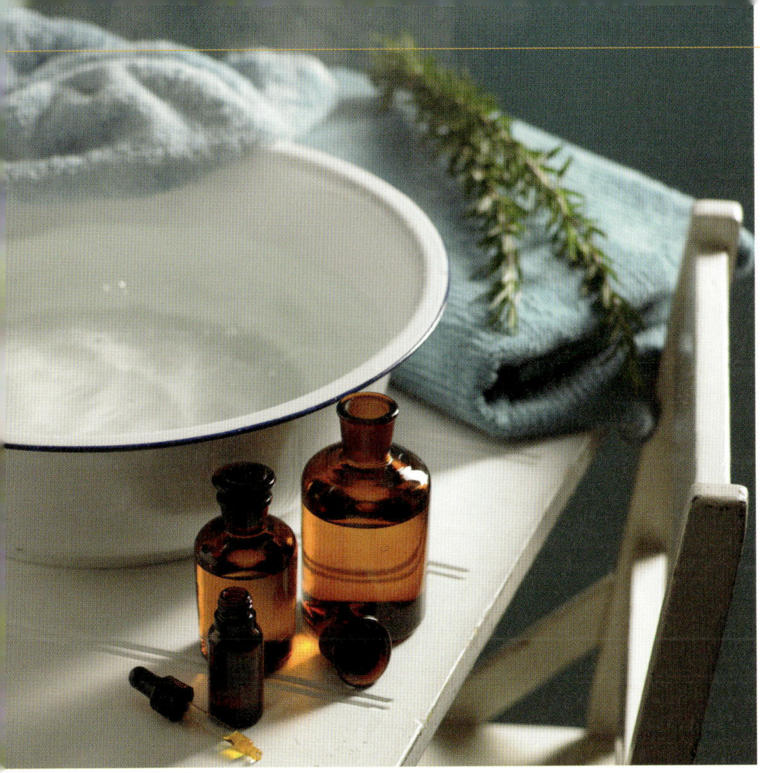

頭をすっきりさせるとともに、
風邪のウイルス感染を防ぐ目的で、
ユーカリとティートリー、
ラベンダーの精油を各1滴ずつ、
枕に付けます。

咳と副鼻腔炎、風邪の症状に、精油の吸入を役立てましょう

ラベンダー 2滴／ジャーマンカモミール 2滴／ペパーミント 1滴／スイートアーモンド油 大さじ2

精油をブレンドし、植物油と調合します。耳のまわりにマッサージしながら、塗ります。精油は耳の中に入れないでください。

インフルエンザ

この精油ブレンドを、インフルエンザにかかった人の休む部屋に焚きます。

ティートリー 2滴／レモン 2滴／パイン 2滴

蒸散器に大さじ2の水を入れ、この精油ブレンドを加えます。

花粉症

このマッサージブレンドを、頭と首のマッサージにお使いください。

ペパーミント 2滴／レモン 2滴／ラベンダー 1滴／スイートアーモンド油 大さじ2

精油をブレンドし、植物油に調合します。頭皮から生え際、こめかみ、首すじに至るまで、このブレンドオイルを、優しくマッサージしながら塗布します。

副鼻腔炎

温かな湿気を含んだ空気が、精油ブレンドを気道に浸透させます。鼻がつまり、呼吸しにくいときに役立ててください。

ユーカリ 2滴／パイン 2滴／ペパーミント 2滴

洗面器などに熱湯を入れ、精油を加えます。その上に頭をかざして、タオルをかぶり、蒸気を吸入します。なお、顔は水面から20cm 離すようにします。

のどの腫れ

レモンジュースは、のどの腫れによい作用があり、ティートリーの精油には抗微生物作用と抗真菌作用があります。カイエンペッパーはサブスタンスP（のどの神経終末から脳に痛みを伝達する化学物質）を減少させます。そして、塩分は細菌の活動を抑制します。

レモン半分を絞ったジュース／ティートリー 1滴／カイエンペッパーの粉末 ひとつまみ（多め）／塩 小さじ2

上記の材料を125ml（1/2カップ）のお湯に混ぜます。口にふくんで、1分間うがいしたら、吐き出します。なお、この溶液は飲用ではありません。

皮膚のトラブルに

皮膚には微生物の侵入を妨げるほか、神経終末の広大なネットワークを維持する働きがあり、さらに、毒物を排泄する機能も備わってます。皮膚のトラブルは内臓機能の不調をあらわすサインであることが多いのです。アロマテラピーのトリートメントには、一般的に、皮膚症状の回復を早める作用があります。

ニキビ

消毒作用のある収斂化粧水を作り、皮脂の過剰分泌を調整すると共に、患部を細菌感染から保護します。

ラベンダー 2滴／ティートリー油 2滴／カモミール<ジャーマン>2滴／ウィッチヘイゼルエキス 大さじ1／リンゴ酢 大さじ1／蒸留水 大さじ3

---

1 精油をブレンドし、そのほかの成分と調合します。遮光性のガラス瓶に保管します。
2 使用前には瓶をよく振ります。患部に綿棒などで塗ります。目の周囲には塗らないでください。

足の水虫

入浴後に、このパウダーを足にふりかけます。足の指の間には、特に入念にふってください。

ラベンダー 3滴／ティートリー 3滴／パチュリ 3滴／パイン 1滴／コーンスターチ 1/4カップ

精油をブレンドし、コーンスターチと合わせます。ふるいにかけて、精油がまんべんなく、コーンスターチにゆきわたるようにします。

おでき

1日3回、トリートメントを行います。炎症症状を鎮めるとともに、膿みを排出する作用が、炎症症状の予防につながります。

ティートリー 3滴／タイム 3滴／ミルラ 3滴／ラベンダー 1滴／エプサムソルト 大さじ1

---

1 精油をブレンドして、エプサムソルトに調合します。熱湯1/4カップに加えて、よく混ぜます。
2 おしぼり、またはコットン（綿花）をこの中に浸して、適度に水気を絞り、患部の上に載せます。コットンが冷えて、乾燥したら、新しいものと交換します。

虫やハチにさされたときに

消毒作用のある精油は、虫刺されの救急処置に役立ちます。

- 虫に刺されたあとを清潔にし、雑菌から保護するために、患部にティートリー油、またはラベンダー油を希釈せずに、1滴つけます。
- かゆみを抑えるにはカレンデュラの精油1滴とペパーミントとラベンダー、ティートリーの精油各1滴をブレンドし、ウィッチヘイゼルエキス大さじ2と調合します。ガラス製の遮光ビンに保存します。使用前にはビンを振って撹拌してください。綿花につけて、患部に塗ります。

口唇ヘルペス

下記リストの精油には、口唇ヘルペスの水疱の治癒を促進させる作用とともに、感染を予防する作用があります。

レモンバーム 2滴／ユーカリ 2滴／ティートリー 2滴／ウォッカ 大さじ1

精油をブレンドし、ウォッカに調合します。小さな遮光性ビンに保存します。使用時には、綿棒で患部につけます。

湿疹

精油入りの湿布を用いて、患部の熱を冷まし、かゆみと炎症、赤みのある症状を鎮静します。かゆみが強いときには、砕いた氷をこの調合に加えます。使用するときには、皮膚を傷つけないように、氷のかけらが布やタオルについていないかを確認してください。

カモミール<ジャーマン>2滴／ラベンダー 2滴／ゼラニウム 1滴／カレンデュラ 2滴

日焼けには、ぬるま湯1/2カップにラベンダーとカモミール<ジャーマン>、ゼラニウムの精油各3滴と重曹大さじ1杯を混ぜたブレンドをつくります。スポンジに染み込ませて、塗布します。

1 精油をブレンドして、冷水125ml（1/2カップ）に加えます。
2 このなかに清潔なやわらかいタオルを浸し、余分な水気を絞って、患部に当てます。

じんましん

レモンバームとカモミール、ジャスミンの精油が、かゆみのある炎症症状を楽にします。

レモンバーム 3滴／カモミール<ローマン>3滴／ジャスミン 3滴／ウィッチヘイゼルエキス 大さじ2

症状を軽くする目的で、精油をウィッチヘイゼルエキスに調合して、腫れている患部に軽く叩くようにつけます。

軽症のやけど

やけどの治癒を促進し、傷あとが残るのを防ぐために用います。

カレンデュラ 2滴／セントジョンズワート 2滴／ラベンダー 2滴／ローズヒップ油 大さじ2

精油をブレンドします。ローズヒップ油と調合します。毎日、数滴をマッサージして用います。

乾癬

ストレスは乾癬の原因となり、さらに、症状を悪化させます。ここで用いる精油には抗うつ作用があります。

ローズ 2滴／カモミール<ローマン>2滴／クラリセージ 1滴／水 大さじ3

精油を水に加えて、蒸散器で室内に香りを漂わせます。

傷あと

傷を早く癒すために、このブレンドを毎日、患部に塗ります。

ラベンダー 3滴／ネロリ 3滴／カレンデュラ 3滴／ティートリー 1滴／ローズヒップ油 大さじ2杯／ビタミンE（1000IU配合）のカプセル 3錠

全成分を調合して、よくかき混ぜてください。

帯状疱疹

この鎮痛作用のブレンドを用いて、水疱の痛みを楽にします。

ラベンダー 3滴／ベルガモット 3滴／パチュリ 3滴／ユーカリ 1滴／アロエベラジェル 大さじ3／ビタミンE（1000IU配合）のカプセル 1錠

ビタミンEカプセルの中身を絞り出し、精油とアロエベラジェルに調合します。綿棒を用いて、水疱の上に塗ります。

サプリメントの知識

乾癬症は、栄養不足の食生活と、体内に蓄積された毒素が原因で生じると、ナチュロパスは考えています。次のサプリメントもよいようです。

- 昔から、皮膚のトラブルを癒す目的で用いられるサルトリイバラ<日本を含む東アジアに分布>のお茶。
- 肝臓機能を改善させるミルクシスル<ハーブのサプリメント>。
- 必須脂肪酸が豊富であり、炎症症状の緩和に役立つ、亜麻仁油。

心と感情に

心と体の健康には関連性があります。ストレスを軽減し、リラックスをはかるアロマテラピーは、情緒や心の問題によい作用を与えることができると思います。

怒り

激しい怒りをなだめながら、セルフコントロールを可能にするブレンドです。

ラベンダー 3滴／ベルガモット 3滴／ペパーミント 3滴／ジンジャー 1滴／スイートアーモンド油 大さじ3

精油をブレンドし、植物油と調合します。このマッサージブレンドを、深呼吸しながら、首と胸部にマッサージして塗布します。

不安感

イランイラン油には調和とバランスを取り戻す作用があります。なお、不安感をとても強く感じるときには、医師に相談することをお勧めします。

イランイラン 2〜3滴

1 綿花に精油をつけて、香りを深く吸入してください。
2 精油をつけた綿花をシャツやブラジャーのなかに入れます。体温で温まると香りがたつので、1日中嗅いでいることができます。

変化に順応する

意識を覚醒させるとともに、将来の可能性を受け入れられる肯定的な気持ちを与えます。

ジュニパー 2滴／レモングラス 2滴／クラリセージ 2滴

大さじ3の水に精油を加えて、蒸散器で香りを流します。

メランコリーに

このバスブレンドを混ぜて、リラックスさせる音楽を聞きながら、入浴します。

ラベンダー 3滴／イランイラン 3滴／ゼラニウム 3滴／グレープフルーツ 1滴／蜂蜜 大さじ3

精油と蜂蜜を調合して、適温のお風呂に加えます。15分間、入浴します。

不眠症

横たわったまま、眠れない夜が幾晩も続くのは、とてもつらいものです。枕に鎮静作用のあるブレンドをスプレーするとよいと思います。

ラベンダー 3滴／ローズ 3滴／イランイラン 3滴／マジョラム 1滴／ローズウォーター 大さじ2

1 成分をすべて調合したあと、全量が50mlになるように、水を加えます。
2 使用前にスプレーボトルを振って、よく撹拌してください。枕など寝具に軽くスプレーします。

恐れを感じているときに

精油の強く、クリアな香りは、弱気な心をリフレッシュさせ、意識を覚醒させます。気分を鎮めるとともに、「今、ここにいる」という現実感を取り戻すことができます。

- ローズマリーとシダーウッドを2滴ずつ、蒸散器で香らせて、元気を取り戻す、ポジティブな環境づくりをしましょう。
- オレンジとレモングラスを2滴ずつ、ハンカチにつけて、深く吸入してください。
- コットンにフランキンセンスとミルラ、サンダルウッドを1滴ずつ付香して、香りを深く吸い込みます。コットンをブラジャーやシャツのポケットに入れ、一日香りを嗅ぎながら過ごします。この3種の精油を調合すると、気持ちが穏やかになります。＜なお、精油は白地や薄い色の布につけると、シミになる可能性があります＞

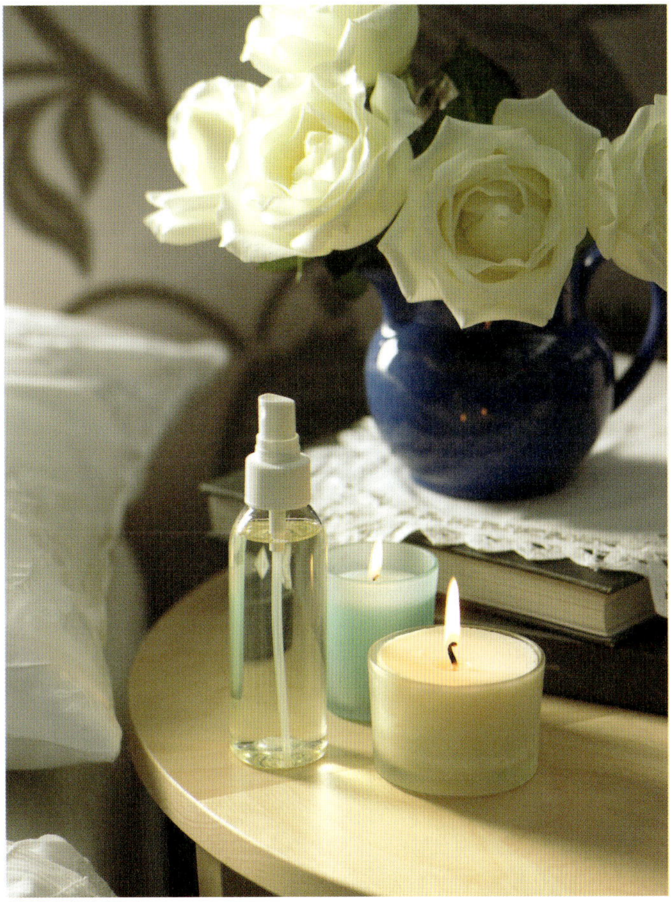

サプリメントの知識

夢の世界に誘う自然のレメディーです。

- バレリアンは安眠を助けるハーブです。パッションフラワーのような鎮静作用のハーブを錠剤やハーブティー、チンキ剤で併用すると、さらに効果的です。
- 蜂蜜入りの温かなミルク：牛乳には筋肉を弛緩させるカルシウムと、トリプトファン（脳内のセロトニン〔神経伝達物質〕生成に必要な成分）が含まれます。蜂蜜は、トリプトファンが脳関門を透過するよう助けます。
- バッチフラワーレメディ：ミムラス（ある種の恐れとトラウマ後の回復期に最適。心配性の人に特によい）、アスペン（不安を鎮める）、ホワイトチェストナッツ（焦燥感と不安、妄想のあるときによい）をお試しください。

悲しくつらいときに

スパイシーで温かな香りが、心を優しく支えます。

パチュリ 3滴／ジンジャー 3滴／ローズ 3滴／フランキンセンス 1滴／スイートアーモンド油 大さじ3

精油をブレンドし、植物油と調合します。このブレンドの鎮静作用が肩の緊張をほぐし、胸部と首をリラックスさせ、激しく泣いたあとの呼吸を整えます。

軽い疲労をおぼえるときに

ストレスや不安、免疫力の低下、感染症など、疲れはほかの問題から生じることもあります。

クラリセージ 3滴／ゼラニウム 3滴／ローズ 3滴／バジル 1滴／クリーム、または蜂蜜 大さじ3

精油をブレンドし、クリームや蜂蜜に調合します。温かなお風呂に加えて、15～20分間入浴します。

ストレス

セルフマッサージに用いますが、このブレンドを用いてマッサージしてもらうと、さらに効果的です。抗ストレス対策のブレンドオイルです。

ラベンダー 3滴／サンダルウッド 3滴／ゼラニウム 3滴／バジル 1滴／スイートアーモンド油 大さじ3

精油をブレンドし、植物油と調合します。首にマッサージしながら塗布します。

! 注意と禁忌事項

- うつに対する治療は、医師が行う領域です。
- 医薬品の鎮静剤や催眠剤と併用して、自然療法の睡眠作用のある製品を用いてはいけません。催眠効果が必要以上に強くなる可能性があります。

女性の健康を守る

アロマテラピーとマッサージを組み合わせると、月経前症候群や更年期障害のような一般的な内分泌系の症状によい働きがあるほか、心身の不調を緩和する可能性があります。

重い月経に

子宮強壮作用のある精油を湿布に用いると、月経周期を調える可能性があります。

サイプレス 3滴／ゼラニウム 3滴／ローズ 3滴／マジョラム 1滴

1 精油をブレンドし、冷水125ml（1/2カップ）に混ぜます。
2 このなかにおしぼりを浸して、適度に絞り、腹部に載せます。1日に2～3回、この冷湿布を行ってください。

分娩中の助けとして

ジャスミンの精油には分娩中に子宮を刺激し、収縮させる作用があります。ラベンダー油には興奮を鎮め、不安な気持ちをリラックスさせる作用があります。なお、このブレンドは妊娠中には用いないでください。

ジャスミン 3滴／ラベンダー 3滴／スイートアーモンド油 大さじ3

精油をブレンドして、植物油と調合します。分娩時に、このマッサージブレンドを用いて、腰部に塗布します。

ほてりに

- 寝汗を多くかくときには、この鎮静作用のバスブレンドをお風呂に入れて、就寝前に入浴してみてください。精油はカモミールとサイプレス、クラリセージを各3滴、そして、ライムを1滴ブレンドします。これを、濃い目に入れたセージのハーブティーと混ぜます。湯加減は熱過ぎず、温かい程度にします。
- イライラした気分や情緒不安定なときには、ゼラニウムとベルガモットの精油を2滴ずつ、大さじ3の水に加えて、アロマポットで焚きます。
- ローズ、イランイラン、ネロリの精油を各3滴とジャスミン精油1滴をブレンドし、大さじ3のスイートアーモンド油に調合します。抗うつ作用があり、女性に向くブレンドオイルです。胸部、腹部、大腿部に優しくマッサージしながら、塗布してください。

月経がこないときに

月経を起こす作用をもつ精油は多数あります。妊娠の可能性があれば、このような通経作用がある精油を使用してはいけません。

フェンネル 3滴／マジョラム 3滴／バジル 3滴／ミルラ 1滴／スイートアーモンド油 大さじ3

精油をブレンドし、植物油と調合します。腰部と腹部のマッサージに使います。

月経痛

アロマバスには痛みを和らげる作用があります。

ラベンダー 3滴／カモミール<ローマン>3滴／マジョラム 3滴／サイプレス 1滴／蜂蜜 大さじ3

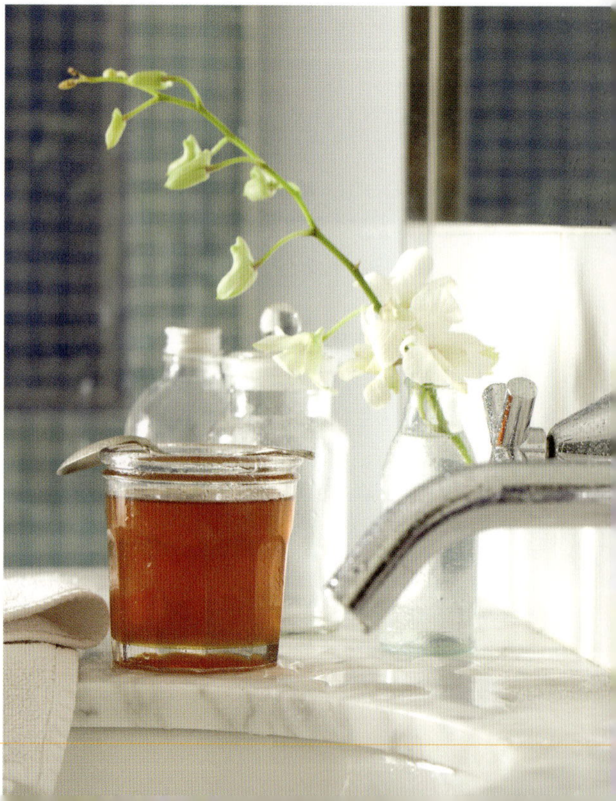

全成分を合わせて、温かなお風呂に混ぜます。15～20分間、お湯に浸かってください。

朝のつわりや吐き気に

妊娠中、とてもつらいときに用います。

ラベンダー 2滴／カモミール<ローマン>2滴／ペパーミント 1滴

1 精油をブレンドして、125ml（カップ1/2）の冷水に入れて混ぜます。
2 おしぼりを2枚、このなかに浸して、適度に絞ります。そして、胃のあたりとひたいにおしぼりを1枚ずつ載せます。

会陰の手当に

分娩の際に裂けた会陰の傷の回復を助けます。

ラベンダー 5滴／ティートリー 5滴／海塩 1/4カップ

バスタブなどに、浅くぬるま湯を張り、このブレンドを加えて、よくかき混ぜます。毎日、腰湯をしてください。

産後のうつに

出産後に感じるうつ症状は、医師に相談する必要があります。なお、精油には精神的なバランスをはかるとともに、気分を軽くするものもあります。気持ちを安定させ、否定的な気持ちを緩和する一助になるかもしれません。

ジャスミン 3滴／クラリセージ 3滴／イランイラン 3滴／マンダリン 1滴

精油をブレンドして、お風呂の湯に混ぜてください。

月経前症候群（PMS）

精神的な緊張や不安を感じているときや、涙もろいときには、このマッサージブレンドが役立ちます。

クラリセージ 3滴／ローズ 3滴／サンダルウッド 3滴／マンダリン 1滴／スイートアーモンド油 大さじ3／月見草油 250 mg 入りのカプセル2個

精油をブレンドし、植物油と月見草油（カプセルをあけて絞る）と調合します。生理の予定日の5～10日前に、

サプリメントの知識

ナチュロパスは月経前症候群や月経前緊張症の治療に次のようなレメディーを推奨しています。

- チェーストトリー（*Vitex agus-cactus*）には鎮静作用と調整作用、抗痙攣作用のほかに、ホルモンレベルを調整する作用もあります。健康食品店などで錠剤やカプセル剤を入手することができます。
- 肝臓が健康であれば、ホルモン類を調整する助けになります。タンポポ（根）のお茶を毎日ティーカップに3杯、月経予定日の1週間前から飲み始めます。生のショウガをみじん切りにして、小さじ1程加えるほか、お好みで蜂蜜などで甘味をつけます。

精油にはホルモン様作用や、
ストレスの緩和作用をもたらすタイプがあります。
人生の節目に訪れる変容の時期を
楽に通過するように助けます。

このブレンドオイルを毎日、下腹部と背部に塗布します。このマッサージは、必ず心臓方向に行い、香りを深く吸入してください。

ストレッチマーク

妊娠7カ月半を過ぎたら、このブレンドオイルでマッサージします。

ラベンダー 2滴／ゼラニウム 2滴／スイートアーモンド油 大さじ3

精油ブレンドを植物油に調合します。少量を手にとり、腹部と、腰から殿部にかけて、毎日マッサージします。

膣炎

このブレンドを、浅くはったお湯に混ぜます。抗真菌作用があり、悪化を防ぐ助けになります。

ラベンダー 3滴／ティートリー 3滴／ミルラ 3滴／サンダルウッド 1滴

精油をブレンドして、腰を浸すのに十分なお湯に混ぜます。

全身のオイルマッサージに用いるブレンド

精油には脳と体に効用のある、多くの成分が含まれます。精油をブレンドし、体と感情、精神面の健康をもたらすように用いることもできます。フルボディマッサージに用いる、パーソナルなブレンドを作ってみましょう。

「燃え尽き症候群」に打ち勝つ

心と神経系、体にストレスを感じながらも、そのままにしていると、しだいに虚脱感をおぼえて、エネルギーを消耗しがちです。このブレンドは、体が上手にストレスに対処できるように助けます。リラックスさせて、よく眠れるように促す作用があります。

ラベンダー 3滴／サンダルウッド 3滴／カモミール<ローマン>3滴／マジョラム 1滴／スイートアーモンド油 大さじ3

自信をつける

精油は不安がもたらす症状を緩和させ、知覚を鋭敏にし、集中力と活力を増すように働きかけます。新しい仕事に着手するときや、オフィスで大切なプレゼンテーションをする前には、このブレンドを用いましょう。

ペパーミント 3滴／クラリセージ 3滴／ゼラニウム 3滴／ベルガモット 1滴／スイートアーモンド油 大さじ3

気持ちを穏やかにする

病人を励ますとともに、リラックスさせるブレンドを作り、全身のマッサージに用います。

ラベンダー 3滴／ベルガモット 3滴／バジル 3滴／ユーカリ 1滴／スイートアーモンド油 大さじ3

特別なデトックスブレンド

体のデトックスは、長期にわたり、よい働きをもたらします。たとえば、リンパ系と腎臓を調えながら、機能回復をはかる作用があります。さらに、皮膚をやわらかくし、栄養を補う作用や、毒素排泄を促す作用、精神を穏やかにする作用があるのです。

レモン 3滴／グレープフルーツ 3滴／フランキンセンス 3滴／ペパーミント 1滴／スイートアーモンド油 大さじ3

自信回復には、
ライムとジンジャーの精油を各２滴、
大さじ３の水と一緒に、蒸散します。

活力を与えて乗り越える

強壮作用と若返り作用のある精油は、出口を失った感情を手放すようにサポートします。心に新風を吹き込み、将来のビジョンを明確にする作用があります。

ユーカリ 3滴／バジル 3滴／レモン 3滴／パイン 1滴／スイートアーモンド油 大さじ3

ハートのヒーリングに

ある人との関係に終止符がうたれて、失意を感じている人に、このブレンドを用いて定期的に全身のマッサージを行います。心をリラックスさせて、現実を受け入れる

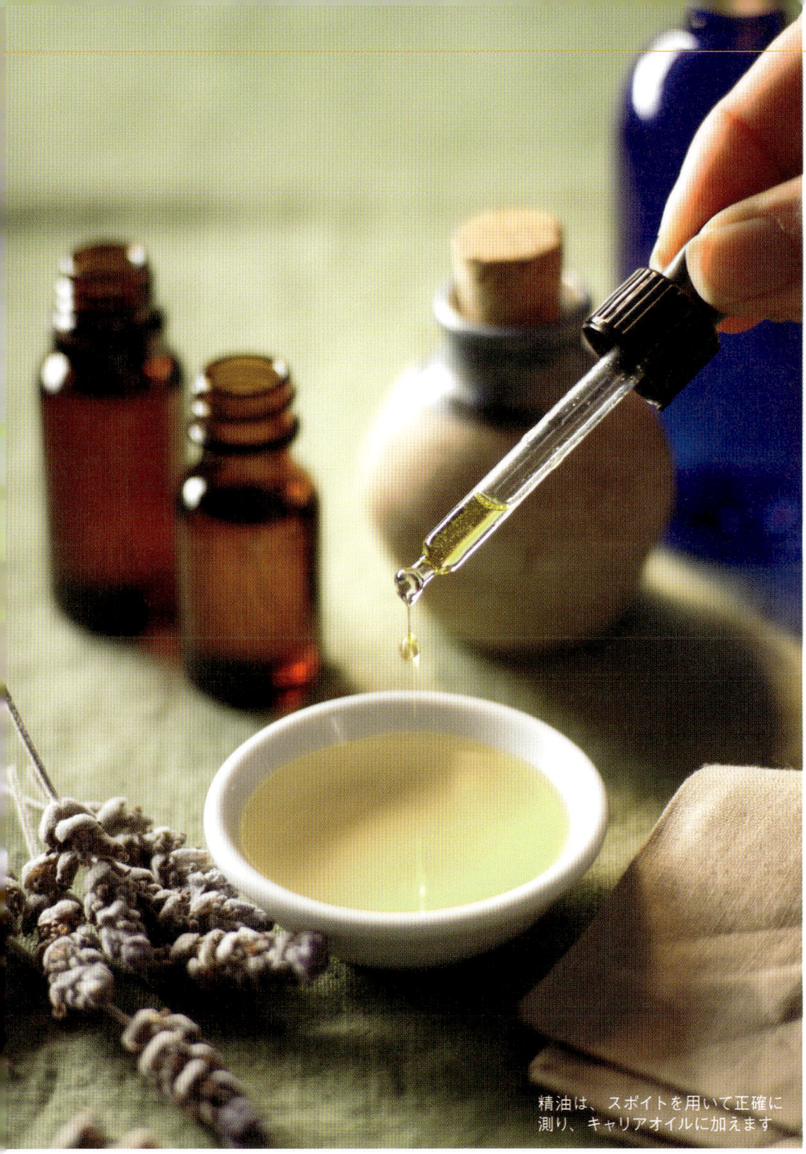

精油は、スポイトを用いて正確に測り、キャリアオイルに加えます

なぐさめと心配り

あなたの愛する人が悲しみ、苦しんでいるときには、心を温めてなだめるような精油ブレンドを用いて、全身のマッサージをしてあげましょう。変化を受け入れる苦しみを緩和させる助けになります。

パチュリ 3滴／スイートオレンジ 3滴／サンダルウッド 3滴／レモン 1滴／スイートアーモンド油 大さじ3

ようにします。安心感をもたらし、心の平和を取り戻すようにサポートする作用があります。

ローズ 3滴／マンダリン 3滴／マジョラム 3滴／ローズマリー 1滴／スイートアーモンド油 大さじ3

免疫系を維持する

このブレンドに含まれる爽やかな精油には、病原性の細菌やウイルスを破壊する白血球の生産を促進する作用があります。

ティートリー 3滴／タイム 3滴／ユーカリ 3滴／スイートオレンジ 1滴／スイートアーモンド油 大さじ3

愛と光をもたらす

否定的な気分のときには、なんでも憂うつに感じられ、不安材料になりがちです。心を開いて、希望を取り戻すとともに、ポジティブな思考をもたらす作用があるブレンドです。

スイートオレンジ 3滴／サンダルウッド 3滴／コリアンダー 3滴／ブラックペッパー 1滴／スイートアーモンド油 大さじ3

アロマポットの受け皿に水を大さじ2入れ、精油を加えます。空気を浄化する作用があります。

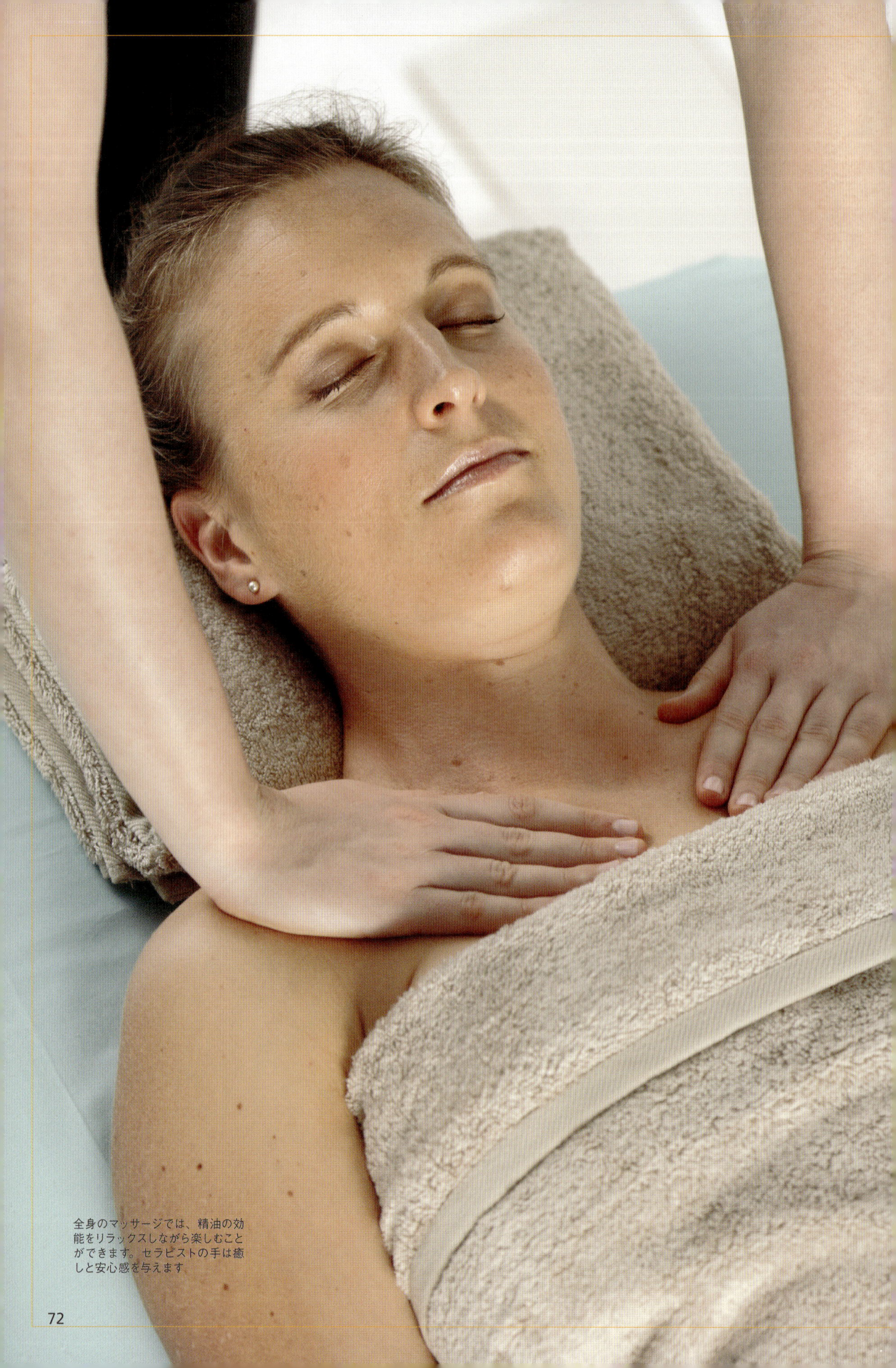

全身のマッサージでは、精油の効能をリラックスしながら楽しむことができます。セラピストの手は癒しと安心感を与えます

お産のときには、鎮静作用のあるラベンダー油を冷たい水に数滴落とし、かき混ぜます。
そのなかに、スポンジを浸して適度に絞って、顔や首元に当てると気分がさっぱりします。

障害を乗り越える

このブレンドは勇気をあたえ、現状を受け入れる力を与えるでしょう。気持ちを落ち着かせるとともに、自信をもたらし、困難を乗り越えるように促します。

バジル 3滴／レモンバーム 3滴／ゼラニウム 3滴／バニラ 1滴／スイートアーモンド油 大さじ3

バランスを取り戻す

不安定でストレスの多い状況におかれると、人はひどく不安になり、パニック状態に到るときもあります。このブレンドは「ブレーカーを落とす」ため、情緒を安定させて、勇気を与えるときによいのです。気持ちを落ち着かせて、状況を把握できるように助けます。

ペパーミント 3滴／ラベンダー 3滴／マジョラム 3滴／レモン 1滴／スイートアーモンド油 大さじ3

ロマンスのリハビリ効果

元気を回復させる作用の精油入りブレンドを用いて、セラピストがカップルに全身のマッサージを施します。リラックスさせて、愛を交わす親密な雰囲気とセンシュアルな感覚が生まれます。

ネロリ 3滴／イランイラン 3滴／ジャスミン 3滴／ジンジャー 1滴／スイートアーモンド油 大さじ3

魂レベルで気持ちをなだめる

ジャスミンとラベンダー、ローズの甘くて優しいフローラルな香りは、体と心の疲れを楽にする作用があります。パインの活性化する香りが加わることにより、心を解放する作用が生じます。すると、つもりつもった欲求不満や怒りがほどけて、新鮮な目で状況を見るゆとりが生まれます。

ジャスミン 3滴／ラベンダー 3滴／ローズ 3滴／パイン 1滴／スイートアーモンド油 大さじ3

タイムアウト

このアロマブレンドは、心に静けさと落ち着きをもたらします。「中休み」を早急に必要とする人に、全身のマッサージを行いましょう。

イランイラン 3滴／オレンジ 3滴／サンダルウッド 3滴／レモングラス 1滴／スイートアーモンド油 大さじ3

週末のアスリートに

1週間、座りっぱなしで働いて、週末にかけてハードな運動をする人は、つらい筋肉痛で苦しんだり、けがをする可能性もあります。運動前に筋肉が十分にほぐれていないようであれば、準備運動をしてウォーミングアップしてください。全身のマッサージを定期的に受けていると、血液とリンパの循環を促進させる作用があり、筋肉をリラックスさせ、強化させる上で役に立ちます。

ペパーミント 3滴／サイプレス 3滴／ラベンダー 3滴／パイン 1滴／スイートアーモンド油 大さじ3

「精神力」をつける

やる気がでない、心が動揺しやすい、緊張している。このような状況は、精神のトラウマやショックが原因かもしれません。否定的な気持ちを一掃するとともに、精神力をつけ、気分が楽になるブレンドオイルを使用して、全身のマッサージを行ってみてください。
ラベンダー 3滴／サイプレス 3滴／ペパーミント 3滴／レモンバーム 3滴／スイートアーモンド油 大さじ3

Types of Massage

第4章　いろいろなタイプのマッサージ

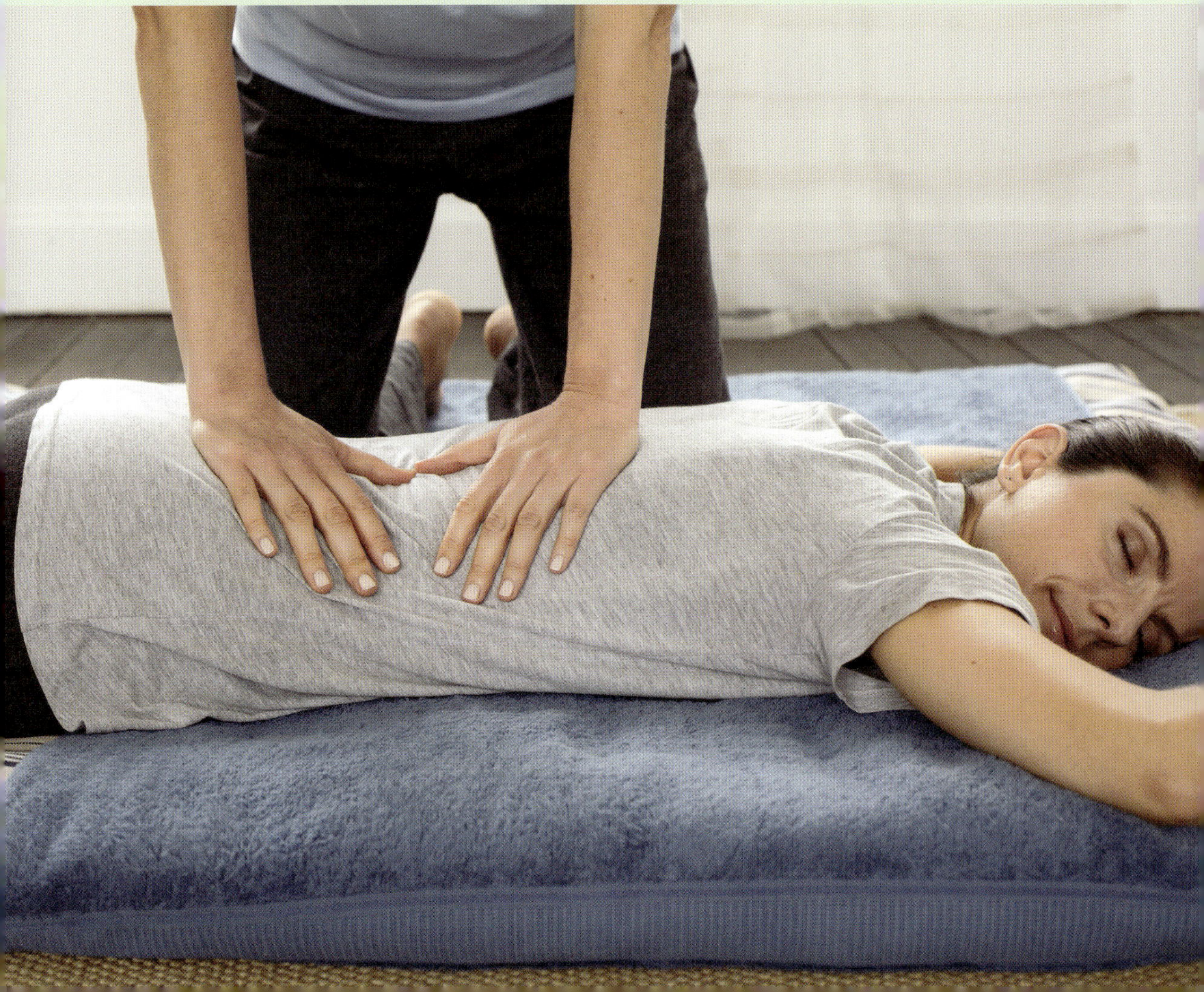

Aromatherapy Massage

アロマテラピーマッサージ
（アロマママッサージ）

精油の効用とヒーリングなタッチが一体となった、ホリスティックな療法です。
心と体の不調を調えて、幸福感をもたらします。

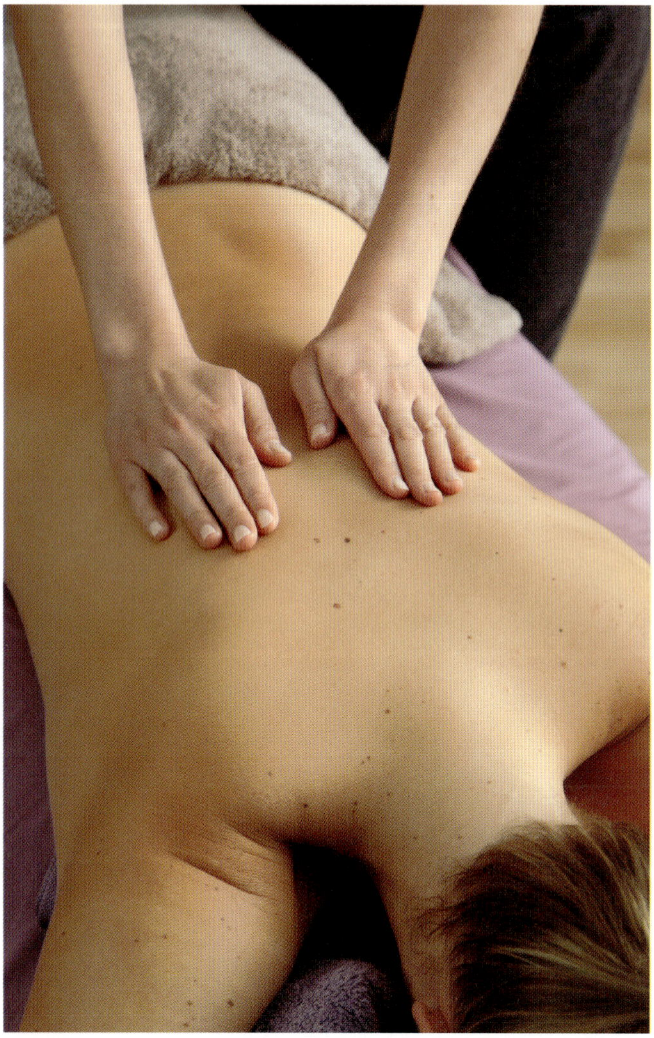

STEP 1

アロマママッサージは一般的に、背中からスタートします。エフルラージュ（軽擦法 p.104）を行いながら、腰背部《ようはいぶ》まで下り、脚にも続けて行います。クライアントが背臥位（あおむけ）のときか、フェイシャルトリートメント（STEP4参照）の後に、腕をマッサージします。パートナーの同意を得てから、腹部のマッサージを行います。腹部をマッサージしない場合、脚の前面をマッサージして終了します。

主な特徴

- セラピストのタッチと香りから、アロマママッサージの効果が生じます。精油に備わる特徴は、マッサージと組み合わさると、筋肉のこわばりや、精神的な不安とストレスの解消になり、血液循環を促進する作用も生まれます。
- 軟部組織のマニピュレーションや、ゆっくりリズミカルに行う優しい手技は、受ける人を深くリラックスさせます。マッサージを受ける人は滋養されるとともに、心が癒されていると感じます。神経系に働きかけるアプローチは、たとえソフトな手技であっても、精神を高揚させて、元気にさせる効果があります。
- マッサージの刺激（ドーゼ）が強すぎないように、施術時間は45～60分間とし、それ以上長く続けないようにします。マッサージの手順は同じであっても、ブレンドオイルは受ける人のコンディションに応じて選びましょう（p.55～73参照）。
- アロママッサージにはいろいろなスタイルがあります。ミッシュリン・アーシエーは1940年代に、スウェーデン式マッサージと指圧、リンパドレナージュ、ポラリティーセラピー、リフレクソロジーを組み合わせた、独自のマッサージスタイルを生み出しました。

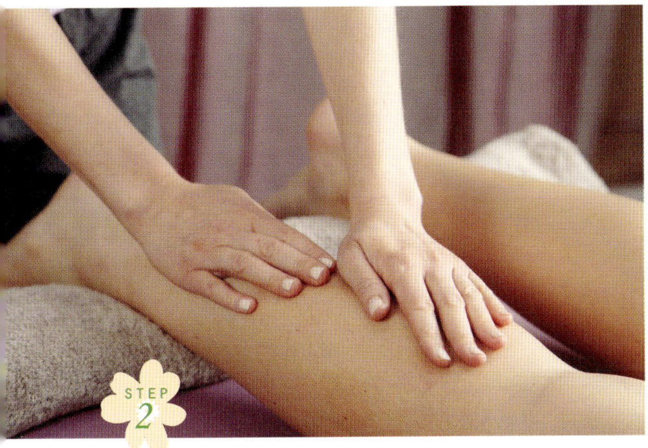

エフルラージュはアロママッサージの主要な手技です。緊張をほぐしたいときにはいつでも組み入れることができます。手の力を抜いて皮膚の上に置き、循環を促進させるとともに、精油を吸収させる目的で、リズミカルに行います。

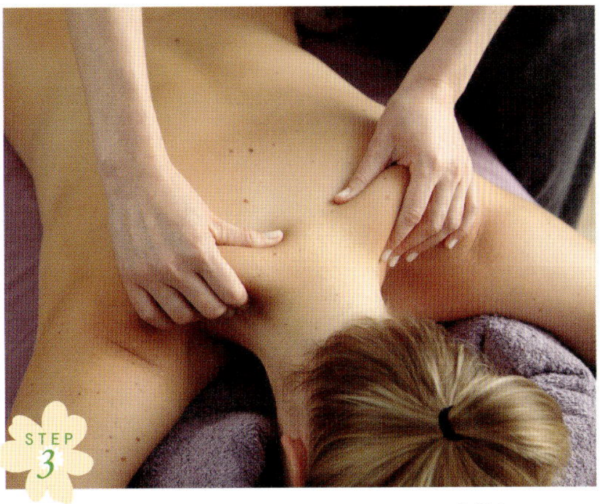

肩や上背部にこりがあるときには、ニーディング（揉捏法《じゅうねつ》 p.108）を行います。首の痛みやこりをほぐすとともに、緊張性の頭痛を楽にする作用があります。両手を並べて、交互に手を動かして筋肉を絞るような手技を行います。

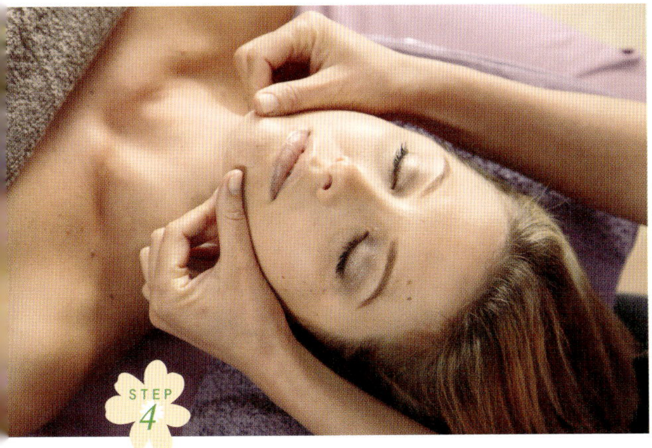

体の前面のシークエンス（手順）は、頭皮のリラックスマッサージから始めることが多く、そのあとに、フェイシャルマッサージを続けて行います。心地よい香りと、なめらかなストロークの組み合わせは、心を穏やかにし、深くリラックスさせます。精油をクレイマスクにブレンドすると、皮膚を深くからきれいにすることができ、治療効果もあります。

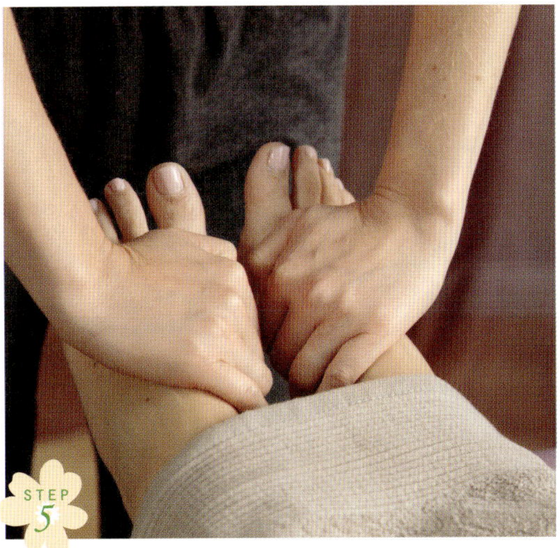

マッサージを終えるときには、精油をつけたまま、足のホールディング（p.105）を行います（精油が皮膚に浸透します）。この手技はリラックスした快適なムードをもたらします。マッサージ後には、クライアントにマッサージブレンドを入れた小さなボトルをお渡しすることもよくあります。次のマッサージまでに、ご家庭のトリートメントに用いて、至福のひとときを思い出していただくことが目的です。

注意と禁忌事項

- 「安全性と注意事項」p.126参照。
- マッサージを受ける方の疾病歴を必ず確認し、禁忌症や過敏症、アレルギーを確認することが必要です。
- マッサージに使用する際、すべての精油の成分を確認してください。ブレンドオイルを作るときには、ベースオイルに対して、精油を必ず正確な比率で用います。

→「アロマテラピーブレンド」p.55
「美容マッサージ（フェイシャルマッサージ）」p.94
「マッサージを始める前に」p.118
「アロマテラピーのフルボディシークエンス」p.148

Swedishu Massage

スウェーデン式マッサージ

ペール・ヘンリク・リングが生み出したスウェーデン式マッサージは、西洋では主流のマッサージ法です。ソフトでリズミカルなタッチが特徴であり、マッサージにオイルなどを使用するほか、心と体の緊張をほぐして、活力を与える運動法が組み合わされています。こうして、優れた効果が生まれるのです。

主な特徴

- スウェーデン式マッサージは、キャンドルを灯し、ソフトな音楽をかけながら、何種類かの精油を焚くことによって、リラックスできる雰囲気づくりをした静かなスペースで行われます。高齢者から乳児、幼児まで、年齢を問わず、どなたにでも行うことのできるマッサージです。
- このマッサージは筋肉のこわばりを楽にして、血流を増やし、血行を改善することによって、緊張して固くなった筋肉をほぐします。神経系やリンパ系にも効果的であると知られています（p.96参照)。
- スウェーデン式マッサージの主要な手技は、いろいろな効果をもたらすために、タイミングをずらして行われます。体の前面のマッサージを含める、全身の手順は p.130 ～ 147 を参照してください。

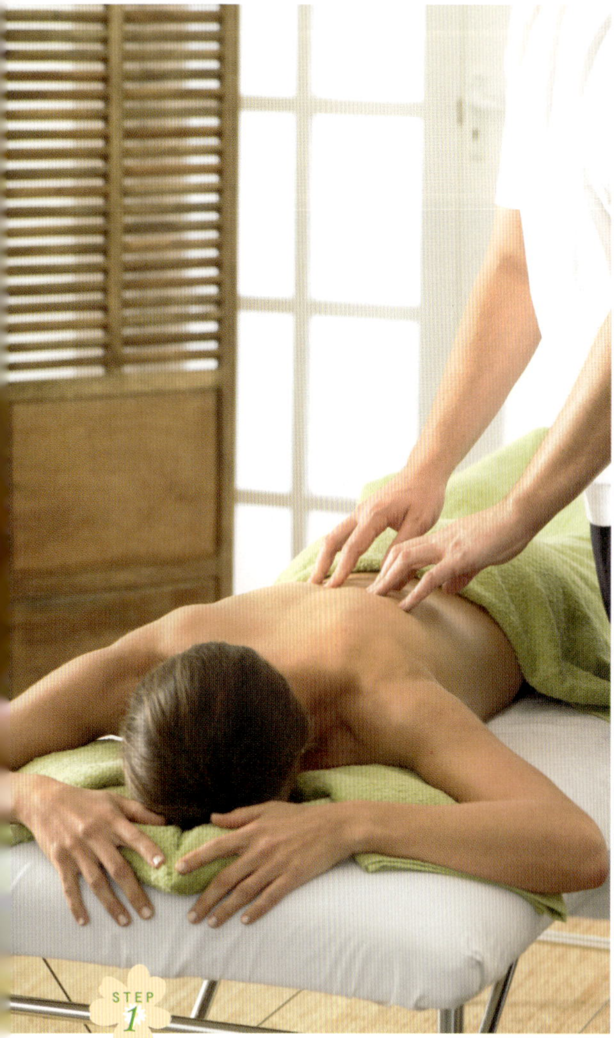

クライアントがマッサージテーブルの上に横たわったら、タオルで覆い、最初に背中を触診して、あなたの触れ方に慣れてもらいます。皮膚に両手の四指を置いて、皮膚や筋肉を軽く押しながら、緊張している部位を見つけたり、マッサージを避けるべき部位を確認します。

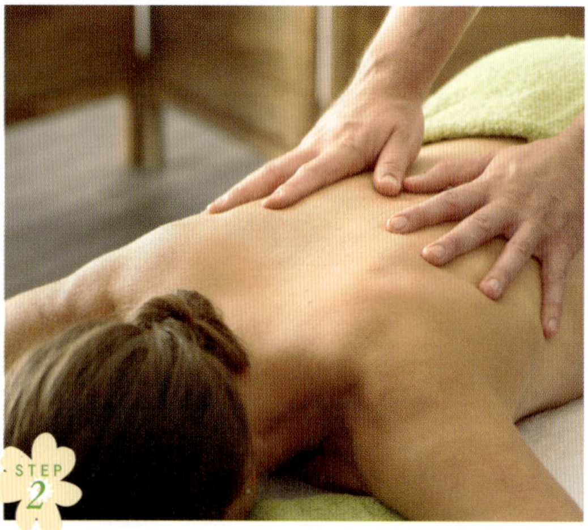

両手で背中にマッサージブレンドを塗布しながら、軽く滑るようにして頭部の方へ上り、肩を通って戻ります。この手法はエフルラージュと呼ばれ、血行を改善しながら、筋肉をウォームアップします。マッサージの開始と終了時に、部分的に行います。

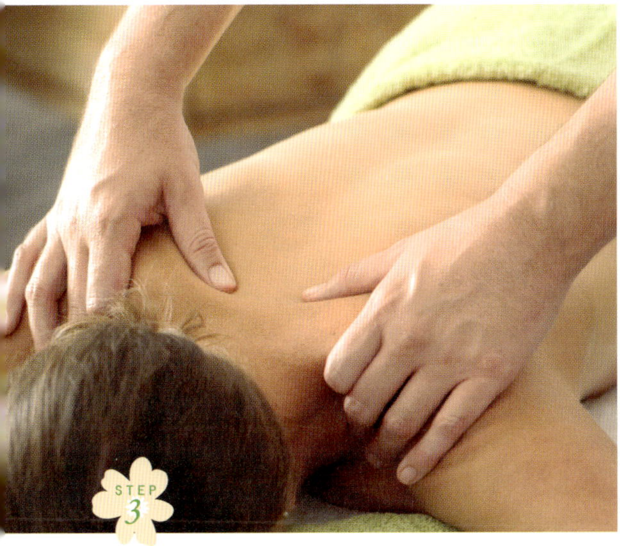

背中が温まったら、両手を滑らせながら、肩と首、腕の後面に上ります。とくに、こりや緊張が目立つ箇所ですから、ニーディングを行います。筋肉を柔らかくし、動きやすくするための手法であり、緊張をほぐす目的で一般的に用いられています。そのあとで、背中をタオルで覆ってください。

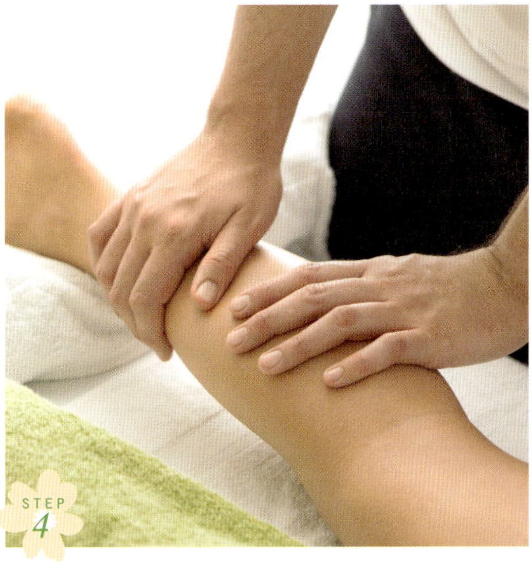

次に、脚部に移ります。エフルラージュから始め、次にペトリサージュ（揉捏法 p.109）を行います。下方から上方へ、手を移動させながら行ってください。筋肉を柔軟にするためには、大腿部とふくらはぎの前面と後面にバイブレーション（振せん法 p.111）を行う必要があるでしょう。

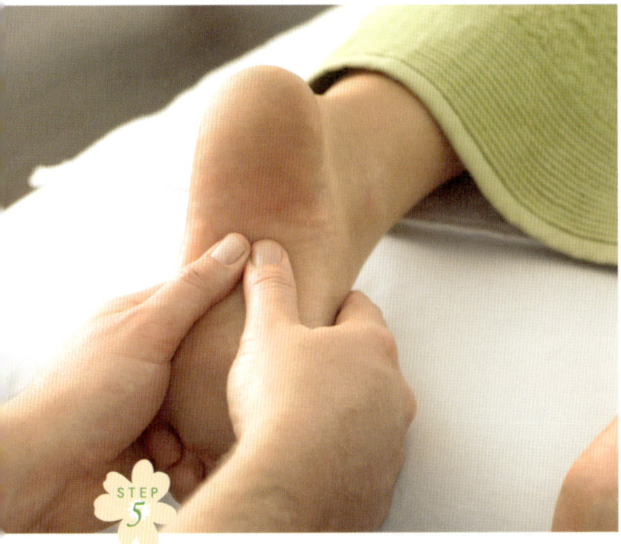

四指と母指を用いて、柔らかく、そしてリズミカルに輪状揉捏を行います。最初に、足の指や腱などに十分に行ってから、かかとに向かって、輪状揉捏を続けます。クライアントは至福の感覚を経験しているはずです。STEP4と同じペトリサージュを、脚部にも行います。

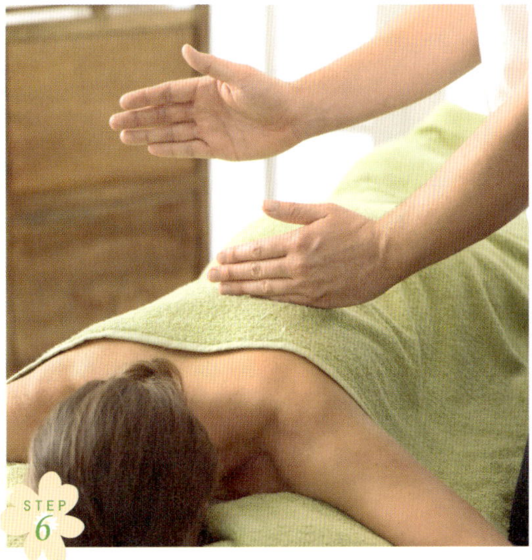

クライアントをタオルで覆って、いろいろな叩打《こうだ》法をタオルの上から、全身にかけて行います。胸部全体には筋肉をゆるめる叩打法<手掌を軽く握って叩く叩打法>（p.113）を施します。そして、全身に切打（写真）を行い、神経終末を活性化します。

注意と禁忌事項

- 「安全性と注意事項」p.126参照。
- 背骨の上にはマッサージを行ってはいけません。腰部や肩など、骨が目立つ付近にマッサージするときには、十分注意してください。

→「スウェーデン式マッサージのフルボディシークエンス」p.130～147参照

Deep Tissue or Therapeutic Massage

ディープティシューマッサージ、セラピューティックテクニック

筋骨格系の症状を改善するために行うマッサージです。なお、頭痛や姿勢の矯正も施術の対象になります。健康を回復するにあたって、何度か連続して、トリートメントを受けてもらうこともよくあります。

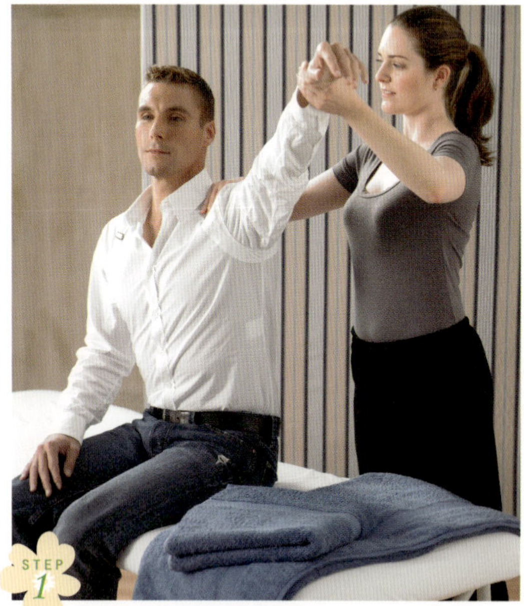

セラピストはクライアントの不調を最初に確認し、可動域をチェックするほか、各種のテストを行い、原因を調べます。施術プランを決定し、クライアントの同意を得たのちに、クライアントにマッサージを受けるように用意してもらいます。タオルで体を覆い、マッサージを開始します。

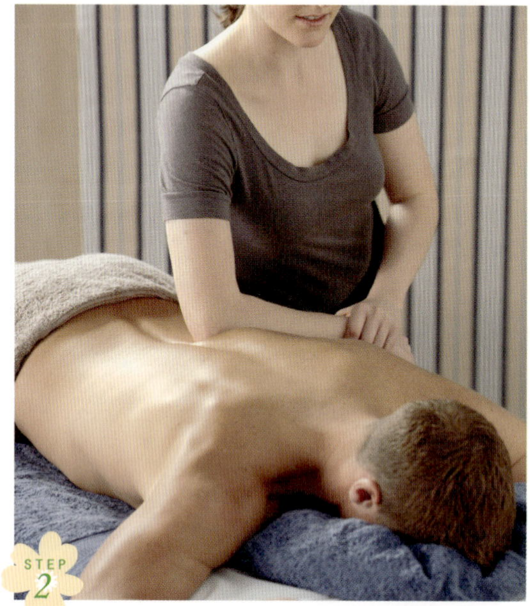

まず、背部を触診します。筋肉のこりや関節の不調には、オイルを塗布して、エフルラージュとペトリサージュを行います。筋肉を温めて、リラックスさせます。背部の深層筋に前腕を用いた手技を行い、筋肉の緊張をほぐします。

主な特徴

- 治療を目的とするマッサージは、体の深部に働きかけます。訓練を受けたセラピストは施術前にカウンセリングを行い、クライアントに一般的な禁忌症を伝えたり、マッサージを行ってはいけない部位の有無を尋ねます。
- この活性化をはかるスタイルは、スウェーデン式マッサージ（p.78参照）から取り入れた手技です。このマッサージでは、エフルラージュとニーディングのような手技は、クライアントの筋肉を温め、リラックスをもたらすために、マッサージ前に行われます。
- 血液循環が改善されたなら、筋肉のこりをほぐしながら、深部組織に働きかけます。セラピストは自らの前腕や肘、軽く握ったこぶしを用いてマッサージするほか、手掌や母指にもう片方の手を重ねて行う手技もあります。トリガーポイントセラピーや筋膜リリースのようなテクニックを応用することもあります。
- ディープティッシューマッサージの施術時間は30分、60分、90分、あるいはさらに長く行われる時もあります。施術後には、ストレッチや体のアジャスト（調整）がよく行われます。姿勢を調えるばかりではなく、筋肉バランスを改善する目的があります。

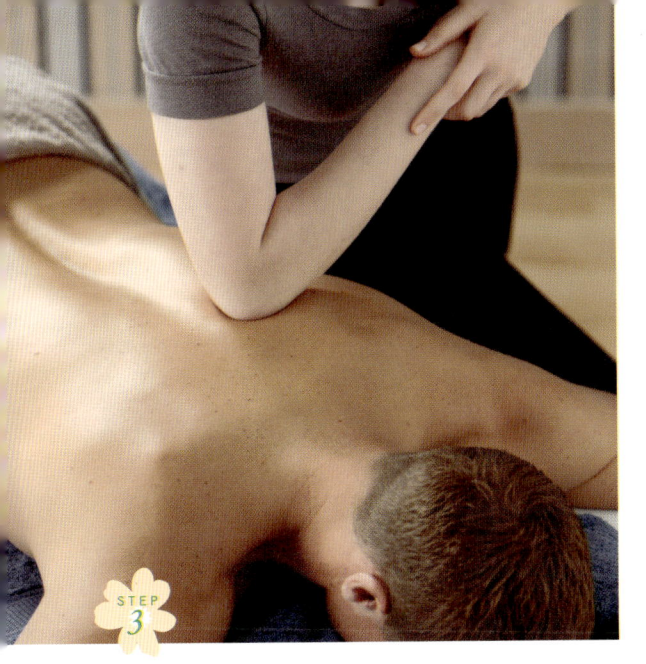

背部の表層筋と中層筋がほぐれたら、肘を用いて、深層筋に働きかけます。腰部からスタートし、肩甲骨まで上ります。脊柱の上には、肘をのせないように注意します。筋肉の深層に生じた癒着や筋膜の可動域制限を解消する手技です。

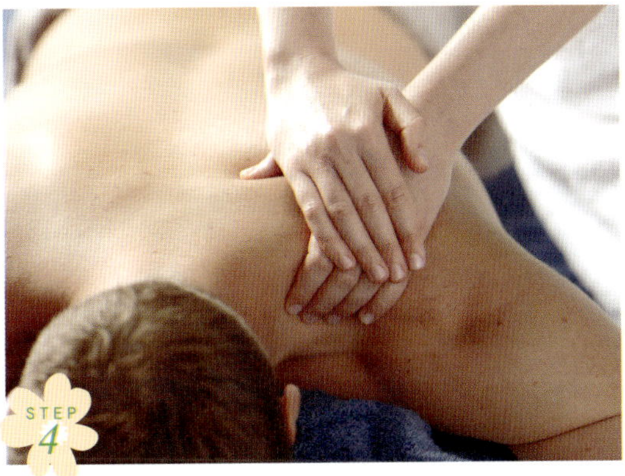

セラピストは両手を重ねて、三角筋と僧帽筋をマッサージします。トリガーポイントテクニックを用いることもできます。その際には、母指の上に手を載せて、20～30秒間、押圧します。痛みがやわらいだら、力を抜いて、同じ手技を反対側にも行います。

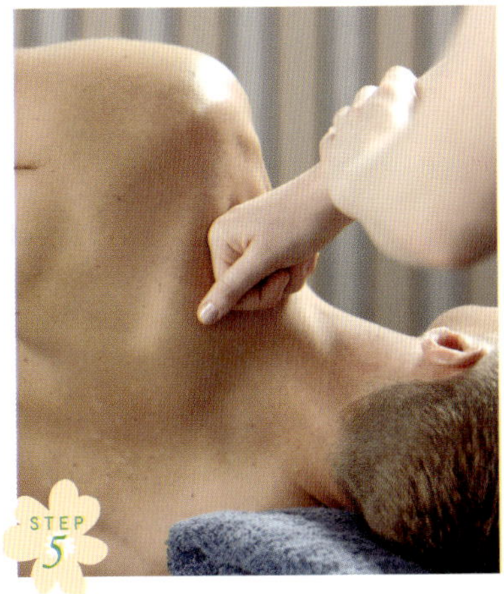

頚部とその周囲を押して、筋肉を温めます。クライアントの脇に立ち、こぶしを柔らかく握り、肩の上を押しながら、首のつけ根まで手技を続けます。反対の肩から首にも行います。

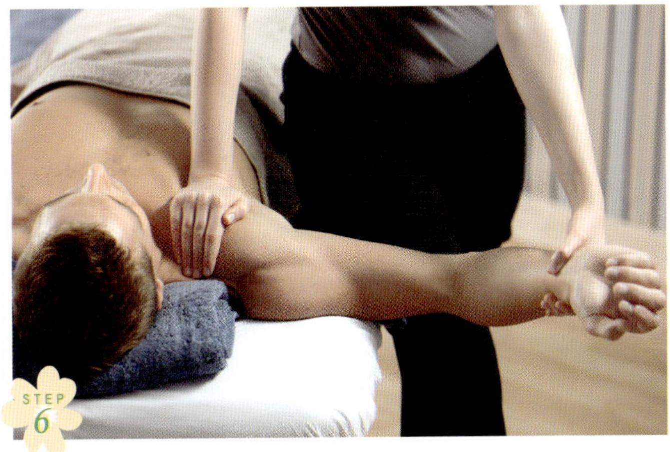

クライアントは仰向けになり、タオルで覆われています。セラピストは手、または手掌で胸部をマッサージしてから、ストレッチします。反対側にも同様に行ってから、腕、または首のマッサージを行います。

スポーツマッサージ

アスリートのケアとメンテナンスには欠かせないマッサージです。プレスポーツマッサージとも呼ばれ、アスリートが最高の力を発揮できるように、競技前に行われます。準備段階では、筋肉の活性化が主な目的であり、繰り返して、筋肉に浅く、速いストロークを行います。

一方、競技後に行うマッサージはゆっくりと、深部に働きかけます。栄養を補給するとともに、筋肉の乳酸と老廃物を取り除く目的があります。このマッサージは軟部組織や筋肉に生じた損傷の修復を助けます。

スポーツのメンテナンスマッサージはミッドウィークなど試合と試合の間に行われることがよくあります。筋肉を調えるほか、リラックスさせて、けがを防ぐ働きがあります。競技の出場選手が、マイペースでトレーニングを続けることを可能にします。

! 注意と禁忌事項

- 「安全性と注意事項」p.126参照。
- 熟練したセラピストは、施術後に、腫れやあざ（改善まで数日間を要するような）を残さないように細心の注意を払います。

Shiatsu

指圧

指圧は単なるマッサージではありません。セラピストの手からは癒しの感覚が伝わり、ホリスティックに癒すアプローチ（体と心と感情のアンバランスに働きかける）がクライアントの心を穏やかにし、充足感をもたらします。

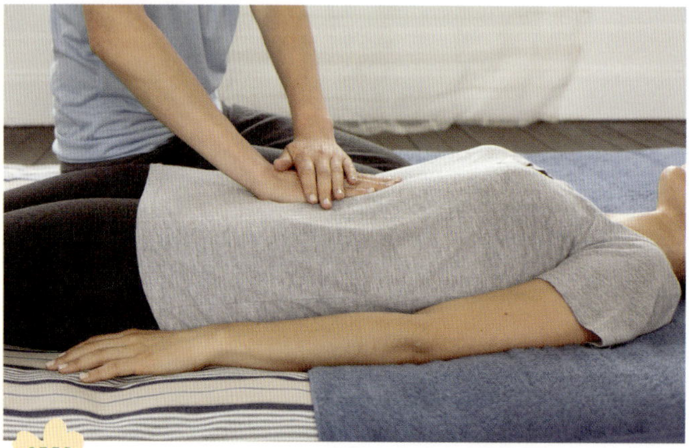

STEP 1

指圧の治療は腹診と脈診、舌診に加え、背中の触診からスタートします。体や顔の表情を望診することによって、クライアントの健康状態を理解することができます。診察法は治療の大切な一部であり、施術部位とともに、経絡のツボを選択する手立てになります。

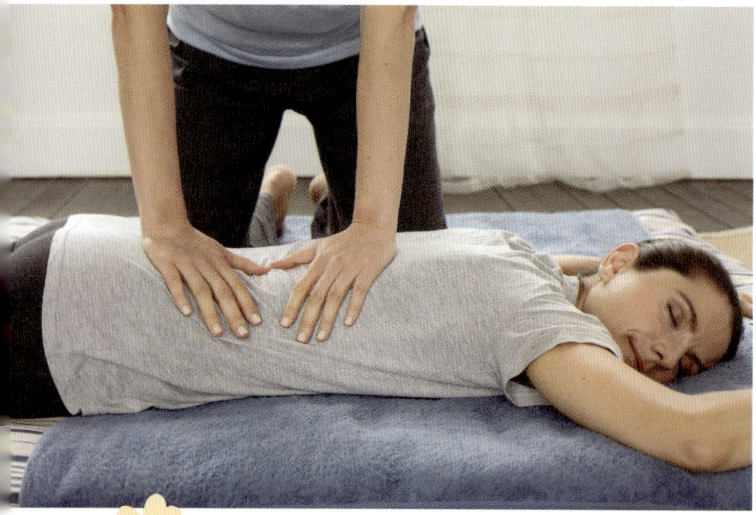

STEP 2

気の流れを調えるために、セラピストは経絡上のいろいろなツボを押圧します。

主な特徴

- 指圧とは「指で押す」という意味ですが、実際には母指のほか、手掌や肘、前腕、膝、足も治療に用います。その理論は、中国伝統医学（TCM）の五行説に基づき、経絡（気の通り道）、ツボ（経穴に圧を加える）、東洋医学独特の診断法、陰陽説、気（エネルギー）によって構成されます。
- 指圧で、経絡を流れる気に働きかける方法もあります。体を流れる主要な経絡は12種あり、体と気の作用の両方に通じるほか、特定の内臓に属しています。指圧の手技には、押圧操作の基本に則り、垂直圧法、持続圧法のほか、関節運動法や姿勢などを矯正する運動法があります。指圧治療では、生活習慣に関するアドバイスも行います。
- ツボを押してもらうと、心と体の緊張がほぐれ、気のつまりが解消され、自然な気の流れが回復します。指圧は施術をする人と、受ける人の両方によい効果を及ぼします。充足感を与えるとともに、元気を回復させます。
- 指圧は、床の上に敷いたマットやふとんの上で行います。着衣のまま、マッサージテーブルに横になった状態や、いすに腰掛けた姿勢でも、施術を行うことができます。

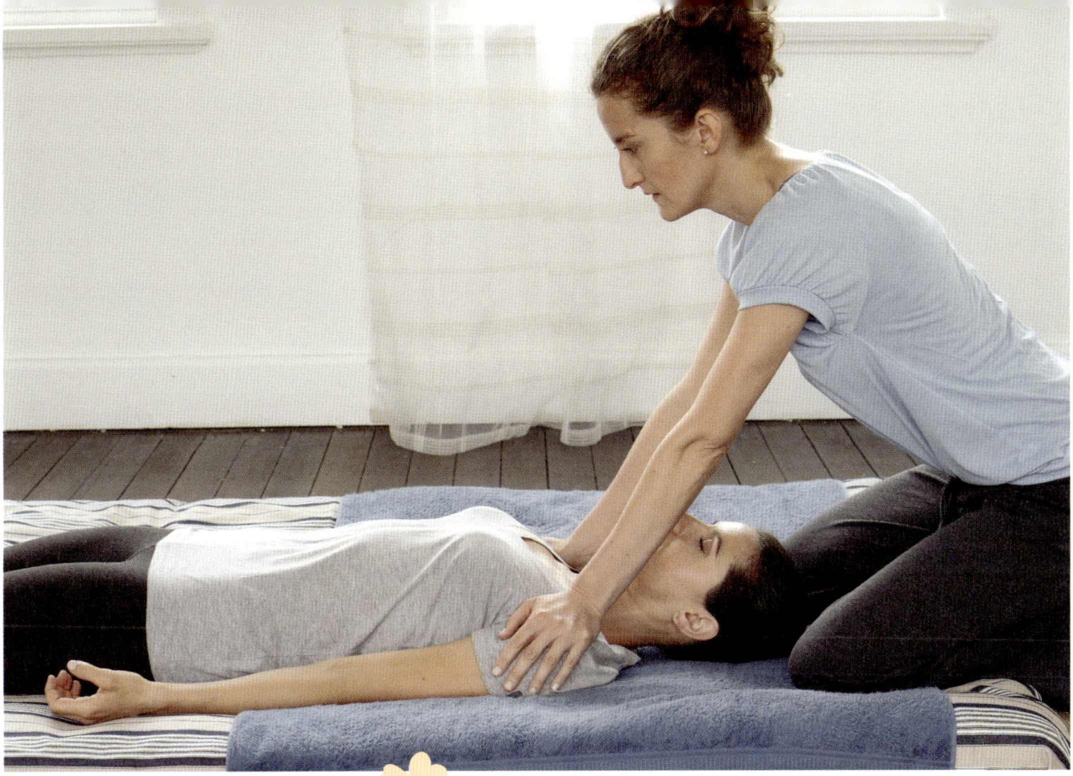

STEP 3

指圧は通常、全身に行います。セラピストは必要に応じて、一つの経絡を選び、その経絡と関係のあるツボに絞って、施術することもあります。指圧を行う部位に応じて、セラピストはクライアントに腹臥位か背臥位、または側臥位になる（わきを下にして横になる）ように伝えます。そして、クライアントをリラックスさせるように指圧を行います。

指圧の主要なツボ<一部改訂>

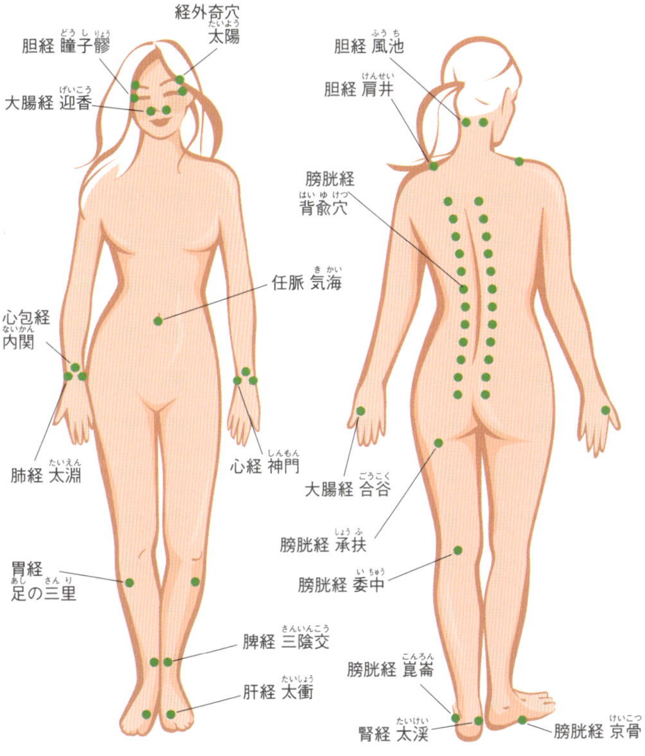

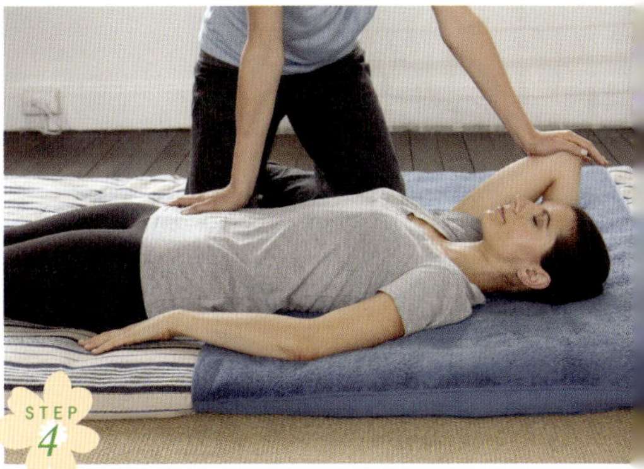

STEP 4

指圧では、ストレッチが行われることもあります。西洋のオステオパシー、またはあん摩から派生した手技であり、特定の経絡を活性化し、体の表層に浮上させるように働きかけるのです。これらは、あん摩マッサージ指圧師が応用する分野です。

! 注意と禁忌事項

- 「安全性と注意事項」p.126参照。
- 強く押してはいけないツボがあります。特に、妊娠中には避けるべきツボがあります。p.226参照。

Eastern or Chinese Massage

東洋のマッサージと中国のマッサージ

中国の施術にはマッサージから鍼、カッピング、漢方薬まで幅の広い療法があり、中国伝統医学を習得した専門家が行っています。マッサージは衣類の上から行われます。

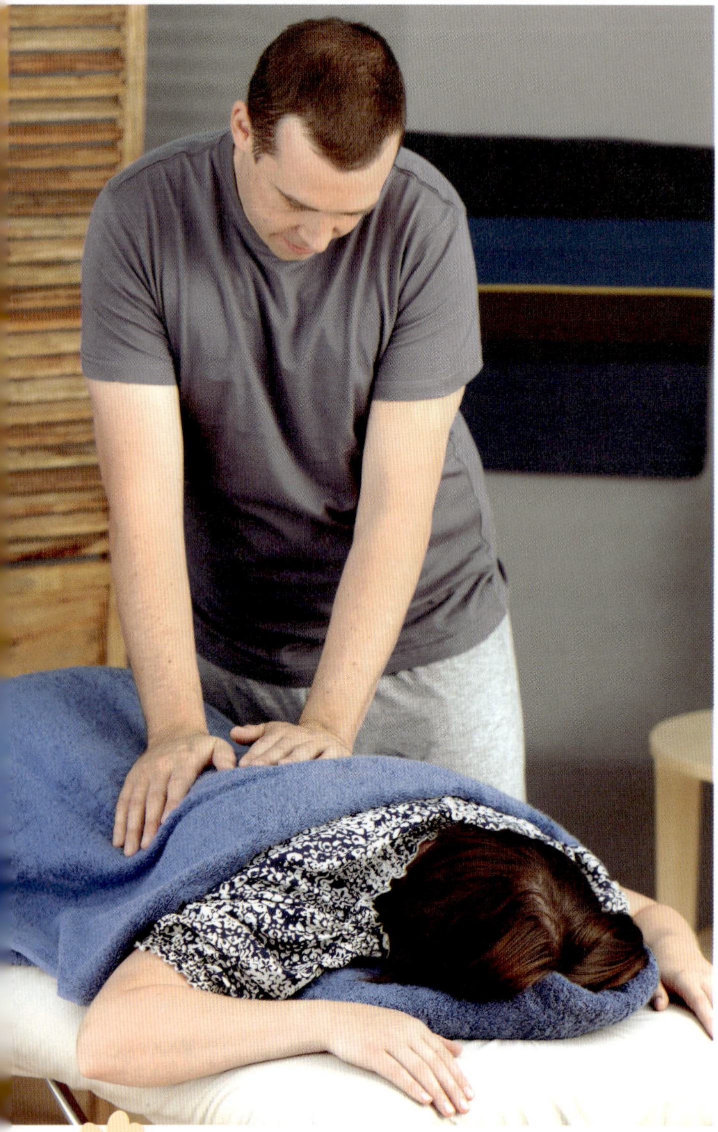

STEP 1

最初の問診を済ませたあとに、セラピストは背中からマッサージを始めます。脊柱の両側に、母指を当てて筋肉を押圧するか、肘で圧迫する手法により、筋肉を温めながら、血行を改善します。脊柱に沿って足の方へ下りながら、圧迫し、圧力を持続する、ゆっくりと力を抜く、という手技を繰り返します。

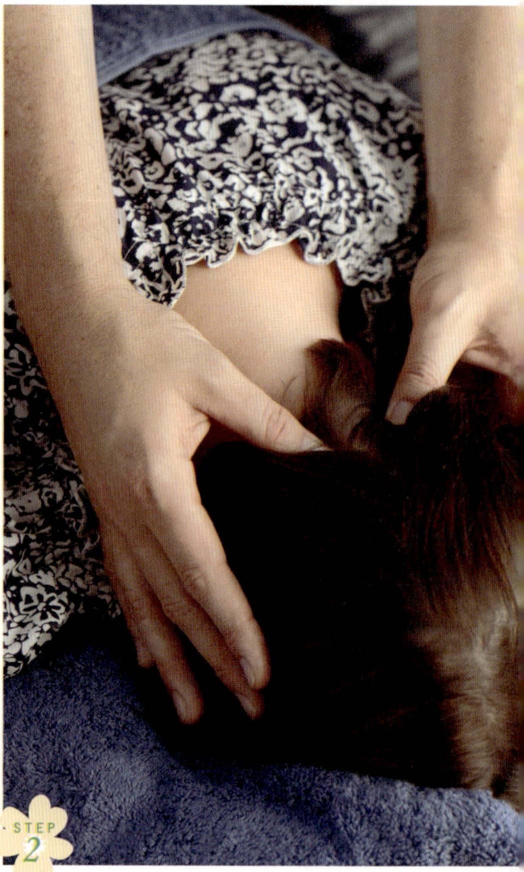

STEP 2

この手技は首と肩が痛んだり、可動域に制限があるときに役立ちます。頭痛やストレス、眼の疲れがあるときには、母指で首の付け根の特別なツボを押圧します。

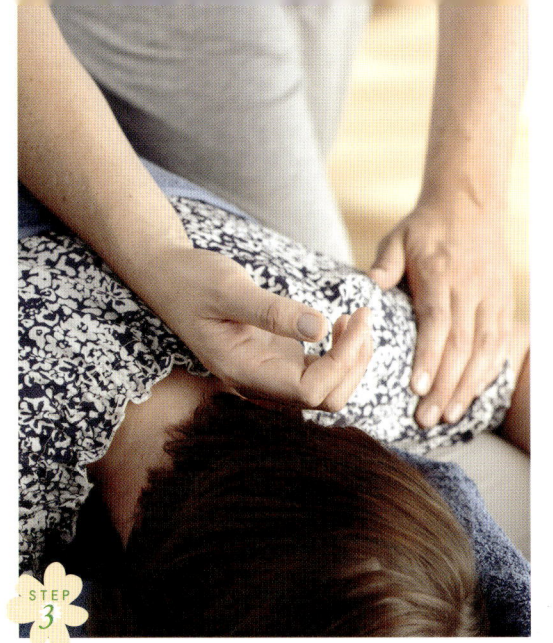

次に、肩と脚に移動し、ニーディングを行います。手首の力を抜いて柔らかく、前後に動かしながら、手の甲をリズミカルに動かします。この手技には筋肉を温めて、緊張をほぐす作用があります。

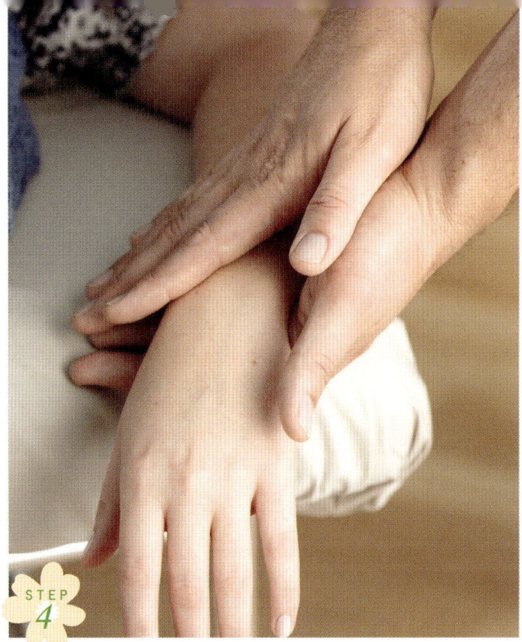

両手に腕や手指をはさんで、圧をかけながら転がす手技は、緊張をほぐします。セラピストは自分の示指と母指のあいだに、クライアントの指を一本ずつはさみ、軽くストレッチさせながら、最後に牽引し、関節を鳴らします<鳴らなくてもよい>。

主な特徴

- 中国のマッサージは3000年以上の歴史をもつ施術法であり、経絡のツボを用いて、人々の疾患や不調を癒してきました。四指や母指、手掌、肘を用いて、体の陰陽の気を活性化するほか、鎮静させることによって、バランスを回復させる療法です。
- このマッサージ法は先進諸国ではすでに生活に溶け込んでおり、マーケットやショッピングモールでは、中国式マッサージのお店をよく見かけます。マッサージのコースには頭と首、肩にかけてマッサージする10分間のメニューもあります。時間に追われる昨今では、テクノストレスの首の疲れや肩こりがある人には朗報です。全身に行う長めのトリートメントも行われています。

経絡の主な走行

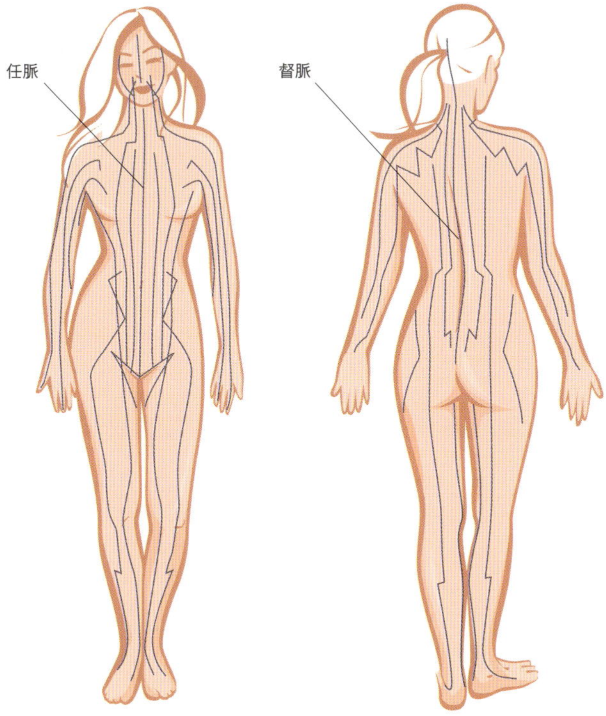

注意と禁忌事項

- 「安全性と注意事項」p.126参照。
- この施術法は強く押されることが嫌いな人には向きません（刺激するタイプの施術であり、温める手法も若干行われます）。

タイ式マッサージ

タイ式マッサージは布団やマッサージテーブルを利用して、クライアントは衣類を着用したまま、トリートメントを受けます。施術は1時間からそれ以上行われます。肉体や精神のバランスを回復させることを目的として、セラピストは押圧や牽引、ストレッチなどのテクニックを応用して、施術します。

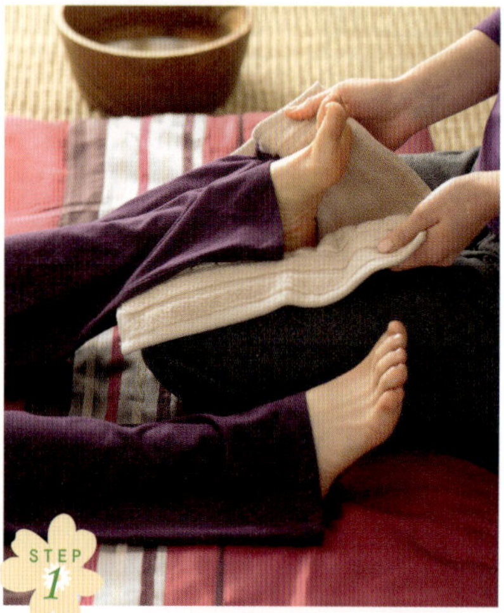

STEP 1

このマッサージを開始するにあたって、最初にお湯に布を浸して、足を丁寧にぬぐいます。そのあとで、足とつま先を押すほか、マッサージや、ストレッチのような手技を行います。

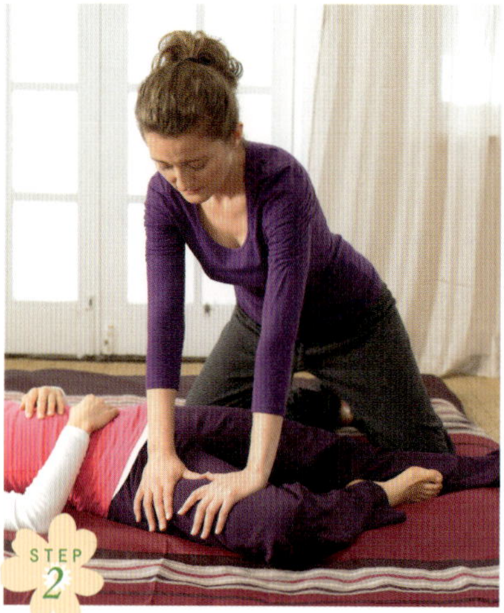

STEP 2

セラピストは片方の脚をマッサージしてから、他方の脚に移ります。セラピストはタイ語で「セン(Sen)」と呼ばれるエネルギーラインを手掌や母指で押さえやすいように、脚の位置を決定します。

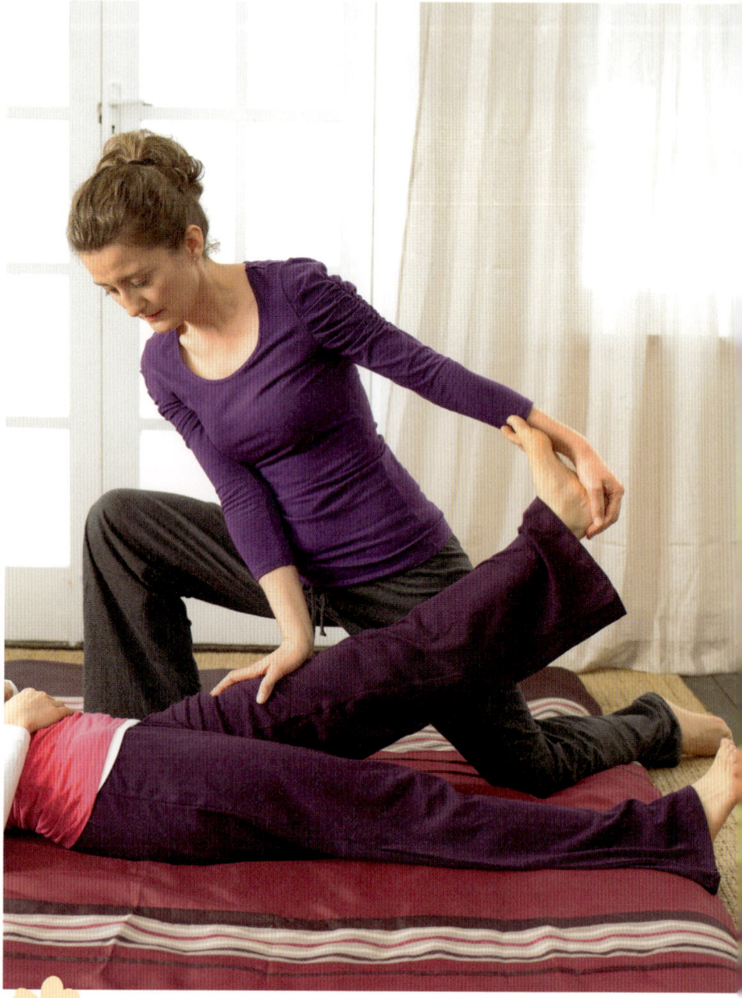

STEP 3

体には敏感なところがあるため、どの手技もゆっくり行い、リズミカルに進めます 。ストレッチをして、腰や膝の関節をゆるめます。

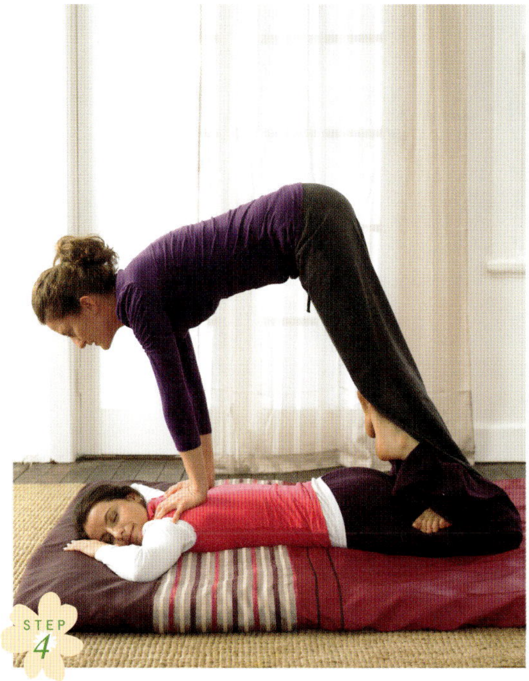

あおむけになる前に、腕と胸部、顔面にマッサージを行い、脚の後側と殿部、肩に続けて行います。

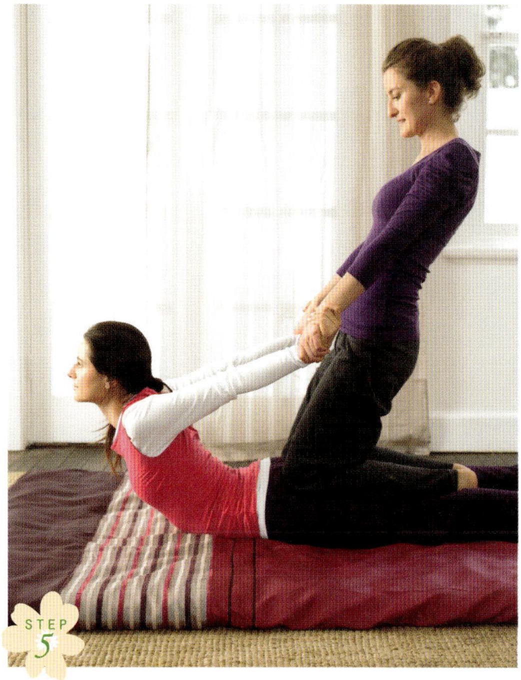

タイのマッサージ師は「コブラのストレッチ」のような、さまざまなストレッチ法を行うほか、膝や足を用いて、殿部などの肉厚な部分を押します。

主な特徴

- タイの古式マッサージは、仏教の寺院で発展しました。「セン（Sen）」という体を流れるエネルギーラインに働きかけるという治療理念に基づきます。セラピストはエネルギーラインに働きかけて、流れの滞りを疎通させるとともに、筋肉と関節の可動性を復活させます。施術を受けているときには、体の自然なバランスの回復を感じるほか、体と感情、心の癒しを体験します。
- タイの古式マッサージは足元からスタートし、上半身に働く脚部のエネルギーラインを中心に施術します。セラピストは母指や手、手掌、膝、足を用いて、筋肉を動かすほか、ストレッチします。

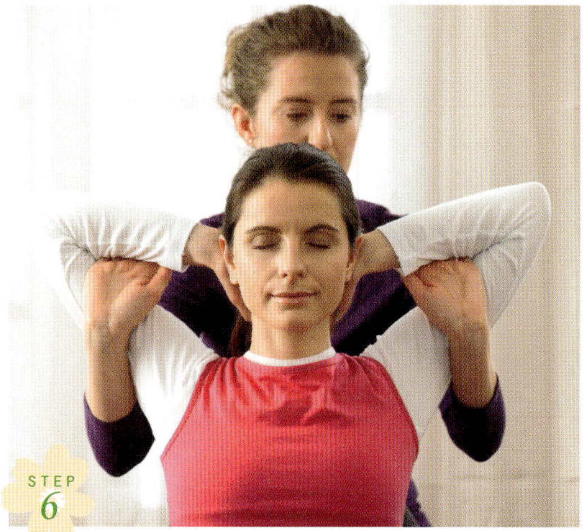

クライアントは座って、セラピストが首と肩をマッサージしやすい姿勢を取ります。セラピストは前腕と肘を用いて、クライアントの肩を下げて、筋肉を緩めます。それから、母指と四指を用いて、首をマッサージします。この活力を与えるマッサージは、肩と首のストレッチをして終了します。

! 注意と禁忌事項

- 「安全性と注意事項」p.126参照。
- タイの古式マッサージはストレッチを多く行うため、高齢者や、循環器系、椎間板に問題がある人には注意して行いましょう。さらに、膝と殿部に不調のある人に対しても同様です。

Indian head Massage

インドのヘッドマッサージ

健康で豊かな髪の毛にするためのトリートメントと、頭皮を柔らかく保つことを目的として、インドの女性たちによって開発されたマッサージです。古代の癒しの体系である、アーユルヴェーダのマッサージ法の一つであり、インドでは1000年以上も実践されています。

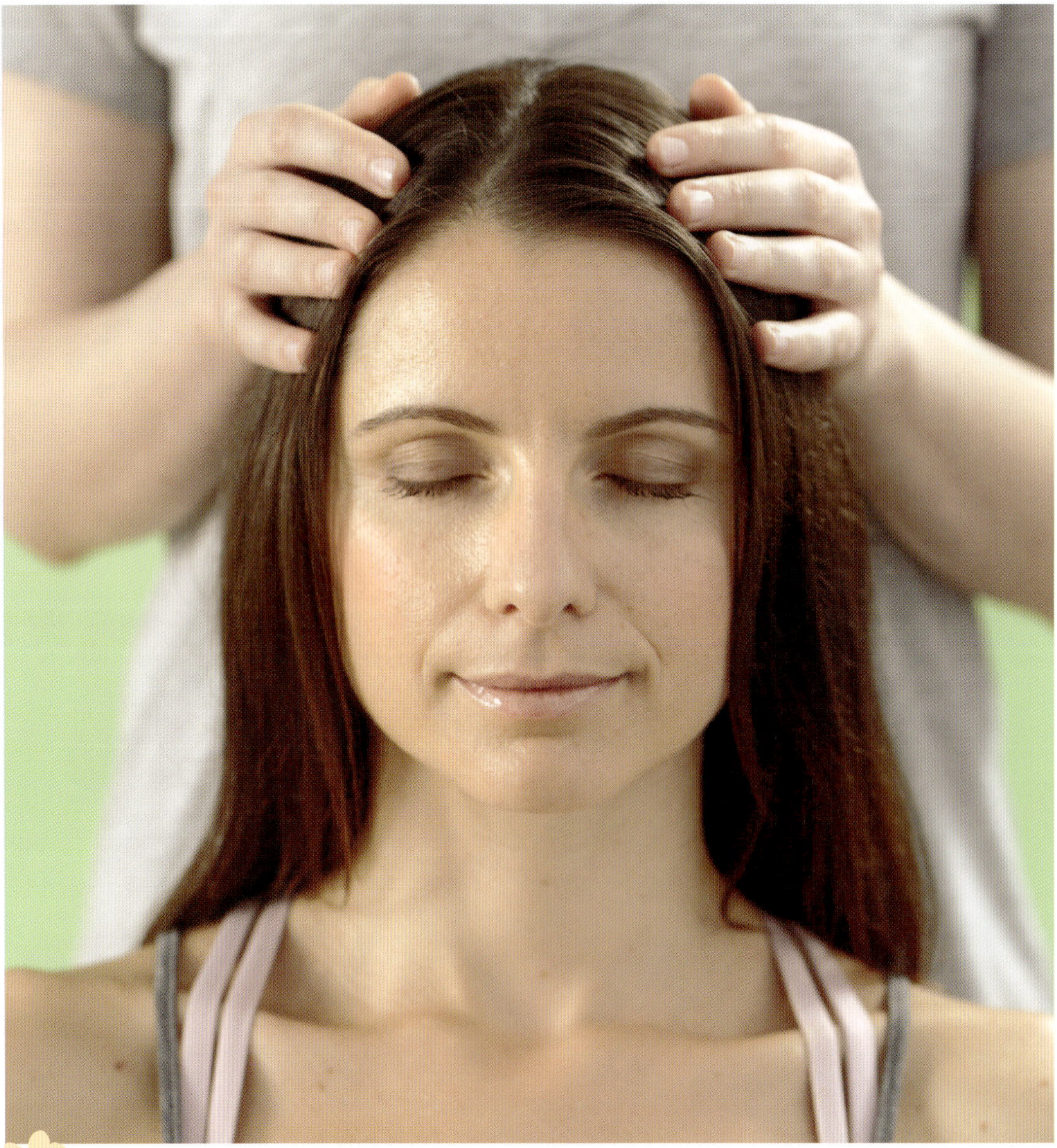

STEP 1

クライアントの頭に両手を置いて、眼を閉じてもらい、クライアントのエネルギーとつながります。呼吸のリズムを把握して、マッサージをそれに合わせて行います。頭の上に両手を1分間ほどのせて、セラピスト自身がマッサージを行うにあたって、十分にリラックスしているかどうかを確かめます。

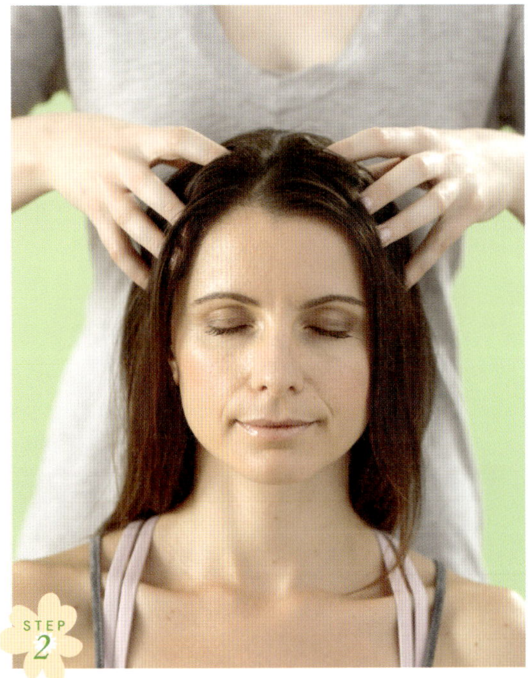

セラピストの指と母指を用いて、頭皮全体に輪を描きながら、マッサージを行い、リラックスさせます。次に、もう少し強めに、頭皮全体をゆっくりと押します。そして、こめかみに気をつけながら、指先でしっかりとマッサージします。

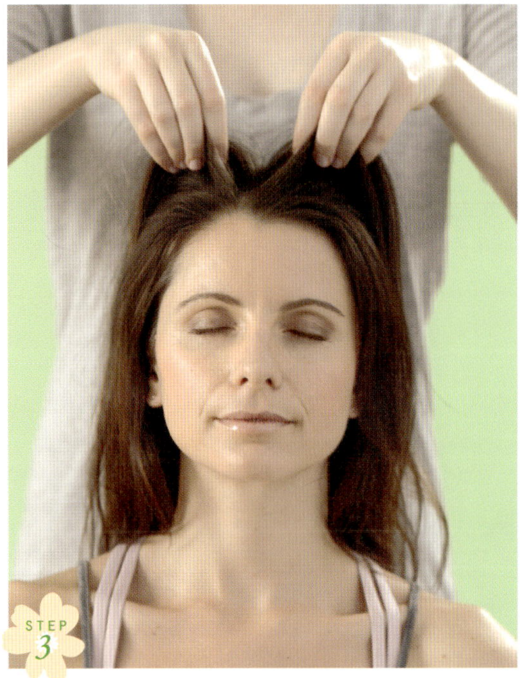

髪の毛を逆立て、引っ張る手技です。あなたの手は卵をつかむようにして、クライアントの髪の毛を引っ張りながら持ち上げ、逆立てます。髪の毛をつかみながら、同じ手技を2、3回繰り返したあと、次には、手をジグザグに動かします。髪の毛を強く引っ張らないように気をつけましょう。

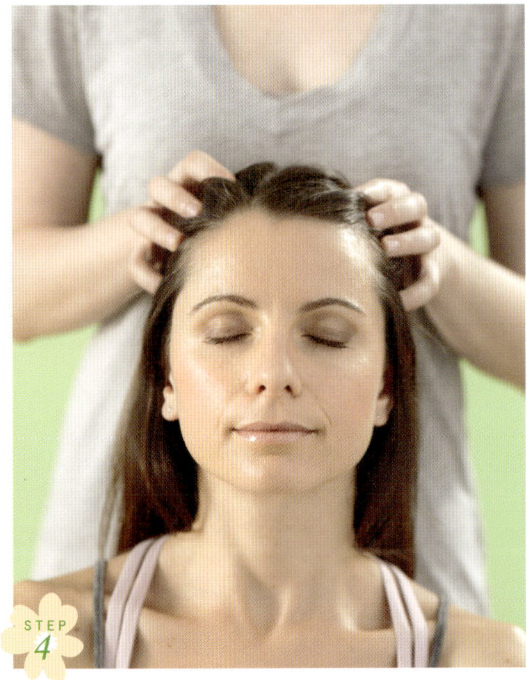

仕上げに、髪の毛を後方にすきます。両手の四指を用いて、髪の生え際から、毛先まで髪の毛全体に行います。最後に、毛先をつかんで、軽く引っ張ります。

主な特徴

- 東洋を訪れてヘッドマッサージを体験した人が増えるとともに、インド式ヘッドマッサージは人気が上昇しています。このマッサージは一般に、施術中か、施術後に行われます。
- インドの家庭ではヘッドマッサージを大切にしており、女性が家族に行います。マッサージには、ハーブやスパイス、オイルを用いますが、材料は季節によって異なります。美容師や理容師も行います。
- このマッサージには緊張やストレス、不安を鎮め、リラックスさせるほか、頭痛を軽くする効用があります。頭皮の血行をよくし、毛根に栄養を補って、光沢のある健康な髪の毛を育てます。オイルの使用は随意に選択します。

! 注意と禁忌事項

- 「安全性と注意事項」p126参照。
- 片頭痛や頭皮の炎症があるときには禁忌です。むち打ち症になってまもない方や、首を痛めた方にはマッサージを行わないでください。

ハワイのマッサージ

「カフナ（ヒーラー）」、または「ロミロミ（マッサージ）」と呼ばれる、ハワイ生まれのマッサージの特徴は、流動的なスタイルです。セラピストはマッサージテーブルの回りを自由に動きながら、腕や手を用いて施術します。

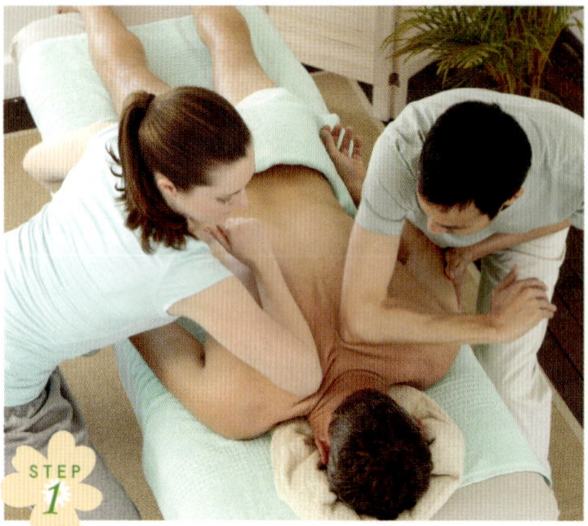

STEP 1

クライアントは、サロン（腰布）やタオルでゆったりと覆われています。最初に、クライアントの片方の肩を両手でマッサージし、血行をよくします。次に、前腕を当てて、優しく、肩の回りと腕から手までのマッサージを行います。もう一方の腕を用いて、腕の後面にマッサージを続けます。

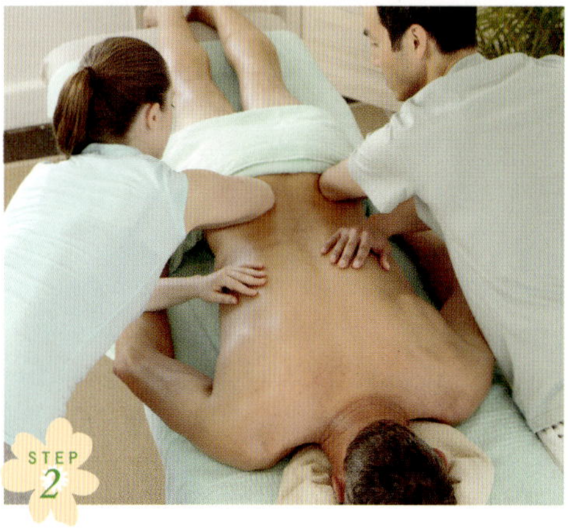

STEP 2

前腕を背中に当て、肩に向かって上り、そして、スタート地点に戻ります。そのあとで、脚の片側に前腕を当て、足方へ下降させます。次に、脚を上りながら、スタート地点に戻ります。さらに、腰部の周囲に前腕を当てて、マッサージを行います。殿部には特に注意して行ってください。手を回転させて、脚を下ります。このときに、自然と、殿部の片側をマッサージすることになります。

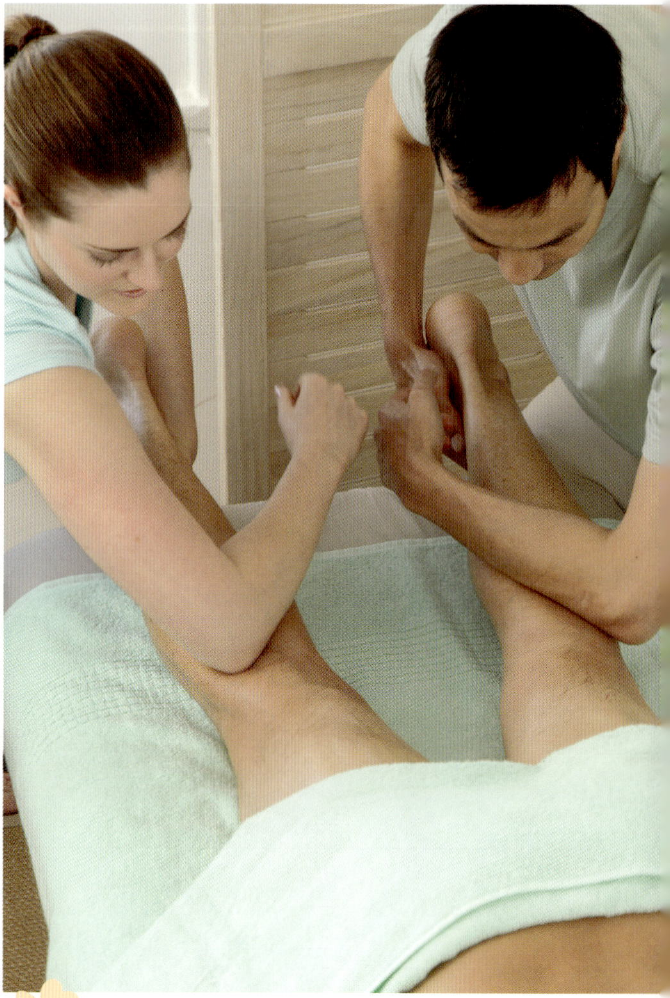

STEP 3

マッサージをする際には、手をカップのようにたわめて、指先が下層にある筋肉に働きかけるようにします。次に、クライアントの膝を屈曲させ、前腕と手を用いて、脚をマッサージします。それから、手でエフルラージュをしながら下腿を上ります。背中に移り、マッサージを続けます。

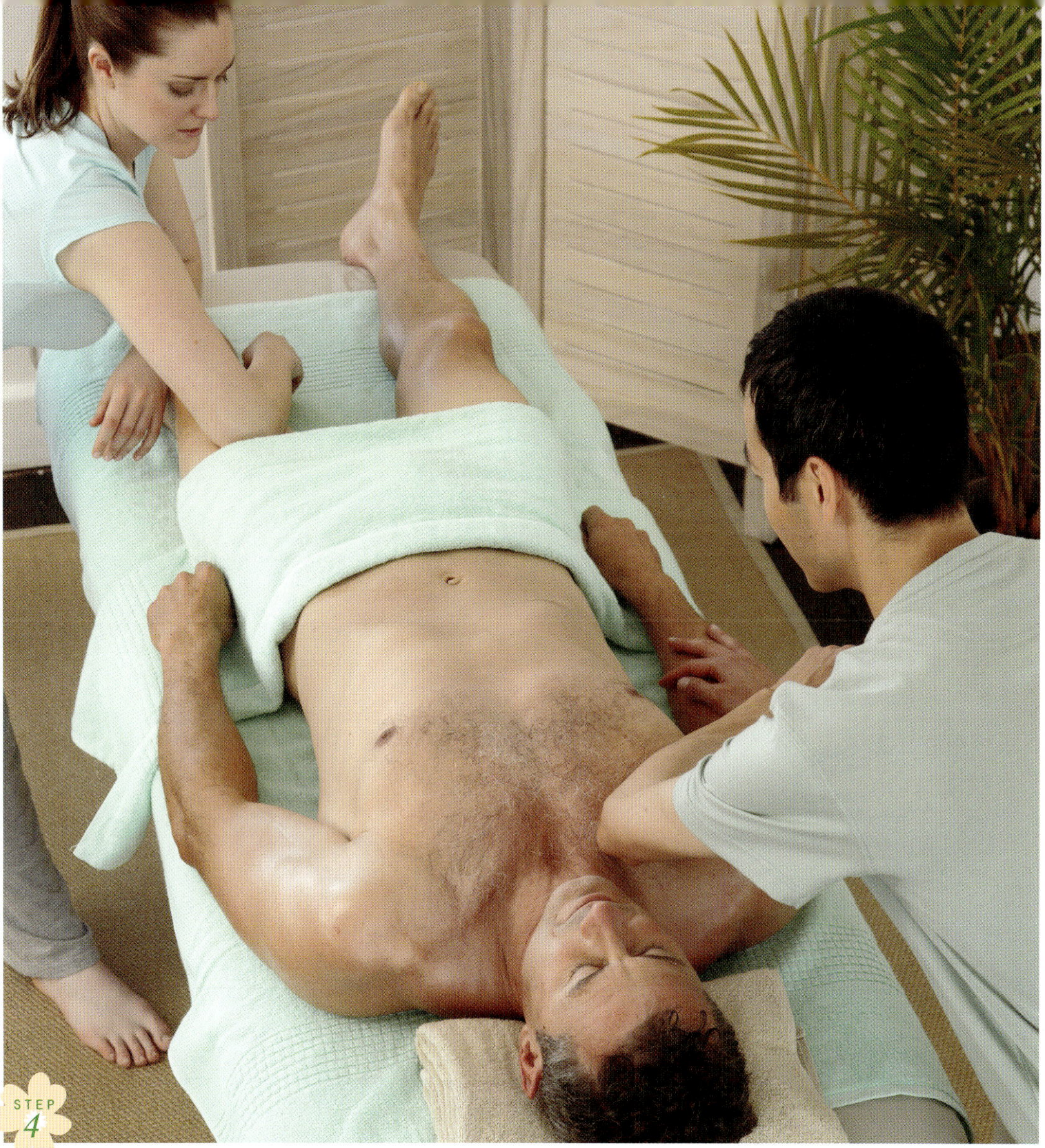

STEP 4

この動作を両側性に行ってから、十分に気を配りながら、クライアントを腹臥位にします。胸部と腕のマッサージを行う前に、サロンまたはタオルで覆います。脚の両側のマッサージで終了します。このマッサージはかなり深部まで到達する、パワフルな手技であり、クライアントが施術後に普段のように回復するまで、時間がかかります。めまいを感じるときもあるかもしれません。

注意と禁忌事項

- 「安全性と注意事項」p.126参照。
- 胸をマッサージすることもあるため、施術を始める前に、クライアントの了解を得てください。トリートメント後はエネルギーが再調整されます。そのために、軽い不調が生じることもあるかもしれません。

主な特徴

- ハワイのマッサージは「愛をもたらす施術」として知られています。その基盤には「フナ（Huna）」と呼ばれる癒しの哲学があるのです。万物は愛と調和を求めるものですが、体を流れるエネルギーが滞るときには、筋肉の緊張のほかに、その人の考え方や信念も根底にあるのかもしれません。
- セラピストの目標は、体のブロックを取り除き、エネルギーの流れを調えることにあります。頭からつま先までオイルを用いて、両手や前腕を用いて、全身をリズミカルに、そして流動的にマッサージします。体の片側をマッサージしながら、ハミングすることもあり、さらに、ダンスのような動きを取り入れながら行うときもあります。セラピストは体の要求を感じながら施術するため、直感に応じて手技を行うこともあるのです。マッサージは1人、あるいは複数のセラピストで行われます。

Hot Stone Massage

ホットストーンマッサージ

スパやエステサロン、マッサージ業界で急成長を遂げた、最も人気のあるトリートメントの一つです。ホットストーンマッサージではチャクラの上に温めた石をのせた後に、全身のオイルマッサージを行います。

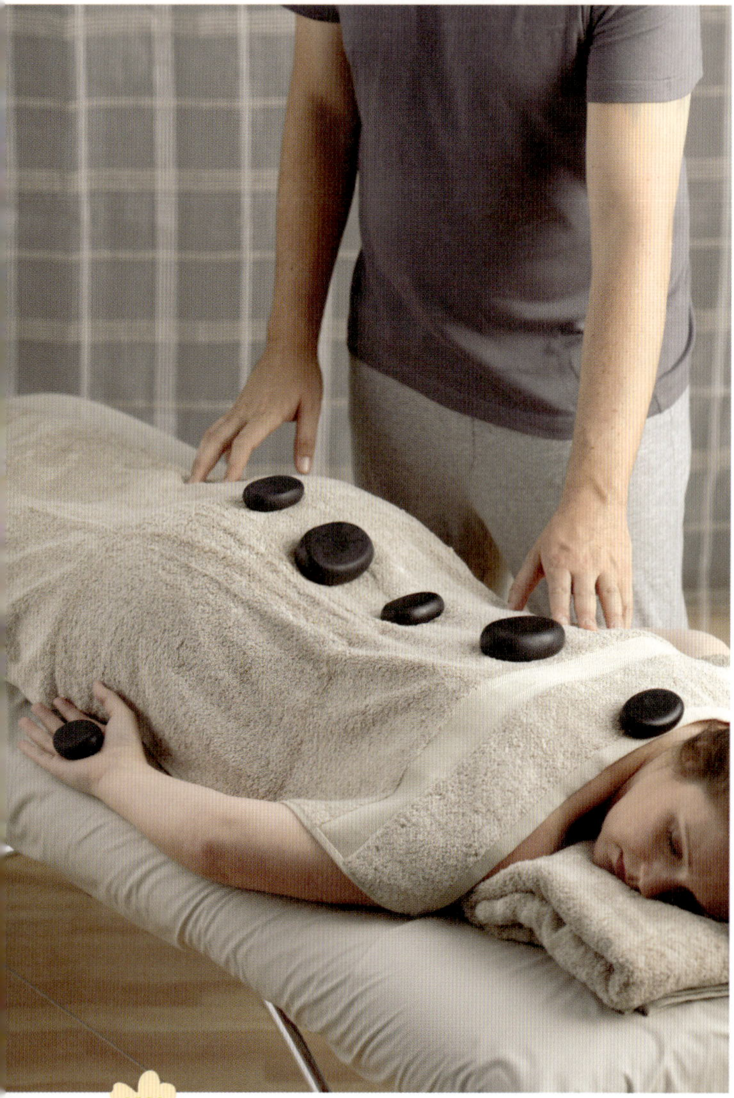

STEP 1

セラピストは、クライアントにカウンセリングを行い、脱衣でマッサージテーブルの上に腹臥位になってもらいます。最初に、クライアントの体をタオルで覆い、専用ヒーターの温水から加熱された石を取り出し、水気をとります。タオルの上からクライアントの背中のチャクラに、両方の手掌をのせます。

主な特徴

- 現在のホットストーンセラピーは1990年代初期に、英国とアメリカで始まりました。しかし、中国人と日本人、ハワイ先住民族、アメリカの先住民族はすでに、何世紀にもわたって、石や岩を用いたいろいろなヒーリングを行ってきました。体を清潔にするほか、腹部を温めて、消化促進をはかる目的もありました。
- 主に、玄武岩や大理石が使用されますが、翡翠を用いるときもあります。玄武岩は溶岩が固まった石ですが、保温性が高いために好まれています。石を温水器で温め、マッサージする前の準備として、体の上にしばらく置きます。たとえば、筋肉を温めるほか、7つのチャクラを活性化するために用いられます。そのあとで、ストレスや緊張をほぐして、血行をよくするために、体のマッサージに使用します。
- 大理石は元来冷たい石ですが、冷水の入った器でよく冷やしてから、顔などのマッサージに用います。

注意と禁忌事項

- 「安全性と注意事項」p.126参照。
- この療法は妊娠期の女性のほか、糖尿病、心臓疾患、呼吸器系疾患、皮膚疾患のある方や、血圧に問題のある方には禁忌です。

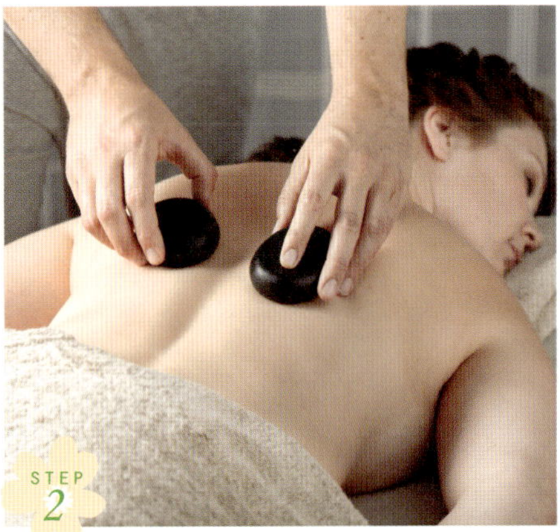

STEP 2

背中と手掌から、石を取り除いた後で、背中にオイルを用いてエフルラージュします。その後で、筋肉の緊張やこりをほぐすために、ホットストーンを用いて、ペトリサージュを行います。それから、脚部のマッサージを行った後に、クライアントに背臥位になってもらい、体をタオルで覆い、体の前面のチャクラの上にホットストーンを置きます。

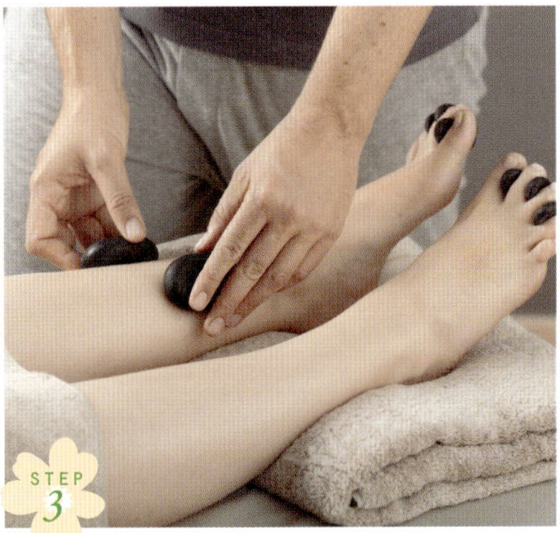

STEP 3

クライアントの足をタオルから出して、オイルを塗り、脚部のマッサージを始めます。温まって、緊張がほぐれたときに、ホットストーンを用いて、かかとをマッサージします。そのあとで、ホットストーンをつま先の間に入れます。マッサージを脚部にも続けて行います。

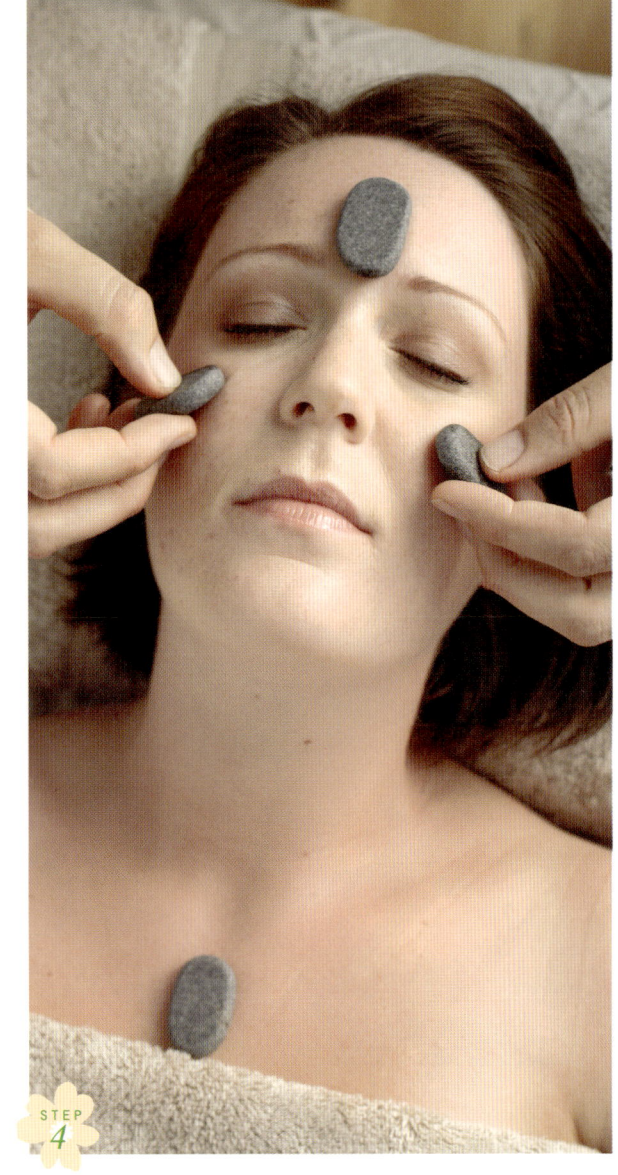

STEP 4

セラピストはホットストーンを用いて、腹部を優しく時計回りにマッサージします。デコルテと腕にオイルを塗布しながら、エフルラージュを行ったあとに、ホットストーンでニーディングを行います。最後に、大理石を顔に当てて、施術を終了します。

Beauty or Facial Massage

美容マッサージ（フェイシャルマッサージ）

家庭に居ながら、サロンやデイスパ感覚で美容に良いマッサージやフェイシャルマッサージを行いましょう。お肌を清潔にするとともに、保湿し、いきいきさせるトリートメント効果があります。その際には、肌質に最も適した製品を選ぶことが大切です。

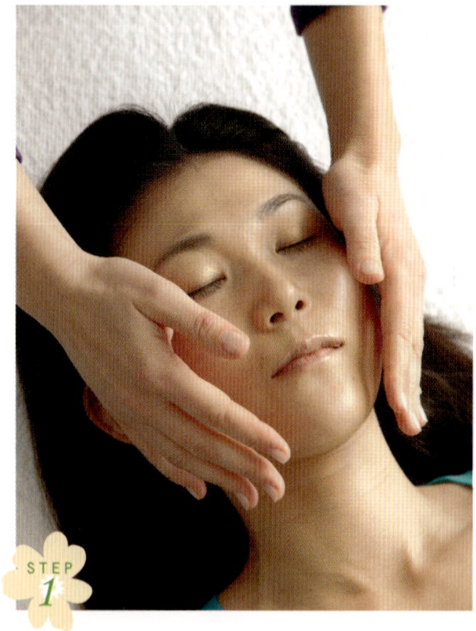

最初にカウンセリングを行います。そのあとで、背臥位になってもらい、顔と首、デコルテのメイクアップや汚れなどをクレンジングして落とします。クレンジングには乳液やローション、クリームタイプのほか、消毒用の洗浄液を目的に合わせて選びます< p.14～16も参考に>。ゆっくりと時間をかけて塗布したあとに、もう一度クレンジングしてください。

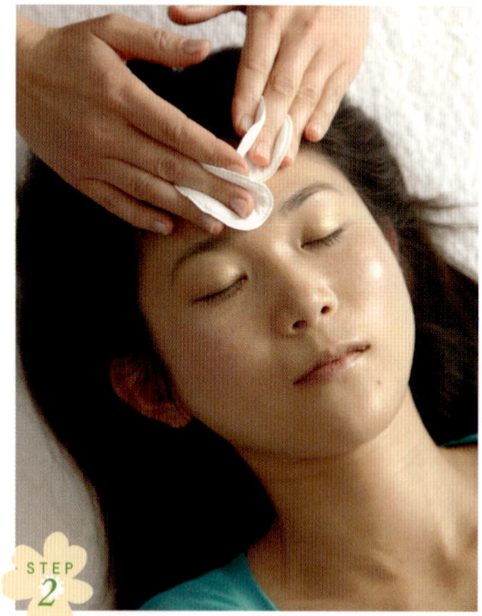

さて、清潔になって、肌の調子が観察しやすくなりました。皮膚の状態、乾性肌か、シミ・そばかすの目立つ肌か、敏感肌か、または熟年肌であるのかを見極めます。それから、皮膚の角質をきれいにします。角質をとるパックを使用するときは時間を守りましょう。パックが乾燥したら、ゆっくりと優しく洗い流します。

主な特徴

- フェイシャルマッサージは皮膚の自然なターンオーバーを促すとともに、毛穴のお掃除にもなります。このスキンケアは4段階に分かれます。最初に、いつも通りの洗顔を行い、次に、スキンタイプとお肌の状態に応じた、ディープクレンジングを行います。それから、スウェーデン式マッサージを行って、フェイシャルパックで仕上げるのです。
- メイクアップや肌の汚れを落とす、最初のクレンジングのあとには、皮膚の調子が確認しやすくなります。そこで、受ける人の肌質に適した製品を選びます。ディープクレンジングのときにはブラッシュ洗顔や蒸気浴も行います。いずれにしても、角質のピーリング剤が用いられます。
- スウェーデン式スタイルのフェイシャルマッサージでは、リラックス作用やリンパの循環と血行を促進する作用のほか、神経終末を鎮静させる作用のあるクリームやオイルを用います。仕上げには、皮膚を落ち着かせるパックと、ニュートラルなパックのほか、スキンコンディションに適したパック剤を塗布して用います。パックを落としたあとには、収斂化粧水と保湿用ローションをつけて、栄養を補給するトリートメントを終了します。

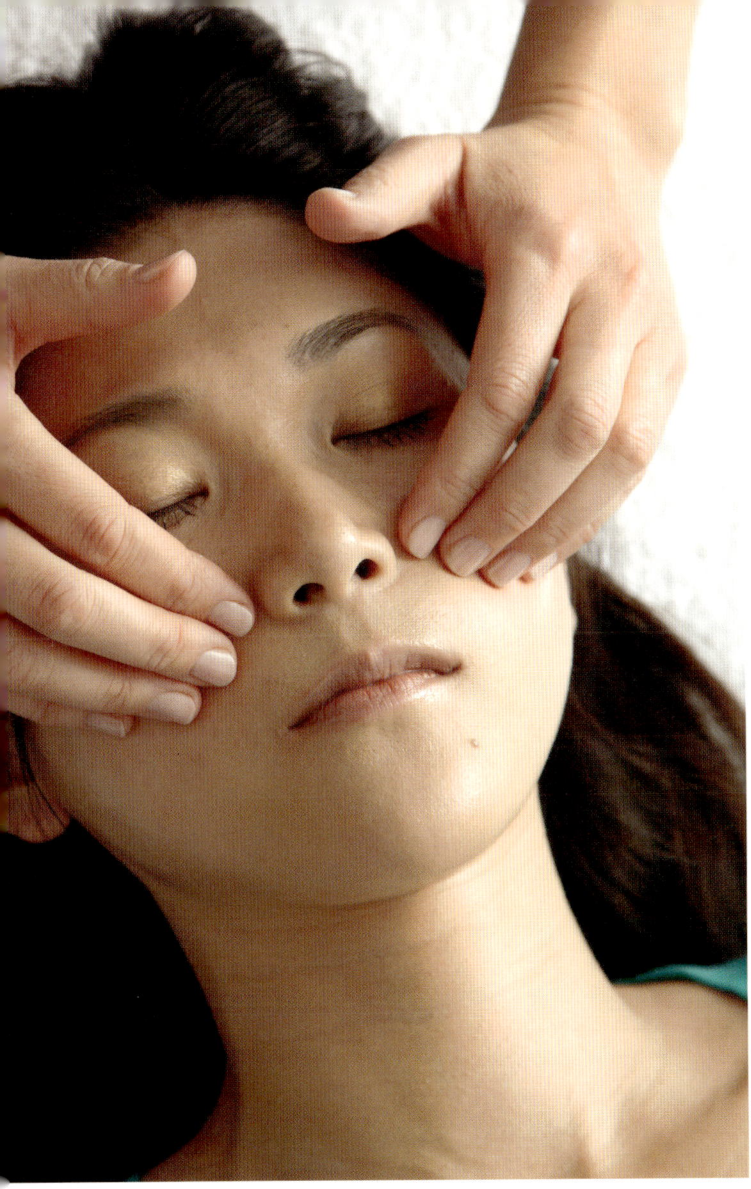

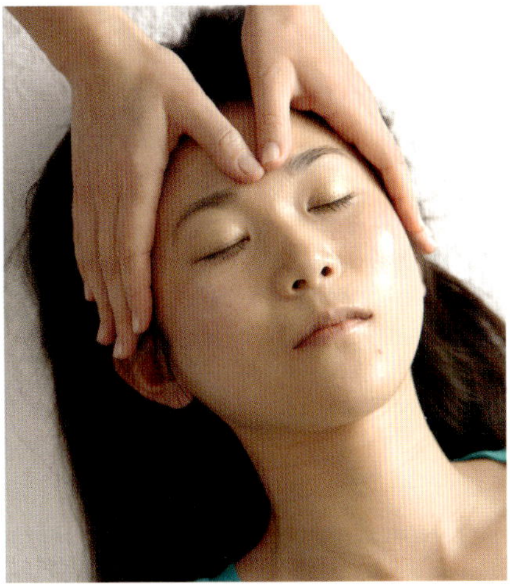

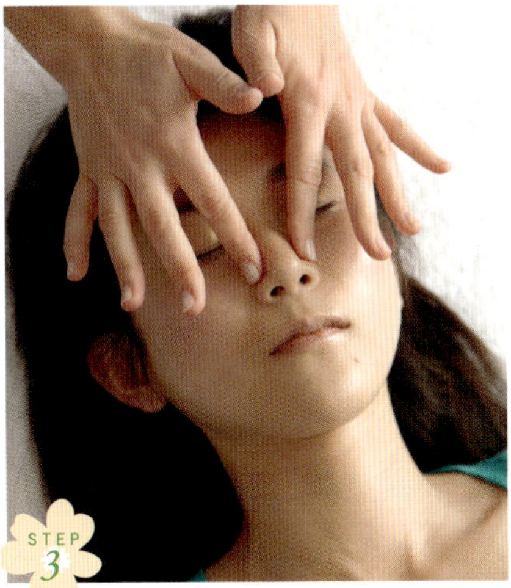

STEP 3

次に、フェイシャルとネックマッサージを行います。手は柔らかく保ち、なめらかに、リズミカルにゆっくりとトリートメントを行います。手技は、エフルラージュを主として（左と右上の写真）、ニーディングやフリクション、軽いタッピングを行います。顔面の筋肉を活性化するとともに、皮膚を柔らかくする作用があります。

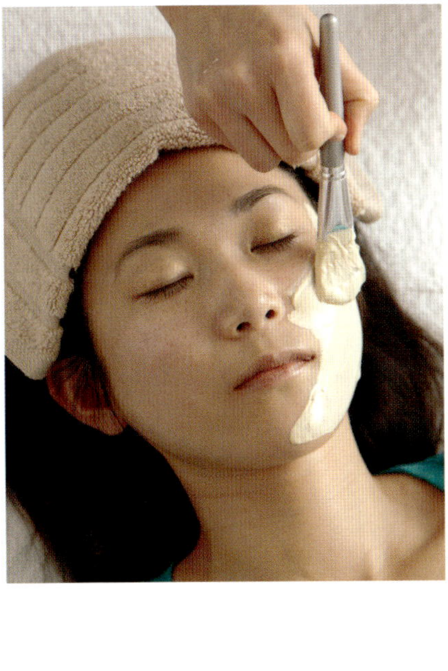

STEP 4

パック< p.18も参考に>を塗ります。粉末を液体で溶かすほか、ストロベリーやヨーグルト、蜂蜜などの天然の材料を調合して作ることもできます。パックが乾燥するまで待って、きれいに洗い落とします。顔を温かな湿ったタオルで拭いてから、収斂化粧水をつけます。仕上げに、保湿ローションを用います。

注意と禁忌事項

- 「安全性と注意事項」p.126参照。
- 超敏感肌や副鼻腔の症状がある方には、使用上、注意が必要です。

Lymphatic Massage

リンパマッサージ

とても優しいタッチのマッサージです。体の浄化を目的とし、免疫系を強化するとともに、セルライトの治療や余剰な体液を排除する働きがあります。

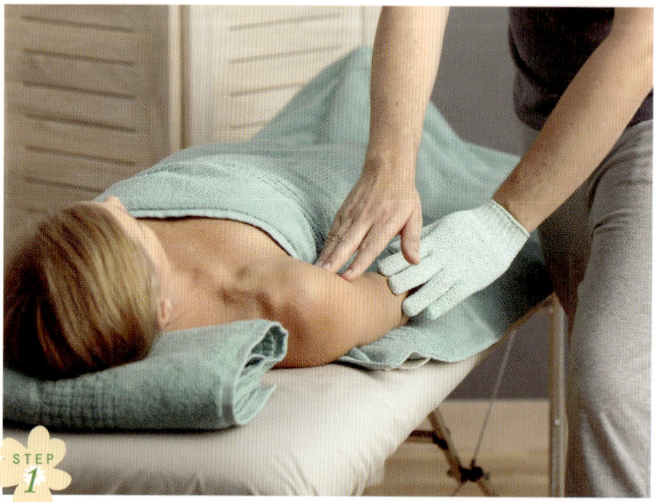

STEP 1

クライアントがマッサージテーブルの上で用意ができたら、コットンにラベンダーのフローラルウォーターをつけた、リラックス作用のアイマスクを載せます。柔らかなブラシか、手袋<ラテックス〔ゴム〕はアレルギーの方がいるので避け、薄く軽い手触りのもの>をはめた手で、心臓方向に向けて、軽いリズミカルなタッチで、のちにマッサージを行う部分にブラッシングします。

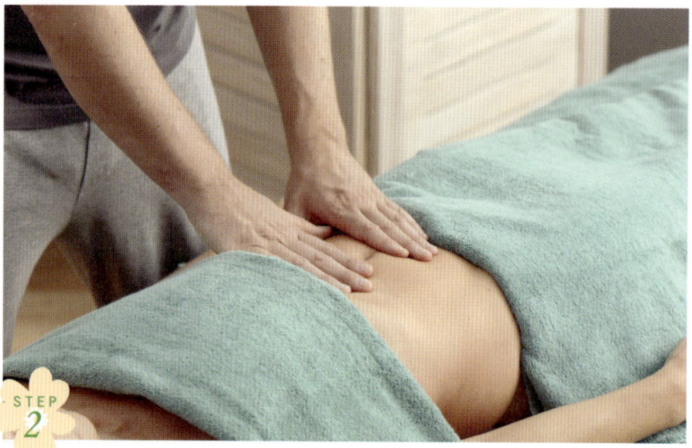

STEP 2

リラックスをはかり、腹式呼吸を何回か行ってもらいます。セラピストはクライアントの腹部に両手を置いて、やさしく揺らします。パートナーの気持ちを穏やかにさせる方法であり、「パルシング」と呼ばれています。次に、首からマッサージを始めますが、いつでも軽いタッチで行います。そして、ブラッシングをした部分にもマッサージを続けて行ってください。

主な特徴

- リンパドレナージュは1930年代に、医師のエミール・ボッダーと、同じく医師のエストリッド・ボッダーによって開発されました。彼らは、副鼻腔炎とニキビ、また病気に起因するリンパ節の腫れを含めて、いろいろな症状の治療に用いました。現在では、医療資格者<各国の規定による>のマッサージ師たちにより、病院において、むくみと関節炎からスポーツ外傷に至るまで、多様な不調や疾患の治療に役立てられています。
- リンパ液は筋肉の伸展と収縮によって移動します。リンパ系の活性化をはかるために考え出されたのが、「リンパマッサージ」です。皮膚をブラッシングすると、活性され、血行がよくなります。皮膚の肌理《きめ》が調い、生理機能が向上します。さらに、筋肉や関節における余剰な体液の貯留を防ぎます。なお、リンパマッサージは事故や捻挫により、くるぶしなどが腫れたときにも効果的です。
- リンパマッサージは優しい療法ですが、軽擦するときにストレッチする手技があるほか、触診や振動法にしても、クライアントが不慣れなうちは、不安に感じるときがあるかもしれません。ですが、施術後には、体が活性化されたことを感じるはずです。

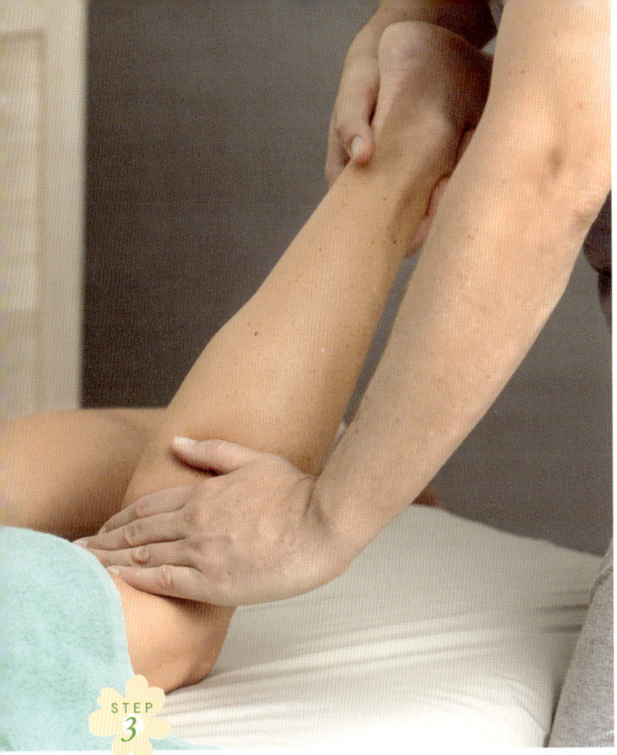

くるぶしのむくみを治療するときには、脚部に4つのステップでマッサージを行います。最初に、施術を行う部位の上部にあるリンパ節を刺激する目的で、膝を屈曲させて、両手で膝裏を優しく圧迫し、それを3回繰り返します。この部位は神経が走行しているため、あまり強く押さないように気をつけます。

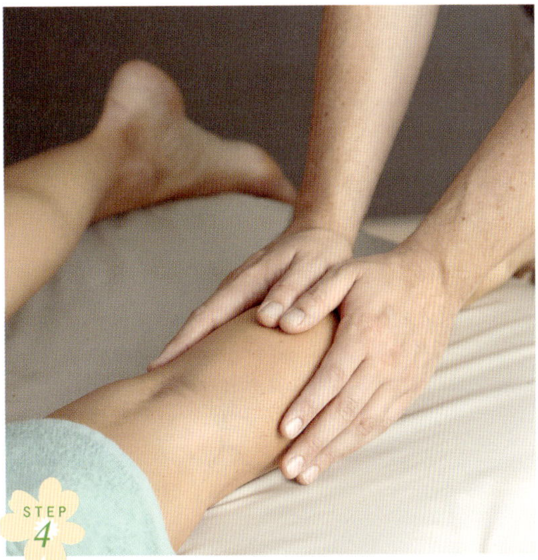

下腿に両手を当てます。ゆっくりと優しく、両手を上方に向かって移動させます。脚の上方に向かって流れる液体を押していることを想像します。この手技を5回繰り返します。さて、くるぶしから流れてくる余分なリンパ液を受け入れる準備ができました。

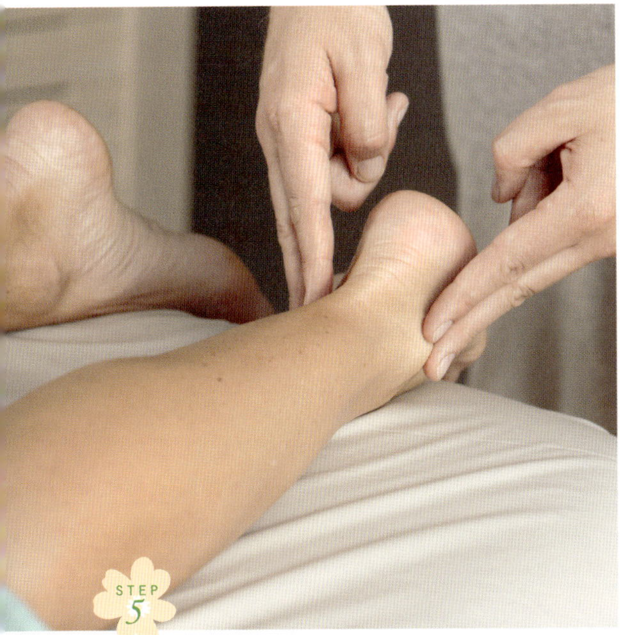

くるぶしの両側に指先を当て、ゆっくりと輪状に動かしながら、くるぶしの内側と周囲をマッサージします。こうして、貯留していた体液が上に向かって移動し始めます。次に、指をもう少し足先の方に移動させ、後と前、上と下に押しながら動かします。

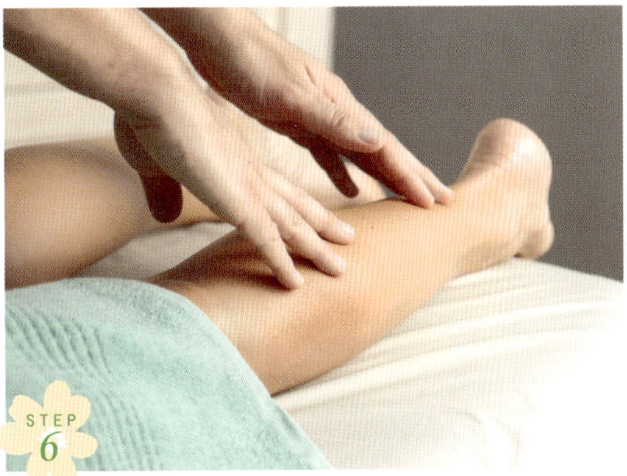

最終的に、脚の後側を優しいタッチでエフルラージュしながら、上へ移動します。この手技を数回行った後に、必要があれば、さらに繰り返して行います。クライアントは脚を上下に動かすことによって、筋肉がリンパを上に押し上げるようにサポートすることができます。最後に、デトックスのプロセスを助けるように、クライアントには脚を持ち上げておくように頼みます。

注意と禁忌事項

- 「安全性と注意事項」p.126 参照。
- 足のむくみや鼻づまりなどの一般的な症状以外は、規定の資格保持者がリンパマッサージを行います。
- マッサージ中に、リンパ節やリンパ小結節から有害物質や代謝物が流出するため、施術を受ける人は気分がよくなる前に、少し症状が悪化するときもあります。

Reflexology

リフレクソロジー

体には、縦に10本のゾーンがあり、足の関連領域にその状態が反映されると考えられています。関連する部位（反射区）をマッサージすることによって、どのような不調であっても、治癒を助けることができると信じられています。

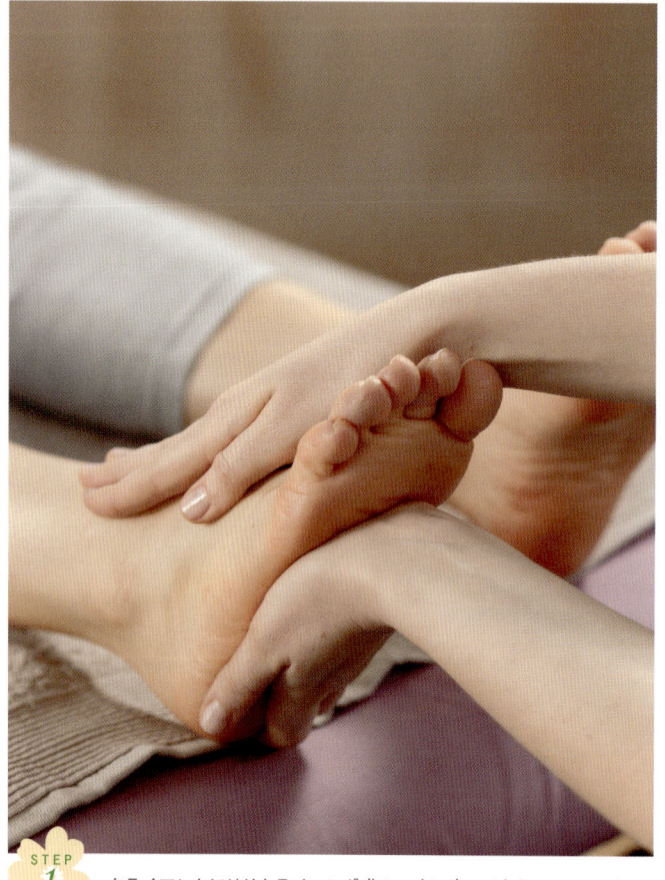

STEP 1

クライアントにはリクライニング式のいすに座ってもらい、セラピストが温水で足を洗うとともにリラックスさせ、気持ちを落ち着かせます。つま先とかかとを含め、足全体にエフルラージュを行います。クライアントは気分がほぐれ、リラックスしています。一方の足が終了したら、他方の足に続けて行います。

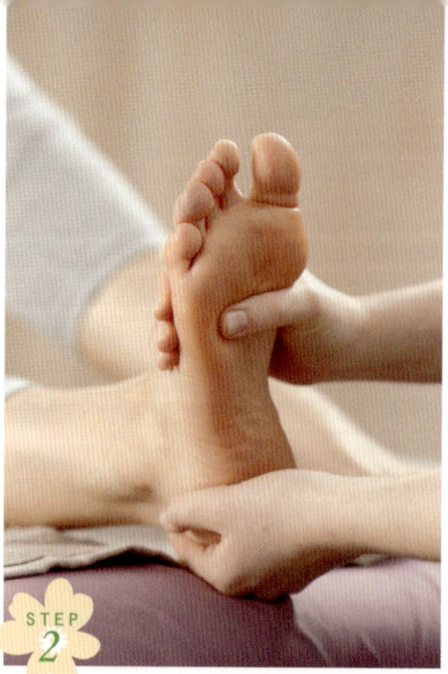

STEP 2

足を一方の手で押さえ、他方の手の母指で、横隔膜（右頁のチャートを参照）のラインの上に沿って、母指を前後に動かしながら進みます。このとき、クライアントにはゆっくり深呼吸してもらいます。このテクニックは受ける人がもっと楽に呼吸できることを意図しています。

主な特徴

- リフレクソロジーでは、反射区を確認することによって、手や足と体の関係を探ります。有資格<各国の規定による>のリフレクソロジストは足をマッサージして、緊張をほぐし、活性化させると同時に、体の関連する部分に対しても働きかけるのです。
- リフレクソロジストは施術を始める前に、カウンセリングを行います。ただし、実際には、足を触って、腫れや不調のある部位を触診したときに、すでに施術が始まっているのです。
- リフレクソロジストはいつでも最初に、母指と四指を用いて、いろいろな部位にリズミカルに圧力を加えながら、刺激して、活性化をはかります。優しくストレッチして、トリートメントは終了します。

! 注意と禁忌事項

- 「安全性と注意事項」p.126参照。
- 強く押してはいけないツボがあります。妊娠中に避けるべきツボはp.226参照。

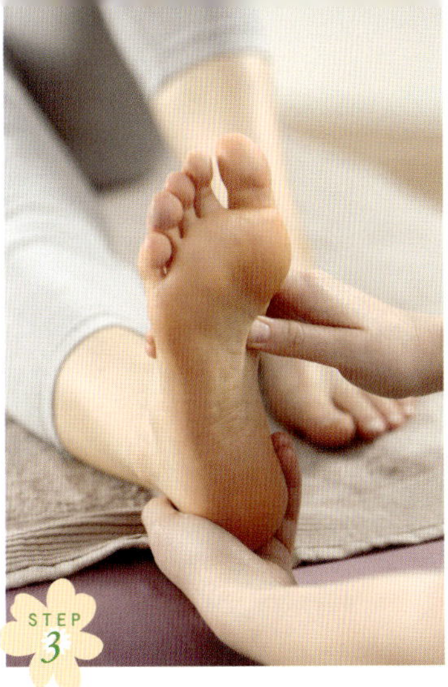

リフレクソロジーの手技は足の母指からはじまり、かかとで終了します。セラピストは足の内側全体をマッサージし始めます。下記のチャートからわかるように、このゾーンは脊柱と関連しています。ここでは異なる部位を押圧して、背中と肩、または首の痛みを解消しようとしています。

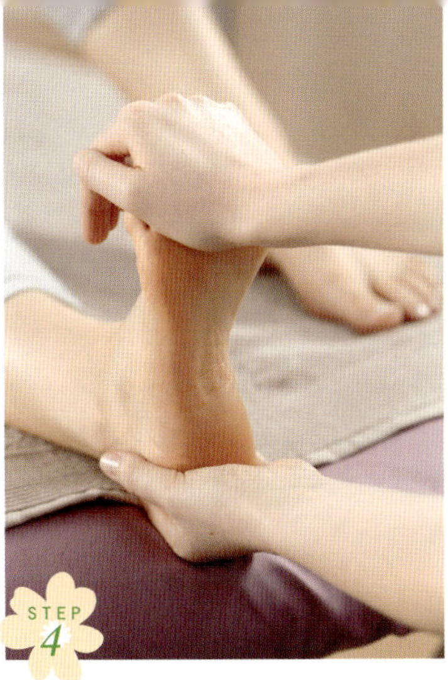

一つの手技から、次の手技に移るときには、受ける人の幸福感が持続するように、エフルラージュを行います。かかとには、同じ圧力を保ちながら、両方の手で足の前後にゆっくりとマッサージを行います。最後に、足のくるぶしとアキレス腱をストレッチさせて、終了します。

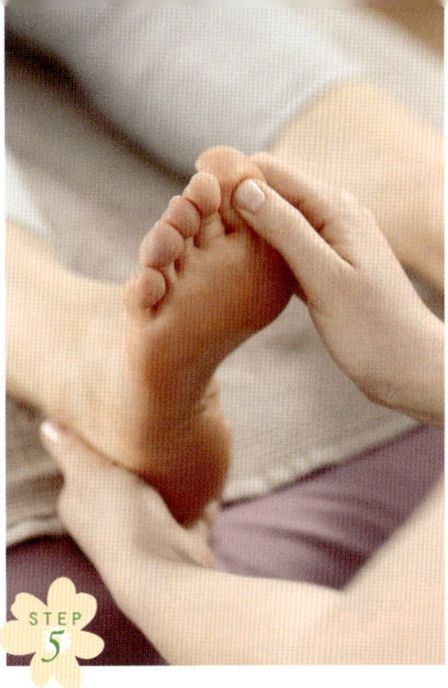

最後に、つま先をマッサージします。リフレクソロジーの頭部と脳、副鼻腔に働きかけます。呼吸器系の症状があるときにも、つま先にマッサージを行います。最後に、足全体をマッサージしてから、優しくストレッチします。

足の反射区<反射区の図は出典により若干違いがある>

右の足裏　左の足裏

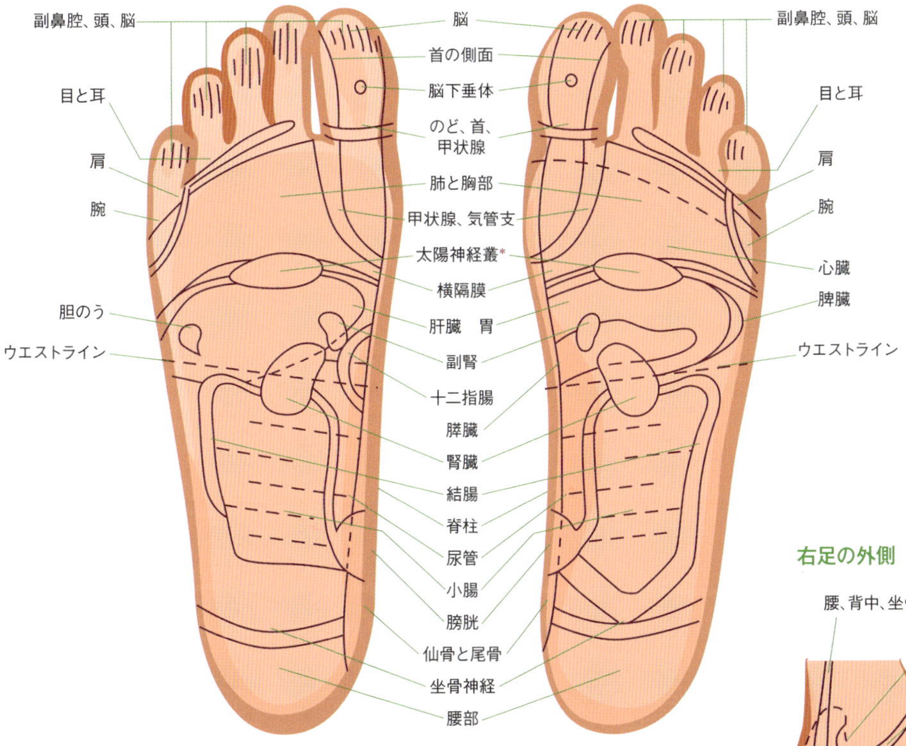

<＊太陽神経叢：腹腔付近で自律神経系と関係するとされる反射区>

右足の外側

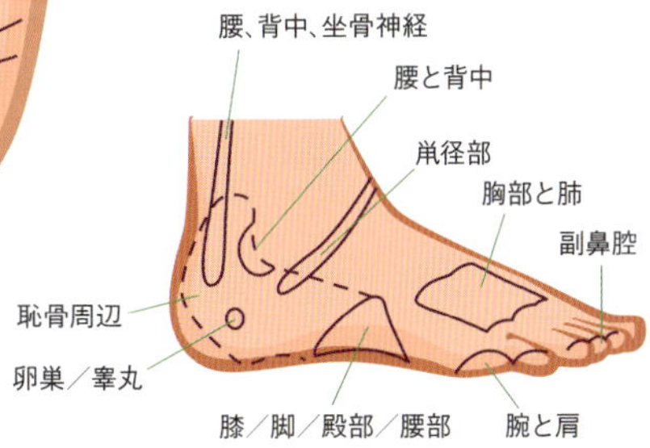

Seated Massage

座位マッサージ

このマッサージは、いすがあって、マッサージを希望する人がいれば、いつでも行うことができます。あなたの友達や恋人に、マッサージをプレゼントするときには、エッセンシャルオイルの香りとキャンドルの明かり、そしてソフトな音楽でリラックスできる空間を演出することもよいでしょう。

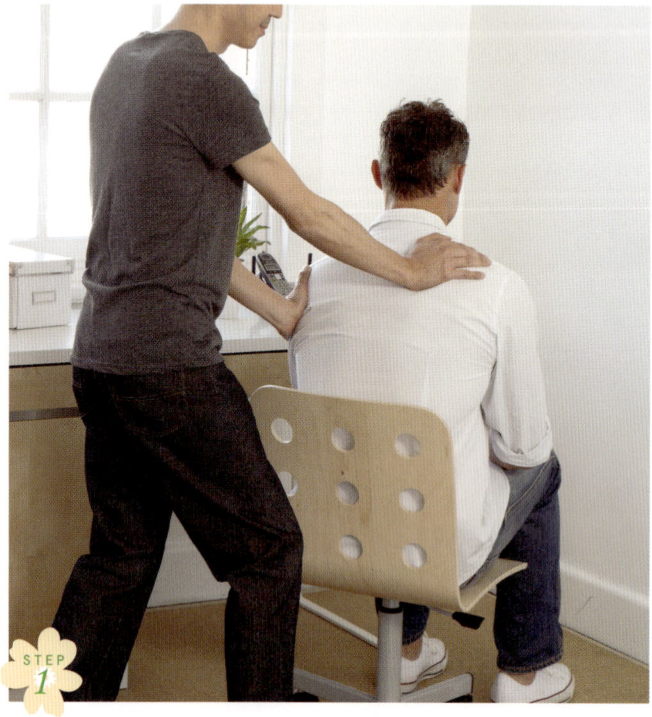

クライアントは低めのいすに腰かけて、胸元に枕をあてがい、前かがみの姿勢をとります。セラピストは手掌で背筋を押します。最初に、腰の上に両手を置き、次に脊柱の両脇を押しながら、肩まで上ります。このときに、セラピストはクライアントの脇に位置し、反対側の背筋を押します。次に、位置替えをし、同じように、反対側の背筋を押します。

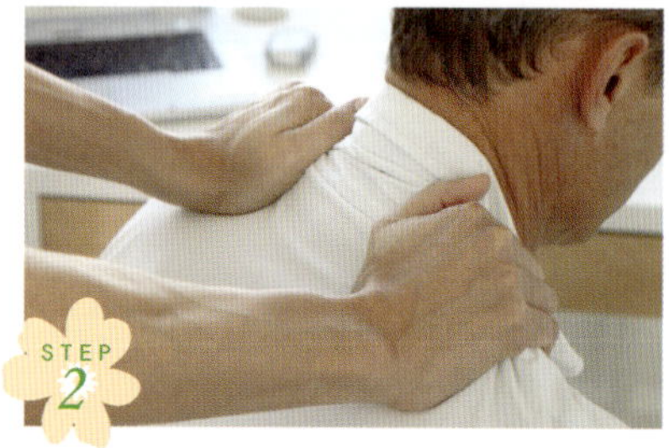

クライアントの後方に立ちます。三角筋の上に手をそっと置いて、しだいに力を入れながら、筋肉をつかみます。10～15秒間、ホールドしてから、力を抜きます。筋肉の血行が改善されて、こりがほぐれます。3回繰り返します。

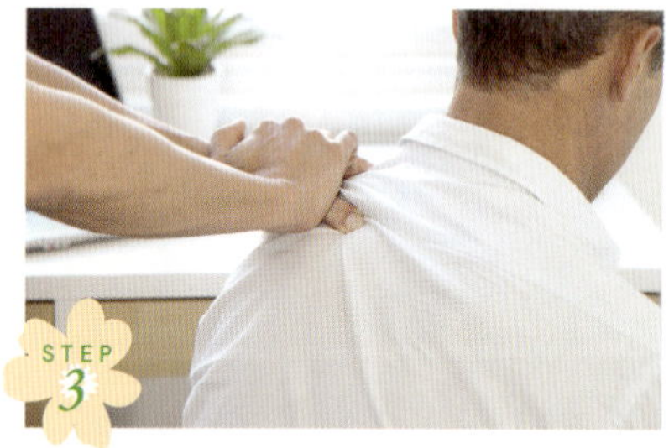

ニーディングを行い、肩こりをもみほぐします。肩甲骨の中央から始めます。母指でフリクションしながら、肩をマッサージします。次に、肩の上をニーディングします。肩の中央から肩先まで3回、繰り返します。

主な特徴

- 座位でのマッサージは肩と首、背中、頭にかけてマッサージするには最適です。コンピューターの使用により、疲れが出やすい部位に働きかけることができます。体がうつむかないように上体をまっすぐ保つ背筋にも、マッサージを行いやすいのです。これらの筋肉が疲労すると、姿勢が悪くなり、筋肉痛などの問題が生じやすくなります。
- 肩の痛みなどのストレス性の問題を抱えている人は多く、マッサージはこわばりをほぐし、頭を支える首の筋肉をリラックスさせることができます。人間は重力に反して、かなり重い頭を支えているため、こりが生じやすいのです。このマッサージ法で首の筋肉をほぐすことで、頭への血行循環を改善するともに、可動域を拡げます。
- 背中のマッサージを手掌で行ってから、肩から首に向かうこともよくあります。その場合には、ヘッドマッサージで終了します。頭皮が刺激され、血液循環が改善されると、クライアントも気持ちが前向きになり、リフレッシュします。

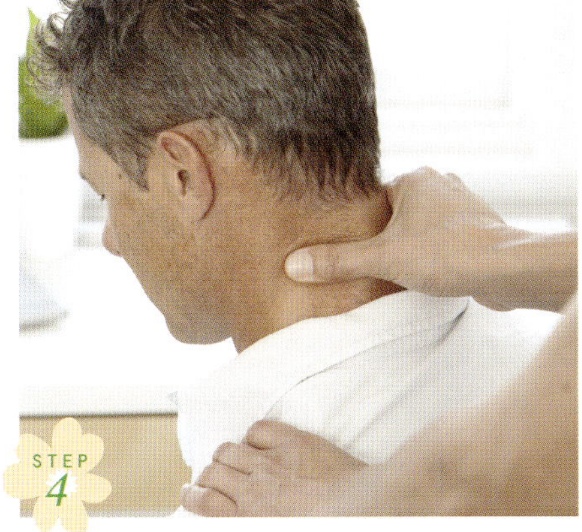

クライアントの脇に立って、首のマッサージを行います。肩先から首にかけて、髪の生え際まで、母指と示指でソフトにニーディングを行います。筋肉がリラックスするまで続けます。

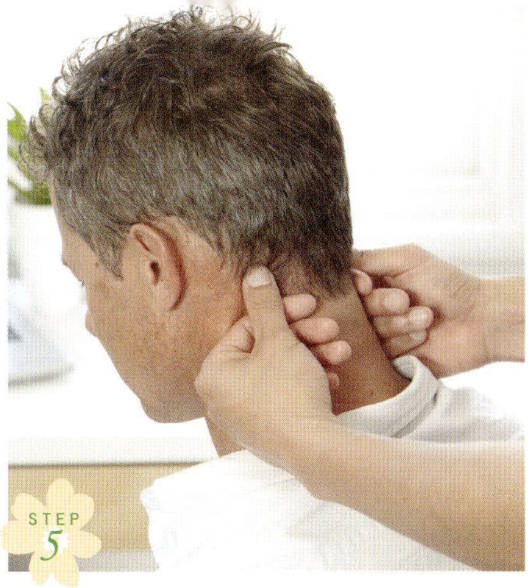

次に、両方の母指を首の付け根に当て、首すじにかけてマッサージを行います。両側のツボを同時に押して、15～20秒間、圧を保ちます。クライアントが痛みを感じたときには、そこで力を抜きます。

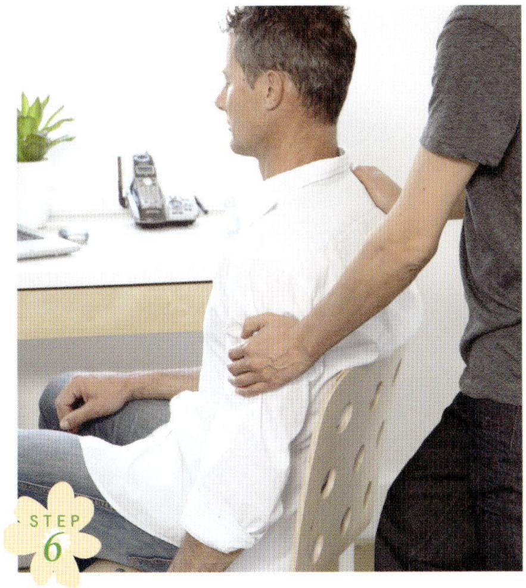

クライアントに片側の腕を下ろしてもらい、腕の筋肉をつかんでは離すという手法で、上腕から始め、前腕にもニーディングを行います。両方の腕に行います。

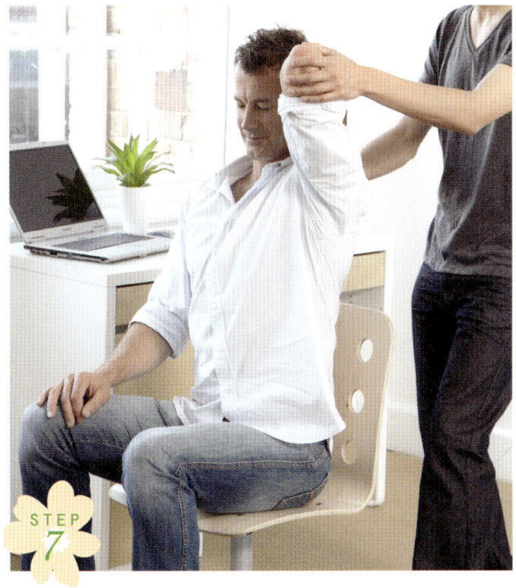

腕を上げて、屈曲してもらい、反対側の肩に触れるように頼みます。クライアントの肘の上に手を置いて、後方に軽くストレッチさせます。15秒間以内で行います。なお、肩関節を脱臼した経験のある人には行ってはいけません。

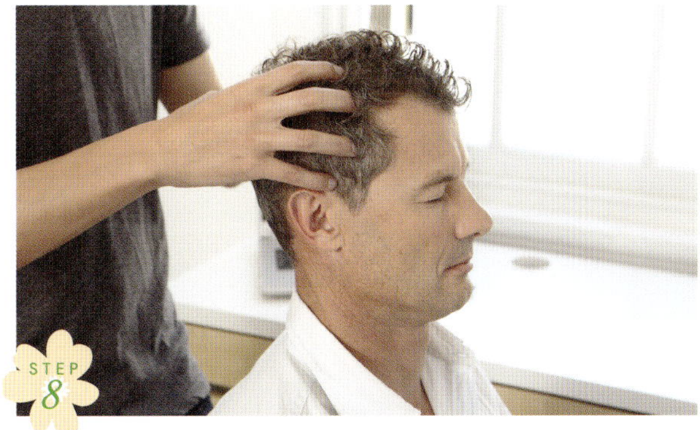

指先で、頭皮にゆっくりとリズミカルなマッサージを行い、リラックスさせてから、このトリートメントを終了します。最初に、前頭部をマッサージしたあとに、全体に行います。

! 注意と禁忌事項

- 「安全性と注意事項」p.126参照。
- マッサージの際にはあまり力を入れないようにします。特に、首のあたりは注意してください。
- 脊柱の上にはマッサージしないように、気をつけましょう。衣類の上からはわかりにくいものです。

Techniques

第5章　マッサージテクニック

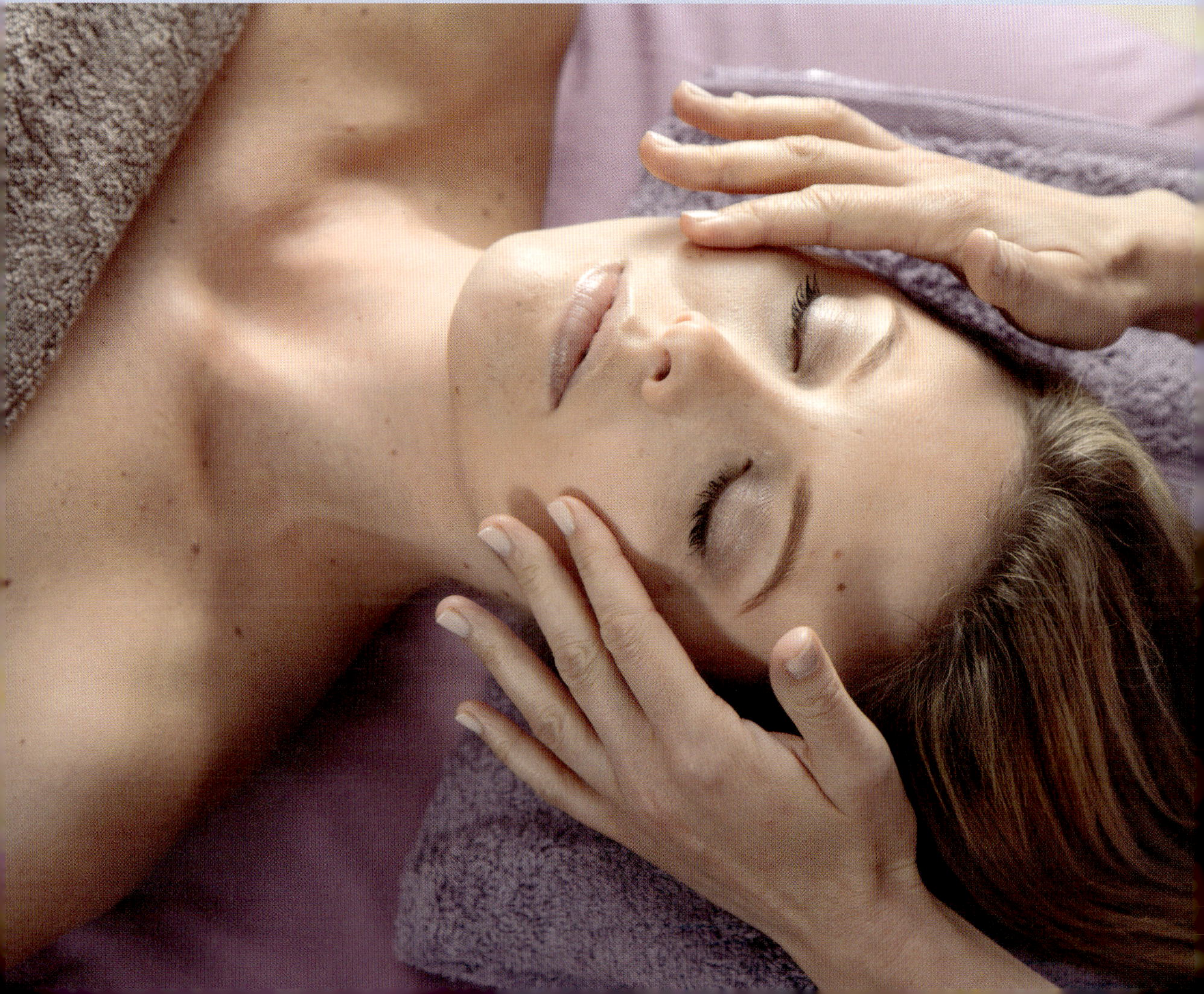

エフルラージュ（軽擦法）

優しいタッチで手を滑らせながら、背中を上り、リラックスさせる手技です。アロマテラピーとスウェーデン式マッサージの手技の中では、最もシンプルなマッサージです。なお、マッサージをするときには、筋肉を温め、リラックスさせるブレンドオイルを用いましょう。エフルラージュは、施術部位を変えるときにも行います。

効用　●この手技は血行をよくして、代謝物や毒性物質の排泄を促します。●緊張した筋肉のこわばりを弛緩させるとともに、鎮静させて、リラックスさせます。

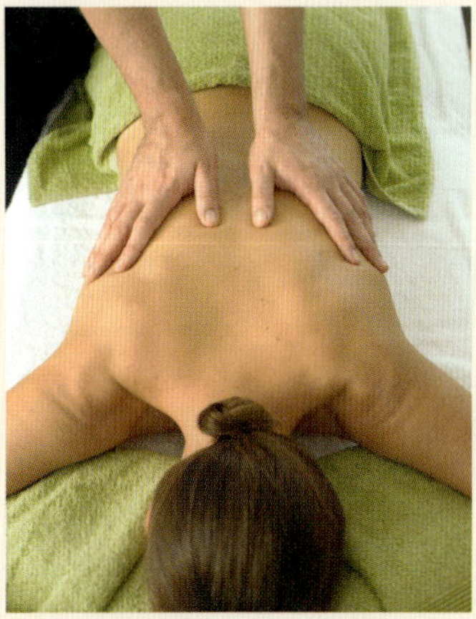

上方向へ

ゆっくりとなめらかに肩まで手をすべらせます。クライアントの肩のところで両手を離して、両外側へとすべり下りるようにして、元の位置に戻ります。

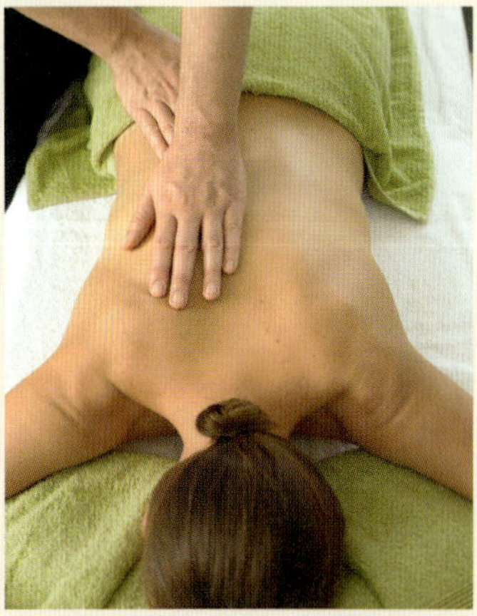

手を交互に動かす

片手を上方向に動かしながら、他方の手で追いかけます。少しスライドさせて、追う方の手が触れたら、最初の手を持ち上げます。

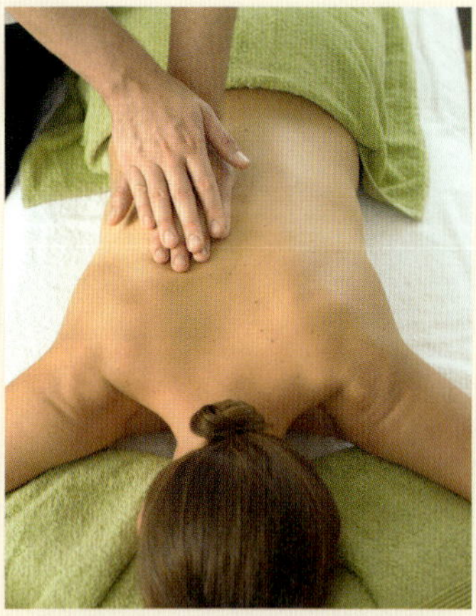

手を重ねる

手掌が背中に触れるように置き、その上に他方の手を重ねます。ゆっくりと同じ圧力を保ちながら、頭の方へ上ります。肩の上では、力を抜きます。

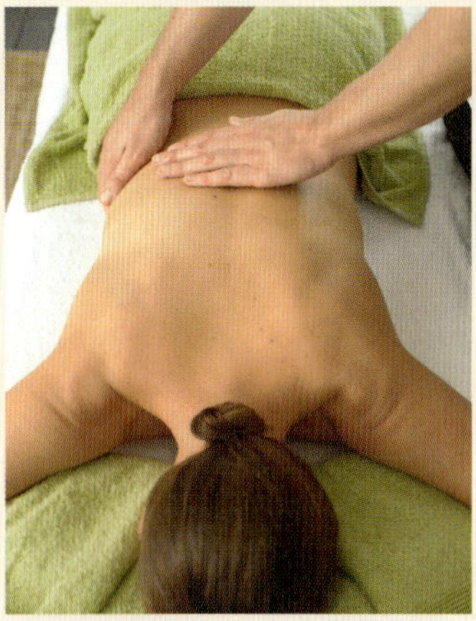

サイドプル

セラピストの反対側の体の脇から背中の中央の脊柱に向けて、リズミカルに両手を交互に動かして、軽く引き上げるようにします。

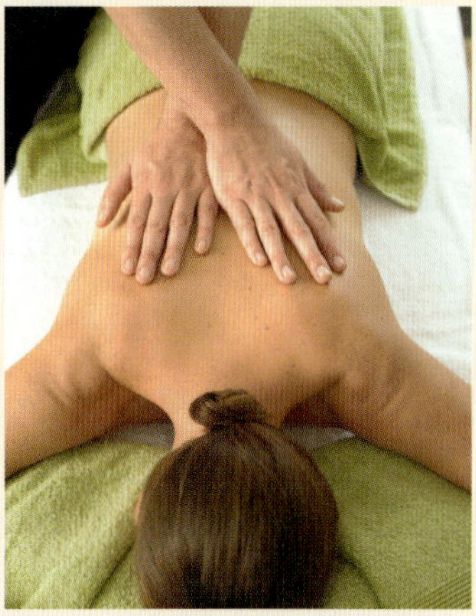

8の字

脊柱の上で両手を交差させながら、肩まで上ったら、腰の方に下ろします。

「エフルラージュ」という用語は、
フランス語の動詞 *effleurer*、
「ブラッシュをかける、滑らかにすべる、
軽く触れる」
という動詞から派生した名詞です。

→「スウェーデン式マッサージ」p.78
「フルボディシークエンス」p.130、148

ホールディング

注意と禁忌事項

- 「安全性と注意事項」p.126参照。
- あまり強く握らないようにしましょう。
- 静脈瘤の上には行ってはいけません。
- 青あざなどがある部位には行ってはいけません。

筋肉組織のウォームアップとリラックス、可動域を広げるために用いられる手技です。ホールディングは、腕や脚など、体を部分的につかんで、少しの間キープする手技です。この手技でマッサージトリートメントを始めるほか、終了してもよいのです。さらに、共感していることを伝える方法でもあります。

効用　●軽くにぎっては離すという手技は、その部位の血行を促進します。

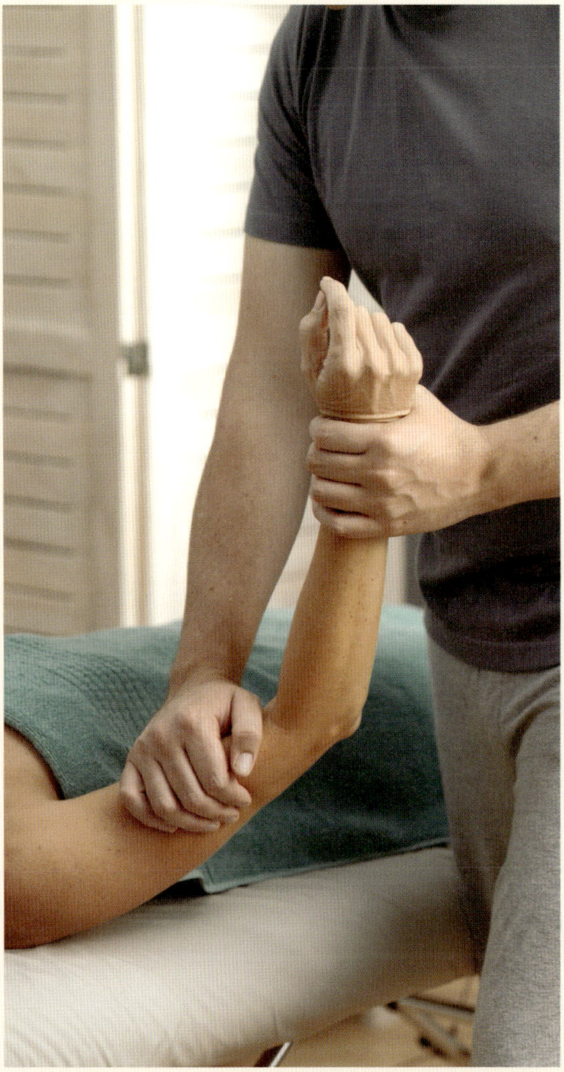

腕

この手技は、腕に行うとよい効果があります。上腕をホールドして、リリース（緩める）するとその部位の血行が良くなります。上腕をリズミカルにホールドしながら、肩の方に上るか、肘の方に下ります。各部位では、10～15秒間ホールドします。

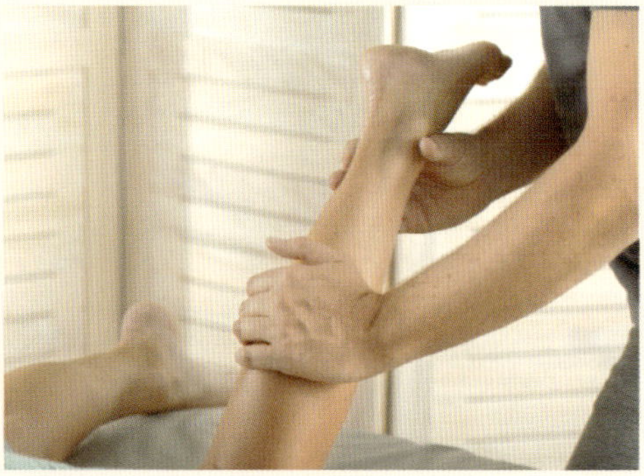

脚部

ホールディングは、下腿や大腿のような太い筋肉の緊張をほぐすときに効果的です。腕に行うのと同じように、脚もホールドしてリリースする手技を行います。さらに強く握ると、筋肉の深層に働きかけることができます。

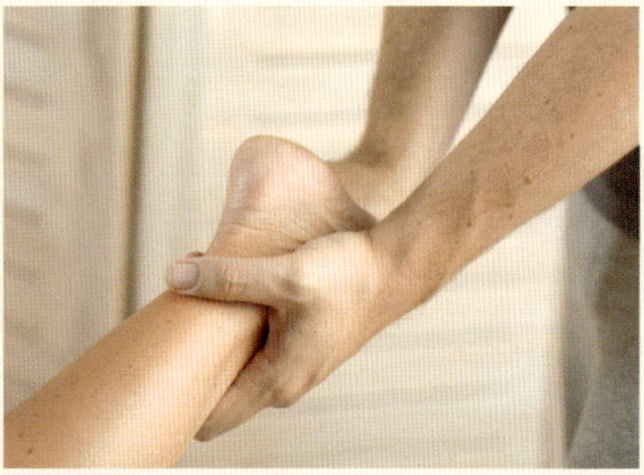

足

リフレクソロジーやフットマッサージではおなじみの手技です。一方の手で足を定位置に固定しながら、もう一方の手でマッサージを施します。マッサージされている足をホールドして、少し圧を加えてから、リリースします。この手技は緊張をほぐします。

→「リフレクソロジー」p.98

フェザリング

ストロークより軽いタッチで行う手技であり、神経系のマッサージとしても知られています。指先で軽くゆっくりしたリズムで行います。皮膚に触らずに、空中でも行うことがあり、クライアントの磁場のエネルギーを動かします。そのときに、くすぐったさを感じる人もいるはずです。

効用　●皮膚表面の神経終末を刺激します。

体のどこにでも行える

フェザリングは体のどの部位にも行える手技です。羽のように軽いタッチで皮膚に触れて、四指を軽やかに動かします。毛の組織と神経終末を活性化することができます。手技の最後に、指先を払うときには、緊張や毒素を体から追い払うようなイメージで行いましょう。

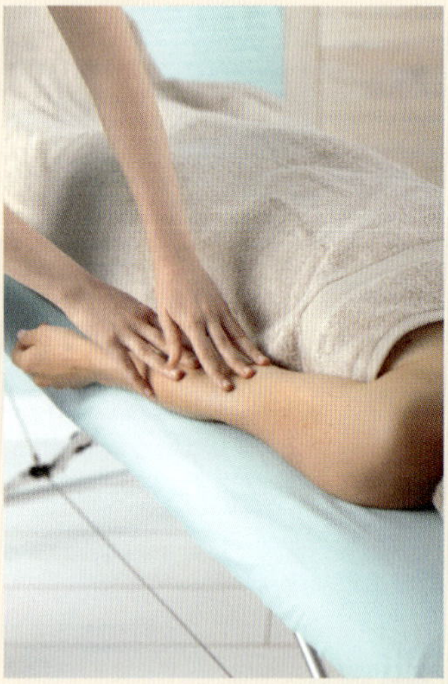

頭部のフェザリング

この手技は頭部にも行うことができます。頭頂から始めて、両手の指を扇のように広げて、ゆっくりと、髪の毛を上から下にすきます。とても気持ちのよい手技であり、顔面や頭部の緊張やストレスを取り除いてくれます。

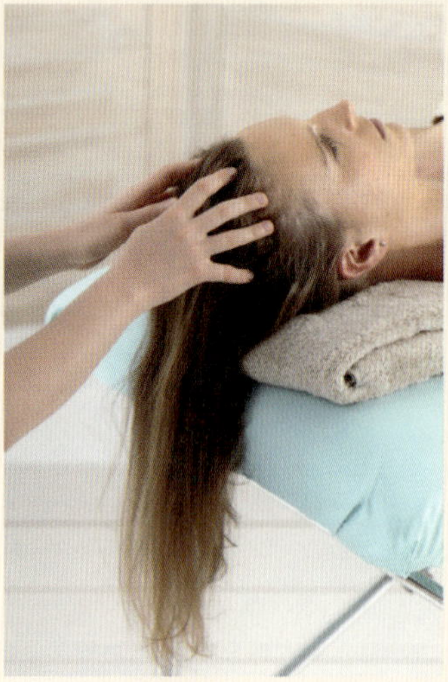

注意と禁忌事項

●クライアントがこの手技を誤解して、性的なものとして感じないように気をつけて行います。

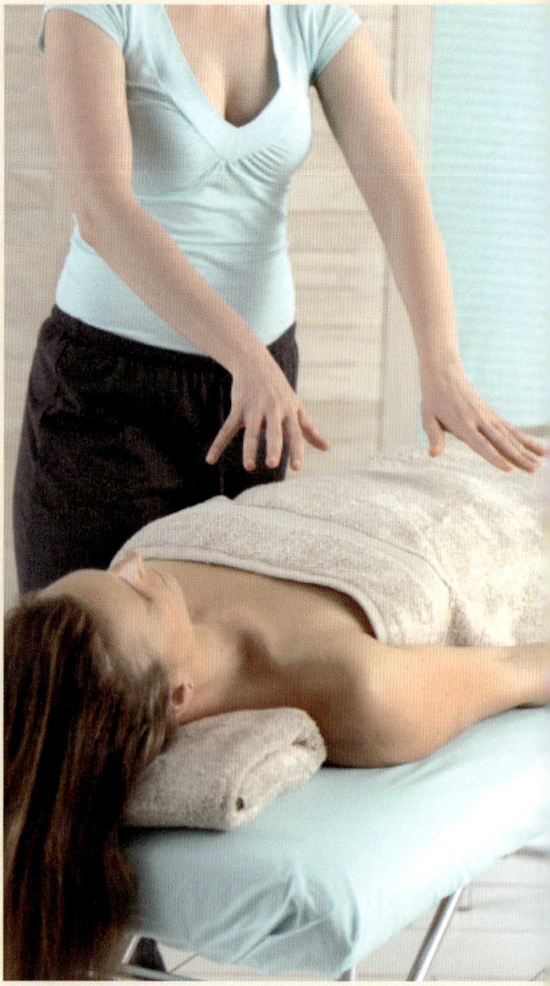

オーラクレンジング

フェザリングのテクニックをほかの場所にも生かします。体に流れるエネルギーのバランスをよくし、過剰であるか、動かないエネルギーをオーラから一掃するのです。皮膚には触らずに、気になる部位の上に手をかざします。次に、手首を返すようにして、その部位を指で払います。そのときに、クライアントのエネルギーがあなたの指の下で自由に動いている様子を想像します。

ストローク

指先で行う、軽くて流れるような特徴のストロークは、マッサージの終わりに、叩打法に移行する前に行われます。リラックスを誘導するテクニックとして、体のどの部位にも行うことができます。マッサージ後に行うとよく、とても役立つ手技の一つです<エフルラージュよりやや圧をかける手技>。

効用 ●表層の筋肉と神経系を活性化するとともに、血行を改善することができる、リズミカルで優しい手技です。

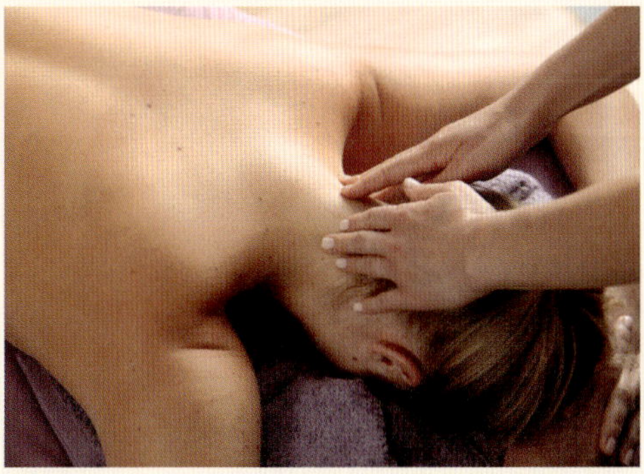

背中

肩の上から始めます。左手と右手の手指を交互に動かしながら、背中を優しくストロークし、ゆっくりと、脊柱の付け根（腰部）に向けて進みます。あるいは、背中の中央から始めて首の付け根までストロークした後に、手指で髪の毛をすくようにして両手を肩部へすべらせ、元に戻ります。指先はソフトに肌に触れ、皮膚表面の上をはらうように動かします。

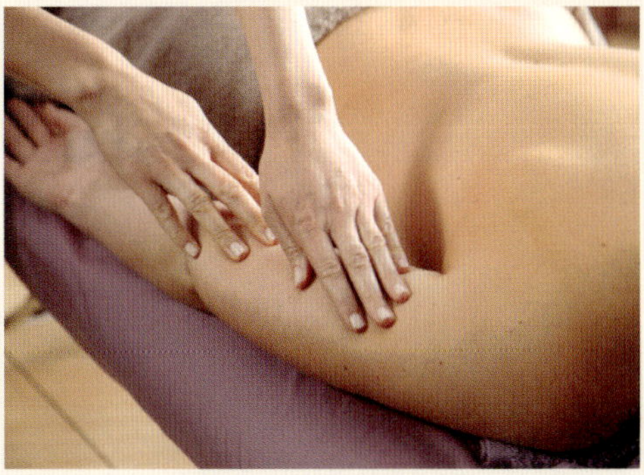

腕

指先に血液が行き渡るように、上腕から始めて、手指に至るまでやさしくストロークしながら、下ります。腕の筋肉を刺激してリラックスをはかるためには、反対に、肩に向けて上りながらストロークします。

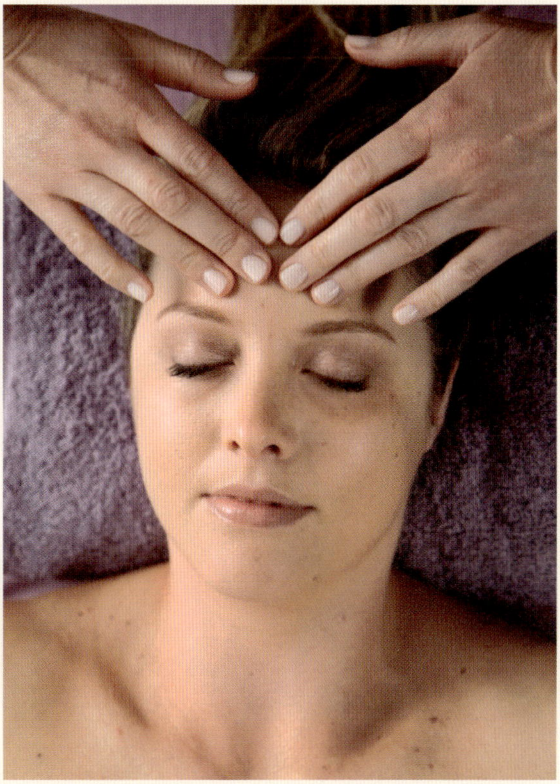

顔

フェイシャルマッサージや、リンパドレナージュを行うときには、最初に顔と頭をやさしくストロークします。顔色をよくする、リラックス作用に優れるマッサージです。最初に、示指と中指、薬指を額の上に置きます。それから、右手と左手の指をそれぞれの側に動かし、こめかみまで移動し、次に下方に動かして、あごの下で再度合わせます。そして、皮膚をあごから額の方向に向かってリフティングさせ、最後に両手の指先で、顔全体にタッピングをして終了します。

→「美容マッサージ（フェイシャルマッサージ）」p.94、「リンパマッサージ」p.96

ニーディング（揉捏法）

スウェーデン式マッサージでは、エフルラージュのあと、筋肉が温まったところで、ニーディング（揉捏法）が行われます。筋肉の軟部組織にリフティングやローリング、スクイージングを施すほか、その周囲に働きかけて、緊張をほぐす目的があります。

効用　●深部に働きかけたいときに、最も適した手技です。筋肉と皮膚の血行循環を改善するほか、こりなどをほぐします。代謝物や毒素を除去する助けになり、リンパ系にも良い作用をもたらす手技です。

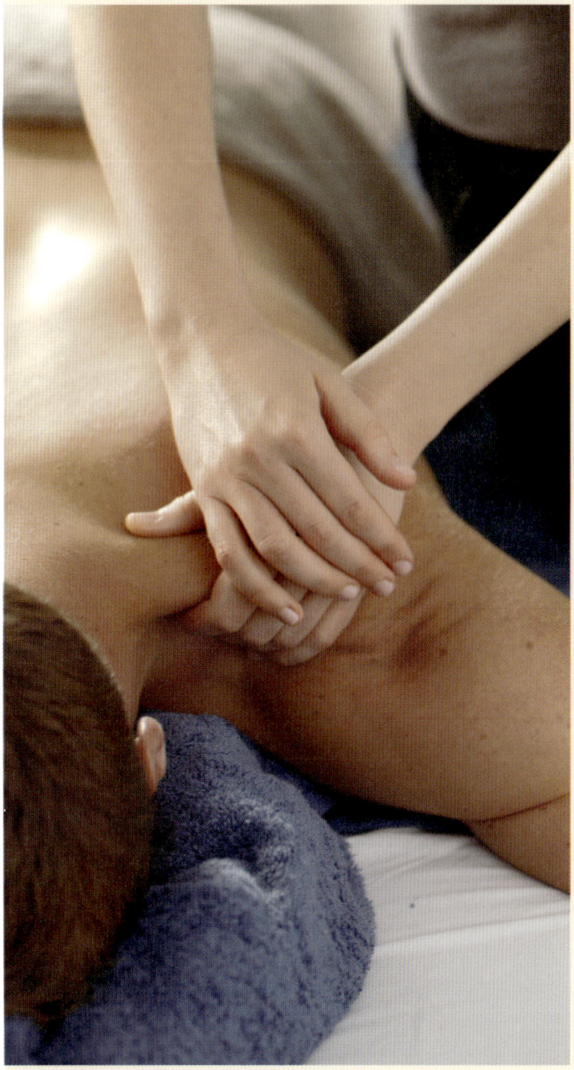

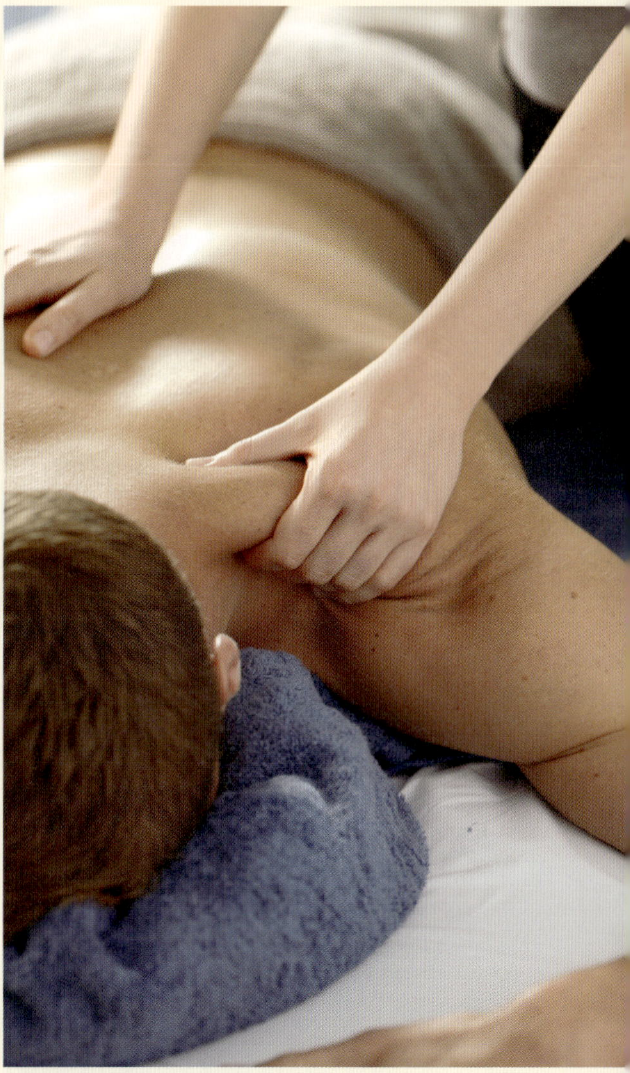

母指を用いるニーディング

三角筋に用いられることが多いほか、腕や脚の筋肉にも行いやすい手技です。片手、または両手で行います。たとえば、肩を両手でつかむようにして、両方の母指で筋肉を前後に押します。肩こりに最適です。

手掌を用いるニーディング

手掌の力で行う手技です。腰と殿部の筋肉のほか、肩と腕、脚部の筋肉に行うと効果的です。最初に指先で触れ、それから手掌を密着させて、筋肉を持ち上げます。手首まで続けて行います。

ペトリサージュ（揉捏法）

背中と肩、脚部などの幅広い面積に行われることが多い手技です＜ペトリサージュは「こねる」の意味＞。エフルラージュの後に行われます。マッサージする部位にアルファベットのＣの形にして、両手を置きます。ソフトに両手を交互に動かしながら、ゆっくりとリズミカルに流れるような動きで繰り返して行います。両手を中心に引寄せては、離すという動きも加わります。両手の中で皮膚が移動しながら、ストレッチされていれば、その下層の筋肉は弛緩し、リラックスしているのです。体のこりによく、どこにでも用いることができます。

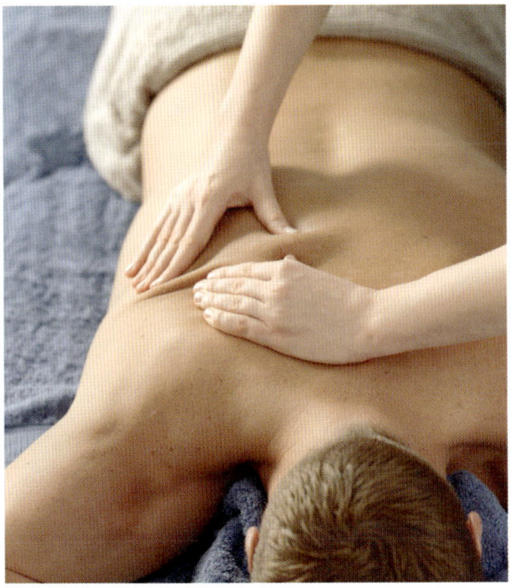

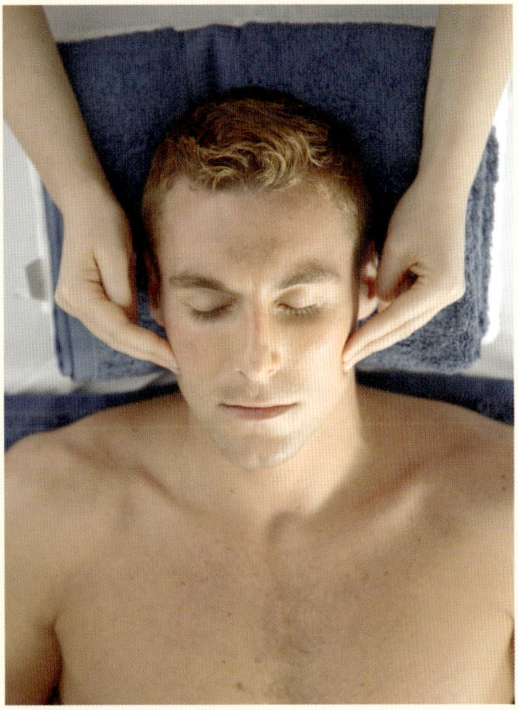

手指を用いるニーディング

首と腕、顔、手、指にかけて、手指でニーディングを行います。母指と示指を用いることが多いのですが、中指を加えるときもあります。指を前後に動かしながら、ソフトにマッサージしていきます。リラックス効果と鎮静作用のある手技です。

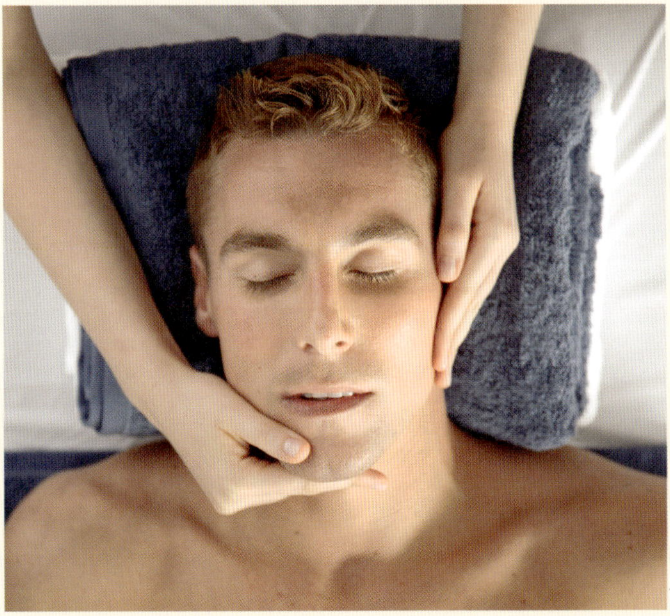

つまむ手技—ピストルグリップ（把握揉捏法）

フェイシャルマッサージとトリートメントに用いられる手技です。母指と四指で、ピストルのグリップの形を作ります。あごや眉毛に、つまんでは回転させる手技を端から端まで行います。皮膚と筋膜をリラックスさせ、ストレッチさせることができます。受ける人を気持ちよくリラックスさせ、鎮静させることができます。

→「リンパマッサージ」p.96

フリクション（強擦法）

表層の筋肉や筋膜、骨の上の筋肉を動かすために用いられます。骨に触る部位に、小さな輪状を描くほか、一方向に向けて、繰り返して擦《さす》る手技です。こめかみに行うと、リラックスさせることができます。鎮静作用に優れます。

効用　●手と脚、顔と頭皮、または足首や腰などの骨に触ることのできる部分に向く手技です。●血行を改善するほか、痛みや筋肉のこりをやわらげる作用があります。

一方向に、線を描くフリクション

スウェーデン式マッサージでは、背中のこりに行う手技です。セラピストはクライアントの横に位置します。左右どちら側でもかまいません。いつでも、片手に他方の手を添えて、両手を用いて行います。腰から肩に向けて、中程度の圧力をかけて、両手で上ります。

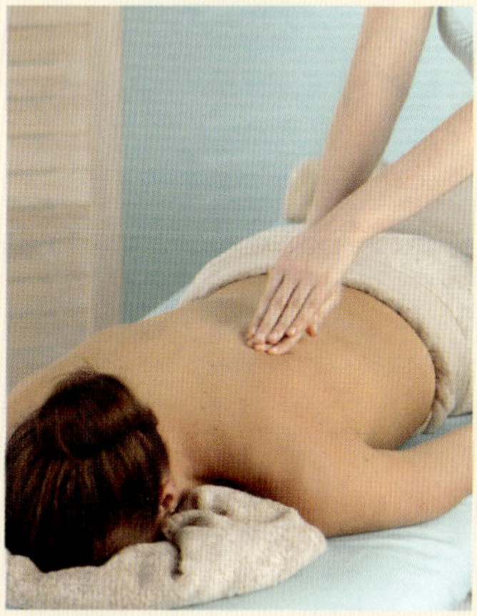

母指を用いる輪状のフリクション

この手技は、脚裏のマッサージに効果的です。エフルラージュ（p.104）のあとで、母指や、ほかの手指を用いて、足裏をマッサージします。それから、足の表と裏に輪状にフリクションします。気持ちよくリラックスさせる手技です。

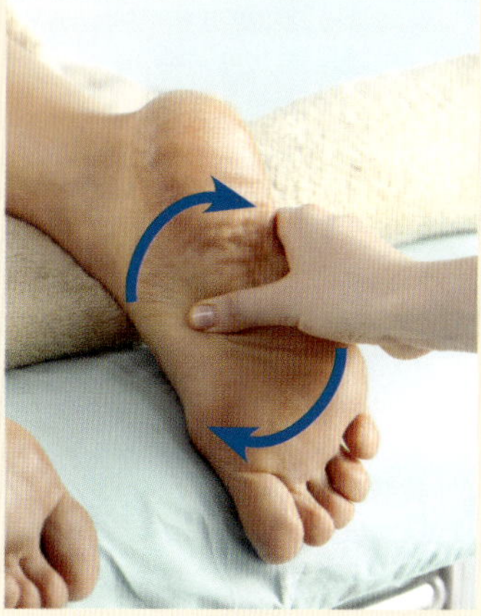

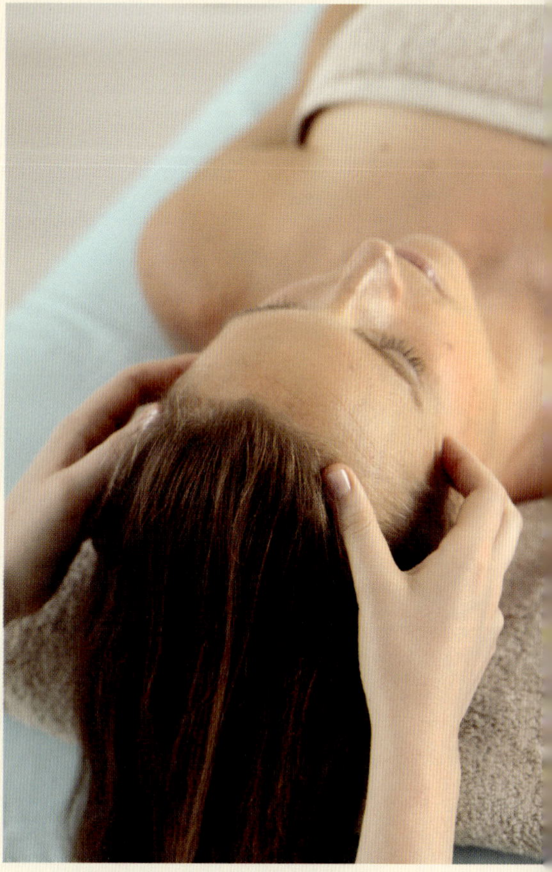

手指を用いるフリクション

腕や手、脚、頭など、体のいろいろな場所に行うことができます。こめかみに示指と中指をあて、ゆっくりとリズミカルに輪状にフリクションすると、こめかみばかりではなく、頭部とあごもリラックスします。目的に合った精油を用いると、頭痛を楽にする可能性があります。

→「スウェーデン式マッサージ」p.78、「フルボディシークエンス」p.130

バイブレーション（振せん法）

筋肉や関節に活力を与えるほか、緊張を和らげるために用いられる手技です。活性化が必要な部位に、手の指、または手掌をあてがい、ふるわせます。あなたの手から波動がわき起こってくるようにイメージして行います。

効用　●振せん法は神経性の興奮を鎮めるほか、筋肉をほぐす作用で知られます。ただし、腹部の内臓の上や、腰部などの繊細な部分は避けます。

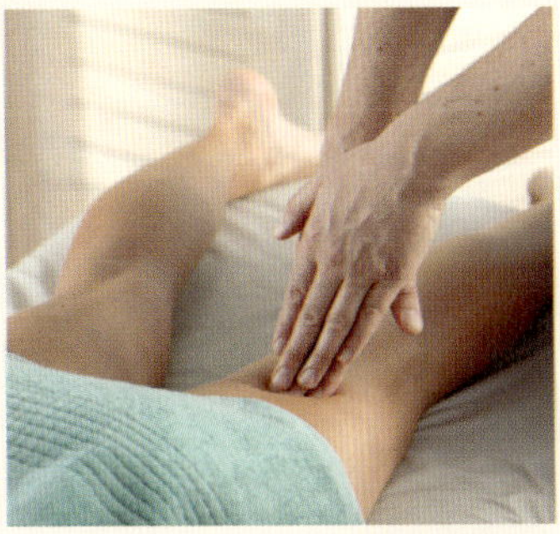

筋肉のコリに

スウェーデン式マッサージでは、筋肉がはったときに用いることがあります。手指を軽く重ねて、皮膚を押して、バイブレーションを加えます。

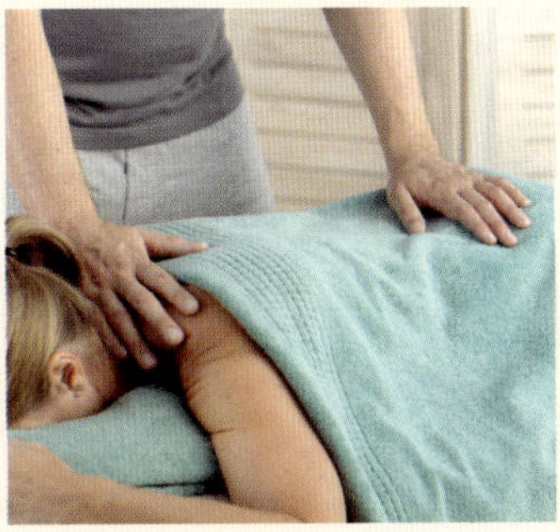

ロッキング

マッサージを始めるとき、または終了するときに、タオルの上から行うと、クライアントをほっとさせることができます。手を首のつけ根（肩）と、腰部に置きます。手を静かに、リズミカルに左右に揺らします。リラックスさせる手技です。

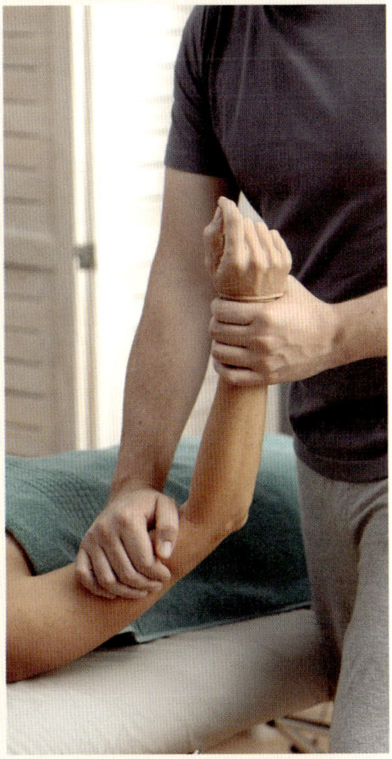

手首の振せん法

マッサージの最後に行う手技です。クライアントの手首を手で持ち、手と腕をリラックスさせるように頼みます。それから、あなたの手首を前後に動かし、相手の腕から肩に向けて、バイブレーションを与えます。筋肉をリラックスさせるとともに、肩関節を緩めることができます。もう一方の手首にも同じように行います。

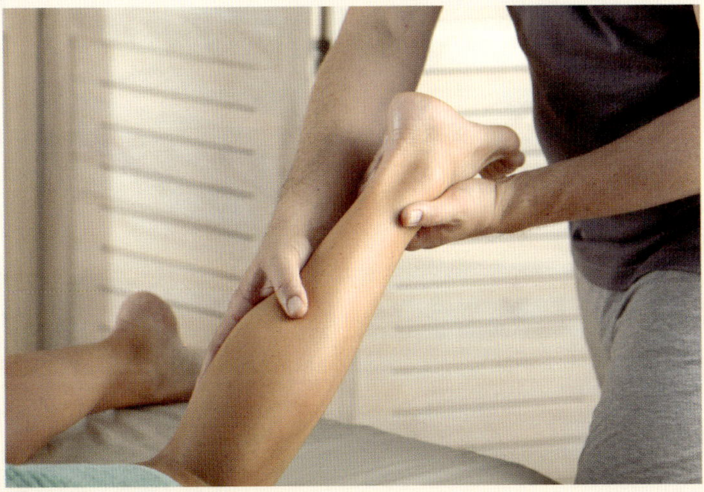

脚の振せん法

下腿や大腿の筋肉に対して、振せん法を手軽に行うことができます。ふくらはぎに手をあて、つかむようにして、優しく揺らします。足首の上からスタートし、上方に向けてバイブレーションを加えます。それぞれの脚に3回ずつ行います。

→「スウェーデン式マッサージ」p.78、「フルボディシークエンス」p.130

叩打法

スウェーデン式マッサージやアロママッサージの最後に行われる叩打法には、6つのタイプがあります。いずれのタイプも共通して、手や指の力を抜いて、繰り返しリズミカルに叩きます。クライアントを深いリラックス状態から目覚めさせるときに、とてもよい方法です。

効用　●筋肉と神経組織を活性化します。

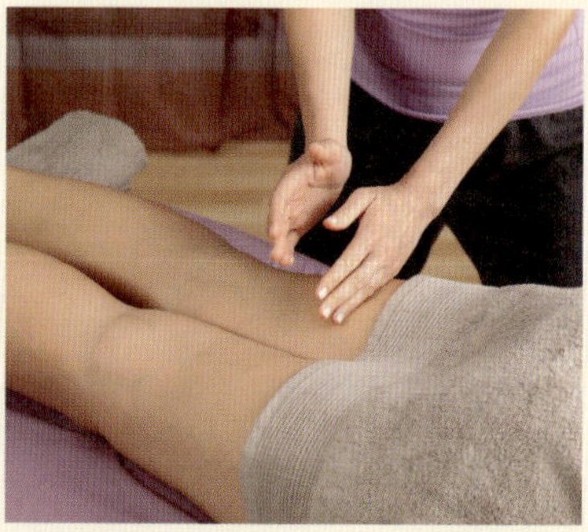

切打（ハッキング）

両手で行います。トリートメントの最後に筋肉を活性する作用があります。クライアントの脇に立ち、手首の力を抜いて、背中と肩、脚に両手の外側を当てるようにして軽やかに叩打します。

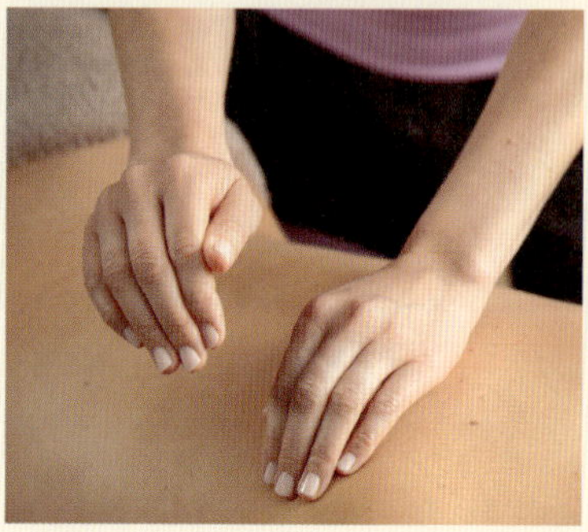

拍打

両手をCの形にして、皮膚を叩くと、減圧効果が生じます。呼吸器系や肺に蓄積した粘液を緩めて、除去する効果が知られています。

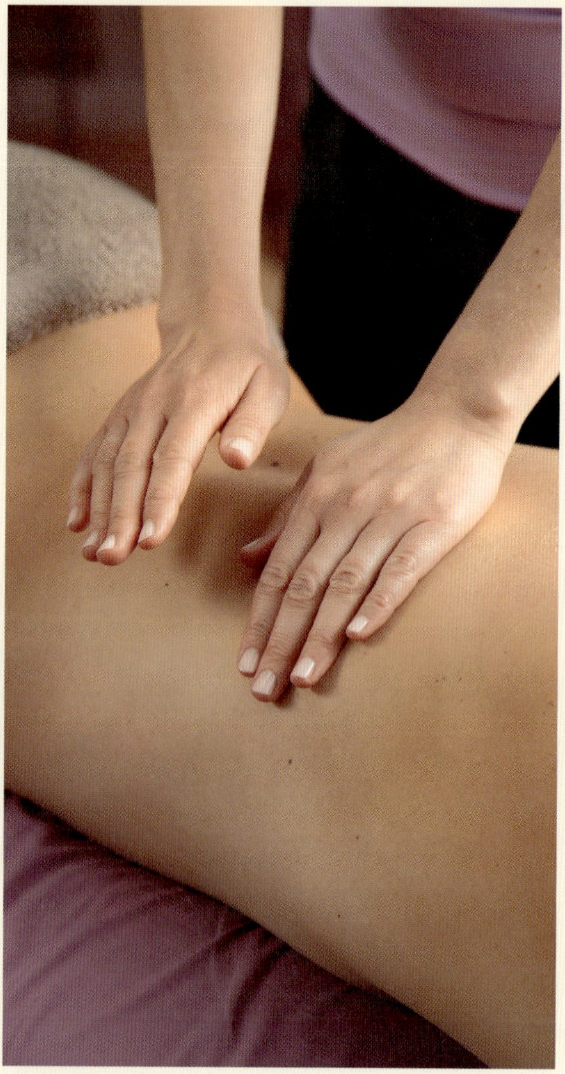

手掌で叩く

拍打とこぶしで叩くときに、その間に用いることができます。手掌を下にして、クライアントの体に接触するようにします。皮膚に触れるときに、音がするため、タオルや衣類の上から行うことを好む人もいます。

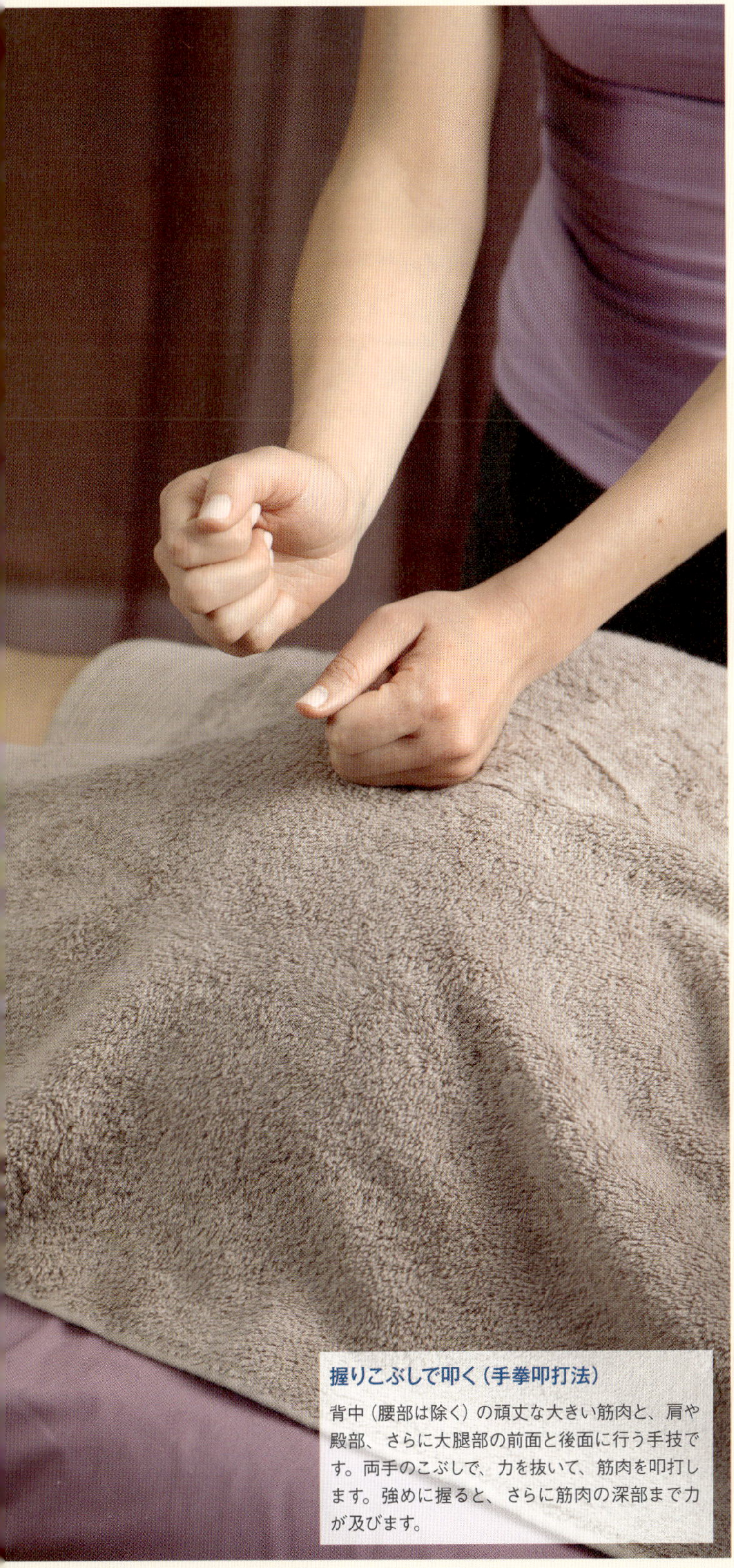

握りこぶしで叩く（手拳叩打法）

背中（腰部は除く）の頑丈な大きい筋肉と、肩や殿部、さらに大腿部の前面と後面に行う手技です。両手のこぶしで、力を抜いて、筋肉を叩打します。強めに握ると、さらに筋肉の深部まで力が及びます。

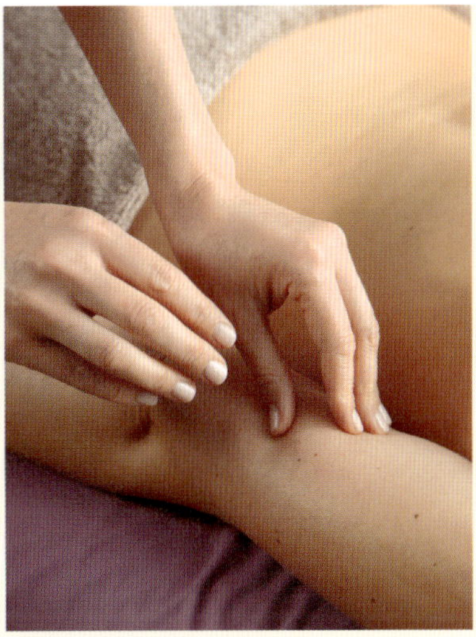

つまむ

皮膚をつまんで引っ張る手技を含みます。脚部など、皮膚に弾力性があるところに行います。母指と示指と中指で、表層の皮膚と皮膚組織をつまみ、軽くつまんでは離すという手技を、リズミカルに軽やかに行います。

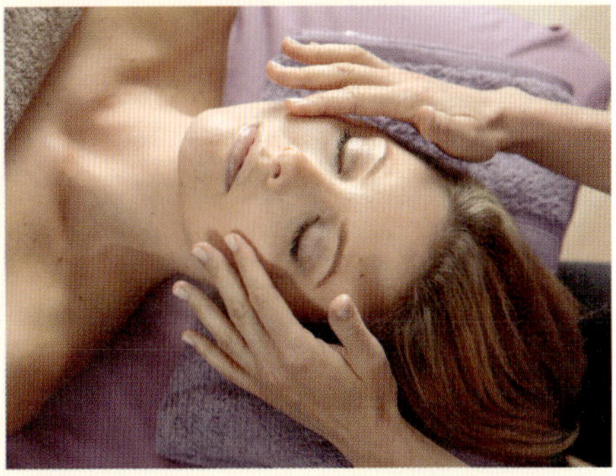

指先でタッピング

アロマテラピーやスウェーデン式マッサージによく用いられます。顔面や胸、腕に行われる手技ですが、両手の指先で、パラパラと交互に叩くようにすると、なお効果的です。指先を軽くたわめて、マッサージをした部位を優しくタッピングします。叩打法のなかでは最も軽いタッチの手技であり、マッサージを終えるときに感じのよいテクニックです。

→「アロマテラピーマッサージ」p.76、「スウェーデン式マッサージ」p.78、「東洋のマッサージと中国のマッサージ」p.84、「フルボディシークエンス」p.130、148

指圧

最も効果のあるツボを選び、母指やそのほかの手指、または手により押圧する手技です。ツボは体中を流れる経絡と呼ばれるエネルギーシステムに属しています。それぞれの経絡は特定の内臓と結びつけられ、さらに、体の部分とも関連しています。

効用　●体を流れる経絡を刺激して、経絡の流れをよくします。●ストレスと不安の解消によいほか、鼻づまりにも効果的です。

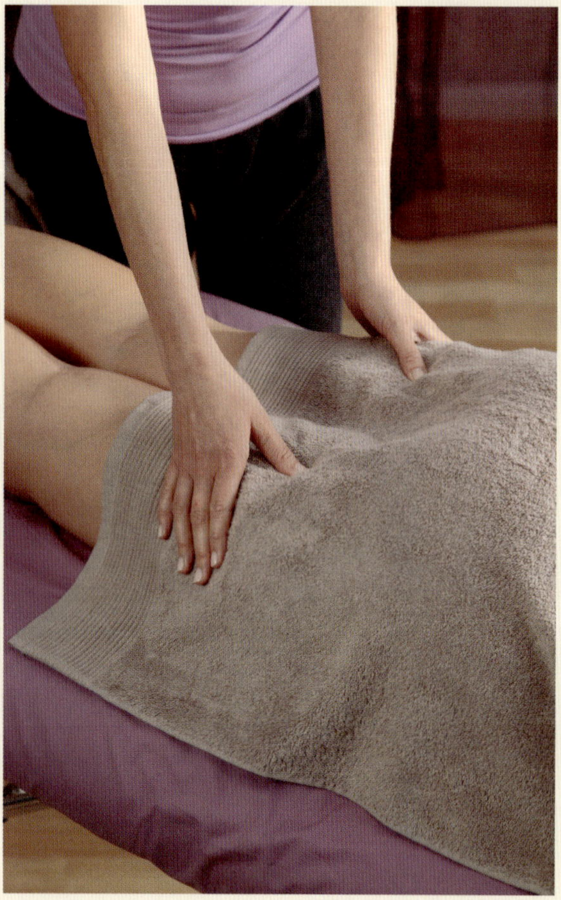

母指で押す

ツボの上から母指で直接押す方法です。アロマテラピーのボディマッサージに活用されているほか、スウェーデン式マッサージでは顔や頭部に指圧を行っています。指圧により、ツボが属する経絡を刺激することができます。

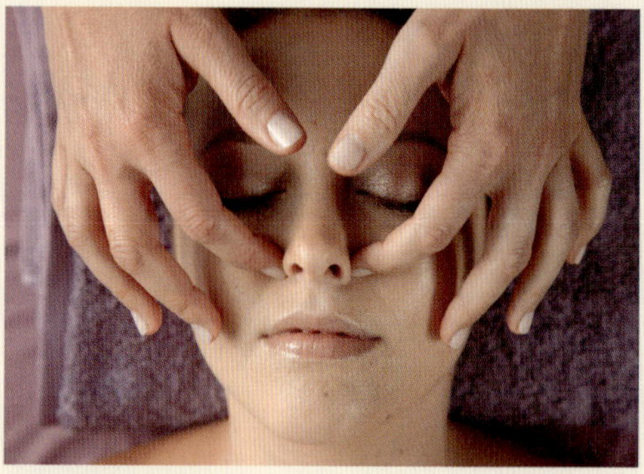

指で押す

母指ばかりではなく、ツボはほかの指でも押すことができます。顔や頭皮、手のツボを押すときには、応用する方が便利です。

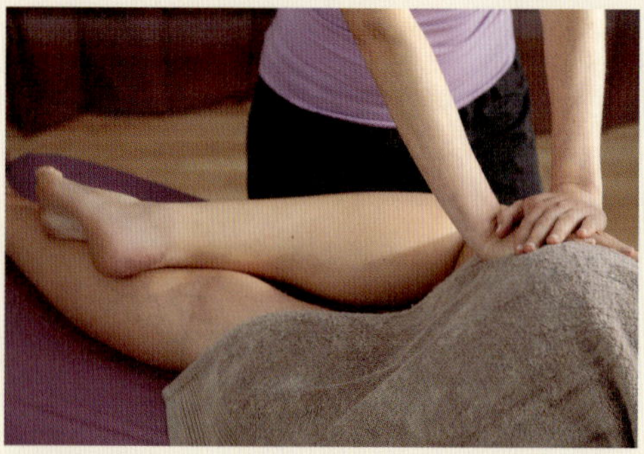

手掌で押す

手掌で押すときには、その部位に体重をかけやすいところに位置して、垂直に押します。この手技は殿部や脚部など、体の広い面積を押すときに役立ちます。

→「アロマテラピーマッサージ」p.76、「スウェーデン式マッサージ」p.78、「東洋のマッサージと中国のマッサージ」p.84、「フルボディシークエンス」p.130、148

ストレッチ

全身のマッサージが終了したあとに、緊張がほぐれ、温まった部位に行うと、筋線維を伸展することができ、正常な機能を回復させます。いつでも、ストレッチを受ける人が快く感じる程度を守って行います。

効用　●関節の可動域を広げ、体を楽に動かすことができるようになります。

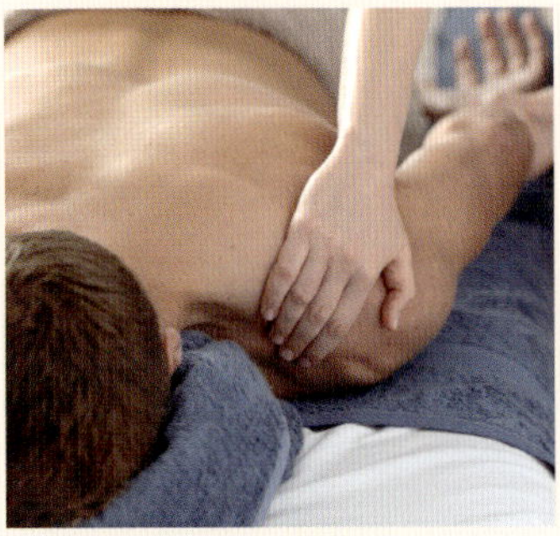

肩

肩の主要な筋肉の一つ、三角筋のストレッチに役立ちます。クライアントの左側に立ち、左肩にセラピストの右手を置きます。左手は受ける人の左手を優しくつかみ、手前に引寄せます。それと同時に、肩と首をストレッチすることができます。右側にも繰り返します。

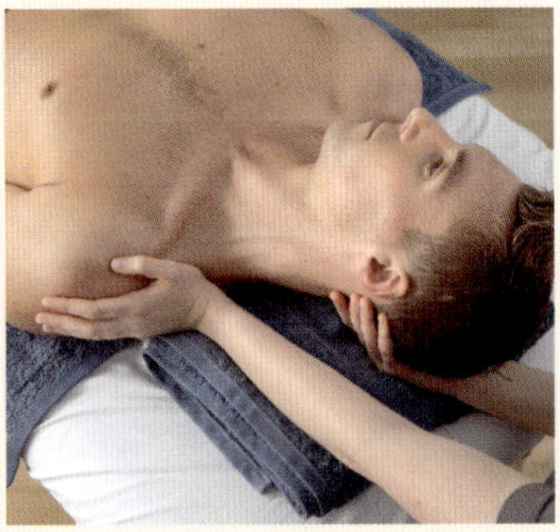

首

背臥位になってもらいます。右手で受ける人の頭を優しく支え、静かに頭を上げます。このときに、頭を高く上げ過ぎないように気をつけます。左手を左肩に置き、肩を下に押しながら、首を右側にストレッチします。この動作は同時に行います。もし受ける人が首の椎間板の問題があるか、むち打ち症を最近経験した場合には、首のストレッチは避けましょう。反対側にも同様に行います。

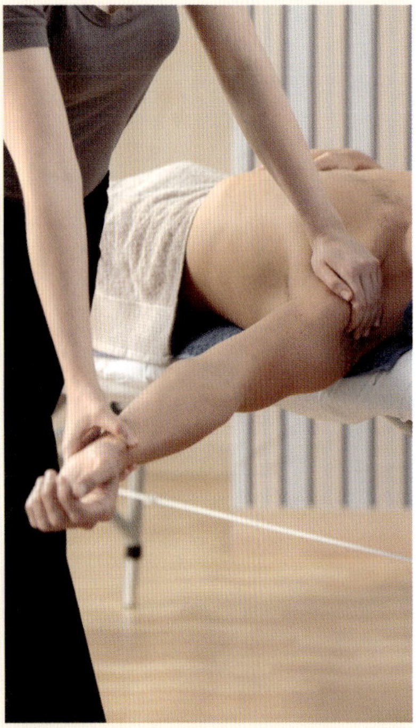

胸部

胸部の筋肉が固くなったときには、ストレッチが役立ちます。ただし、上半身の胸郭にあたる部位を必要以上にストレッチすると、痛みを生じるときがあります。最初に、受ける人の手首を握り、肩と平行になるように腕を開きます。このとき、受ける人にマッサージテーブルの端に、移動してもらうとよいでしょう。両側共に行います。

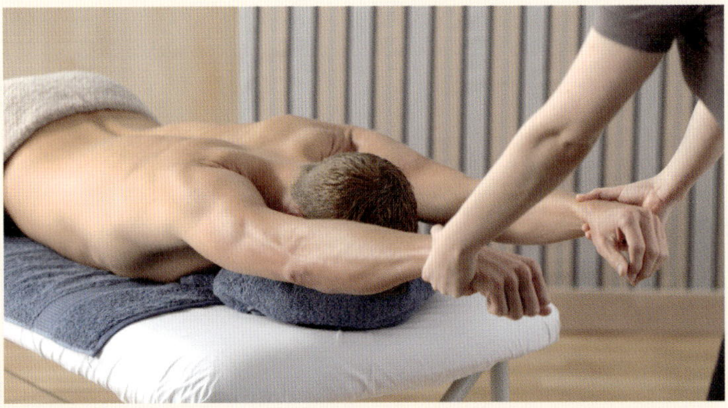

背部のストレッチ

背中の下部と中央部のストレッチに効果的です。受ける人の手首を軽く握り、頭の上まで腕を持ち上げます。気持ちがよい程度に腕を牽引します。

Full body Massage

第6章　フルボディマッサージ

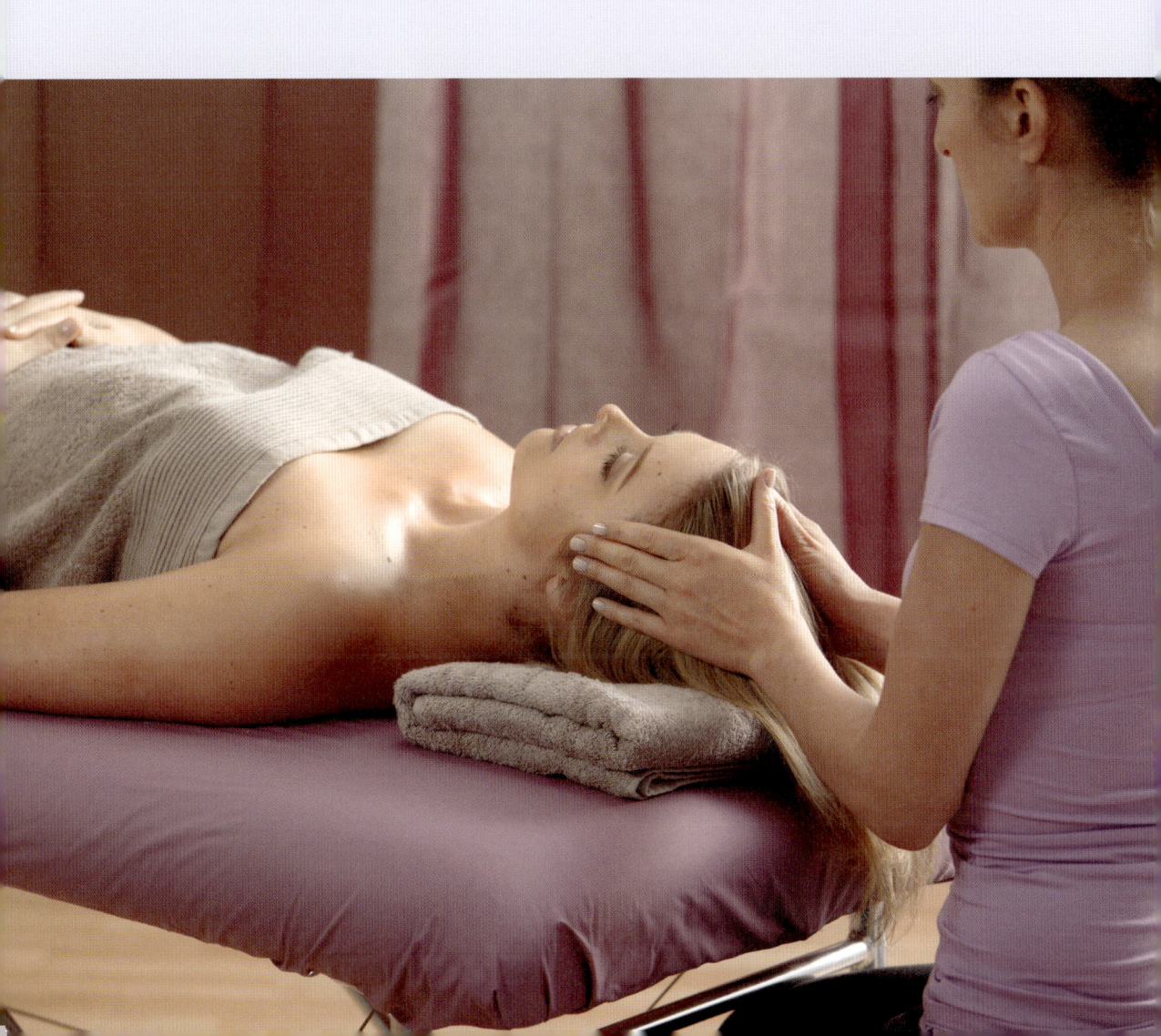

Before you start

マッサージを始める前に

マッサージの長所を十分にいかすために、クライアントには体の力を抜いてリラックスしてもらいます。室内の環境づくりにも心を配ります。照明を落とし、リラックスできる音楽をかけながら、心地のよい温かさを保ちます。

触感と香りによるヒーリング

精油の使用はさておき、マッサージという手技は「触れることにより癒す」という私たちの本能から発展したものです。母親があやすと赤ちゃんの調子が良くなるように、マッサージは自然な癒しの動作から生まれました。クライアントのほか、自らに行うマッサージの手技や精油の選び方は、経験を積み重ねることによって理解を深めることができます。

アロマテラピー・マッサージの専門家は、経験によって、独自のスタイルを確立して、施術にあたるようになります。マッサージにはスウェーデン式マッサージ（p.78）や、ディープティッシューマッサージ（p.80）のように、連続するスタイルを好む人がいる一方で、リフレクソロジー（p.98）や指圧（p.82）のようなマッサージとは異なる手技に、生命力を鼓舞して、体のバランスを調える作用があると考える人もいます。

マッサージに適する環境とは

施術は整頓され、雰囲気のよい静かな室内で行います。マッサージ中はクライアントの体温が低下するため、セラピストは快適な室温を保つように心がけます。毛布やヒーター、タオルをそばに用意しておくとよいでしょう。さらに、部屋の換気も大切であり、室内の空気が少し淀んでいるようならば、空気清浄器を使用することも一考です。室内はソフトな照明を心がけて、光量を調整します。香りつきのキャンドルを灯すほか、ソフトなBGMをかけながら、アロマポットでヒーリングタイプのリラックスする精油を香らせてもよいのです。このように、セラピストの配慮から、深く休むことのできる気持ちのよい空間が生まれます。

マッサージを受けているときに寒気をおぼえると、
ストレスホルモンのアドレナリンが分泌されて
筋肉が収縮します。

タオルと枕

クライアントをリラックスさせ、体を温かく保つタオルを用意します。雰囲気づくりにはタオルの色も大切な要素なので、よく考えて選びましょう。基本として、マッサージテーブルを覆うほか、枕などの備品をつつむために用いるバスタオルと、センスのよいやわらかなタオルシーツを1～2枚用意します。腰や足首、膝のほか、頭部を支える枕やクッションを用意し、マッサージ中に手の届くところに備えておくと便利です。

マッサージテーブルに顔をあてがう空気孔が備わっていると、クライアントはうつぶせの姿勢を楽に維持でき、セラピストも安定した姿勢で施術できるので、負担のかかりやすい腰部を守ることができます。マッサージテーブルのかわりに、横幅のある、硬い施術台を使用することも可能です。その際は毛布を何枚か重ねて使用しましょう。シングルベッドの上でマッサージをする場合は、マットレスがマッサージに適する硬さでないかぎり使用には向きません。

ご家庭でマッサージをするときには、ヨガマットなどを床に敷き、大きなタオルを2枚重ねて、コットンのシーツでカバーした上で行うこともできます。なお、セラピストは施術時には床の上に座り、腰への負担を軽くするように気をつけます。

施術に適した服装

マッサージ前にはシャワーを浴びて、つめを切り、施術しやすい衣類を着用します。なお、靴はヒールのないものにします。素足で行ってもよいでしょう。アクセサリー類はすべてはずし、クライアントにあたらないようにします。

クライアントには脱衣をお願いするほか、眼鏡やアクセサリーを外していただくように頼みますが、下着（アンダーパンツなど）に関しては、先方の希望に任せます。マッサージテーブルに横になったときには、体をタオルで覆って保温するとともに、快適にマッサージが受けられるようにします。体を温めておくと、ブレンドオイルが浸

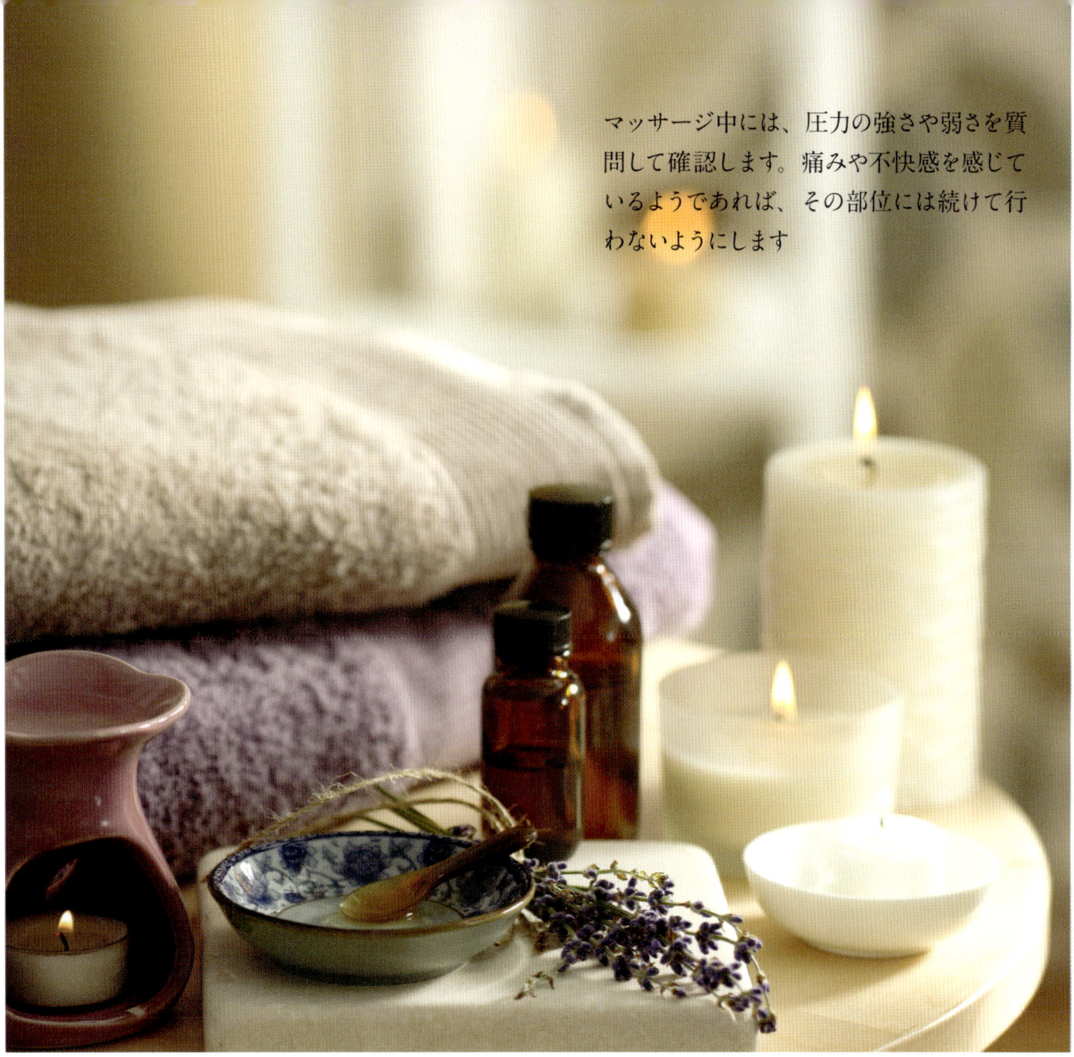

マッサージ中には、圧力の強さや弱さを質問して確認します。痛みや不快感を感じているようであれば、その部位には続けて行わないようにします

透しやすくなるという利点もあります。ティッシュペーパーはいつでも多めに用意しますが、抗菌シートやスプレーなども事前に準備しておき、クライアントの足を清潔にしてからマッサージを始めます。

マッサージを始める

施術前には、クライアントのスキンタイプに応じてブレンドオイルを用意します。オイルは手に取って温めてから用います。なお、受ける人のスキンタイプに応じて、用いる分量は変わります。たとえば、多毛であるか、乾性肌、または脂性肌であるかに応じて、分量を決めます。ブレンドオイルを小さじ1杯分手に取り、マッサージを始めますが、オイルがさらに必要になったら、そのつど、手に加えながら施術を続けます。用いるオイルの量が多すぎると、手が滑りやすく、逆に、あまりに少ないと、受ける人の皮膚をひっぱることになりかねません。

片側のマッサージが終わり、反対側に移動するときには、受ける人の腕や脚に両手を置いて、ソフトにマッサージしながら、体の周囲を回り、定位置につきます。マッサージを行うときには、受ける人の興味を惹くとともに、施術の効果を高めるために、異なるタイプの手技を行いましょう。施術時には、手の力ばかりではなく、体全体で行います。たとえば、背中のマッサージは、体の重さを利用して行うのです。緊張をほどき、ポジティブにさせるマッサージでは、セラピストはゆっくりと深呼吸し、自分のストレスや緊張感が、施術を受ける人に伝播しないように気をつけます。そして、マッサージ中には、セラピストもクライアントも静かにします。

マッサージを受けるときに

施術前には、食べ過ぎを避け、アルコールやカフェインなどの興奮剤をとらないようにします。施術前に、排尿しておくことも大切です。そして、マッサージの前にはテレビやラジオを視聴しないようにし、車の運転も控えます。施術中には、携帯電話の電源を切って、マッサージに集中するようにします。マッサージの最中や終了後に、めまいや、眠気を覚える人がいます<具合が悪い場合は施術をやめ、様子をみます>。施術後には、たっぷり水分を補給してもらいます。

Circulatory system

循環器系

全身に血液と酸素、栄養素を輸送するという大切な役目を担うのが、循環器系です。このような循環を不活発にし、毒素を蓄積させる要因はさまざまですが、マッサージには循環器系を助ける働きがあります。

循環器系の働き

体は生命維持に必要な物質を運ぶ血液に依存しています。心筋が収縮することにより、血液が心臓から全身に送り出されます。心臓から肺に流入した血液は酸素を取り込み、心臓に戻ります。

それから、分厚い筋肉で囲まれた動脈を流れて、全身を循環します。心筋のポンプの働きにより、血液は動脈中を輸送されます。しかし、喫煙のほか、栄養不足や運動不足などの多くの要因により、動脈壁が肥厚すると、血圧が上昇します。

なお、血液は消化器官から栄養素を受け取り、体の特定部位にある内分泌器官から、ホルモンを受け取ります。心臓は細動脈と呼ばれる、細い動脈によって、内臓や骨、靭帯、筋肉に血液を輸送し、毛細血管—体の最も細い血管—を流れるときに、細胞に栄養素と酸素を運搬します。毛細血管では、物質の交換が行われると、代謝物質と二酸化炭素が生じます。これらはろ過され、体から排泄されます。

静脈血と動脈血の交換が行われて、心臓に循環されると、心筋の押し出す力によって肺に血液が移動します。肺の血液から二酸化炭素がろ過され、呼気により排泄されると、吸気によって新鮮な酸素が取り込まれます。血液は最終的に、心臓に還流され、循環器系は同じ行程を繰り返します。

血液は細胞を出発して最終的に出発点に戻ります。最初に細静脈を通り、次に静脈を通過し、大静脈に流入します。これらの血管は動脈や細動脈、毛細血管のように丈夫ではなく、同じ圧力の負荷に耐えることができません。静脈系は筋肉の運動によって、心臓に血液を輸送します。

静脈系には不可逆性の弁が備わり、血液の逆流を防いでいます。しかし、時間の経過や、カルシウム沈着を起こしやすい生活習慣により、静脈弁にカルシウムが蓄積して、循環不全を生じる可能性があります。

脈拍

体には脈拍に触れる部位が8箇所あります。

1　浅側頭動脈（眼窩の外側）
2　顔面の動脈＜外頸動脈＞（口角と同じ高さのあごの上）
3　総頸動脈（首の発声器官、つまり喉頭の外側）
4　上腕動脈（上腕三頭筋の内側）
5　大腿動脈（鼠径部、上前腸骨棘と恥骨との中間）
6　膝窩動脈（膝裏のくぼみ）
7　橈骨動脈（前腕の外側、手首の下）
8　足背動脈（足の甲の上部）

静脈瘤

血液が肺から心臓に戻るときに、うっ血し、静脈を拡張させることがあります。いわゆる、静脈瘤の症状が生じます。なお、静脈瘤の上をマッサージすると、血栓を移動させる危険性があります。ただし、静脈瘤に至る前の段階ではマッサージが推奨されます。血行促進すると循環器系の働きをよくすることができ、健康回復に役立ちます。

マッサージは心臓から遠く離れた腕から手へ、脚部から足へと血液を移行させることができる、優れた療法です。

循環器系

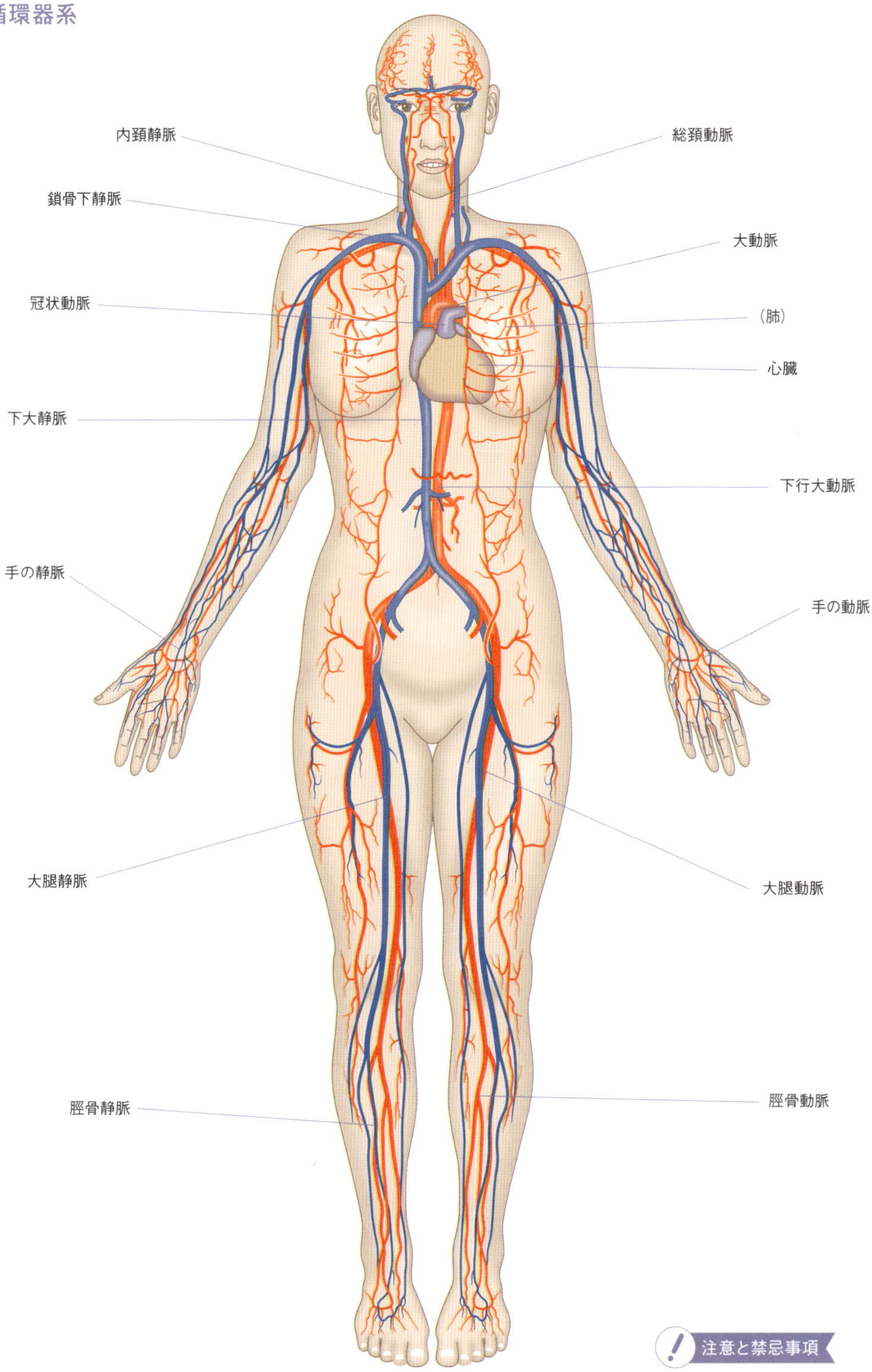

注意と禁忌事項

- 「安全性と注意事項」p.126参照。
- 静脈瘤の上にマッサージしないこと。

p.167から始まる「健康とバイタリティ」については、次のトピックをご参照ください。「不安とストレス」（p.170～171）、「前腕から手にかけて」（p.172～173）、「腰痛」（p.174～175）、「脳を活性化するテクニック」（p.176～177）、「循環器系の問題」（p.180～181）、「咳と風邪」（p.186～187）、「こむら返り」（p.188～189）、「消化器系のトラブル」（p.192～193）、「フェイシャルとスカルプマッサージ」（p.196～197）、「疲労回復」（p.198～199）、「頭痛」（p.202～203）、「関節痛」（p.206～207）、「足と脚部のトラブル」（p.208～209）、「首と肩」（p.212～213）、「鼻づまり」（p.218～219）、「スポーツ時の外傷」（p.220～221）、「年齢を重ねるということ」（p.224～225）

Muscles and joints

筋肉と関節

定期的にマッサージを受けるほか、運動すると筋肉と関節の両方に利点があります。筋肉を鍛えて、はりをもたせると、関節の可動域を広げることができます。しなやかな体になって、動きも軽やかになるのです。

骨

大人の体は基本的に206個の骨により構成されています。骨格系を形成し、体重を支えるほか、体の動きを可能にし、大切な内臓を保護しています。人体の主要な筋肉は、骨を定位置に保つ骨格筋です。そして、骨には体が必要とする赤血球を含む、重要な骨髄があります。

関節

一つの骨をほかの骨につなぐときに、関節が形成されます。ほとんどの関節はなんらかの動きを起こしますが、関節の種類によって動く範囲が異なります。関節は結合組織や軟骨、または被膜により構成されますが、靭帯が骨と骨をつないで関節を作ります。

筋肉が固くなるような緊張状態が長く続くと、関節の動きが阻害され、機能障害に至ります。その要因には、加齢、栄養不足、血行不良、炎症などをあげることができます。

筋肉

体を活動させる筋肉は約650種類あり、なかでも骨格筋には多様な動きを生み出す役割があります。さらに、筋肉には内臓を保護する働きもあります。内臓の容量を調整し、震えを起こすほか、収縮によって熱を産生するのです。さらに、ヘモグロビンに酸素が結合していない血液と、リンパ液を押し出すのも、筋肉の役目です。

筋肉が活動するためには、酸素と新たな栄養源やホルモンを豊かに含む血液で、潤されることが必要です。筋肉が弛緩しているときに、これらの成分は毛細血管に供給され、筋肉の拡張と収縮を可能にします。その結果、靭帯が引っ張られるとともに、骨が引き寄せられて、動きが生まれます。

筋肉線維の収縮により、静脈壁が動き、(ヘモグロビンに)酸素が結合していない血液を押し出します。リンパの流れも収縮によって生じます。心筋は収縮を絶えず繰り返すことによって、血液を循環させます。

顔の皮膚は顔面筋が動かすため、
この筋肉をマッサージすると、
シワやほうれい線などを和らげて、
健康的な若々しい肌を取り戻すことができます。

筋肉の収縮は代謝産物を生じます。長時間運動するなど、筋肉が通常以上に血中の酸素を使用すると、代謝産物が蓄積されるようになります。マッサージの利点は、全身に働きかけ、これらの物質を動かして、再吸収させるか、排除させることです。ゆっくりと圧をかけるニーディングを行うと、効果的です。

姿勢

脊柱起立筋は体をまっすぐに立てる筋肉です。コンピューターのマウスを繰り返しクリックすることからわかるように、現代社会は筋肉を酷使する傾向にあります。筋肉は使いすぎると固くなり、緊張します。その結果として、痛みが生じると、周囲の筋肉で代償しようとするため、体の外観が変化し始めます。肩が丸みを帯びるのもその一例です。

マッサージをすると、筋肉の緊張がほぐれて、柔らかくなり、本来の長さと機能を回復することができます。この場合には、ストレッチも役立ちます。

疲労

筋肉はストレスや緊張、使い過ぎのために、血液と酸素が通常のように供給されなくなり、リンパや代謝産物、毒性物質がうまく排除されないと、筋力が弱まり、疲労状態に陥ります。

このようなときには、エフルラージュとニーディング、フリクションの手技がとても役立ち、筋肉の血行を改善し、酸素が流れるようにします。結果として、蓄積した排泄物を除去することができます。

! 注意と禁忌事項

● 「安全性と注意事項」p.126参照。

スウェーデン式とアロマテラピーのマッサージが働きかける筋肉のリスト

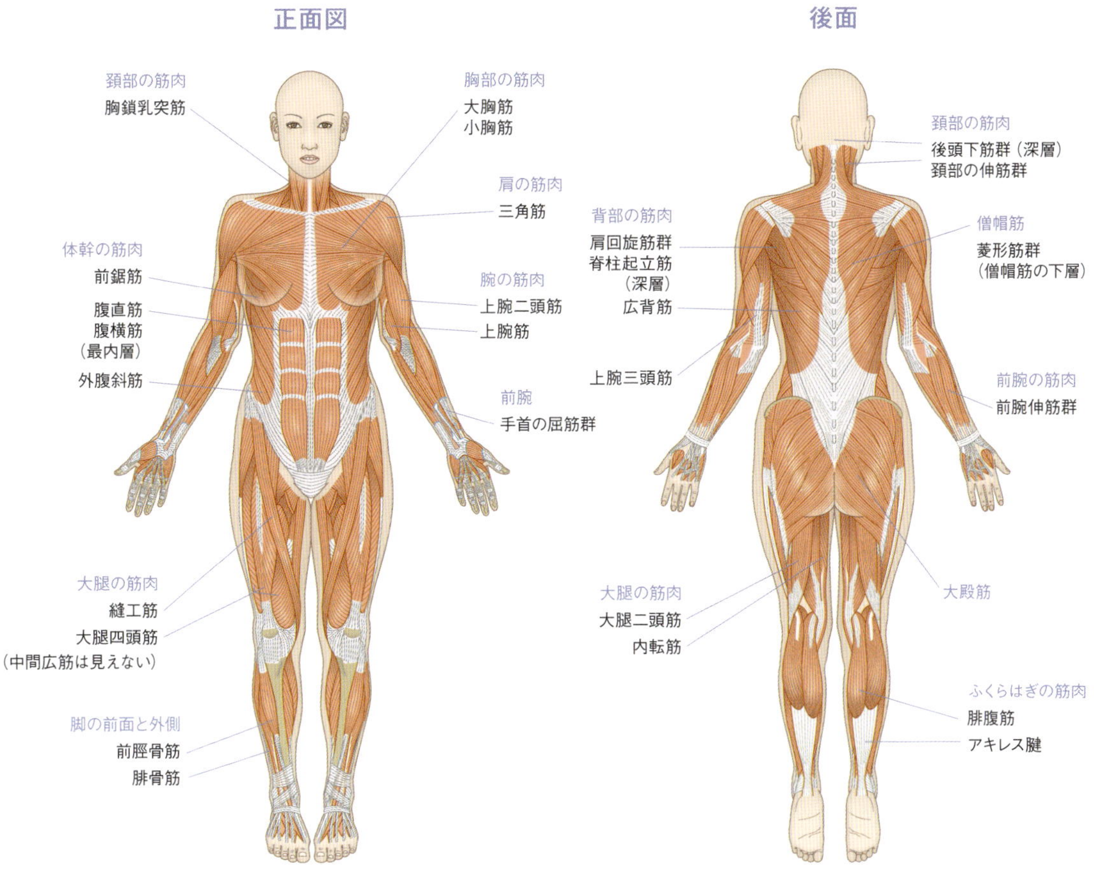

筋肉と骨、関節に行うマッサージの長所

これらの部位に行うマッサージには、次のようなよい働きがあります。

1 使い過ぎにより癒着が起きた部分に、フリクションを行うと、血行が改善され、癒着がはがれることもあります。
2 マッサージは、リンパと静脈血を効率よく還流するほか、生理機能に働きかけて体循環を活発にします。
3 筋肉組織を伸展させます。特に、緊張して短縮した筋肉に効果的です。
4 組織にフリクションすると熱を生じて、体の自然な化学反応により、運動後や病後の回復を早めます。表層の筋肉が弛緩することにより、さらに深層にマッサージすることが可能になります。
5 炎症を起こした関節や四肢に働きかけて、むくみの解消を促します。
6 血行を促進して、関節の可動域と動きを改善します。関節に接続する筋肉をリラックスさせることにより、関節部の負担を軽くします。
7「快感をもたらす」ホルモンのエンドルフィンを全身に巡らせます。
8 マッサージを受ける人が自分の体に意識を向けるよう促します。筋肉の緊張状態について意識するようになり、リラックスすることの大切さを学びます。

「フルボディマッサージ」については次のトピックをご参照ください。「背部のマッサージ」（p.132～133）と「腹部と胸部のマッサージ」（p.142～143）、「健康とバイタリティー」（p.167）では、「前腕から手にかけて」（p.172～173）、「腰痛」（p.174～175）、「セルライト」（p.178～179）、「コンピューターの使用による不調」（p.182～183）、「眼精疲労」（p.194～195）、「フェイシャルとスカルプマッサージ」（p.196～197）、「疲労回復」（p.198～199）、「頭痛」（p.202～203）、「不眠症」（p.204～205）、「関節痛」（p.206～207）、「足と脚部のトラブル」（p.208～209）、「首と肩」（p.212～213）、「姿勢の改善」（p.216～217）、「スポーツ時の外傷」（p.220～221）、「年齢を重ねるということ」（p.224～225）、「妊娠」（p.236～237）。

Lymphatic system

リンパ系

病原菌の感染から、体を保護するリンパ系には免疫系のほか、体内の脂肪や脂質、ビタミン類を運搬する働きがあります。病気の予防と病後の回復期にマッサージを行うと、リンパ系が活性されます。

リンパ液の流れ

リンパ（液）は血液のように、管のなかを通って移動します。そして、リンパと血液には体のホメオスタシス、つまり体内の恒常性を保つという大切な役割があります。リンパは静脈血と同じように、筋肉の収縮を駆動力にして体内を循環し、心臓に至ります。

組織の細胞間の余剰な体液が集められ、毛細リンパ管に送られます。リンパ系は排泄に関わり、とくに、細胞から余剰な血漿タンパクを受け取ります。体は一日あたり、3ℓの余剰な体液をろ過することができます。この体液は毛細血管を通ってリンパとなり、リンパ管に運ばれ、リンパ管を通して、リンパ節に送られます。

リンパ節

リンパ節は小さな豆のような楕円形の器官であり、複数集まり、クラスターを形成します。この小さなリンパ節には、病原菌や代謝物質をろ過する働きがあり、病気にかかると、腫れて大きくなります。

たとえば、のどの炎症で、頸部のリンパ節が肥大するのは、免疫細胞が集まり、死滅した細菌が増えるためです。これは、体がウイルスや細菌に抵抗した証なのです。

体の至るところにリンパ節が存在します。リンパ節のなかには白血球が含まれ、ウイルスや細菌の侵入から、体を保護しています。白血球は凝集し、分裂し、危険な微生物に接着結合するほか、破壊します。こうして、リンパ系は体を「清掃」し、保護します。

ひとたび、体内にウイルスや細菌が侵入すると、体を保護する胃や皮膚、粘膜は抵抗力を失い、リンパ系が働きます。さらに、体内のバランスを回復するために必要な抗体を生成し始めます。

リンパ網

ろ過されたリンパは、リンパ管内に押し出され、リンパ網を通じて循環したあとに、左右にある胸管から静脈系に戻ります。そして、心臓に還流します。

そのほか、リンパには脂質や脂肪、ビタミン類を運ぶ役割があり、胃腸により吸収されたあとで、血液中を移動します。免疫系の働きが緩慢であるか、不十分であると、有害な物質や代謝物質のほか、体液も滞りやすくなり、体力やエネルギーレベルが低下して、だるく感じるものです。

そのために、病気や疲れ、せき、風邪、インフルエンザ、頭痛、充血状態（特に、副鼻腔の症状が頭部と顔面に現れる）のほか、目のまわりの腫れなどの状態が起こりやすくなります。

リンパ系の働きをサポートする要素は多く、バランスの取れた食事や適度の休養や睡眠、運動などを含め、適度に体を動かすことなどを列挙することができます。リンパ系は心臓よりもむしろ、筋肉の動きによって、体を循環するために、運動には大切な役割があるのです。そして、十分に水を摂取すると、リンパの流れによい作用をもたらします。

その一方で、体に過剰な水分がたまるという問題もあります。たとえば、乳がんの治療として、がん細胞の増殖を防ぐために、わきの下のリンパ節が切除されると、むくみが起きやすくなります。体内に過剰に水分が滞留し、排泄が十分に行われない場合に、むくみ（水腫）の症状が現れるのです。

! 注意と禁忌事項

● 「安全性と注意事項」p.126参照。

リンパ系

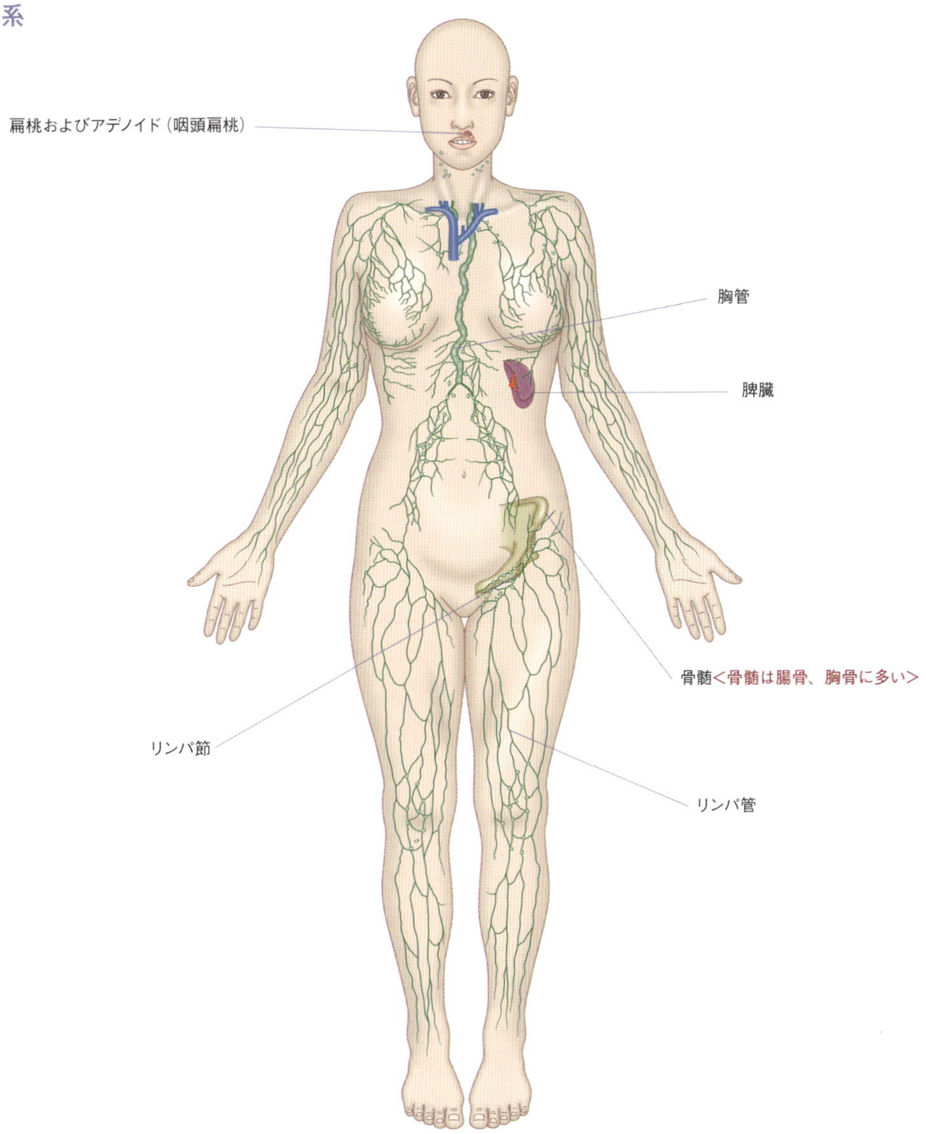

リンパマッサージの働き

一般のマッサージや特殊なリンパマッサージは、リンパ系によい働きをもたらします。

1 筋肉を動かすと、細胞や組織内では代謝物質が生じますが、マッサージには廃棄物を素早く排泄する働きがあります。

2 むくみ（水腫）があるときには、細胞から過剰な水分を排泄させる作用があります。急性ではない炎症であれば、炎症に起因するむくみをリンパ系に戻すことができます。

3 病後の回復期には、必要な部位に新鮮な栄養を運ぶとともに、滞留する毒素を排泄するように促します。

4 細胞の余剰なタンパク質を血流に戻す作用があります。

5 ある部位に毒素が増えることを予防するとともに、毒素をリンパ節でろ過させるように移動させて、免疫系を高めます。

第7章「健康とバイタリティー」では、「セルライト」（p.178～179）、「循環器系の問題」（p.180～181）、「咳と風邪」（p.186～187）、「こむら返り」（p.188～189）、「デトックス」（p.190～191）、「消化器系のトラブル」（p.192～193）、「フェイシャルとスカルプマッサージ」（p.196～197）、「疲労回復」（p.198～199）、「二日酔い」（p.200～201）、「関節痛」（p.206～207）、「足と脚部のトラブル」（p.208～209）、「鼻づまり」（p.218～219）、「スポーツ時の外傷」（p.220～221）、「旅行中の不調」（p.222～223）

Safety and cautions

安全性と注意事項

プロのセラピストであれば、クライアントに病歴やライフスタイル、食事、精神的、または感情的な状態などについて、詳しく尋ねることでしょう。それは、トリートメントによって、なにか副作用が生じないかを知るためなのです。下記のガイドラインに従って、安全面に最善を尽くしてください。

マッサージの施術時に

マッサージ療法の第一のルールは、施術を行うあなた自身やクライアントにとって有害となる行為を避けることです。本書では、安全で、効果が確証されているテクニックを、段階を追って解説しています。しかし、自分の体の大きさに合わせるほか、試験的に手法を応用してみるなど、少しアレンジを加えたいときもあるかもしれません。

スウェーデン式マッサージでは、セラピストの手が体に与える圧力は軽いか、中程度にして、受ける人が快適に感じる範囲で行います。不安に感じるときには、手の力を抜くほか、その部位の施術を避けます。

食品と飲料

マッサージを行う前には、水分を十分に摂取し、食事をとっておきます<食後すぐの施術は避ける>。マッサージは体力を要するため、空腹になりやすいのです。ただし、おなかにもたれる食事は避けます。フルーツやミューズリーのバーなど軽いスナックでも、十分エネルギーを保つことができます。

マッサージの実践

時間にゆとりをもって、マッサージの施術ができるまで、トレーニングを重ねましょう。最初は、30分間の施術にして、慣れたら、少しずつ時間を伸ばしてもよいでしょう。「楽しい」と感じることは大切です。あなたが受けたいと思う手法を行うとよいと思います。

クライアントに、どのように感じるかを尋ねることを躊躇しないでください。施術中のフィードバックはクライアントを守ることでもあります。万が一問題がある場合には、セラピストも施術のテクニックを変えることができます。

姿勢と呼吸について

マッサージを行うときには、正しい姿勢を保つと、施術中の疲れや、筋肉痛を防ぐことができます。施術後にあなた自身がマッサージを必要としないように、背中を丸めずに、まっすぐ保つようにします。この姿勢は施術時に体重を利用しやすく、さらに、首が前に傾きすぎないようにします。腹部の筋肉を重心にして施術をすると、大切な筋肉群を無理なく動かすことができます。さらに、押すときには、手や腕ばかりではなく、脚部の筋肉も利用するようにすると、エネルギーの消耗を防ぐことができます。

さらに、手と手首、肩の力を抜くと、無理なくマッサージすることができ、手や腕の疲労を防ぐことにつながります。マッサージの前後には、軽くストレッチして、体の柔軟性を保つようにします。

施術中には、呼吸のリズムを保ち、クライアントにも同じように呼吸するように頼みます。マッサージの前には静かに座って、3回深呼吸して、体の隅々に新鮮な酸素が届くことをイメージします。セラピストが緊張していたり、ストレスを感じていると、クライアントも施術中にリラックスできないかもしれません。そのため、呼吸しながら、体の状態をチェックする習慣をつけてください。

セラピストはクライアントと似たような呼吸を心がけてください。すると、クライアントの体の調子を知覚しやすくなり、マッサージをより適切に行う指標となります。

心臓に向かう血行をよくするときには、
手足から強めのストロークで体の中心に向かってマッサージし、
体の末端にむかってマッサージするときには、軽めに行います。

マッサージを行ってはいけない状態

あなたがマッサージによる副作用を懸念しているのであれば、医師に確認してください。時には、関節炎や脚の骨折など、局所的なマッサージを行ってはいけない場合もあります。体全体ではなく、マッサージが部分的に禁忌の症状もあるのです。

ここに、体の部分的な禁忌症について記載しますので、覚えてください。

関節炎、または関節リウマチ

背骨や関節、人工関節周辺を直接、強く圧迫しないようにします。関節に炎症があるか、または、リウマチにかかっているときには、強く押してはいけません。

ひびや骨折

マッサージはひびや骨折に行ってはいけません。痛みを与えるばかりではなく、症状をさらに悪化させる可能性があります。傷が癒えるまで待ちましょう。通常は、トラブルのある部位を除いて、マッサージを行うことは可能です。

がん

もし、マッサージを受ける人が抗がん治療を受けているのであれば、マッサージによってリンパや血液の循環する量が増えると、がん細胞を患部から全身に広げることになるかもしれません。マッサージの希望者が小康状態にあるならば、担当医にマッサージを行ってもよいかを尋ねてください<マッサージでがんが広がる危険や可能性を否定する医学的研究が多いが、安全上、腫瘍部位とその近辺は避ける>。

糖尿病

この疾患は血行障害を起こしやすく、足や脚部が無感覚になることもあります。そのため、セラピストが押しても、圧迫の強さをあまり感じていない可能性もあります。最初に、担当医にマッサージを受けてもよいかを尋ねてもらい、行ってもよいときには、十分に注意しながら、施術してください。

高齢者

マッサージは筋肉痛によい作用があるため、高齢者に喜ばれます。リンパの循環を改善することは、血行をよくして、免疫系にもよい働きを与えます。ただし、骨《こつ》粗鬆症《そしょうしょう》や関節リウマチの問題のほか、骨がもろい状態であれば、マッサージは一般的に禁忌です。とても軽いタッチのマッサージを行うにしても、クライアントに尋ねて、禁忌症について確認しましょう。

熱、またはウイルス性の風邪の症状

熱があるか、風邪にかかっている人にはアロママッサージを行ってはいけません。その代替えとして、アロマバスや湿布（p.17）を行ってもよいでしょう<前もって、医師に相談すること>。

頭痛や片頭痛

片頭痛があるときにマッサージを行うと、症状が悪化するため、施術してはいけません。頭痛の原因には化学物質や内分泌系の問題、精神的なストレスや筋肉の緊張も考えられます<頭痛の種類によっては命にかかわるものもある>。筋肉のこりによる場合には、軽いマッサージは役立つ可能性がありますが、最初に、クライアントに頭痛の原因を確認してから行ってください。

健康上の問題

心臓疾患がある場合には、摂取している薬剤について専門家の意見を求めてください。マッサージが禁忌となっている場合があります。

炎症症状があるとき

急性の炎症症状があれば、マッサージは禁忌です。施術により、炎症部位に血液が多量に流れるため、傷の痛みを増す可能性があります。患部の腫れが引いて、炎症症状がおさまれば、マッサージは患部の毒性物質や代謝物質を流すように促すときがあるため、効果的か

「妊娠期には」p.4、「マッサージを始める前に」p.118、
「妊娠」p.226

もしれません。

妊娠時

妊娠初期の３カ月間は、胎児が子宮に安定していないために、一般的にマッサージは禁忌です。しかし、熟練した専門家であれば、仙骨のマッサージと特定のツボを避けることを条件に、ソフトにマッサージを行うことは可能です（「妊娠期には」p.4、「妊娠」p.226）。

けがして間もないとき

むちうちや捻挫など、負傷してまもないときには、患部にマッサージを行ってはいけません。

手術して間もないとき

手術の回復期に、傷口の上をマッサージすることは、痛みを与えるだけでなく、悪化させる可能性があります。担当医に必ず確認してアドバイスを求めてください。

病気が重篤なとき

重病人をマッサージするときには、専門家の医学的なアドバイスを前もって得ることが必要です。

皮膚の状態

肌荒れ、アレルギー、潰瘍、おでき、切り傷、擦り傷、虫刺され、かみ傷、打ち身、回復時にあるけが、サンバーン（重度の日焼け）、やけど、外傷のような状態があり、患部が傷つきやすく、さらに感染性である場合には、直接にマッサージをしてはいけません。マッサージはかえって、患部を刺激するばかりか、悪化させるかもしれません。症状を悪化させるほか、セラピストが感染する可能性もあります。万が一、感染の可能性が疑われるときには、ゴム手袋などをはめて、手を保護します。

全身の感染症

クライアントがインフルエンザに感染していたり、発熱症状や関節リウマチがあると、マッサージで症状が悪化する可能性があります。あなた自身も感染するリスクを負います。クライアント、セラピストのいずれかにこれらの症状があれば、マッサージは行いません。

静脈血栓塞栓症

クライアントに、静脈血栓塞栓症のような循環器系の問題があるときには施術を避けます。マッサージにより血栓が移動するリスクがあるほか、心臓や脳に血栓が移動すると、塞栓症を生じる危険性があります。この疾患はふくらはぎの痛み、足のむくみ、脚部のしこりやあざ、そして足を背屈させたとき（足を上げる）の痛みが一般的な症状です。

静脈瘤

患部の直下や上部にマッサージをしてはいけません。静脈がもろくないようであれば、精油を用いて、とても軽いタッチでマッサージを行うことは可能です。その際には、必ず担当医に確認してください。

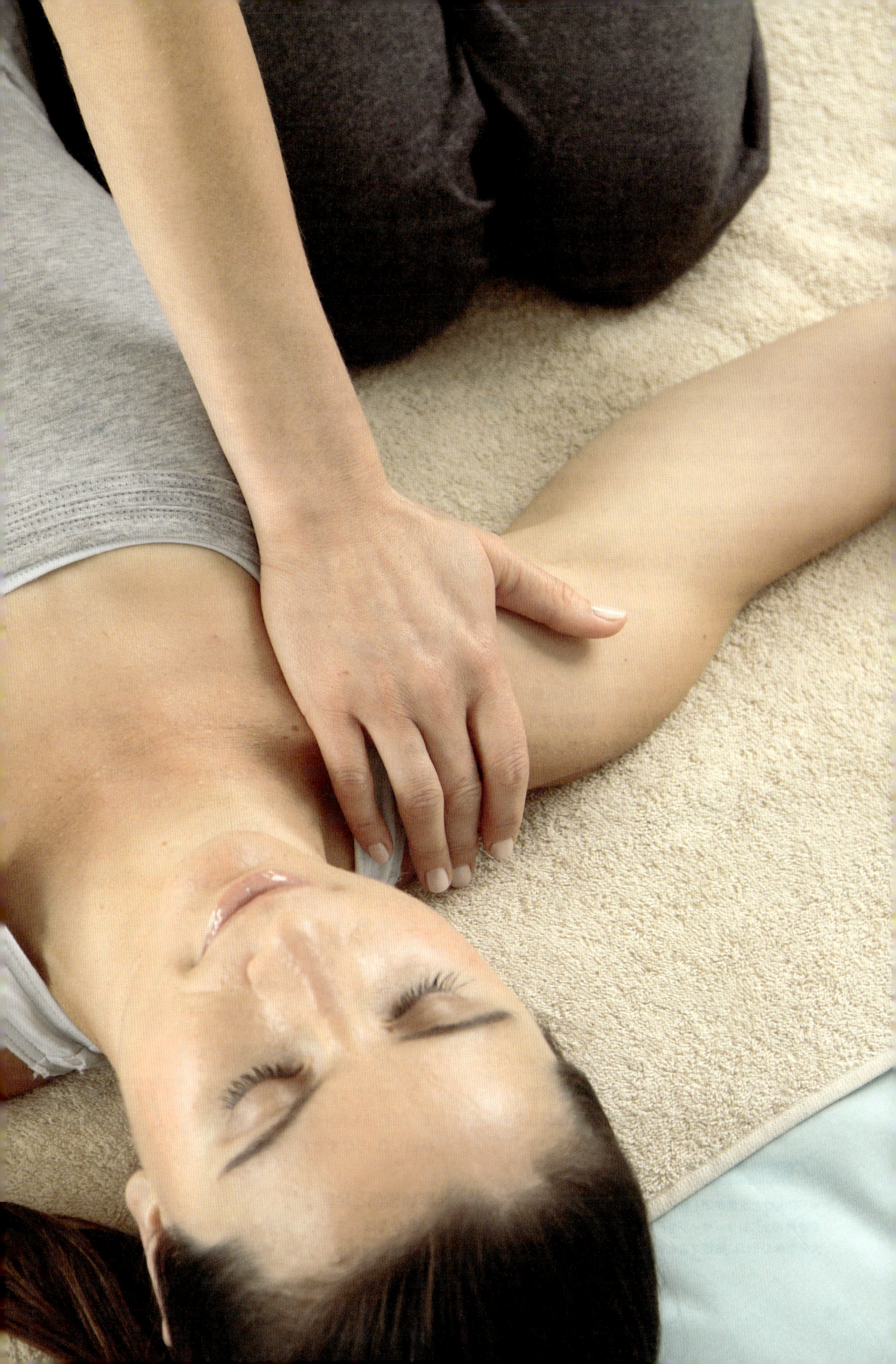

Full body sequence for Swedish massage

スウェーデン式マッサージのフルボディシークエンス

スウェーデン式マッサージを全身に行うときには、1時間を要しますが、セラピストとクライアントが必要な場合には、施術にかかる時間を調整することもあります。本来、マッサージとは行う人と受ける人の両方が楽しむものです。マッサージするあなた自身も、安心して行える手技を選択します。<シークエンス：手順>

準備

スウェーデン式スタイル、またはほかのマッサージを行うときには、前もって、必要なものを確認し、準備しておきます（「マッサージを始める前に」p.118）。次に、マッサージを受ける人にカウンセリングして、マッサージをしてはいけない禁忌症などがあるかを確認します。「害となることを行わない」ことは、マッサージの基本的なルールです（p.126）。

もし、なにも問題がなければ、マッサージを始めましょう。本章では、よく行われるマッサージのシークエンス（手順）を写真入りで、順番に解説いたします（シークエンスの写真を参照、p.132～147）。

最初に、クライアントに衣類を脱いで、マッサージテーブルの上に横になり、体を覆うようにお願いします。そのあいだ、あなたは部屋を出て、待機します。両手を洗って、部屋に戻りましょう。クライアントが自分でかけたタオルを直します。体が隠れるように整え、不都合はないかを確かめます。

施術中には、マッサージの圧力が適切であるか、マッサージが快適であるかなどを問うことによって、反応を確かめてもよいのです。

背中

背部のシークエンスを始めるときには、片手を肩に置き、他方の手は腰に置きます。そして、腰に置いた手を優しく前後に揺らします。クライアントをリラックスさせる手技です。

次に、背中のタオルを取りますが、タオルの端はクライアントの下着に入れます。背中を出した状態で、筋肉を触診しながら、こりなどのある箇所を確認します。

! 注意と禁忌事項

- 「安全性と注意事項」p.126参照。
- 脊柱の上にはマッサージを行ってはいけません。肩や腸骨など、大きな骨のそばに施術するときには、注意して行ってください。

さて、それではマッサージを始めましょう。背中全体にかけてリズミカルにエフルラージュを行います。このとき、手を緊張させずに、柔らかくして行います。心臓に向かってマッサージを行うことがベストですが、施術の方向を一方向に定める必要はありません。

肩

次に、肩全体にエフルラージュを行ってから、ニーディングに移ります。筋肉のこりをほぐすために、時間をかけて揉捏してください。手技は両肩に行います。この段階に至るまで、1時間の施術時間のうち、すでに15～20分間が経過しているはずです。

頸部と頭部

頸部の筋肉は、すくうような動作（p.149、STEP5の写真）で、エフルラージュを行います。そのときに、かける圧力が快適に感じられるかをクライアントに確認してください。なお、マッサージ中には、このように確認しながら施術することをお勧めします。

頸部には、いろいろな手技を用いてマッサージを行います。次に、指先で押圧を加えながら、頭部と頭皮にマッサージしながら上り、指先でゆっくりと小さな輪を描きながら揉捏します。

髪の毛にオイルがつくのを好まない場合には、クライアントの頭と髪の毛を小さなタオルで覆います。マッサージ中に髪を引っ張らないようにするという利点もあります。

背部の叩打法

マッサージが終了したら、クライアントをタオルで覆って、叩打法を背中全体に行います。ここまで、約25分が経過しているはずです。

脚部後面と足部

あなたは、マッサージテーブルの端に移動して、抗菌性のおしぼりやスプレーで足元や脚部を清潔にします。

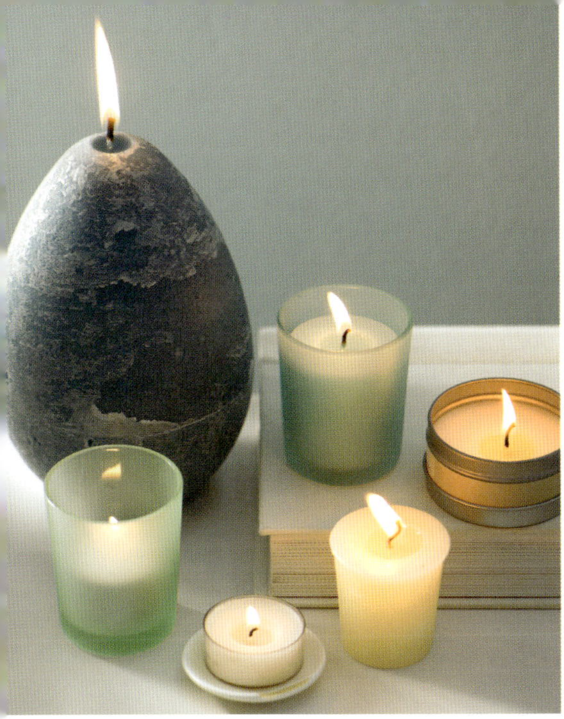

タッチングは古代の癒しの術です。
マッサージを行うたびに、
あなたの施術も上達します。

くすぐったく感じない限り、大抵の人は足のマッサージを好みますから、必要に応じて、少し長めに、ゆとりをもって行いましょう。

クライアントの脚部は温めてから、筋肉を母指でマッサージし、緊張をほぐします。一般には、最初に、片方の足をマッサージし、脚部に施術を続け、終了してから、他方の足に移って、続ける方法が取られます。

エフルラージュとペトリサージュは、下腿から大腿に行います。こうすると、心臓方向にいつも施術を行うことができるのです。

マッサージを終えたときには、タオルで余分なオイルをぬぐいます。そして、マッサージを行ったばかりの部位を覆います。次に、反対の足と脚部に続けてください。どちらの足からスタートするかは、特に重要ではありません。それぞれ、およそ10分間のマッサージを行います。

脚部前面と足部

クライアントに仰向けになってもらいます。腰部の負担を軽くするために、膝の下に枕やクッションを入れてください。そして、首の下にはタオルを巻いて入れるほか、枕をあてがいます。脚部の前面にも同じように行います。そして、タオルで足元から腹部までを覆います。

腹部と胸部

腹部にマッサージを行うときには、消化を促すために、時計回りに行います。オイルを手に取り、ゆっくりと輪を描いてマッサージします。このときに、片手で輪を描きながら、もう一方の手がそれを追うように施術を行います。クライアントが不快に感じたときには、手技を終えます。そして、腹部をタオルで覆ってから、胸部に移ります。このときに、タオルの端はきっちりと受ける人の体の両脇に入れて、マッサージ中にタオルがすべり落ちないようにします。

腕と手

手から腕にかけて、エフルラージュを行い、指を軽くストレッチして終了します。

顔

トリートメントの最後に、あなたはクライアントの頭に面して、スツールに腰掛けるか、膝まずいて、顔のマッサージの用意をします。この段階では、すでに体全体(足を含めて)をマッサージしてきたため、顔のマッサージの前には、手を洗うか、清拭します。

フェイシャルマッサージの手技はゆっくりと行い、リラックスをはかります。顔という、小さく限られた面積が対象であるため、手技は正確に、そして目的を明確にして行いましょう。顔のエフルラージュを行うときには、毒素や代謝物質の排泄を促すために、両手はあごに向かって下るようにします。最後に、顔全体に、指先で軽くタッピングし、クライアントが好むようであれば、髪の毛をなでるようにストロークしながら、全身のトリートメントを終了します。

マッサージの最後に

クライアントにはマッサージが終了したこと、そして、着衣のあいだに、あなたが手を洗いに外に出ることを伝えます。必要であれば、クライアントがマッサージテーブルから降りることを手伝い、体の毒素排泄を促すために水を多めに飲むことを勧めます。その日は体力を要するスポーツなど、負荷のかかる活動は避けるようにアドバイスします。そして、マッサージの感想を尋ねます。クライアントのフィードバックから、多くのことを学ぶことができます。部屋を片付け、清掃してから、トリートメントの内容について記載します。この施術録は次回、施術法を調整したいときに役立ちます。

Back sequence

背部のシークエンス

スウェーデン式マッサージは背中からスタートすることが多く、背部では、マッサージに費やす時間の大半を充てることになります。手技はリズミカルに、なめらかに、そしてスムーズに行います。背部の筋肉は大きいため、ストロークの動きも大きくして、広い面積に施術することがベストです。

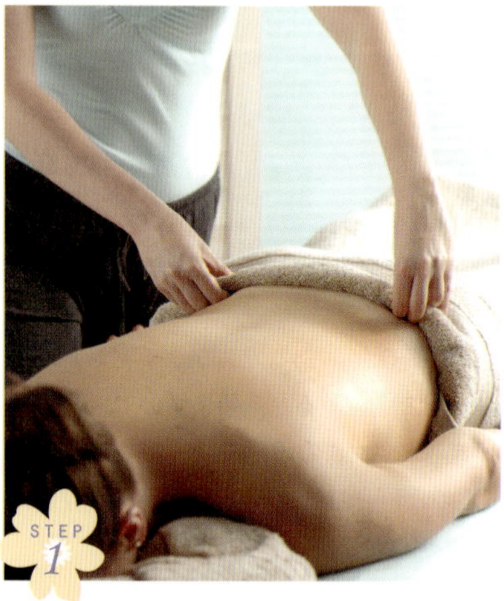

背中のタオルを取って、施術を開始します。オイルが下着につかないように、タオルの端を軽く下着にはさむようにします。背部を触診して、こりなどマッサージが必要な部位を探します。

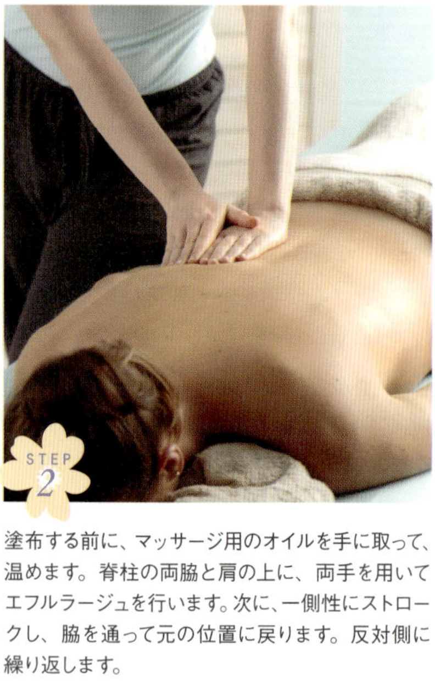

塗布する前に、マッサージ用のオイルを手に取って、温めます。脊柱の両脇と肩の上に、両手を用いてエフルラージュを行います。次に、一側性にストロークし、脇を通って元の位置に戻ります。反対側に繰り返します。

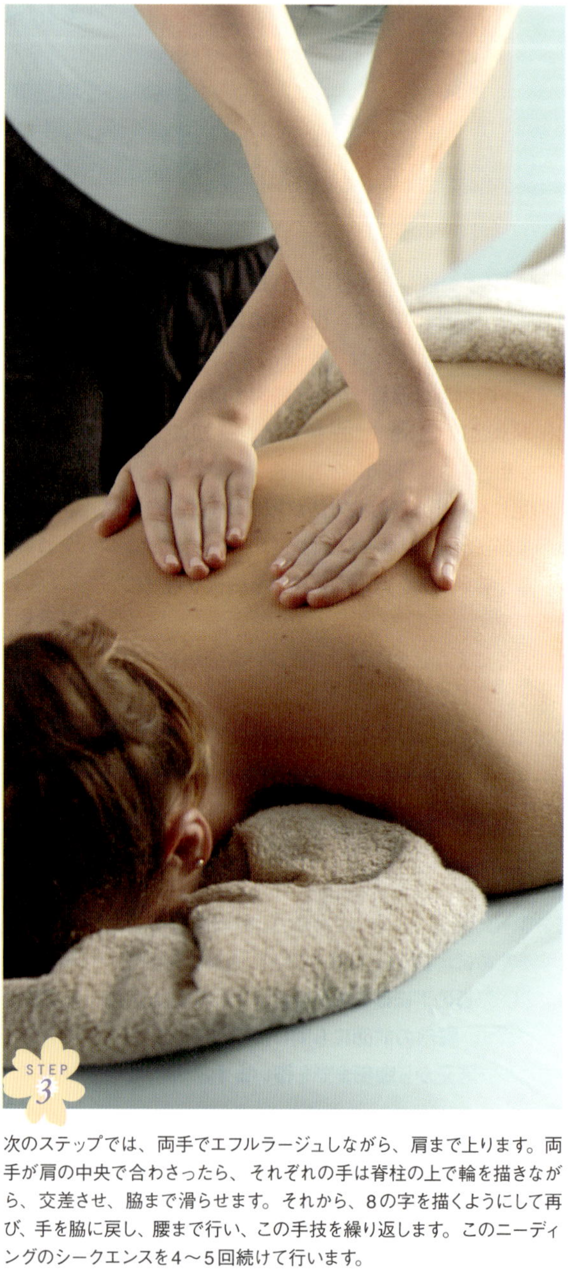

次のステップでは、両手でエフルラージュしながら、肩まで上ります。両手が肩の中央で合わさったら、それぞれの手は脊柱の上で輪を描きながら、交差させ、脇まで滑らせます。それから、8の字を描くようにして再び、手を脇に戻し、腰まで行い、この手技を繰り返します。このニーディングのシークエンスを4～5回続けて行います。

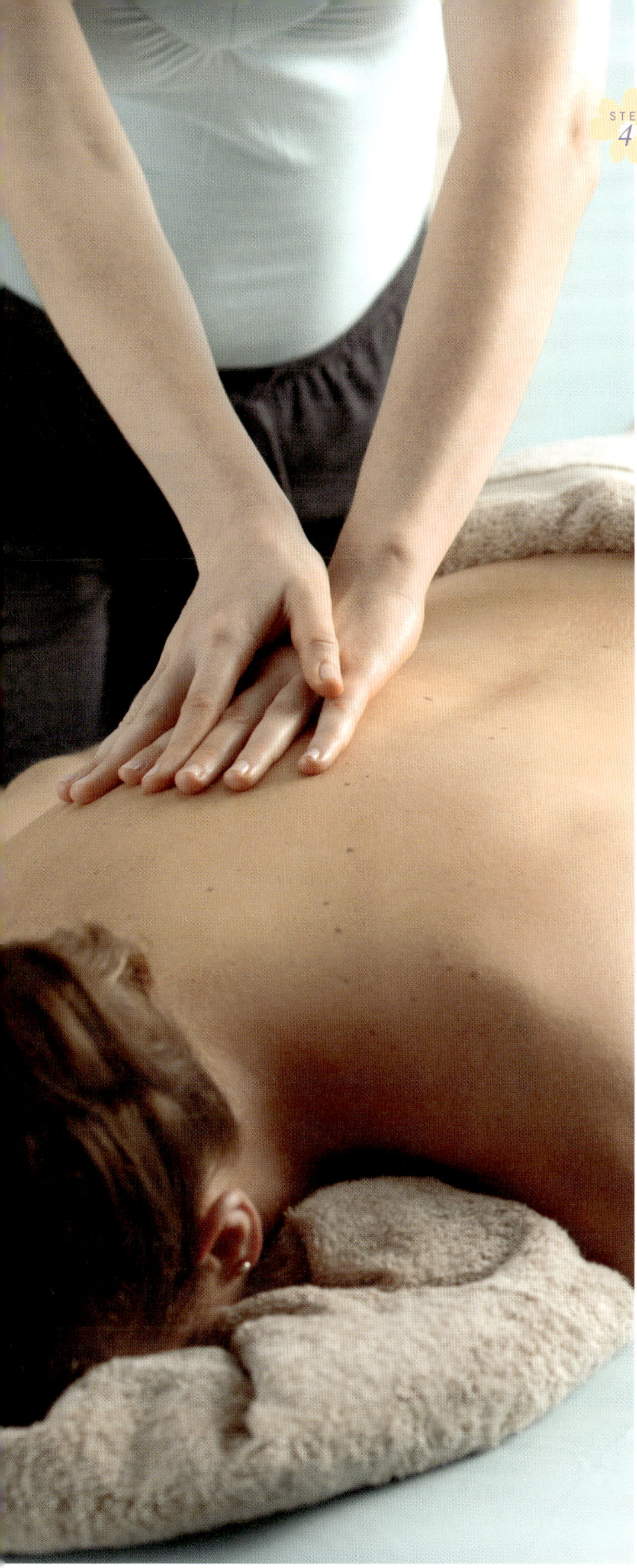

STEP 4

手を開いて、脊柱起立筋を一側性に肩までエフルラージュします。4～5回続けて行います。それから、両手を重ねて、腰から肩にかけて背部をマッサージします。肩に到達したら、両手の指先を広げて、ジグザグな動きでニーディングを行いながら、腰まで戻ります。

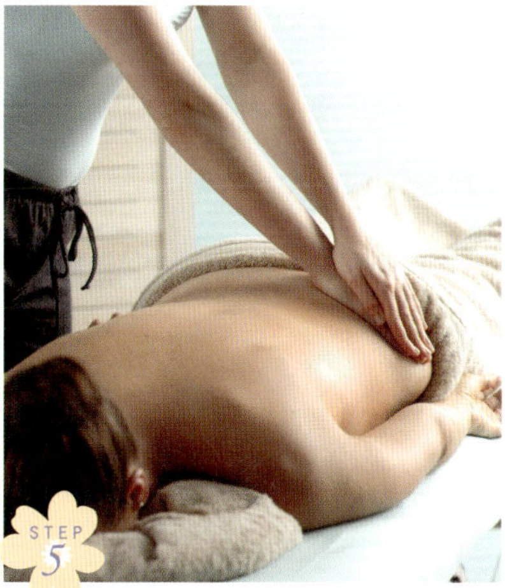

STEP 5

筋肉が温まったところで、ニーディングを行います。クライアントの脇に立ち、指先で筋肉を引き寄せては手掌で押す手技を繰り返しながら、肩から腰にかけて、脊柱の両脇をゆっくりとなめらかに下ります。

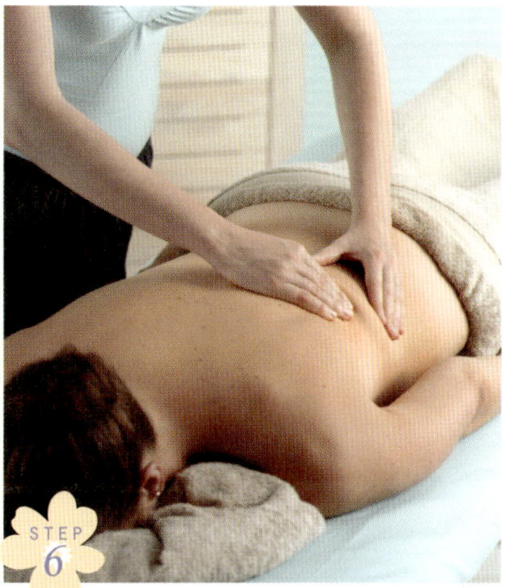

STEP 6

最後に、背部全体にニーディングを片側ずつ行います。最初に、両手を腰の横に置き、両手でリズミカルに背部の筋肉を寄せては、軽く持ち上げるようにして筋肉組織を動かします。筋肉の緊張に効果的です。この手技の終了後は、反対側にSTEP4～6を繰り返して行います。

Shoulder sequence

肩のシークエンス

仕事や生活のストレスから、肩のこる人は多いものです。マッサージが必要になるときもよくあります。肩の筋肉をエフルラージュして温めてから、ニーディングやフリクション、ホールディングでこりをほぐします。

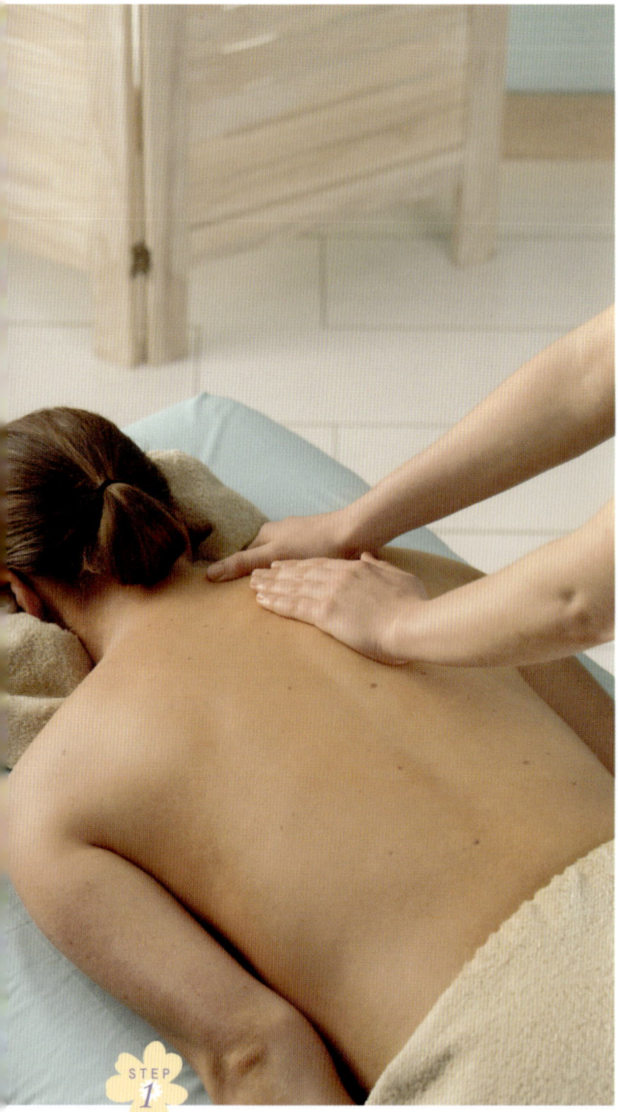

全体にエフルラージュを行います。肩の筋肉全体に手が届くように気をつけます。最初に、脊柱の両側に同時にマッサージを行い、次に両手を重ねて、それぞれの肩をエフルラージュします。

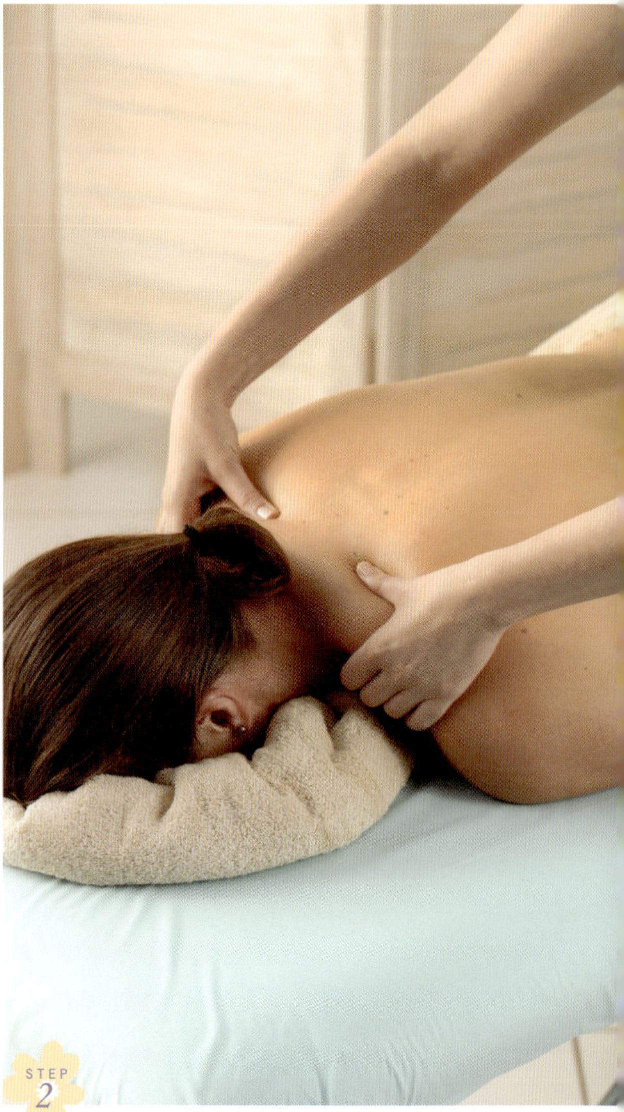

筋肉が温まったら、セラピストはそれぞれの肩に手を置いて、肩の上の筋肉のニーディングを始めます。ピッツアの生地をこねるような要領で行います。次に、母指で軽くこりをほぐします。

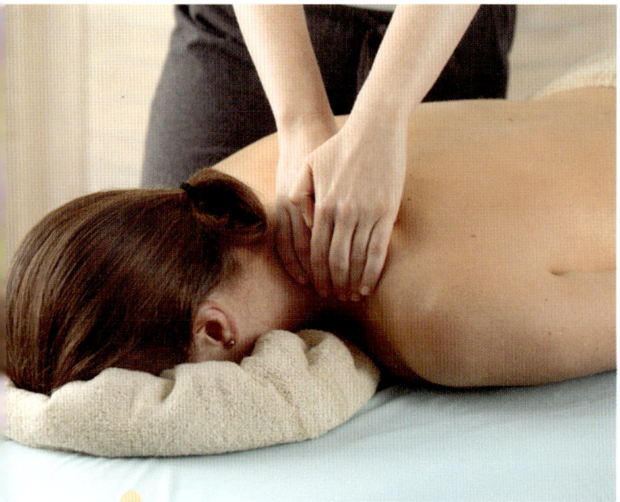

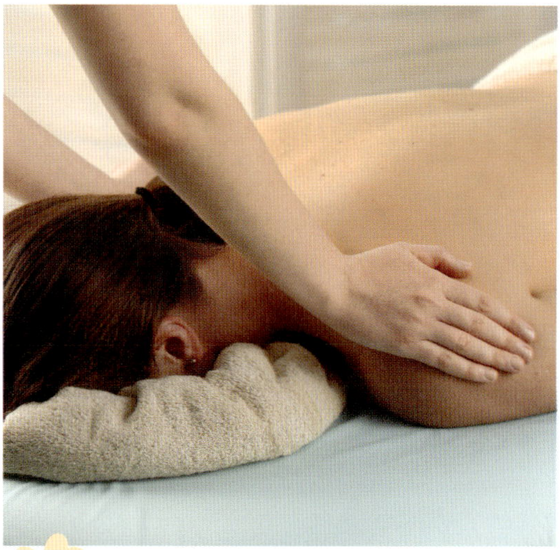

STEP 3

クライアントの片側に立ち、反対側の三角筋を両手で軽く引寄せるようにします。毎回、エフルラージュを加えながら、数回繰り返します。次に、筋肉を軽くホールドして、ぎゅっと握り、ゆっくりと力を抜きます。反対側にも同様に繰り返します。

STEP 4

クライアントの頭側に立ちます。クライアントの体を見下ろすような位置です。肩の中央に手のひらを当て、両手を置きます。それから、左右の肩先まで、それぞれの側の手を滑らせます。肩の上で手を回転させ、肩の外側に至ったら止めます。

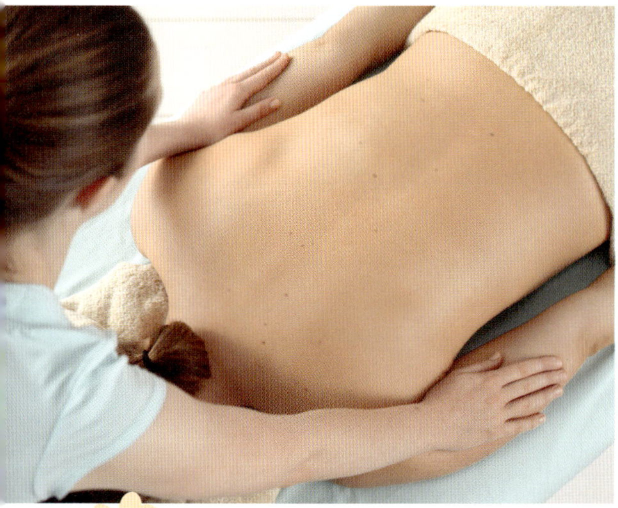

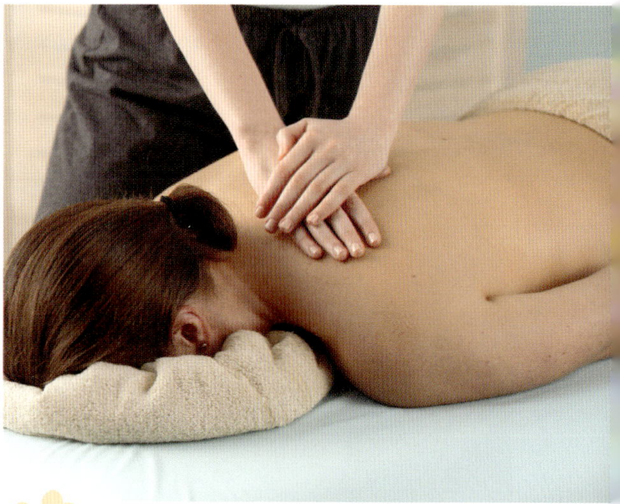

STEP 5

腕の外側をマッサージしながら下ります。エフルラージュで、肩まで戻ります。次に、肩先に手を移動させ、腕から手まで下ります。このとき、クライアントの腕は体の両脇にあります。そして、セラピストは両手をスタート地点に戻します。この手技を数回繰り返します。

STEP 6

右手か、左手の母指を開いて、脊柱の脇に置き、その上に他方の手を重ねます。両手を重ねたまま、母指は脊柱の脇に沿って首のつけ根まで上ります。次に、手の位置を交代して、他方の母指が下になるようにします。脊柱に沿ってマッサージしながら下ります。

Neck and head sequence

頚部と頭部のシークエンス

頭の重さを支える首の筋肉には大きな負荷がかかります。マッサージには緊張を軽くして、リラックスさせる作用があります。頭部のマッサージだけでもとても心地よいものですが、ツボを押すとさらに効果的です。

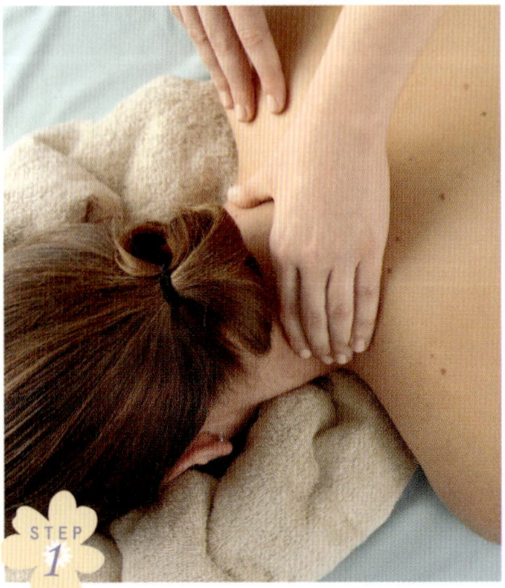

STEP 1

髪の毛にマッサージオイルがつかないように、首のマッサージには、ほんの少量のオイルを用いるようにします。片手をＣの形にして、首の付け根と背中にあてがい、母指と四指で優しくはさんで軽く持ち上げるようにします。そのあとで、首の付け根から背中に向かって、エフルラージュを行います。

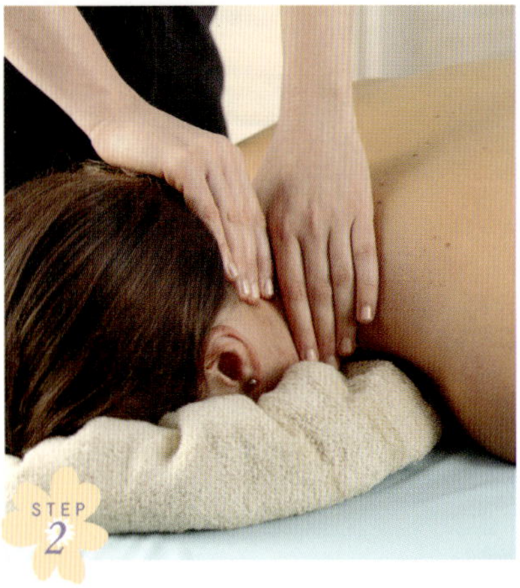

STEP 2

もう一方の手もＣの形にして、両手を交互に動かしながら、首全体をマッサージします。この手技はリズミカルに行いましょう。中程度の圧力を加えますが、クライアントの反応を確認しながら行います。

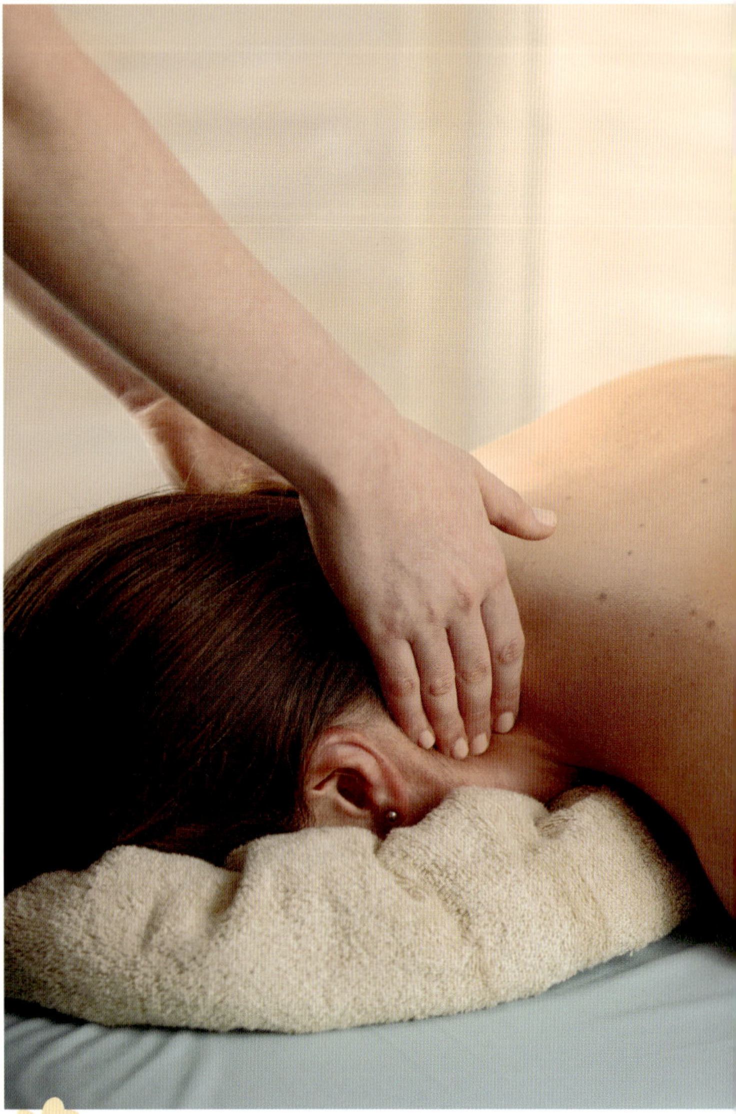

STEP 3

セラピストはクライアントの頭部に位置して、スツールやいすに腰掛けます。首の両側にそれぞれの側の手を当てます。指先で輪状に軽くニーディングを行います。それから、指先で軽くバイブレーションを与えながら、うなじまで上ります。

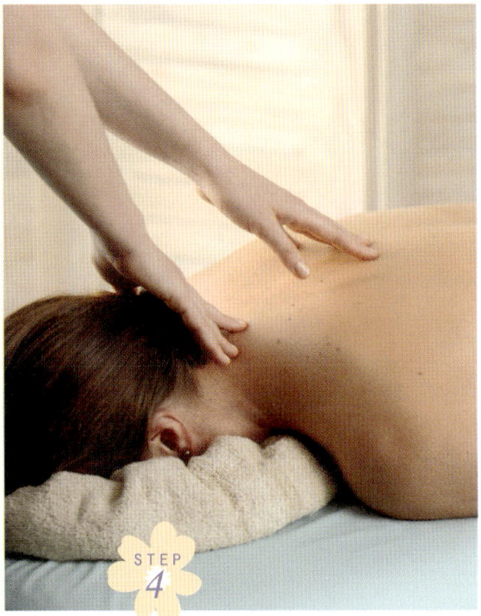

STEP 4

肩甲骨の間から、首にかけて、両手の指先を交互に動かして、軽くストロークします。このとき、同じリズムで両手を動かすようにします。なお、首の付け根から、両側の肩甲骨の間を下りるように行ってもかまいません。この手技には緊張をほどき、気持ちを落ち着かせる作用があります。

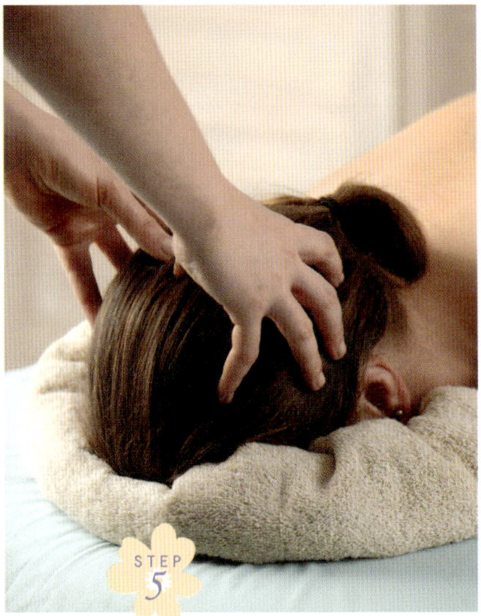

STEP 5

両手の指先を用いて、頭皮全体を優しく動かします。次に、両方の母指を頭頂に置き、「督脈」<頭の正中線>に沿って、首まで下ります。

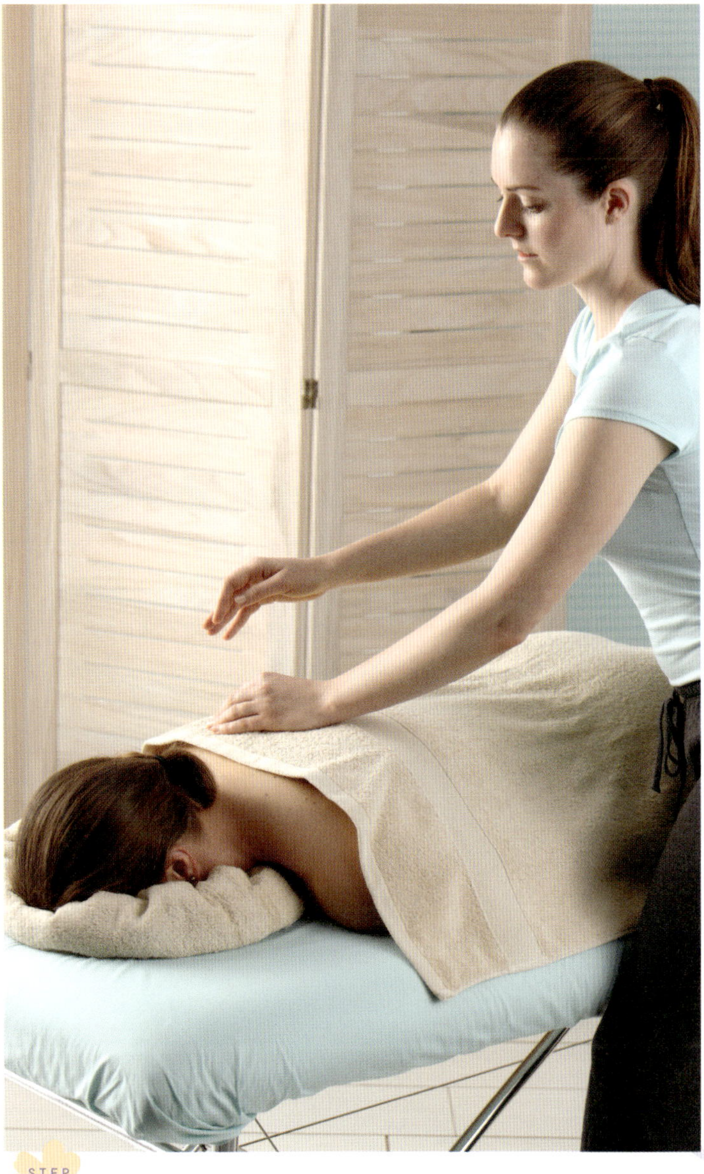

STEP 6

肩までタオルで覆い、背中と肩にかけて叩打法（切打、拍打、手拳叩打法）を行います。そのあとで、脚部と足のマッサージに移ります。

→「経絡」p.85

Back of legs and feet sequence

脚部後面と足部のシークエンス

体の後面におけるマッサージのシークエンスの最後は、脚部と足部です。足を清潔にしてから行います。そのあとに、脚部と骨盤の下方までマッサージを続けます。

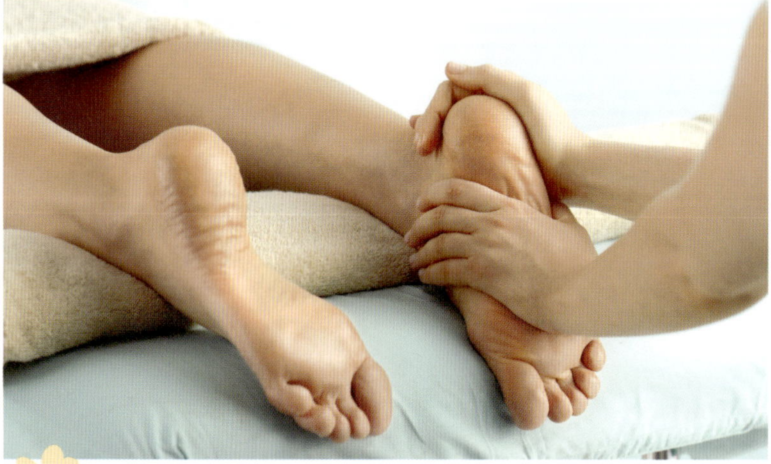

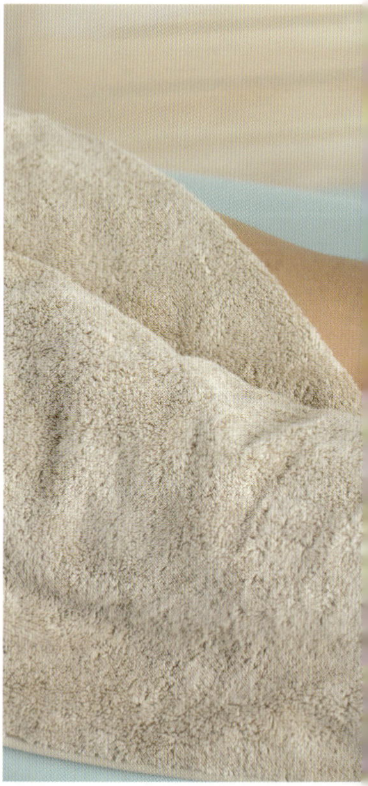

STEP 1

タオルを取って、足を出します。片方の足にエフルラージュを行いながら、オイルを塗布します（脚部のマッサージも終了してから、他方の足に移ります）。かかとや足の前面、そしてどの指にもマッサージを行い、足全体に施術することが大切です。くすぐったいと感じる人には、マッサージの圧力で加減するように試してください。

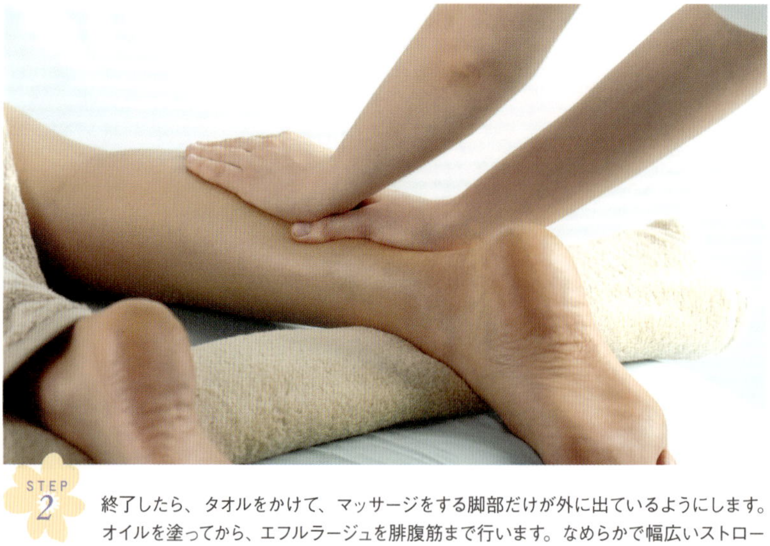

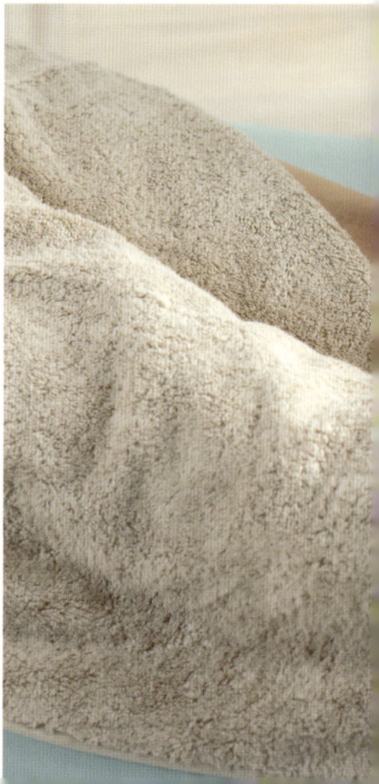

STEP 2

終了したら、タオルをかけて、マッサージをする脚部だけが外に出ているようにします。オイルを塗ってから、エフルラージュを腓腹筋まで行います。なめらかで幅広いストロークを行うとよいでしょう。かかとから始めて、膝裏の下までマッサージを施します。それから、両手でゆっくり、軽いタッチで、スタート地点に戻ります。この手技を7回繰り返します。

次に、下腿《かたい》の上に、両母指をそろえて、腓腹筋の筋肉を上ります。上っていくときには、この筋肉を二つに分ける（両手の四指で筋肉をつかみ、外側に開く）ようにします。腓腹筋の起始部に手が届いたら、扇のように両手を広げて回し、両側の四指を合わせて、小指の外側を滑らせながら下降させて、両手をスタート地点に戻します。

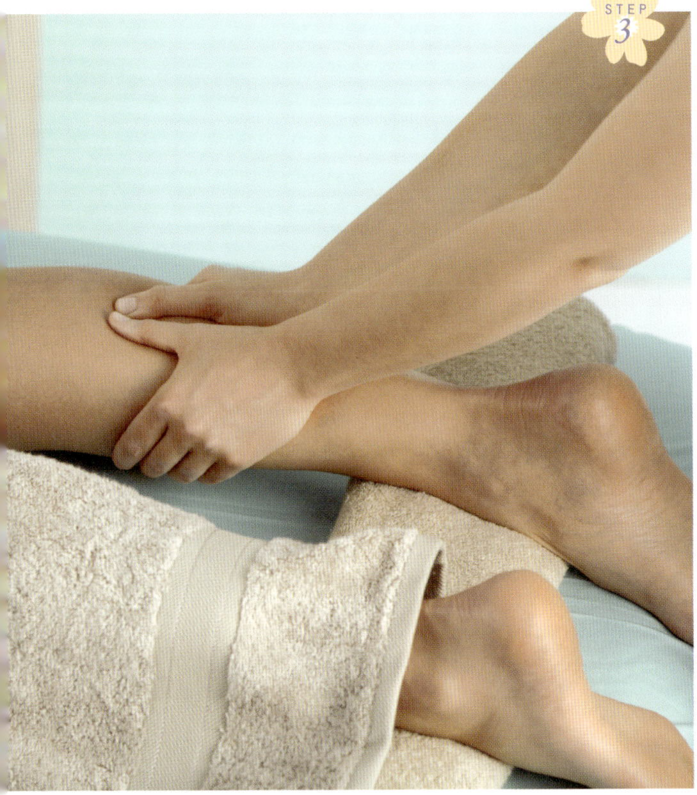

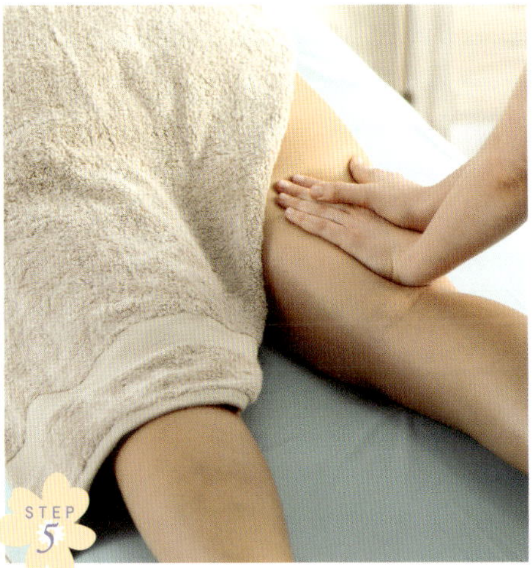

大腿《だいたい》の後面に、両手でエフルラージュを行います。ハムストリングスは頑丈な筋肉であり、マッサージをするときには、他の筋肉より圧をこめて行います。手を重ねて、膝の後ろから骨盤の下にかけて上るように、マッサージを行います。前腕を用いてもかまいません。

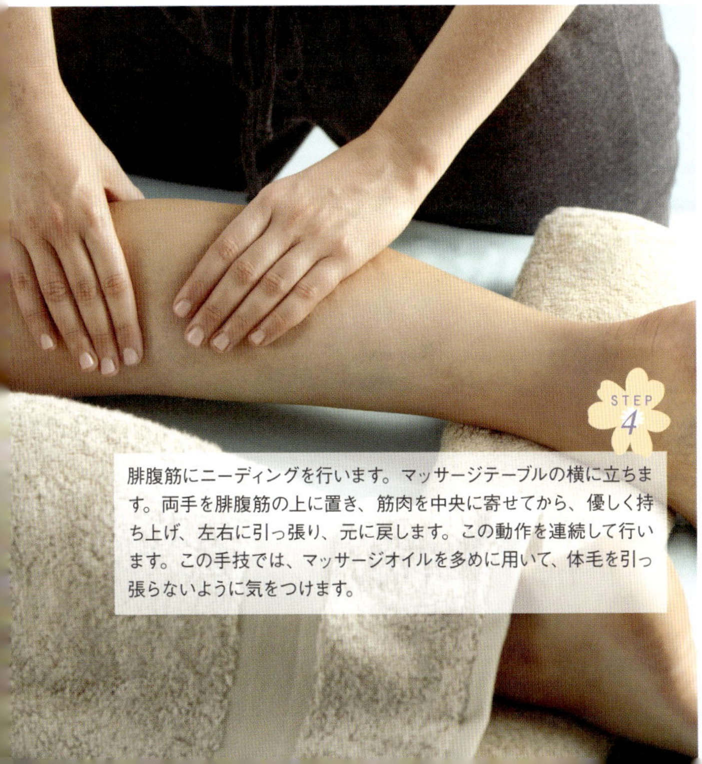

腓腹筋にニーディングを行います。マッサージテーブルの横に立ちます。両手を腓腹筋の上に置き、筋肉を中央に寄せてから、優しく持ち上げ、左右に引っ張り、元に戻します。この動作を連続して行います。この手技では、マッサージオイルを多めに用いて、体毛を引っ張らないように気をつけます。

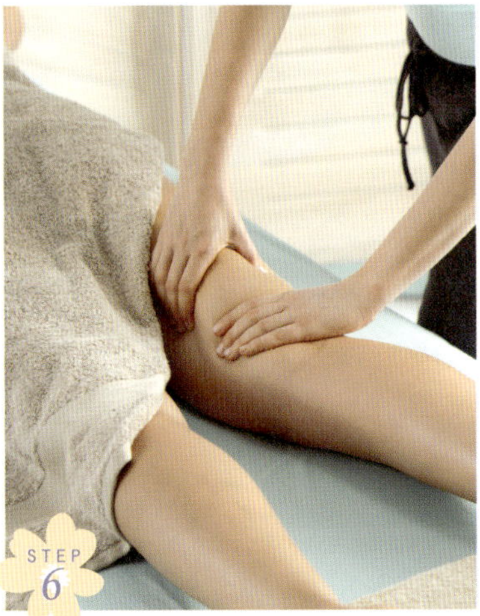

筋肉が温まったら、絞るような手技のニーディングを行います。マッサージテーブルの脇に立ち、片方の脚の上に両手を置き、筋肉の上で両手を前後に動かしながら、上っては下り、また上るという動作を繰り返して行います。ニーディング後には、脚全体に叩打法を行って、手技を終了します。

Front of legs sequence

脚部前面のシークエンス

次に、脚部前面のシークエンスを続けて行い、一方が済んだら、他方の脚に移動します。前面のマッサージを行うにあたって、クライアントにあおむけになってもらうときには、タオルを広げてクライアントのプライバシーを守るように気をつけることが大切です。あおむけの姿勢でも足のマッサージが可能です。

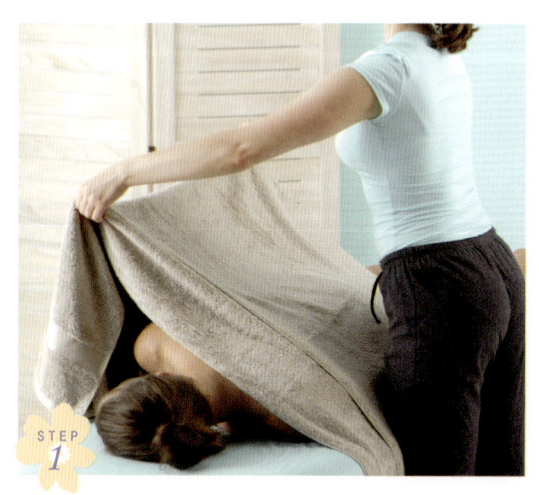

クライアントにあおむけになってもらうときには、タオルの端をマッサージテーブルと膝の間にはさんでから、セラピストからクライアントの体が見えないようにタオルを持ち上げます。あおむけになったときに、タオルで体全体を覆います。膝の下には、丸めたタオルか、専用のクッションを入れます。

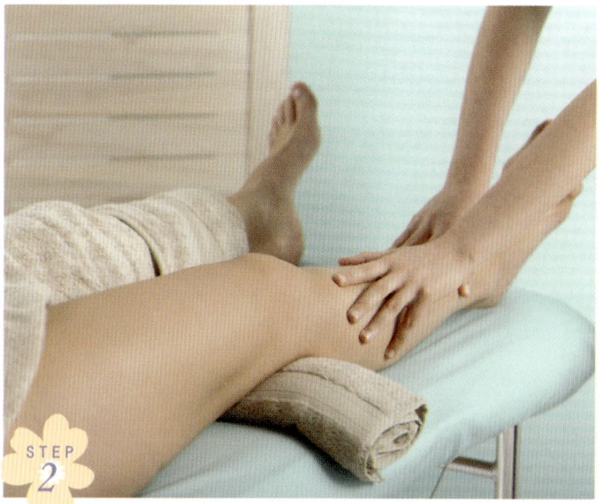

両手にマッサージオイルを取り、温めてから、下腿にエフルラージュを行います。手足には上方に向かってマッサージすると、静脈の還流を助けます。数回繰り返すとよいでしょう。

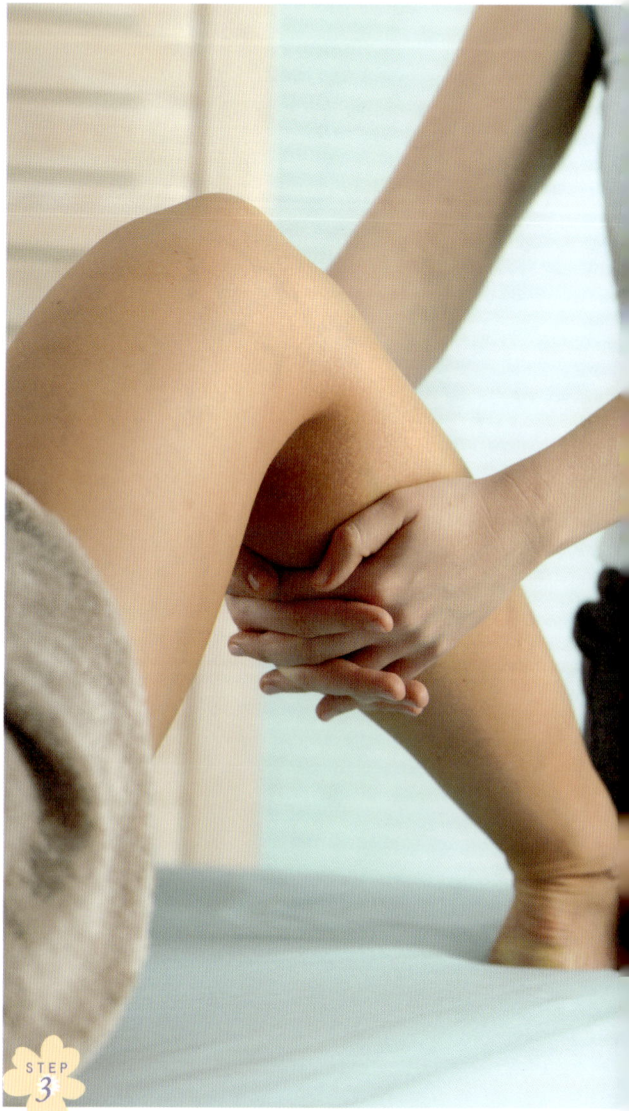

クライアントに膝を立ててもらい、セラピストはマッサージテーブルに対して横位置をとり、クライアントの足に体重をかけて持ち上がらないように押さえます。両手を組んで、手掌と指で腓腹筋をはさむようにして、全体をマッサージします。終了したら、もう一度指を組んで、マッサージを繰り返し、脚を伸展させます。

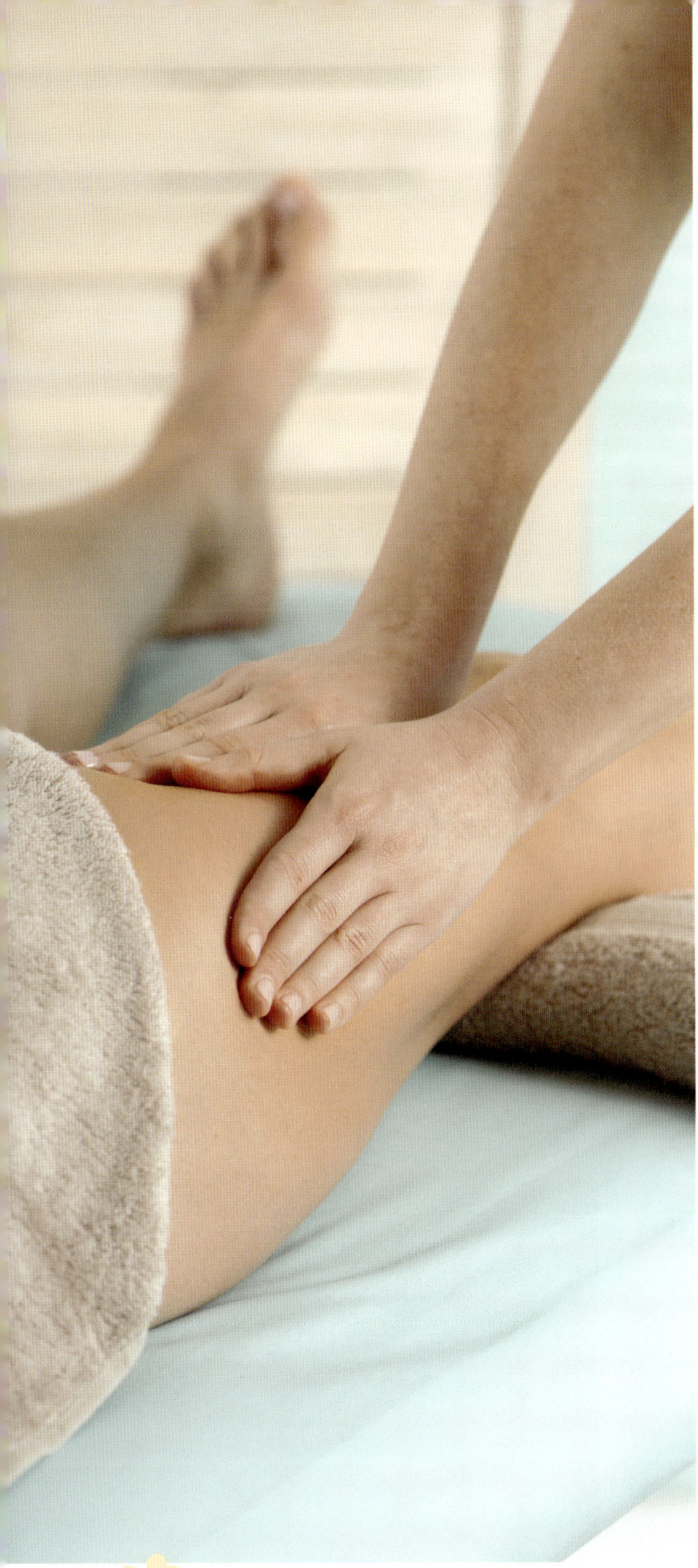

STEP 4

大腿部にエフルラージュを行います。両母指を合わせて、両手で脚全体をマッサージします。大腿の筋肉は太く、頑丈であるため、力をこめたマッサージも可能ですが、その際には、クライアントが心地よいと感じているかどうかを尋ねて、確認することが必要です。

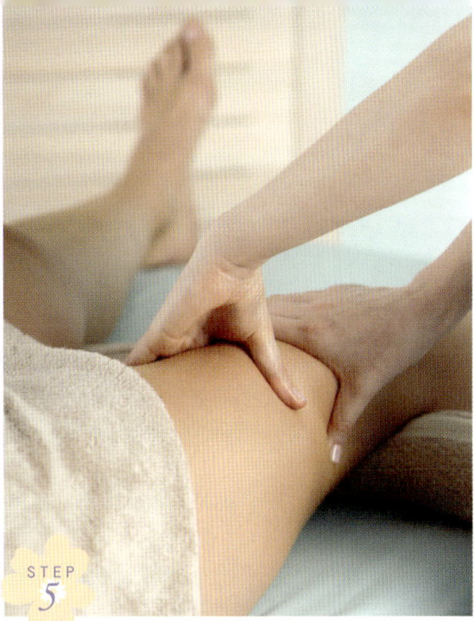

STEP 5

大腿部のニーディングは筋肉を絞るようにして行います。このペトリサージュ（揉捏法）は大腿四頭筋の緊張をほぐすのに、とても効果的です。片手の手技を終えたら、もう一方の手を動かして、手技を行います。バイブレーションも役立ちます。両手の四指を組み、足首を持ち上げるようにして、下腿をゆっくりと振動させます。

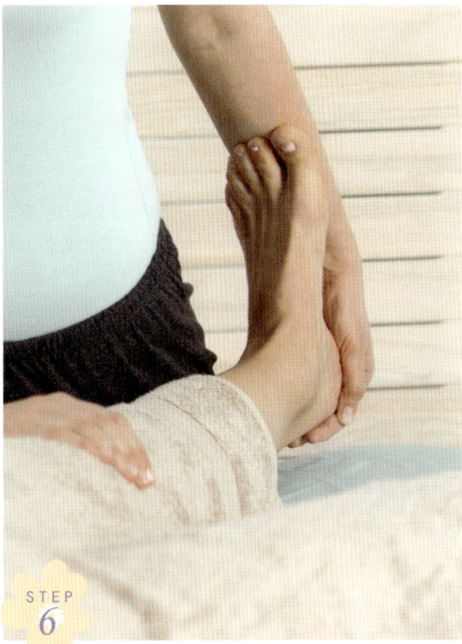

STEP 6

マッサージの仕上げとして、ストレッチと叩打法を脚部に行います。手掌でかかとを持ち上げ、足の指を腕の内側に当てて、後屈させます。ふくらはぎと大腿四頭筋をストレッチすることができます。切打を行いますが、下腿には軽いタッチで行い、大腿には力を強めます。もう一方の脚部にも同じシークエンスを続けて行います。

腹部と胸部のシークエンス

腹部をマッサージするときには、ゆっくりと滑らかな動きで、時計回りに行います。このときに、胸部をマッサージすると効果的であり、さらに、腕や手にかけてのマッサージに移行しやすくなります。

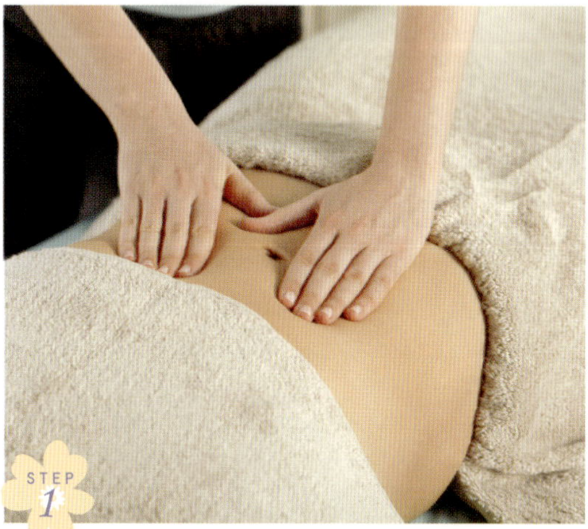

腹部を触診しながら、マッサージを開始します。皮膚に触れながら、両手の四指を置き、周囲を優しく押します。あまり強く押さないように気をつけましょう。腹部の施術を好まない方もいるため、このように進行して、腹部への施術に慣れてもらうことが大切です。

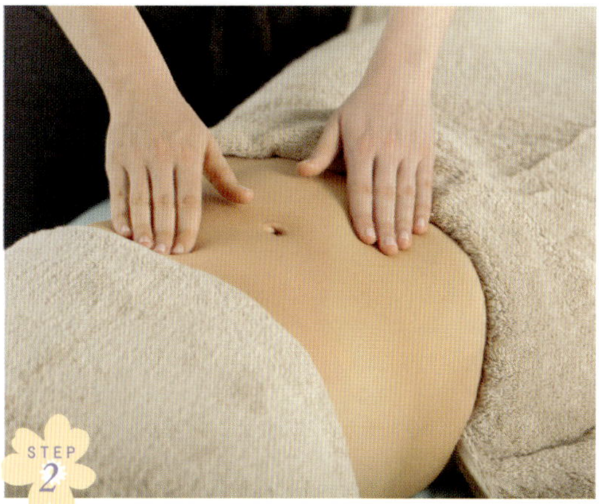

最初に、腹部の左側の下方からスタートします。片手は時計回りに進み、もう一方の手が追うようにします。数回繰り返してから、次に、両手を重ねて、同様に行います。このとき、真下に押すというよりも、手を緩めて、流れるような動きで押していきます。

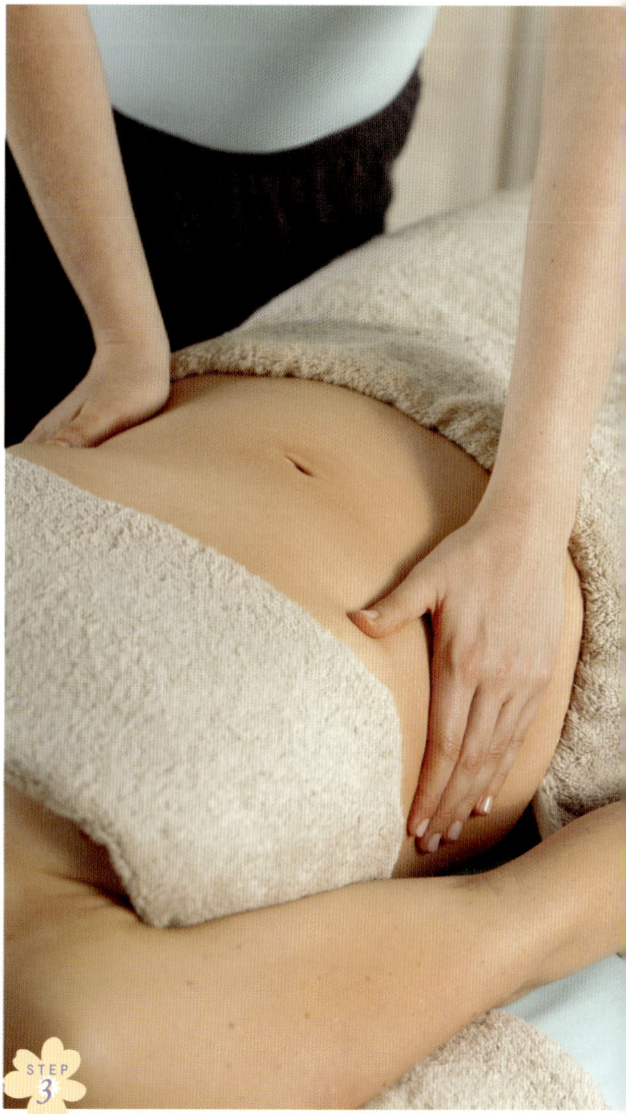

肋骨の下に母指を置いて、四指は腹部の外側に沿わせます。手を両側に滑らせ、背中で両手が出合うようにし、腹部に戻します。動きが美しく、リラックス度の高い手技です。

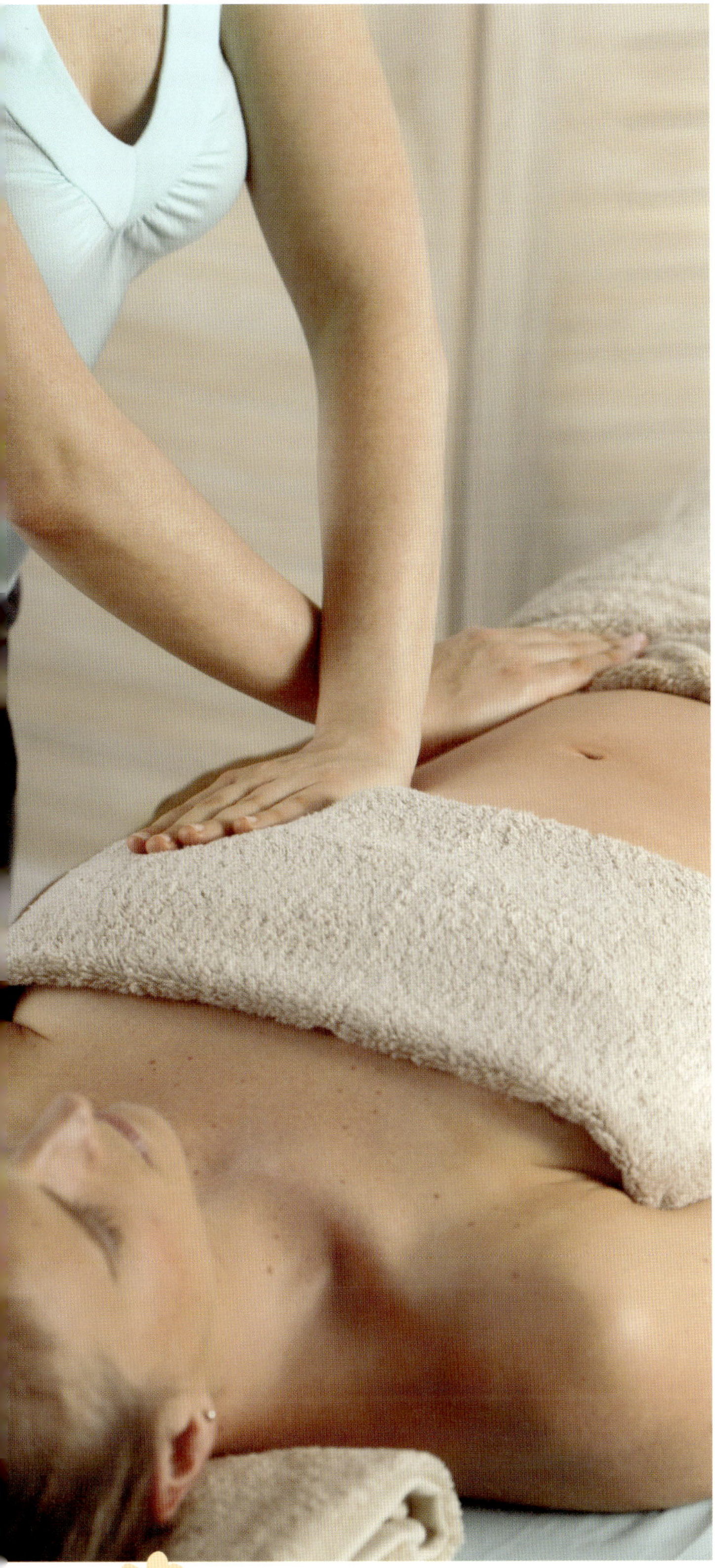

STEP 4

クライアントの脇に立ちます。肋骨下に左手を置き、右手は腸骨が突起しているあたりに当てます。交互に押して、腹部の筋肉をストレッチします。反対側にも繰り返します。

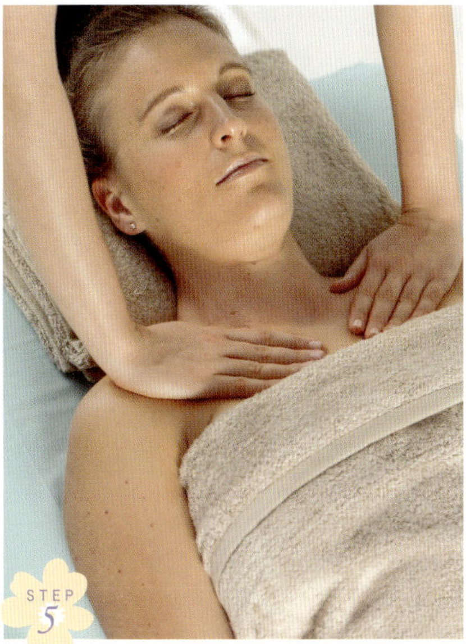

STEP 5

腹部をタオルで覆い、ゆっくりと胸部のタオルを下げます。このとき、胸元を覆うタオルは、脇にはさんで固定します。クライアントの頭の上に位置し、スツールなどに腰かけて、両手の手掌で、胸の中央部を軽く押し、それぞれ同側の肩まで手を進めます。肩先では手を返して、肩下に四指が当たるようにして、首の後面で両手を合わせて、髪の生え際までストロークし、手を抜きます。

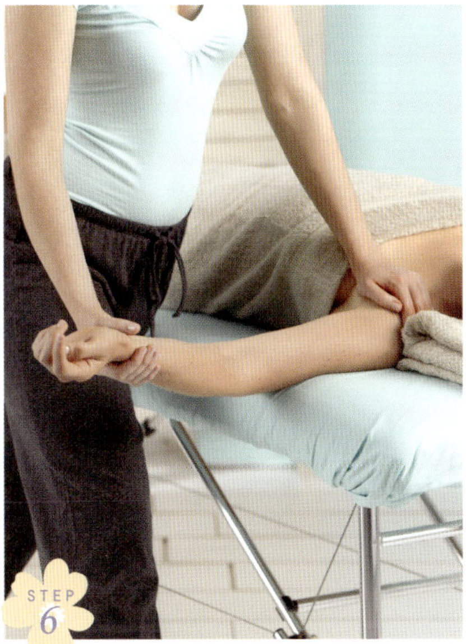

STEP 6

クライアントの左側に立ち、セラピストは右手で、クライアントの左手を軽くストレッチします。それから、左手で胸部にエフルラージュを行います。両手で行う両肩の手技に移る前に、ゆっくりと手を元の位置に戻し、同じ手技をもう一度繰り返します。そのあとで、腕の手技に移ります。

Arms and hands sequence

腕と手のシークエンス

腕から手にかけてのマッサージは、とりわけ心地よいものです。どなたにもこのマッサージは役立ちます。多目的に日々用いられる手ですが、時間の経過とともに筋肉が緊張することもあります。このページでは誰にでも役立つマッサージを紹介します。

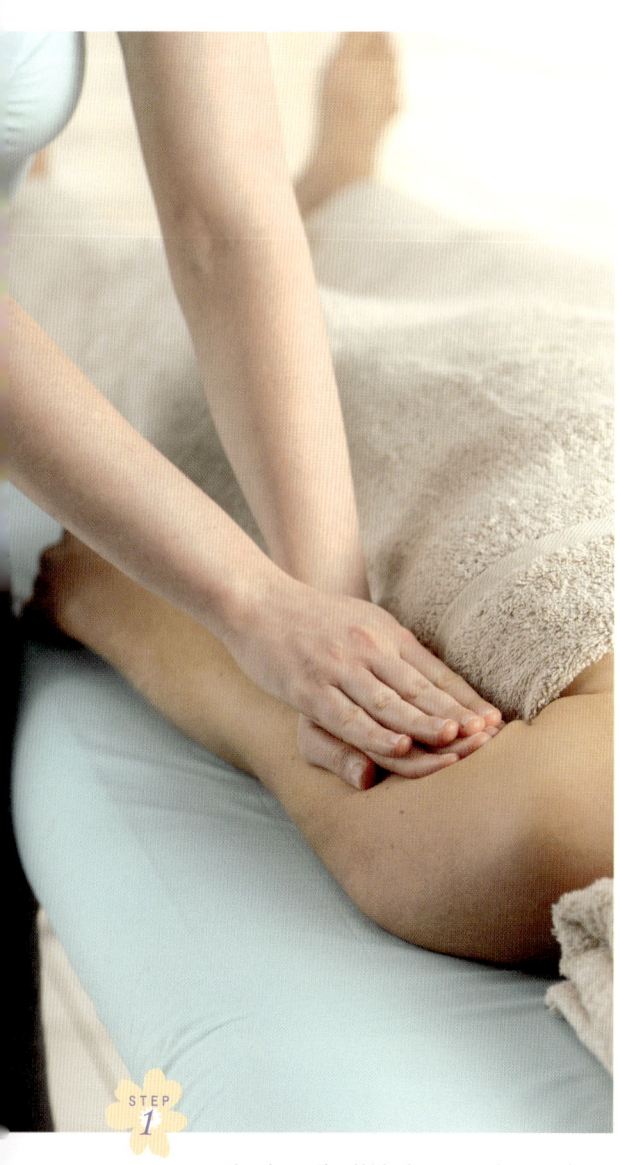

STEP 1

クライアントの脇に立ち、腕の外側に位置して、片手で上腕にかけてエフルラージュを行います。そして前腕まで手を進めて、腕全体に行います。上腕の端に届いたら、肩にマッサージを行い、軽いタッチで腕を下降します。

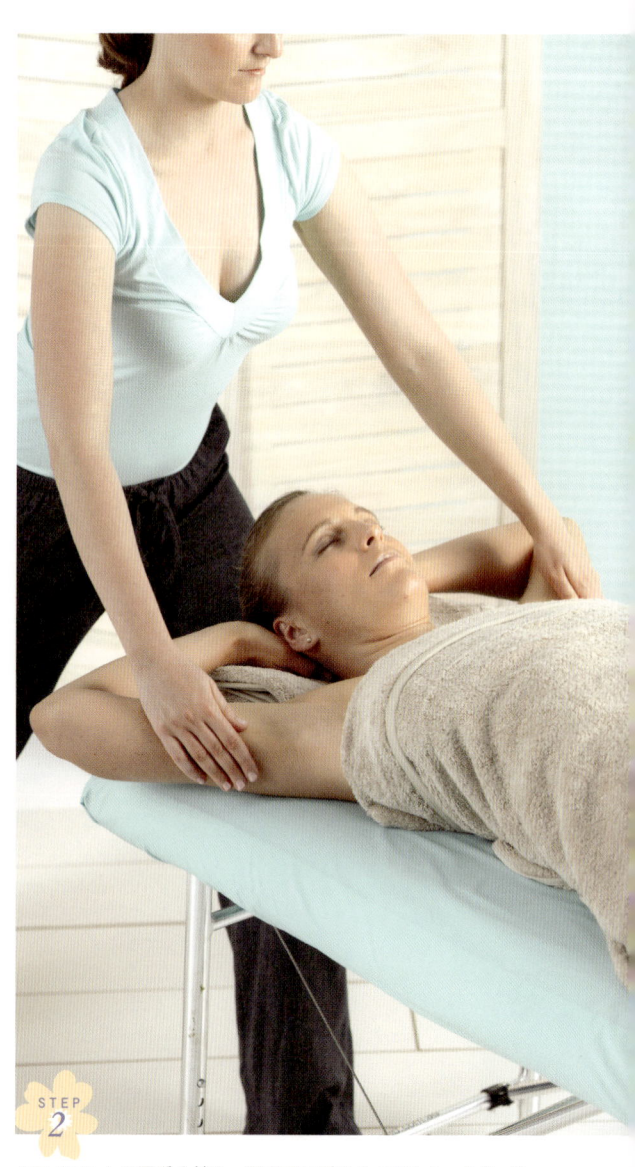

STEP 2

クライアントの両手を持ち、頭の下に手を入れてもらいます。体勢に問題がなく、心地よいことを確認したら、上腕の前面に沿って、ゆっくりとソフトにマッサージを行います。この手技は4～5回繰り返します。そのあとで、腕を軽くストレッチさせてからホールドします。腕をそれぞれの側の脇に戻します。

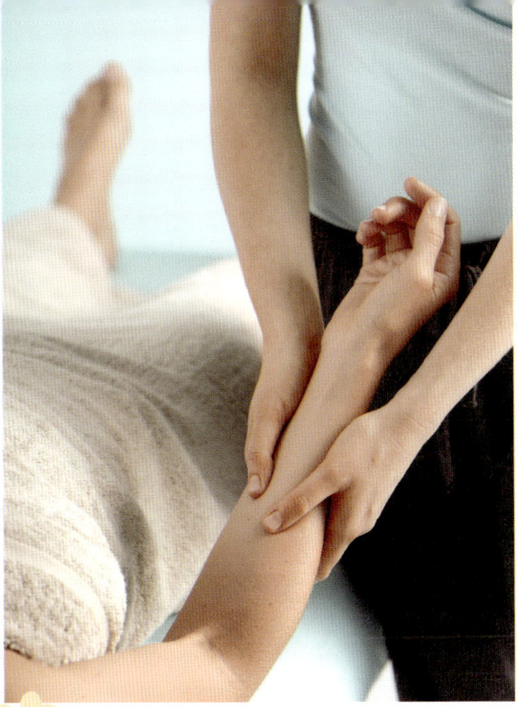

STEP 3

次に、片手の肘を曲げて、両手で前腕をマッサージします。そして、肘の手前まで、内側から外側にかけて、母指でニーディングを行います。腕の両側に、全体のシークエンスを繰り返します。

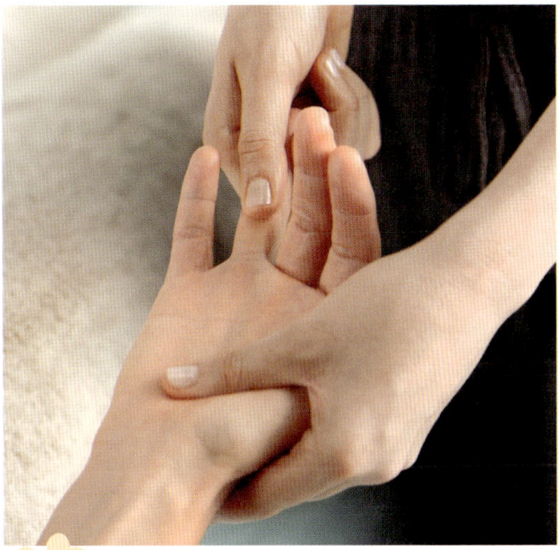

STEP 4

セラピストの薬指と小指で、手掌を広げて、マッサージします。両方の母指で、手掌をゆっくり揉みほぐしたあとに、靭帯に沿って上行し、下行する手技を十分に行います。次に、指を一本ずつストレッチし、エフルラージュをしたあとに、手首を前後に動かします。

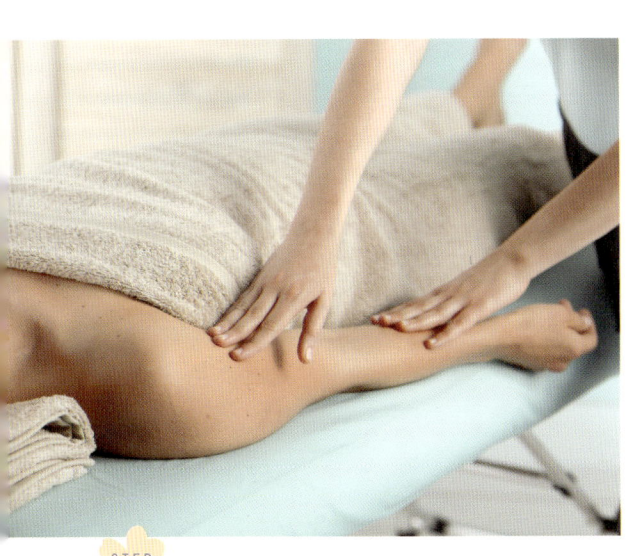

STEP 5

皮膚の神経終末を刺激するとともに、血液循環をよくし、リラックス作用のあるストロークとフェザリングを行います。肩先から始め、腕から手にいたるまで、指先でストロークします。次に、手から肩先にむかって、フェザリングを行います。

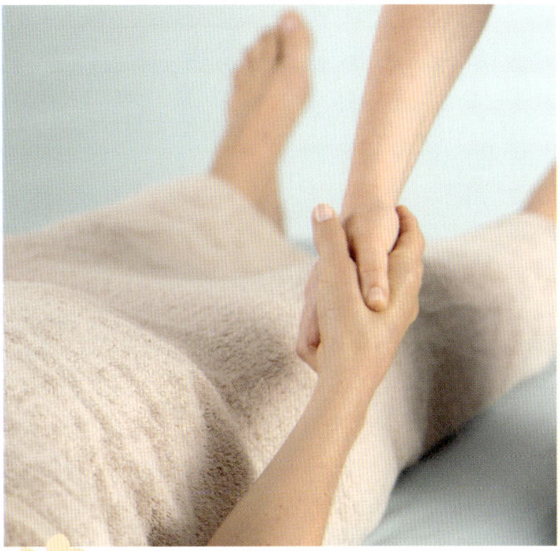

STEP 6

腕のシークエンスは、セラピストがクライアントの手を（握手をするように）握って終了します。このときには、手を柔らかく握って、セラピストは手首を前後に動かします。こうすると腕全体が揺れるため、緊張をほぐし、肩の可動域を取り戻す助けになります。同じ手技（STEP1～6）を、反対側の手と腕にも繰り返します。

Face sequence

フェイシャルシークエンス

スウェーデン式マッサージは、顔のマッサージで終了することがよくあります。クライアントはすっかり緊張がほどけて、とても幸せな気持ちを感じています。クライアントが化粧をしているときには、マッサージ前に落としてもらうと、マッサージのときに流れたメイクで顔が汚れずにすみます。

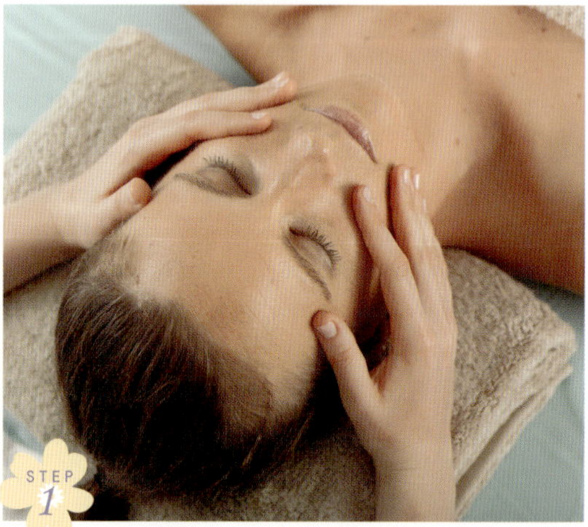

ブレンドオイル少量を手に取って、額からマッサージを始めます。長いストロークを額全体に行ったあとに、顎へと続けます。このシークエンスを数回行ってから、示指を用いて、鼻筋の両脇を通り、両方の頬を軽擦します。

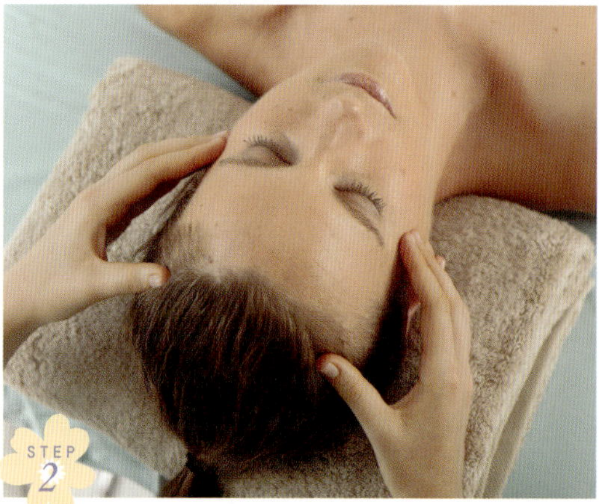

両側のこめかみに、指先で輪を描きながらマッサージします（輪《りん》状揉捏《じょうじゅうねつ》）。ゆっくりと手技を行いながら、片方のこめかみを押したあとに、もう片方のこめかみにも行います。リズミカルに行うと、クライアントに独得の効果を与えます。同じ手技を、頬とあごをマッサージするときに行いましょう。

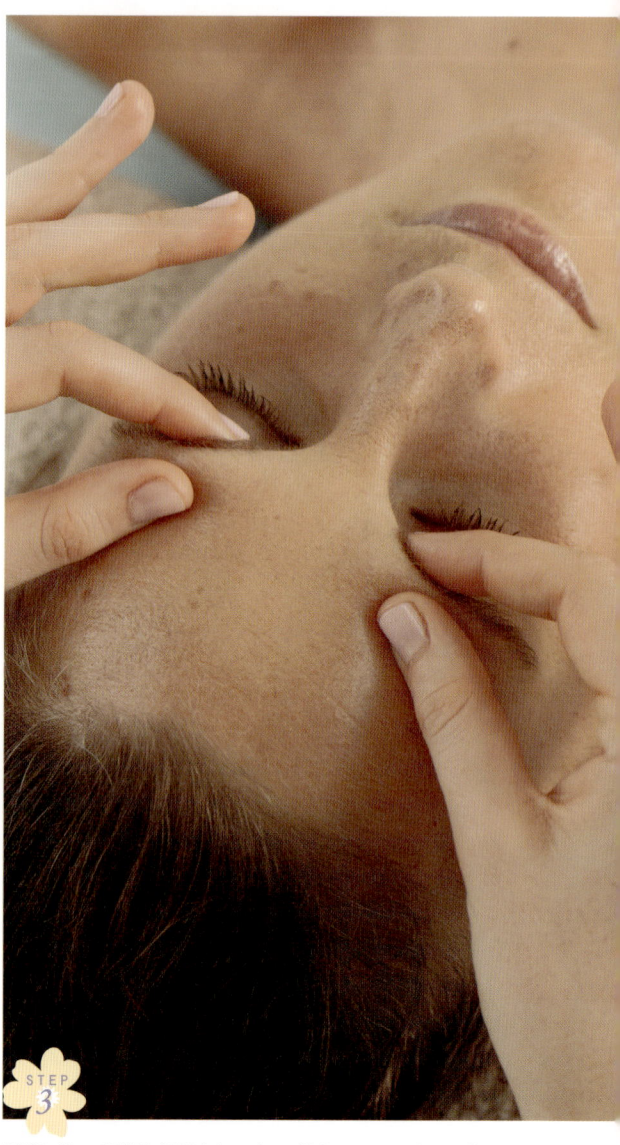

眉毛に沿って示指と母指をあてがい、軽くつまんで、上下に動かします<ローリングという。母指と示指、中指で軽くつまみ、前後に動かしながら揉捏する>。目の回りの腫れぼったさを軽くする手技です。次に、示指を軽く曲げて、眉頭の下にあるツボ<睛明。写真で示指の位置>を押します。

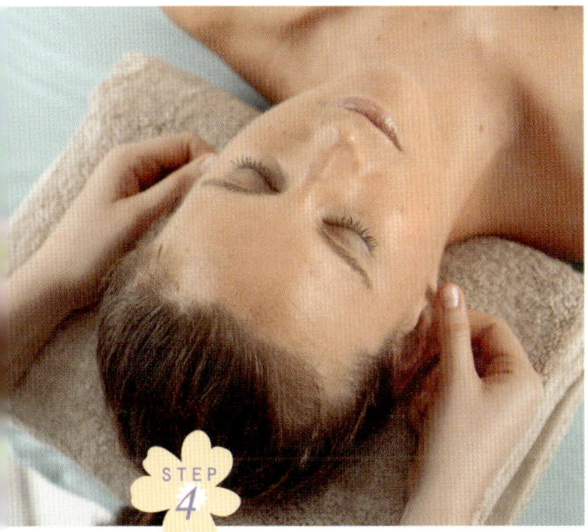

STEP 4

3番目と同じ手法で、頬とあごにかけてマッサージします。あごの中央からスタートして、ローリングしながら進みます。さらに続けて、耳にも行います。耳たぶから始めて、耳の上に進み、元の位置まで戻る手技です。

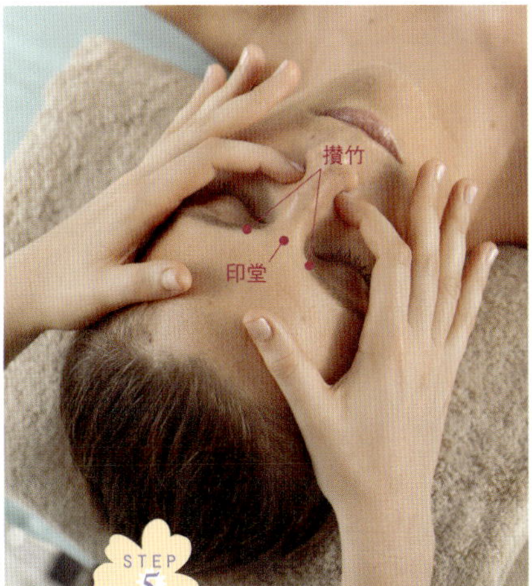

STEP 5

示指を両方の眉毛のあいだにおいて、副鼻腔をすっきりさせるツボ＜印堂＞を押します。その次に、目頭と鼻のあいだのツボ＜攅竹＞と、鼻柱と小鼻の接点のツボ＜迎香。写真で示指の位置＞を押します。最後に、顔のエフルラージュにより、排泄された毒素があれば一掃することができます。

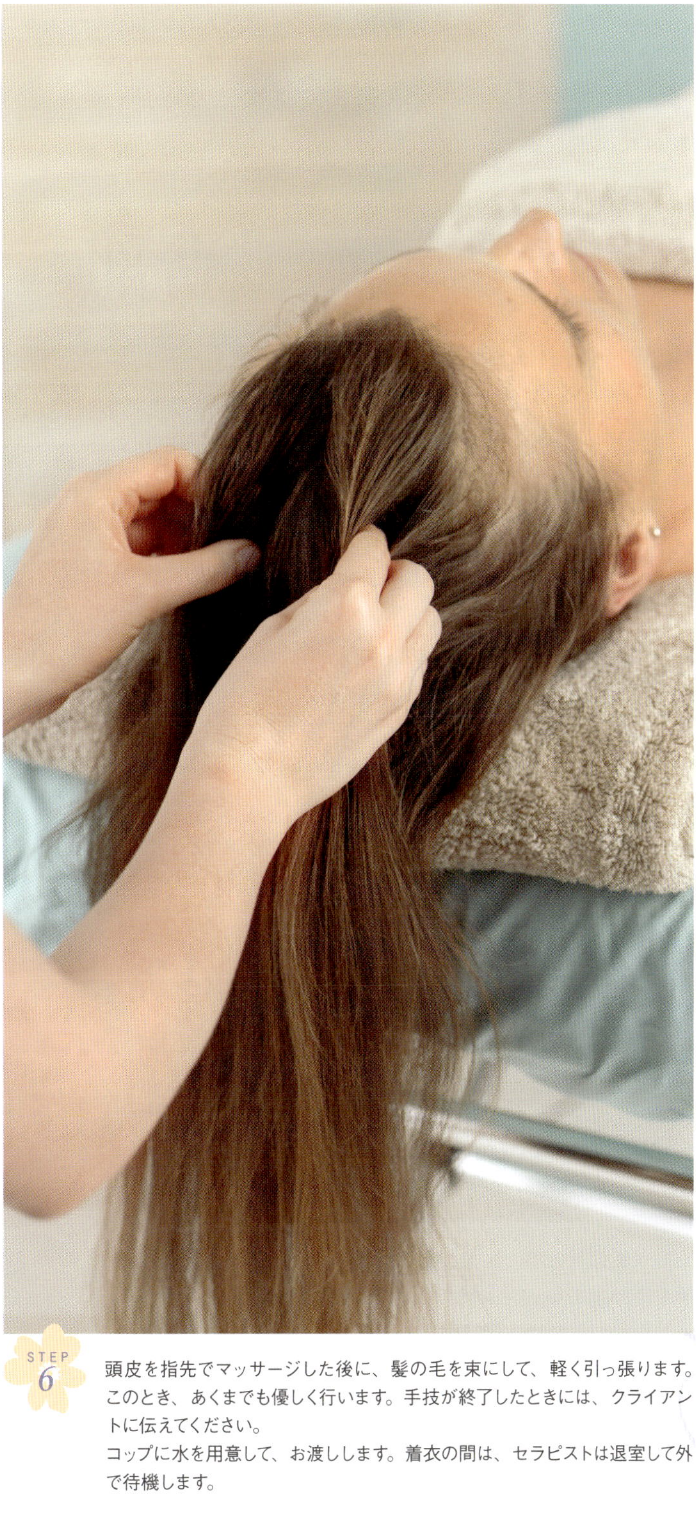

STEP 6

頭皮を指先でマッサージした後に、髪の毛を束にして、軽く引っ張ります。このとき、あくまでも優しく行います。手技が終了したときには、クライアントに伝えてください。

コップに水を用意して、お渡しします。着衣の間は、セラピストは退室して外で待機します。

アロマテラピーのフルボディシークエンス

アロママッサージはとても気持ちがよく、各手技を3～5回リピートしながら進行します。クライアントはうつぶせで、保温のためにタオルなどがかけられ、脚部や足首の下には巻いたタオルなどが入れられています。背部からマッサージを開始します。

このトリートメントについて

アロママッサージは、英国のアロマテラピスト、ミッシュリン・アーシエーにより開発されたホリスティックなトリートメントです。リラックスをはかるとともに、ヒーリングに導くタイプの自然療法を統合しています。

マッサージにはエフルラージュ（スウェーデン式マッサージ）やニーディングのほかに、中国伝統医学の経絡説に基づく経穴を刺激する手技も含まれます。さらに、毒性の物質を除去しながら、むくみを取り、免疫系を活性する作用のあるリンパドレナージュの手技も活用されています。また、手や足、顔に、内臓や体の部分が投影されるリフレクソロジーや、ポラリティセラピー＜生命磁場の極性をもとに東西のセラピーを組みあわせて考案された＞も行われます。興味深いことに、セラピストの立ち位置は通常、受ける人の右側です。体は常に、プラス、またはマイナスの電を帯びており、セラピストという存在が、マッサージを受ける人の電磁波を調整するという理論に基づきます。

ポラリティーによりバランスを取る

クライアントと最初のコンタクトになる、背中のマッサージでは、ポラリティーセラピーも一緒に行っています。セラピストは左手を後頭部の髪の生え際に置き、数秒間そのままに保ちます。両肩の間に右手を置いたら、左手を離しますが、右手はそのまま数秒間、当てたまま（ホールディング）にします。次に、右手を背中の中央に移し、最後に腰の上に置きます。

背部

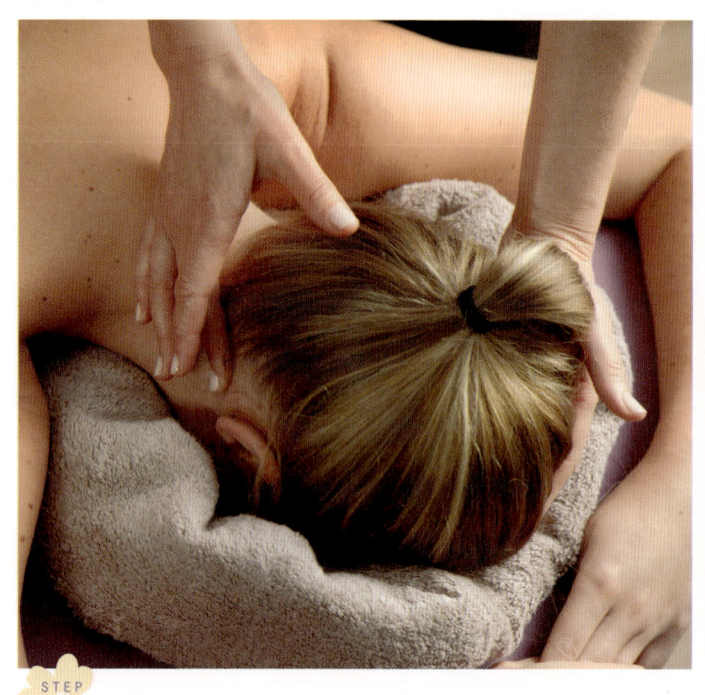

STEP 1

頚部に行うニーディングと後頭部の指圧

首のつけ根からスタートし、ソフトにニーディングを繰り返しながら、頚部を上ります。次に、後頭部の真下を横切るように、ニーディングを続けます。クライアントの頭の右側に左手を当て、後髪際に、右の母指で指圧します。頚椎に到達したら、手を変えて、右の中指で、後頭部の右側に指圧を続けます。この手技は頚部の筋肉のこりをほぐします。

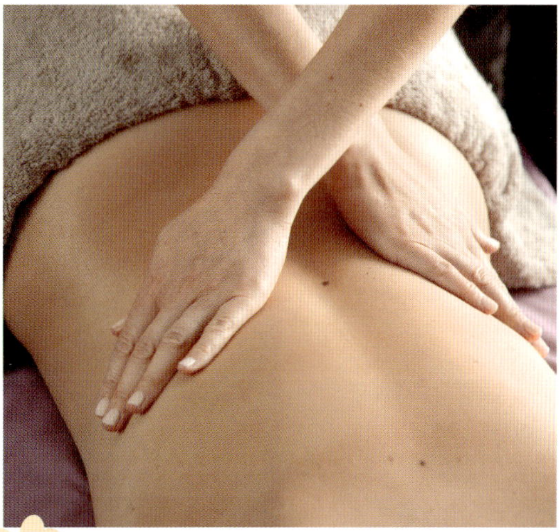

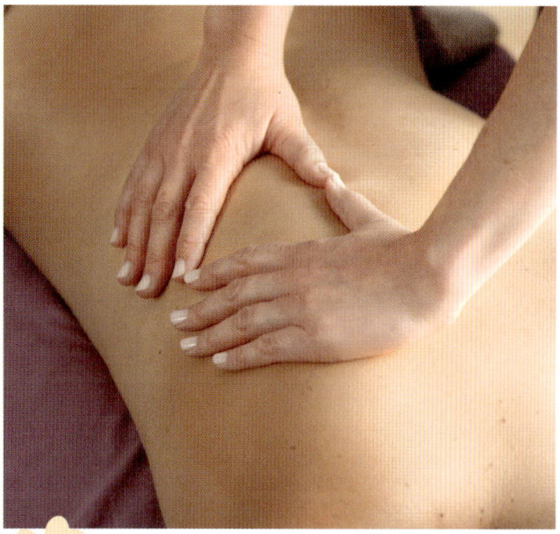

STEP 2

8の字を描く、フィギュアエイト

なめらかに長いストロークを行いながら、背中全体にブレンドオイルを伸ばします。腰の上に両手を置いて、脊柱を中心にして上り、肩を横切ったのちに背部を下ります。背部中央に手が届いたら、両手を交差して、殿部を両側から優しく引寄せるようにして、手技を終えます。背部のシークエンスにいつでも加えることができ、マッサージの連続性を感じさせる手技です。

STEP 3

背中の「波返し」

脊柱の下縁からスタートします。脊柱に沿って、両手の母指を平らに置いて、示指で三角形を作り、上から圧力を加え、次に力を抜き、上にスライドさせるという手技を、首のつけ根まで続けます。次に、脊柱の反対側に移動して、同じ手技を始めます。脊柱の両側に交互に5回、この手技を行います。この手技では中国伝統医学の膀胱経（p.83参照）に沿って行われ、交感神経を刺激します。

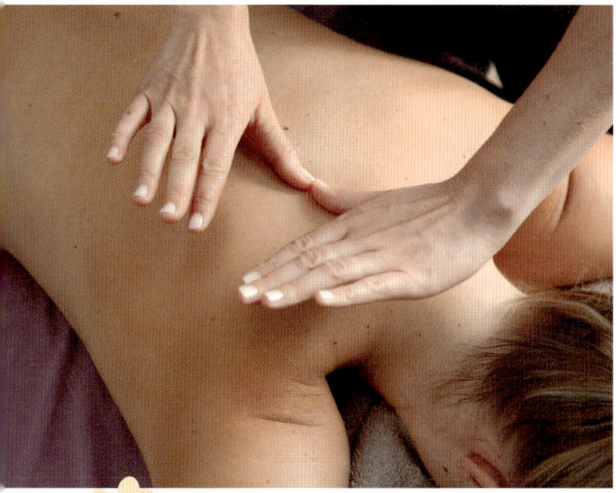

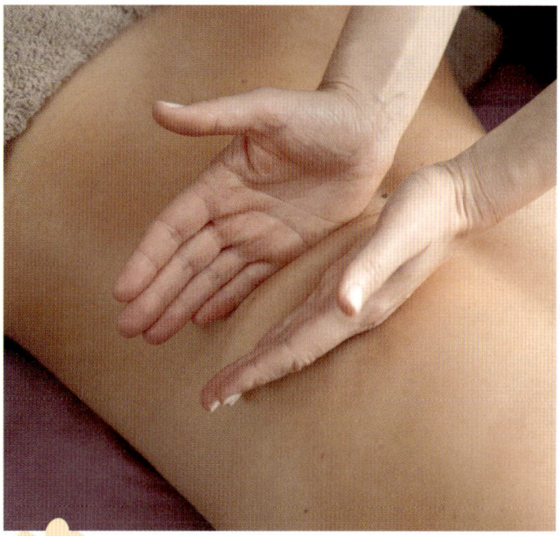

STEP 4

リンパスウィープ

次に、リンパの流れをよくするリンパスウィープを行います。両方の母指の指先を合わせて、殿部の真上に置いて、スタートします。長いストロークで脊柱の脇を滑らかにすべらせます。そのあとで、2回、短いストロークを首の上に行い、手技を終了します。

STEP 5

スクープとピアノムーブ

両手で行うスクープ（皮膚をすくい上げる手技）は、背部の緊張した筋肉に効果的です。血液とリンパの循環を改善する作用があります。腰部から始めて、皮膚をスクープしながら、首まで上ります。次に、背部の脇を通って、両手の手指を腰部まで戻します。ピアノムーブの手技は、脊柱の両脇に片側ずつ行います。肩まで行ったら、セラピストは後ろに下がって、両膝を屈曲させて、脊柱の反対側に、同じように繰り返します。

! 注意と禁忌事項

● 「安全性と注意事項」p.126。

Lower back and arms

腰部と腕

アロマテラピーマッサージは血液とリンパの循環を改善する手技です。腰部のように緊張し、痛みの出やすいところに用いると効果的です。さらに、腕や手のようにこわばりやすい部位にも、優しく働きかけながらほぐすことができます。

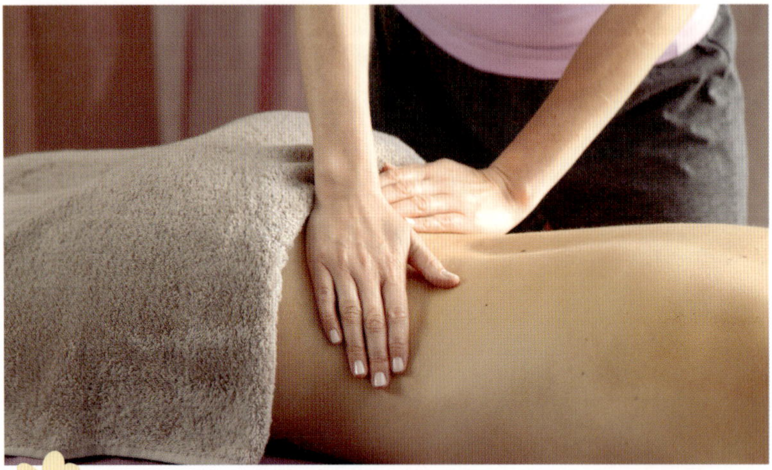

STEP 1

フィギュアエイト（8の字のエフルラージュ）

殿部にオイルを塗布するときに行うとよいエフルラージュです。筋肉のウォームアップになります。両手を右側の殿部に置き、左手で筋肉をあなたの方に引寄せながら、右手がそれを追うように動かし、8の字のパターンを描きながらマッサージします。

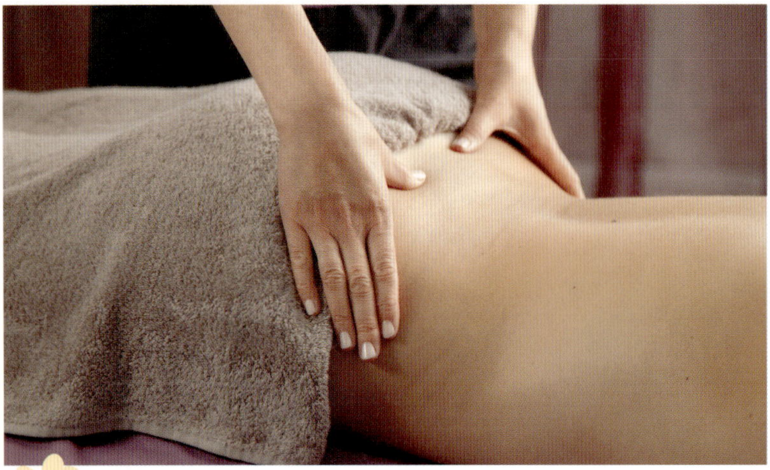

STEP 2

輪状揉捏法と扇状の手技

仙骨の上から始めて、腸骨の上に両方の母指で輪を描きます。そのあとで、同じ部位に扇を広げるようなファンストロークを行います。どちらも殿部の筋肉をほぐすときに用いる手技です。

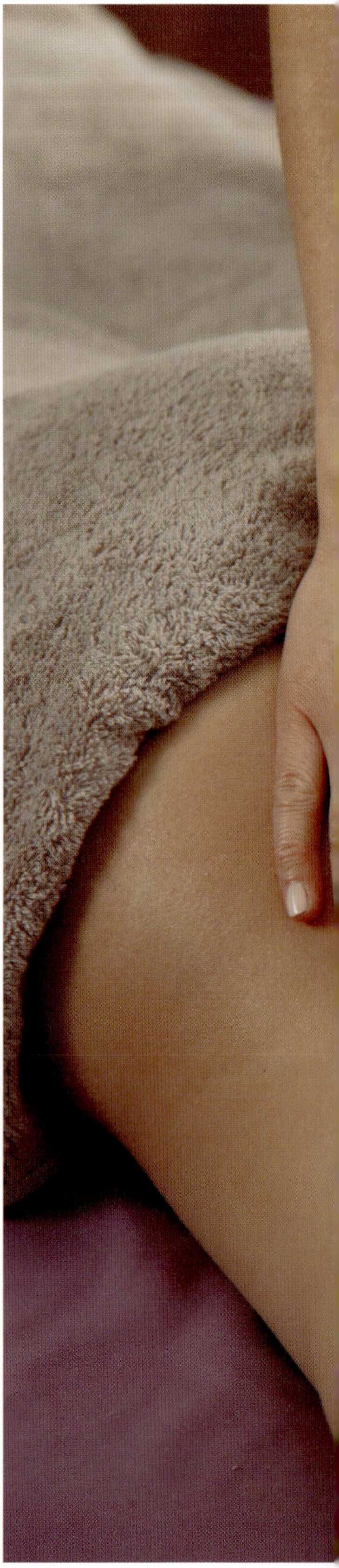

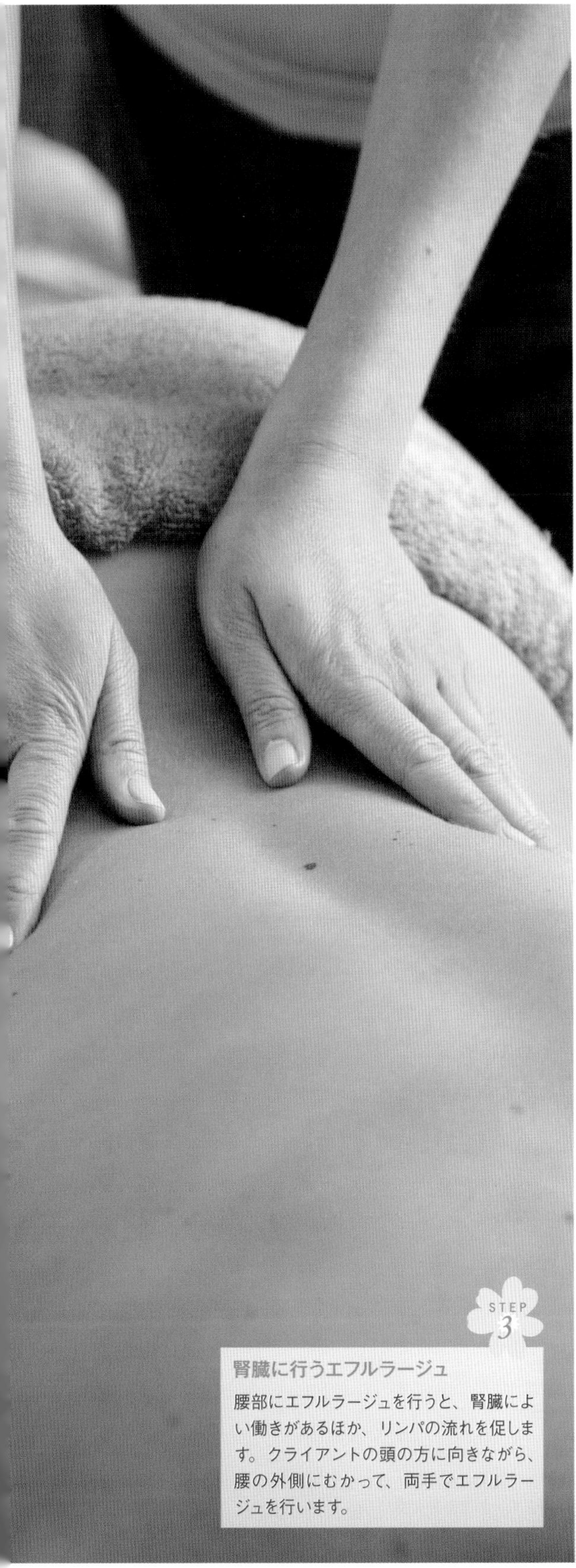

腎臓に行うエフルラージュ

腰部にエフルラージュを行うと、腎臓によい働きがあるほか、リンパの流れを促します。クライアントの頭の方に向きながら、腰の外側にむかって、両手でエフルラージュを行います。

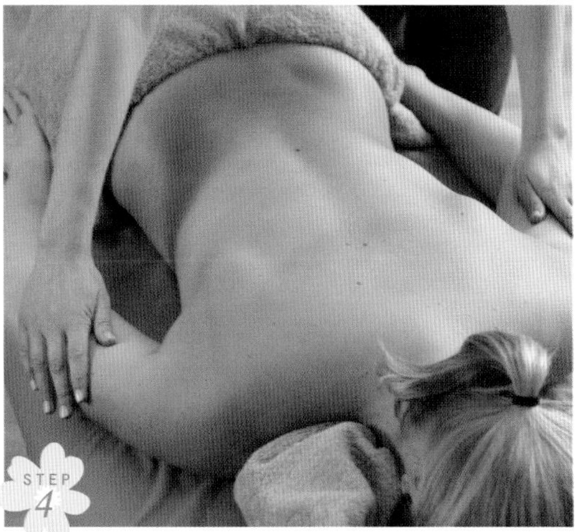

腕のエフルラージュ

腕にエフルラージュを行い、精油入りのブレンドオイルを塗布しましょう。腰部のそばに立ち、腕のマッサージを始めます。肩に上り、それから腕まで下ります。最後に、軽く指をストレッチして終了します。手のマッサージを行ったり、そのときに指圧のツボを押してもよいでしょう（p.83参照）。

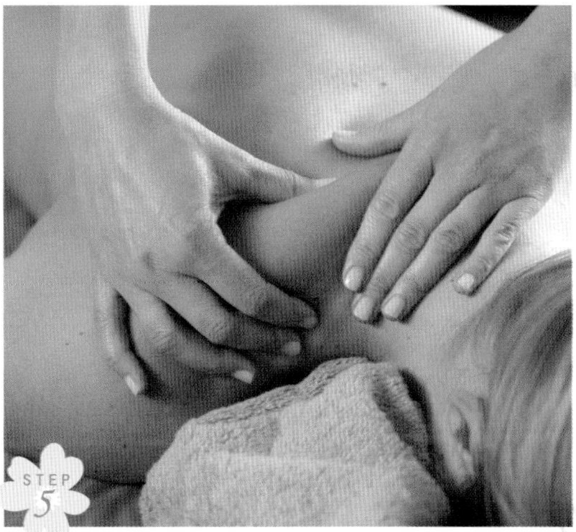

背中のニーディング

背部のシークエンスでは、ソフトなニーディングとエフルラージュを全体に行います。緊張しやすい肩や首を念入りに施術すると、クライアントにはことのほか喜ばれます。最後に、髪の毛をすくように、優しく両手の四指で頭皮をストロークしてから、背中全体をタオルで覆います。

Back of legs

足部と脚部後面

とても気持ちのよい、緊張をほぐして、活力を与えるマッサージです。血液とリンパ循環を改善するため、脚がつるときや、疲れて重だるいときにも役立ちます。ソフトにリンパに働きかける手技であり、足首のむくみを軽くさせる作用もあります。

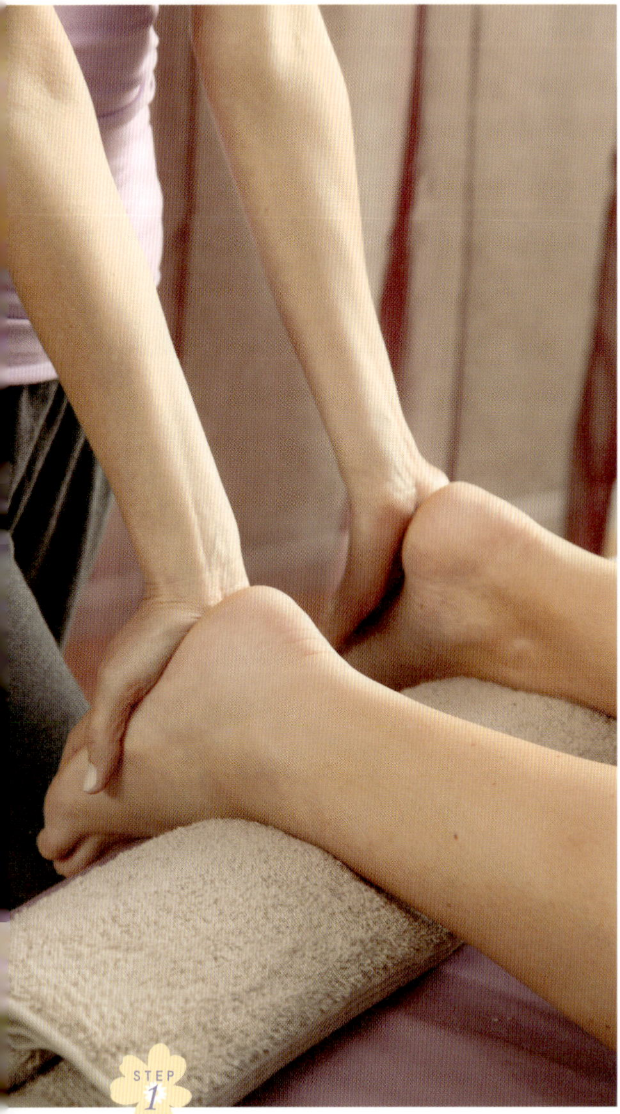

STEP 1

スウェーデン式マッサージのテクニック

マッサージテーブルの端に立ち、両方の足の裏に手を当てます。数秒間、そのままに保ち、ホールディングします。両方の脚部に優しくエフルラージュをしながら、オイルを塗布した後に、ニーディングをします。マッサージは左右の脚に同時に行います。

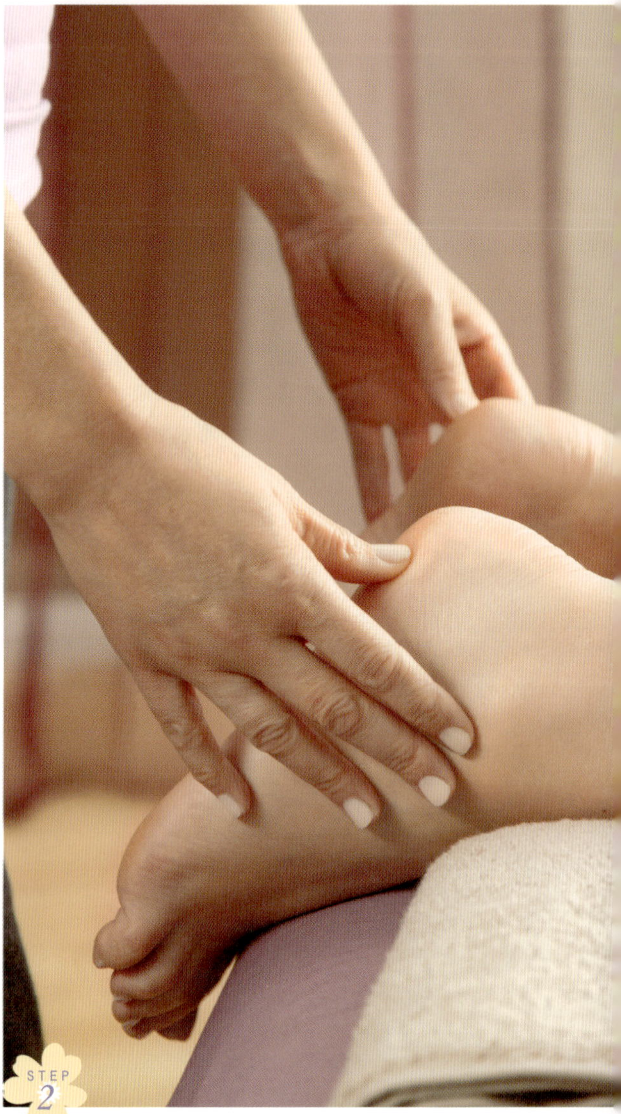

STEP 2

かかとに行う輪状揉捏

最初に、母指で輪を描きながら、なめらかな手技を両足に同時に行います。あなたの体重を利用して、かかとに力を加えます。この手技は、足には特定の内臓や体の部位に関連する反射区があるという、リフレクソロジーの理念に基づいて行います。

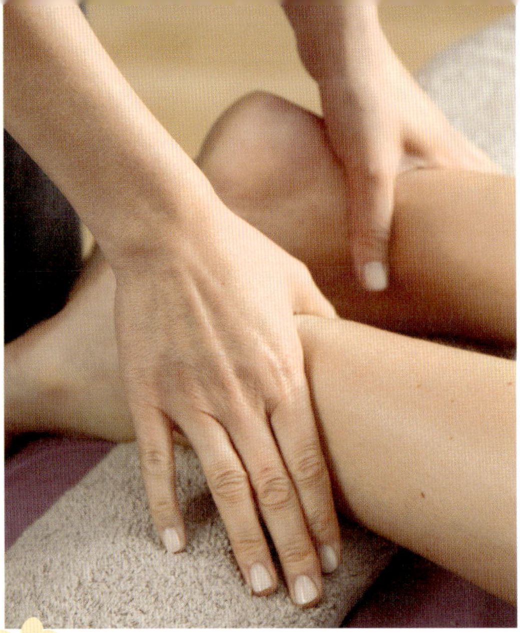

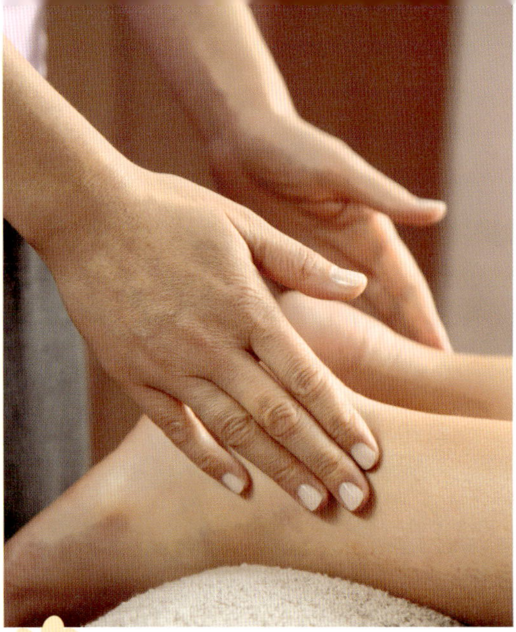

STEP 3

アキレス腱のストレッチ

母指と中指を開いて、手のひだを利用して、アキレス腱のストレッチを行います。両手を2回、上下にスライドさせます。下腿の緊張を和らげる作用もあります。

STEP 4

くるぶしの輪状揉捏

軽いタッチで行う手技であり、むくみがあるときには、リンパの滞留を流すように促します。最初に両手を回しながら、四指でかかとの外側に輪を描き、次に、同じように手を回しながら、今度はかかとの内側に輪を描きます。

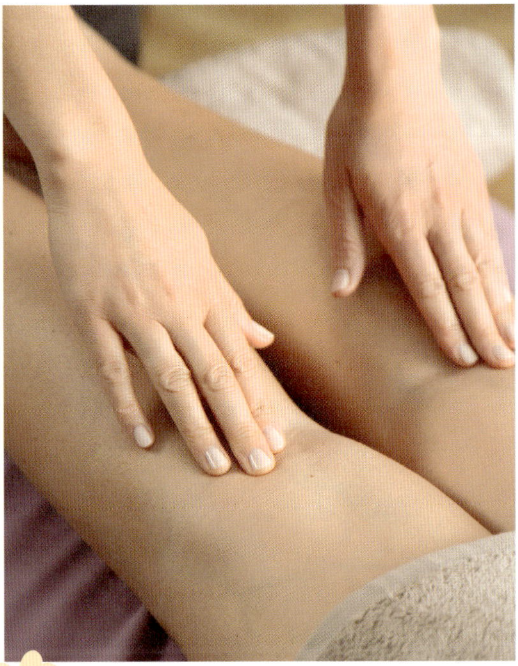

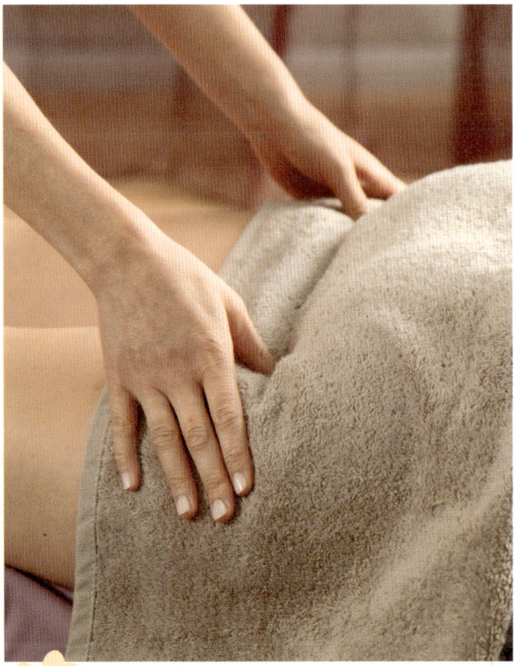

STEP 5

下腿に行う手技

両手で下腿を上るようにマッサージを行い、次に、指先で軽く、膀胱経の委中を2秒間押します。膝裏の靭帯のあいだにあるこのツボ＜委中。写真で中指の位置＞は、腰が急に痛くなったときに役立ち、痛みを軽くします。押すと、下腿の血液を流すため、静脈瘤に働きかけることもできます。

STEP 6

大腿に行う手技

殿部の真下まで、手を滑らせながら脚部を上ります(写真)。さらに下りて大腿の中央にある膀胱経のツボ＜殷門＞を2秒間押します。その後で、両手をクライアントの足まで降ろし、しばらくホールドしてから、手技を終えます。そのあとで、クライアントに仰向けになってもらい、膝裏にクッションなどをあてがいます。次の頭皮のマッサージに移る時には、手を洗います。

Scalp, face and chest

頭皮と顔、胸部

アロママッサージは頭皮（スカルプ）とフェイシャルのケアによく、皮膚を調えるばかりではなく、血液やリンパの流れを改善しながら、緊張を和らげることができます。そのため、頭痛によい作用があります。胸部にマッサージを行うと、咳を鎮めるほか、肩こりにも効果的です。

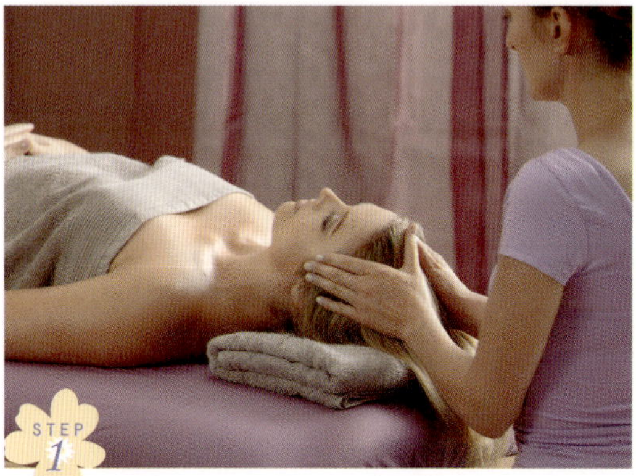

STEP 1

頭皮のマッサージ

手には何もつけずに、母指を重ねて頭の中央を押します。このときに、髪の生え際から始め、頭皮に移動します。両手の指を広げて、頭皮全体にマッサージを行います。頭皮を緩めて、血行を改善し、頭部の緊張を和らげることができます。髪をすくように両手の指を通して、最後に軽くひっぱります。

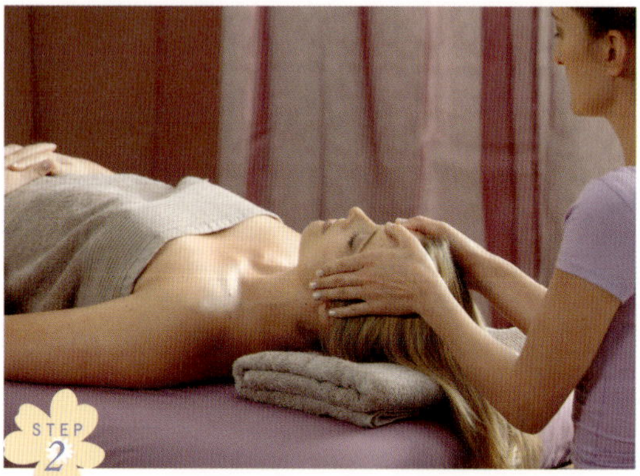

STEP 2

額に行うマッサージ

手のひらに少量のオイルを取り、顔全体に塗布しながら、上へ上へと手で全体をストロークします。次に、眉の上からこめかみに向けて、押しては指を滑らせるという手技を行います。最後に、鼻の付け根から髪の生え際まで、母指を交互に動かしながら、ストロークします。この手技には、眉のあいだのシワを和らげる作用があります。

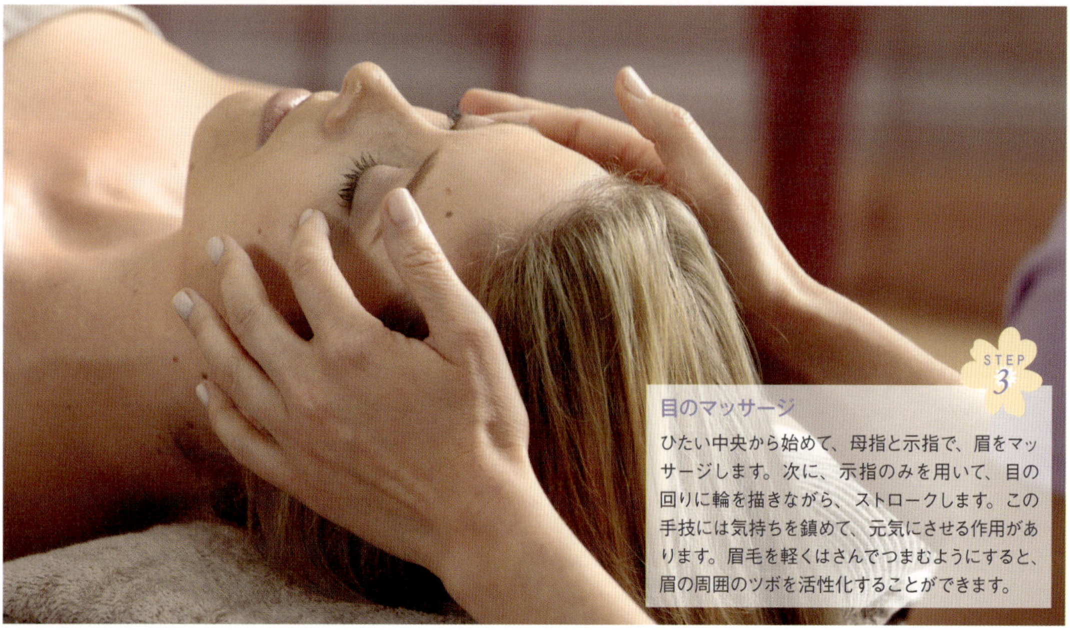

STEP 3

目のマッサージ

ひたい中央から始めて、母指と示指で、眉をマッサージします。次に、示指のみを用いて、目の回りに輪を描きながら、ストロークします。この手技には気持ちを鎮めて、元気にさせる作用があります。眉毛を軽くはさんでつまむようにすると、眉の周囲のツボを活性化することができます。

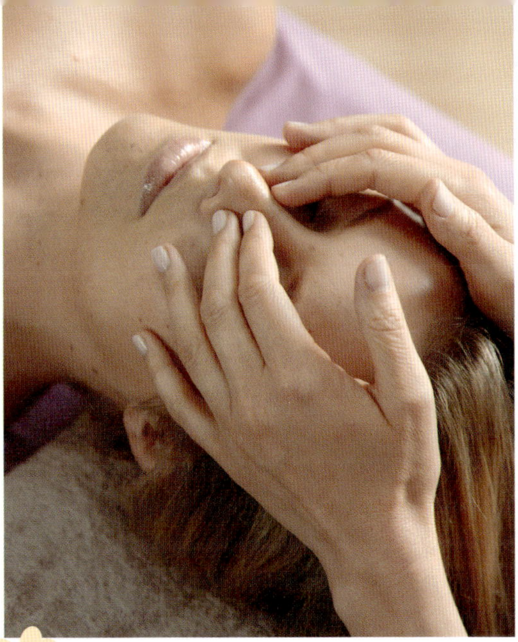

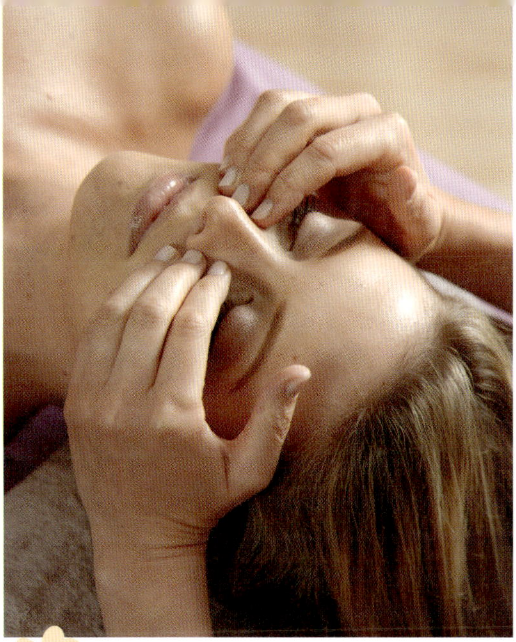

STEP 4

鼻のマッサージ

鼻の脇にそれぞれの側の指を２本置いて、優しく輪状揉捏を行いながら、上に向かいます。そのまま、額を通って、前髪の生え際まで、手技を続けます。この手技には鼻づまりを楽にする作用があります。鼻の両脇に指を上方に滑らせることによって、鼻づまりをスッキリさせる作用もあります。

STEP 5

頬とあご、耳にかけてのマッサージ

鼻の脇にそれぞれの側の指を置き、頬から耳にかけてレイキング＜指をふるわせながら移動する＞を行います。両方の示指で小鼻の脇にある小腸経のツボを押して、数秒間ホールディングします。それから、両方の四指で、それぞれの側のほお骨にかけて、軽くなでるようなスウィープを行います。これらの手技には、鼻をすっきりさせ、副鼻腔の通りをよくする作用があります。あごを母指と中指を用いて、外側にニーディングし、最後に耳をマッサージしてリラックスさせます。

頸部と胸部へのマッサージ

頭の上に左手をのせ、右手は首の付け根から右耳にかけて、優しくスライドさせます。手を変えて、反対側にも行います。この手技は首の筋肉にはりをもたせるとともに、皮膚を活性化します。胸部をやさしく開いて、ストレスを楽にするには、胸部に両手でさっとなでるようなスウィープを行います。最後に、肩の上と、首の後ろを軽くストレッチします。

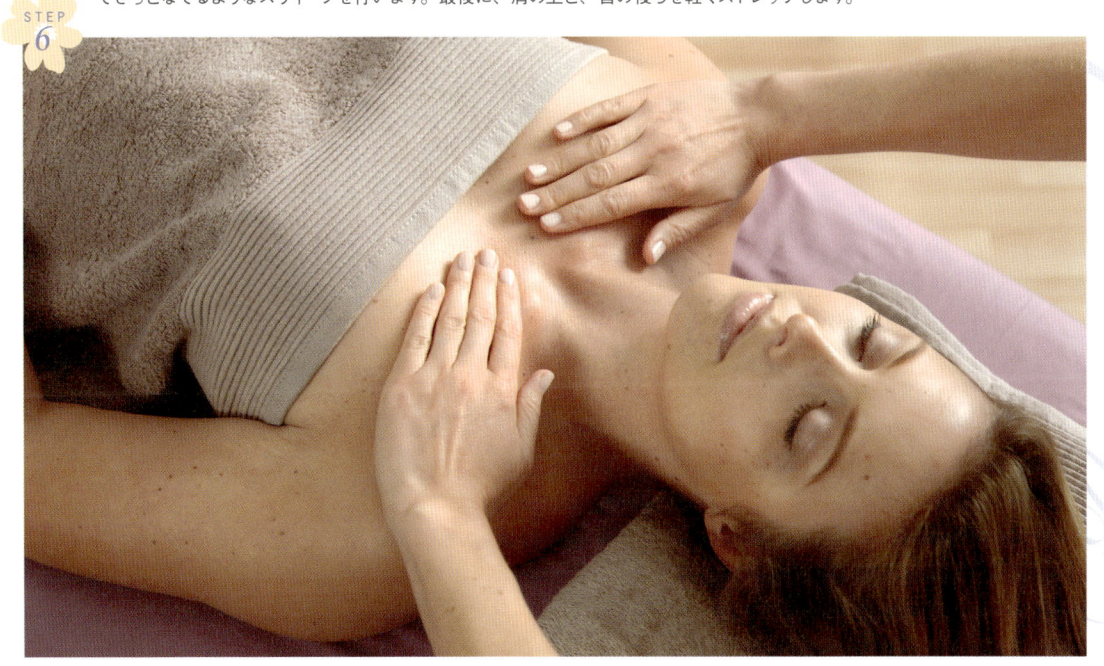

STEP 6

Abdomen

腹部

消化器系を活性化する腹部のマッサージは、クライアントに感情のリリースを生じさせるかもしれません。泣いたり、笑ったりする反応のほか、吐き気を生じることもあります。必要なようであれば、気持ちを支えてあげてください。施術の前には、消化器系に問題がないかを確認します。

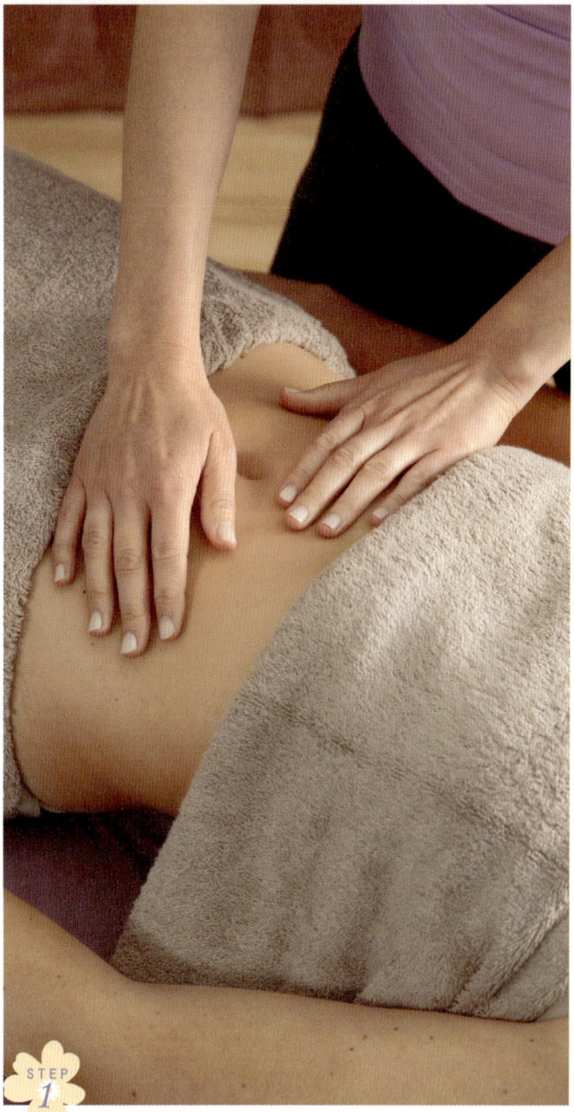

STEP 1

輪状揉捏

少量のオイルを利き手に取り、へそと胸骨のあいだに軽く塗ります。その部位にしばらく手をあてがい、クライアントにあなたの触り方に慣れてもらいます。それから、時計回りに腹部をマッサージします。この手技を受けると、気持ちが穏やかになり、リラックスします。

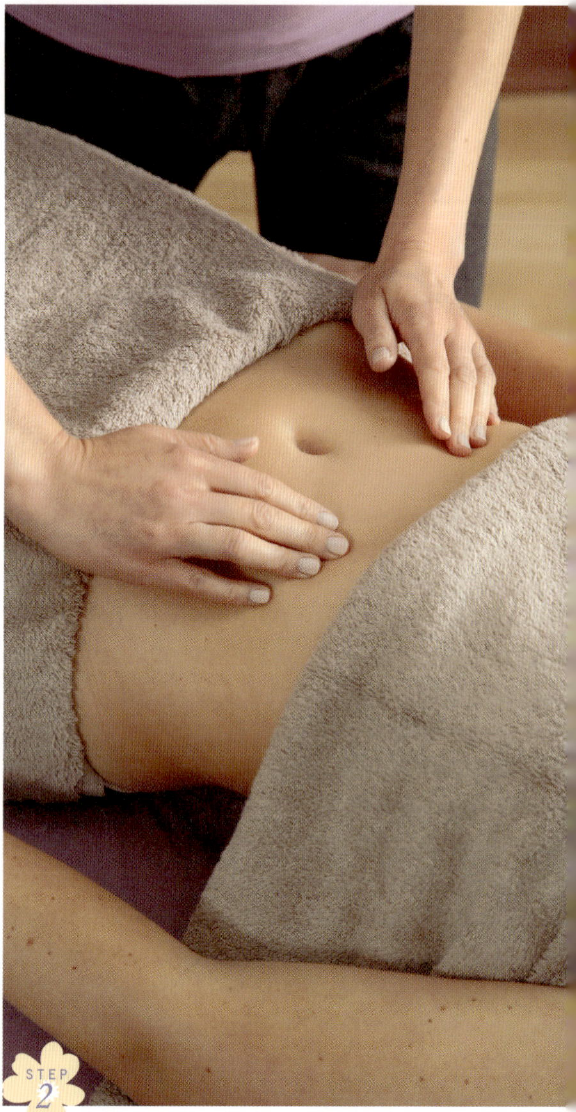

STEP 2

肋骨

肋骨弓に沿いながら、脇に指を滑らせ、手指が届くところまで行ったあとに、手で両脇を引き上げるようにして、殿部の前面で手技を終了します。この部分は緊張しやすく、クライアントに力を加減するべきかを尋ねましょう。

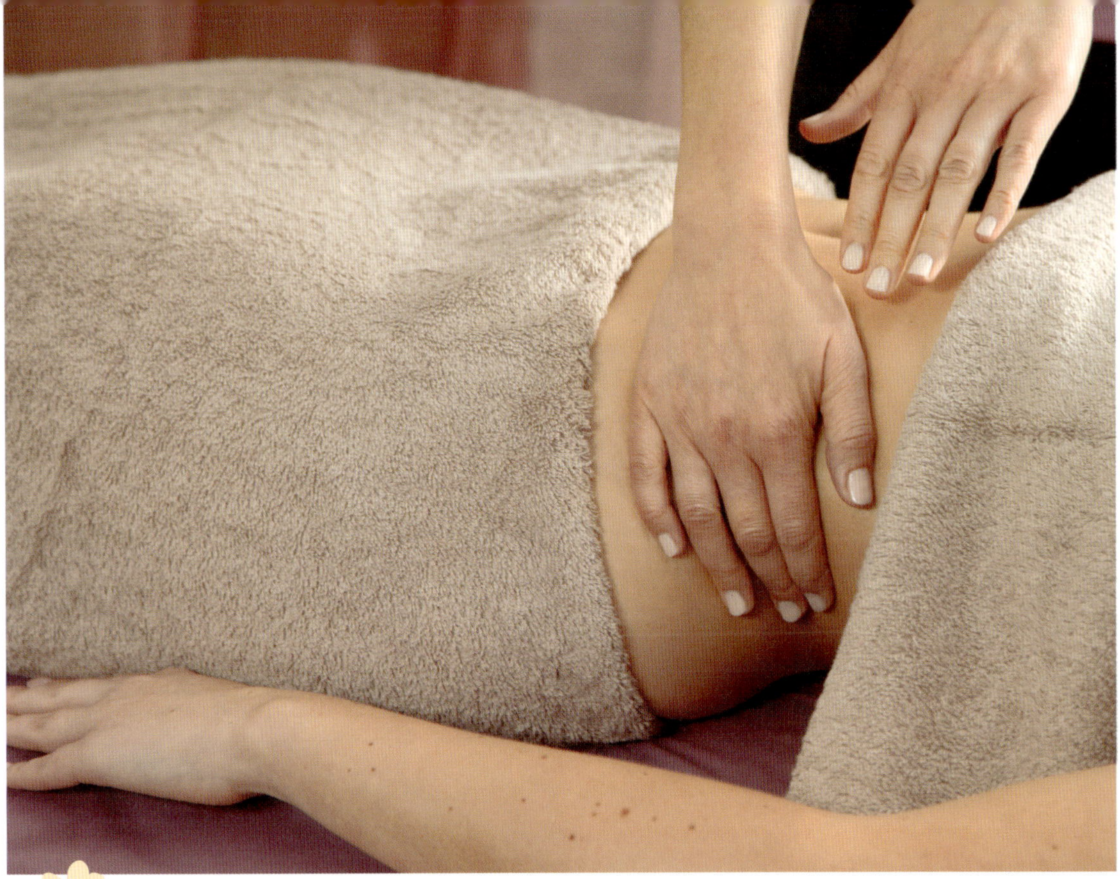

STEP 3

サイドプル

両手はウエストの左横に置き、両手を交互に動かして、リズミカルに筋肉を引寄せる手技を行います。マッサージテーブルの反対側に移動するときに一歩下がって、膝を曲げると姿勢を保つことができます。

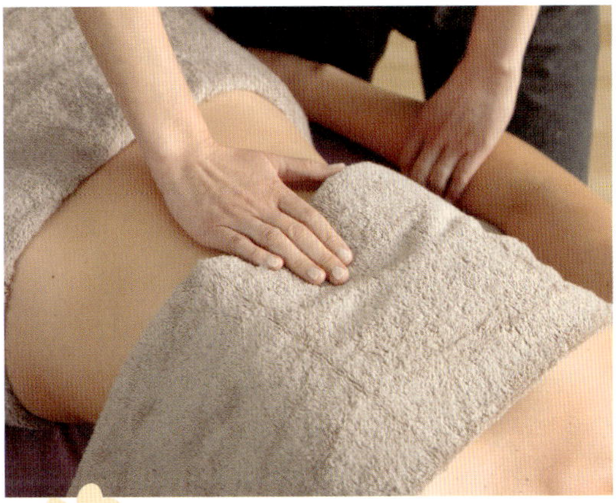

STEP 4

バイブレーション（振せん法）

クライアントの右腕の上に左手をのせ、右手はへそと胸骨のあいだに位置する太陽神経叢に置きます。クライアントにゆっくりと息を吸うように頼みます。息を吐くときに、筋肉を優しく押して、振戦法を行うと腹部の緊張を和らげることができます。軽く力を加えたときに問題がないようであれば、さらに深く押すようにします。

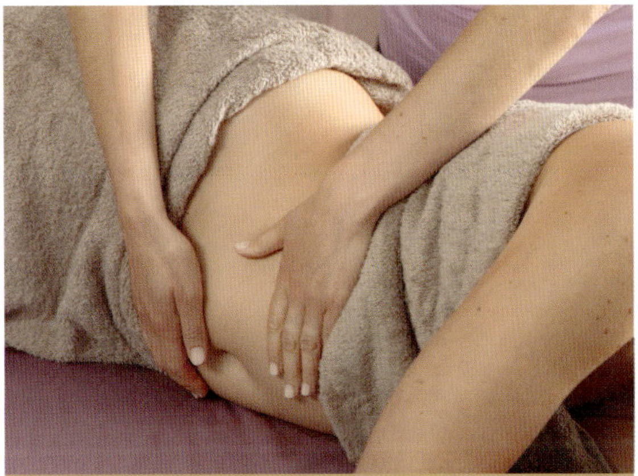

マッサージを妊婦さんに行うときは

妊娠初期の3カ月間が過ぎていれば、側臥位をとってもらい、腹部にマッサージを施すことができます。背中を優しく支えながら、時計回りに腹部のマッサージを行います。セラピストの優しいタッチがお母さんとおなかの赤ちゃんをリラックスさせます。7カ月半からは、ストレッチマーク予防対策として精油を用いることができます。（「妊娠期には」p.4、「妊娠」p.226参照）

Front of legs

脚部前面

マッサージの最後には、脚の緊張や腫れを軽くするために、血液とリンパの流れを促進する手技を行いましょう。とても気持ちのよいマッサージです。施術を終えるときにはやさしく脚をストレッチしたり、足首を回す手技を加えてもよいのです。

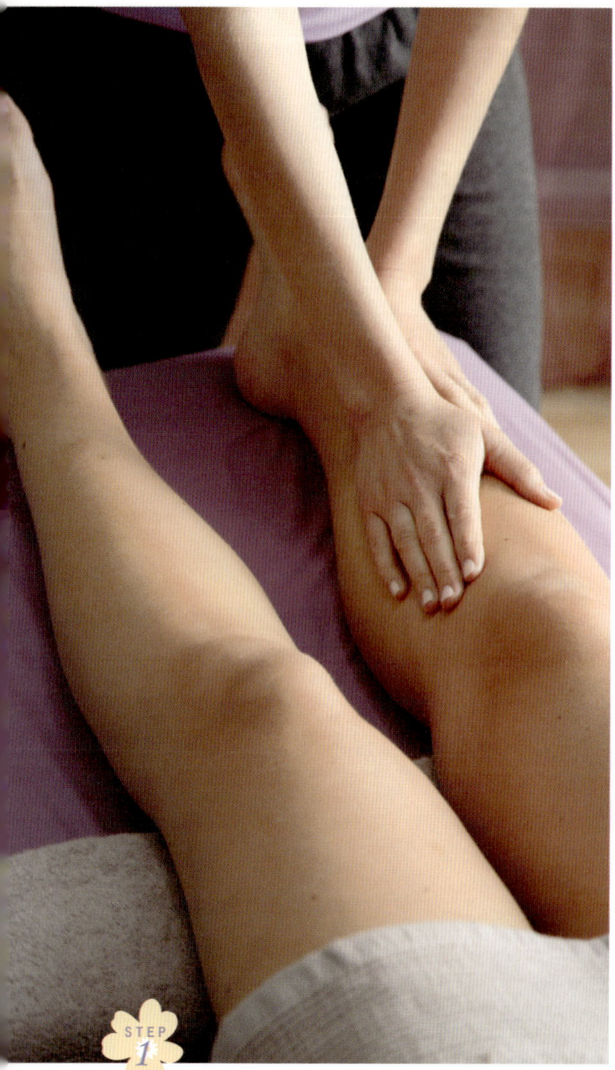

STEP 1

脚部のエフルラージュ

手掌を足のうらに数秒間当てることから、マッサージを開始します。次に、片足ずつ、脚部全体にエフルラージュを行います。なめらかに手を動かすこの手技は、精油入りのブレンドオイルを塗布することで、マッサージを受けるクライアントを温めることができます。片方ずつマッサージを行います。

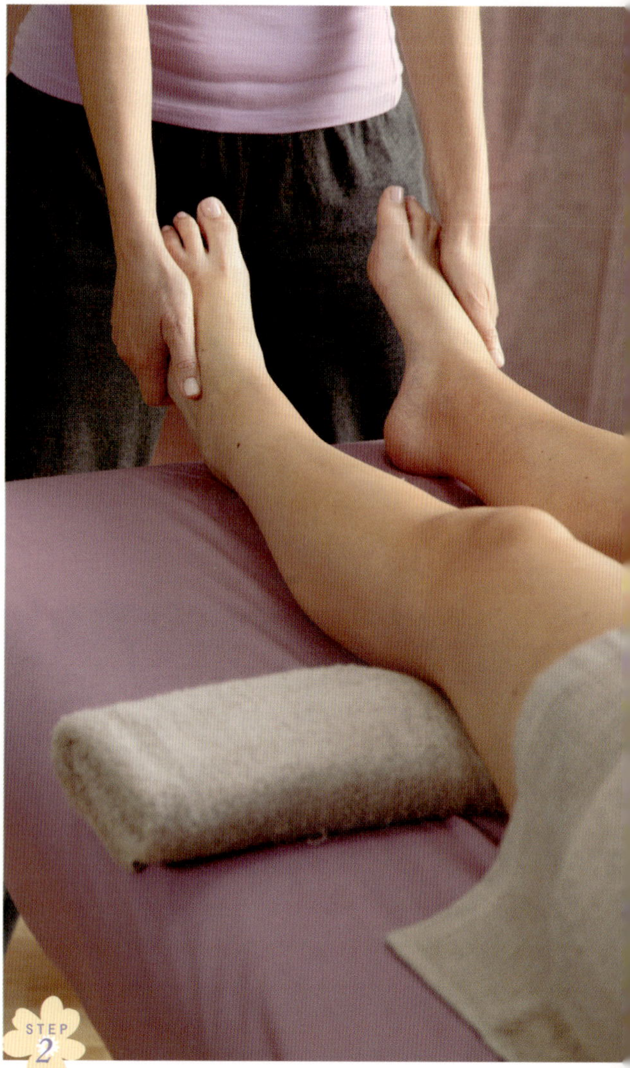

STEP 2

足底のストレッチ

セラピストは四指を内側に返し、母指も用いて、クライアントのかかとの内側から母趾にかけてストレッチします。次に、第2趾と第3趾にも行います。さらに、手を足の外側にあて、第4趾と第5趾にも同様に行います。

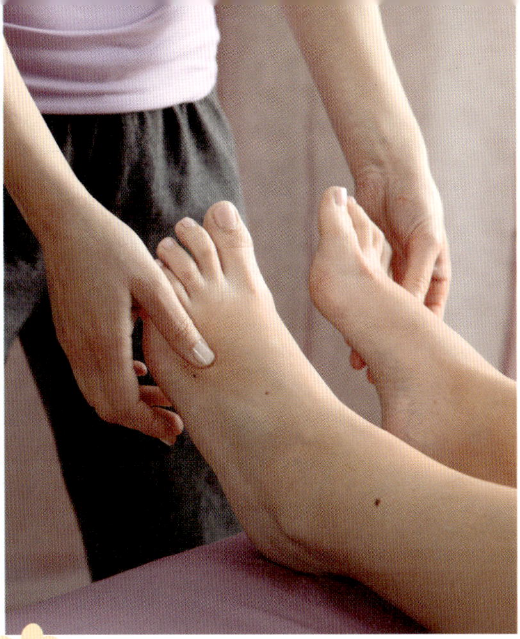

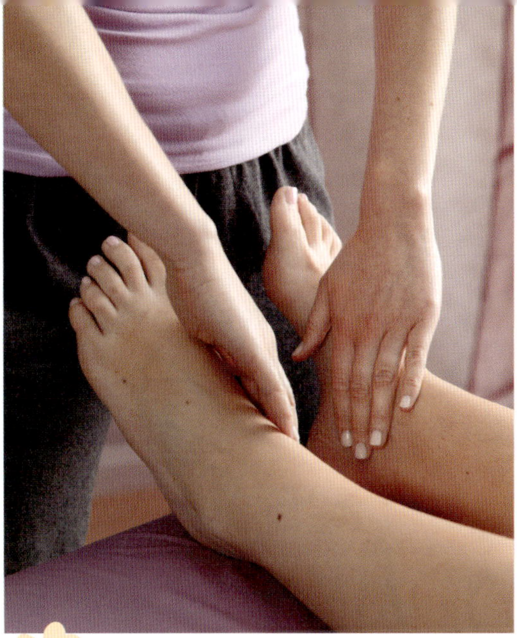

STEP 3

リンパドレナージュ

中足骨のあいだを軽くストロークします。第1趾と第2趾のあいだから始めて、外側のかかとまで行います。マッサージの方向は、いつでもリンパ節のある、膝に向けて行います。このドレナージュの手技は、リンパの流れを改善します。

STEP 4

くるぶしの輪状揉捏

両手でくるぶしに輪を描きながら、マッサージします。外くるぶしから始めて、内くるぶしにも行います。

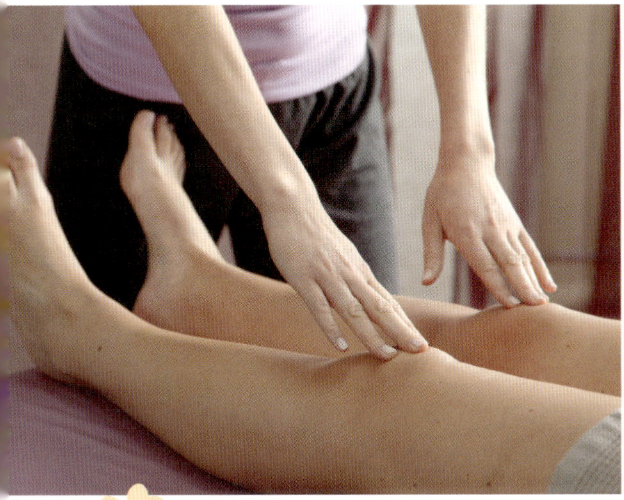

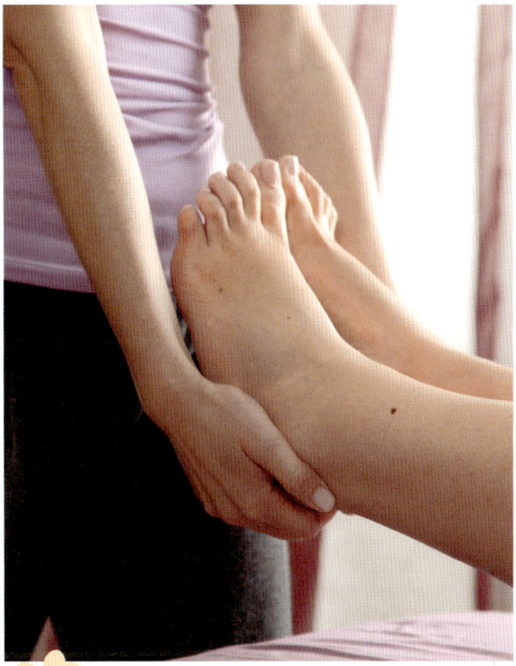

STEP 5

脚部のマッサージ

膝裏にあるリンパ節を刺激するために、膝の上（膝蓋骨）まで片手で軽擦します。そのまま、数秒間止めて、ホールドします。次に、鼠径《そけい》部の方向に手を滑らせ、大腿の中央を優しく押して、大腿の付け根のリンパ節を刺激します。

STEP 6

足のリフティングとシェイク

足のかかとに手掌を当てて、数秒間ホールドします。この手技はトリートメントの最後に行うと、エネルギーの流れのバランスを調整します。手掌にかかとを載せ、軽く持ち上げたら、やさしく左右に振動させ、足を静かに下ろします。クライアントにはマッサージが終了したことを告げ、タオルで体を覆ってから、着衣の間、セラピストは退室します。

Full body sequence for pressure point massage

全身の指圧式マッサージ

ポイントを押す手技は、指圧や中国の推拿など、東洋のマッサージ療法でも行われています。クライアントは着衣のまま受けます。手軽に実践できる手技です。手や前腕を部分的に用いることが特徴です。

背部のシークエンス

背部に行う指圧の手技は、ここに取り上げるように、リラックスを促す手技です。その圧は「優しい」から「きつい」まで幅があります。

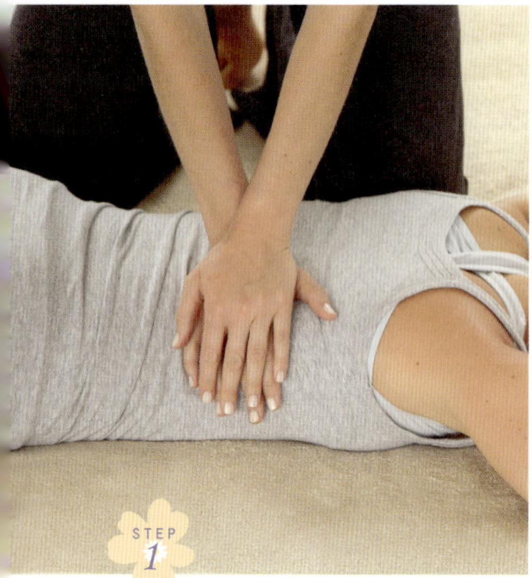

STEP 1

クライアントはうつぶせの姿勢になり、両腕を脇におくか、頭より上に置きます。セラピストはクライアントの横にひざまずき、片手を仙骨の上に数秒間置きます。このとき、セラピストは呼吸のリズムをクライアントに合わせます。脊柱の反対側に両手を重ねてのせます。脊柱の脇の筋肉を押すようにして、ゆっくりとマッサージしながら、肩まで上ります。この手技を3～5回繰り返してから、反対側にも同様に行います。

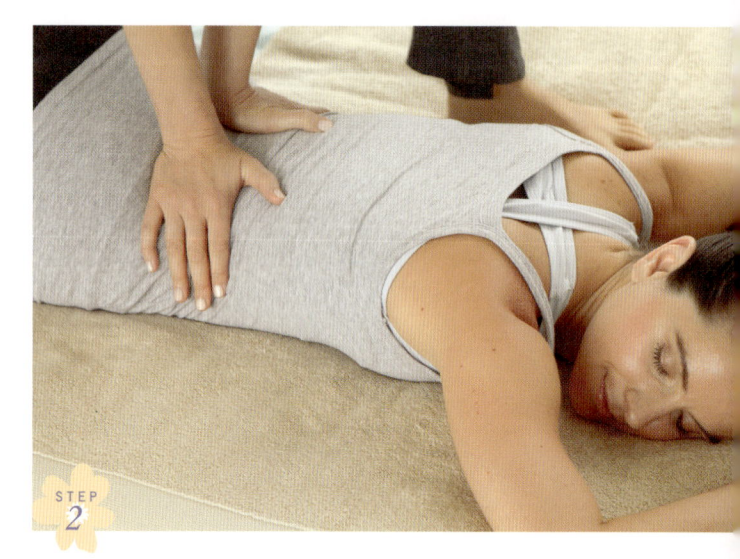

STEP 2

セラピストは片膝を立てて、かがみやすい姿勢を取ります。手をそれぞれの側の腰部におき、殿部から押していきます。両手は同じ力で押しながら、ゆっくりと、背中を上ります。そして、しだいに押す力を強めていきます。なお、脊柱の上を押すことは避けてください。この手技を3～5回繰り返します。

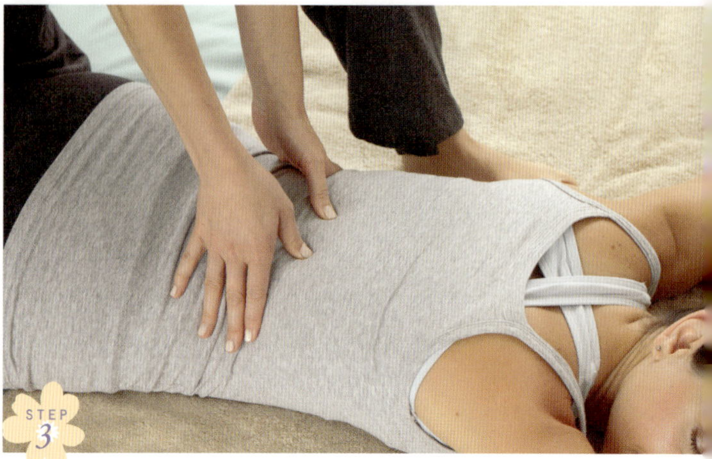

STEP 3

セラピストは同じ場所に留まり、母指を腰部に当てます。このとき、母指はできるだけまっすぐに保ち、けがを未然に防ぎます。脊柱の脇を上りながら、肩まで行います。3～5回繰り返します。

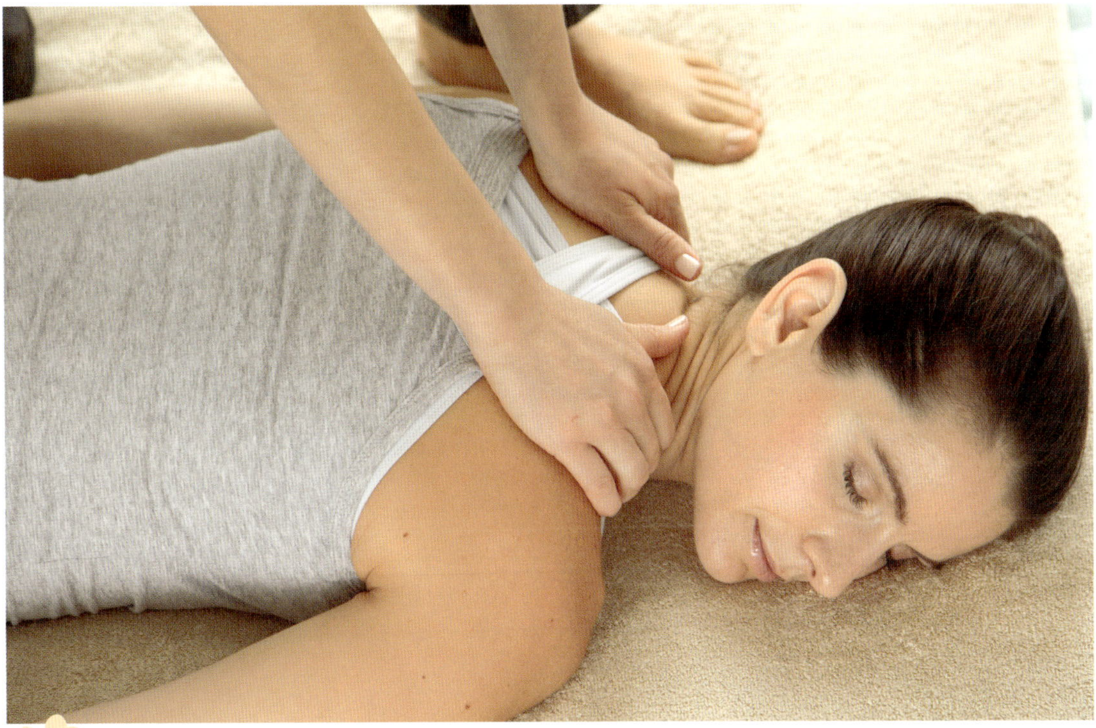

STEP 4

肩のそばに移動します。手掌を肩の上部に当て、20秒間ほど絞るようにして握ります。この手技を3回繰り返します。次に、母指を両肩の間におき、両方の肩甲骨の間を押します。それから、2cmずつ、両方の肩先に移動しながら、押していきます。

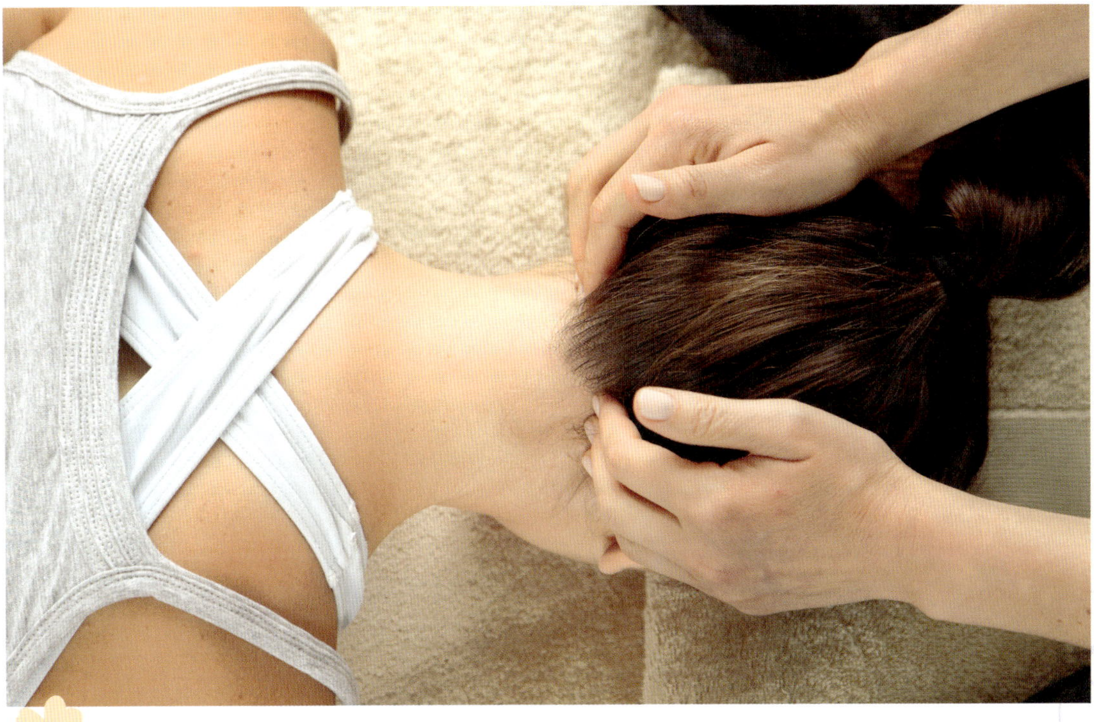

STEP 5

クライアントの額に小さなタオルをあてます。頭の先に、楽な姿勢で座ります。母指と四指を用いて、首の筋肉にリズミカルに指圧します。肩から頭のつけ根まで、同じように続けます。次に、母指を重ねて、頭皮の上を線状に押します。この手技を数回繰り返します。

脚部と腰部のシークエンス

6つのシンプルな手技で足腰をマッサージすると、重だるい足の疲れも解消し、活性化されます。

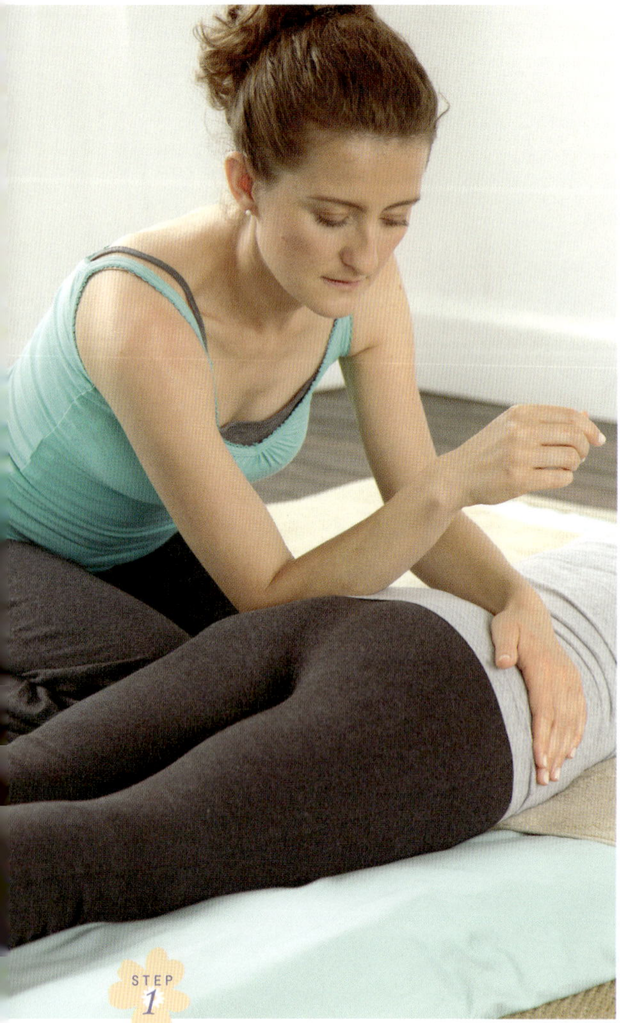

クライアントに向かってひざまずき、殿部の上に腕を置いて、厚く丈夫な筋肉に少しずつ力を加えていきます。殿部の上から下に降り、全体に行います。クライアントが痛みに強い人であれば、膝や肘を用いて、<痛み具合を確認しながら>さらに強く押すこともあります。この手技を片側に3～5回繰り返したあとで、反対側にも行います。

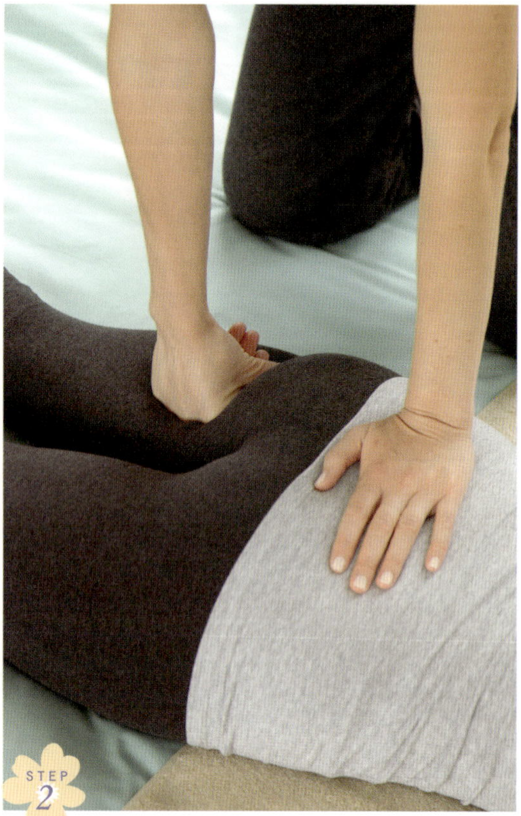

同じ側に座ったまま、軽く手を握り、大腿後面の筋肉を押します。膝裏の上の大腿部から始めて、ハムストリングスを押していきます。このとき、手首を優しく前後に動かして、ローリングすると、手の下の筋肉も動きます。なお、もっと強く押したいときには、両手のこぶしか、膝を用います。

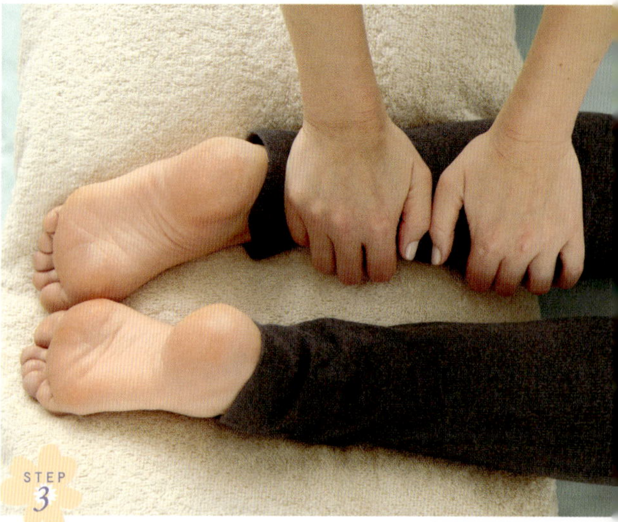

下腿にむかって、座ります。脚の下にはクッションを入れます。セラピストは両手の手掌で、かかとから膝裏まで優しく押していきます。ふくらはぎを温める効果のある手技です。なお、外側から内側に向けて押します。3～5回、繰り返します。

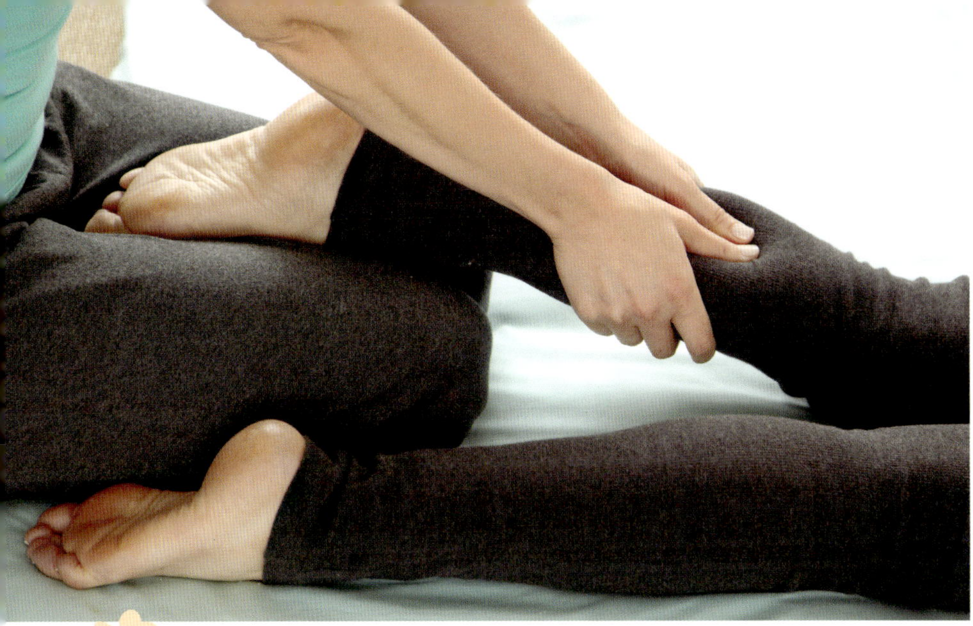

STEP 4

クライアントの足元に座ります。クライアントの足はセラピストの膝の上を通って、大腿の上に置きます。両手の母指で、中程度の圧力をかけて、下腿を指圧します。ふくらはぎの筋肉のてっぺんに到達したときに、両手を開くようにして筋肉を両脇に動かします。3〜5回、繰り返します。

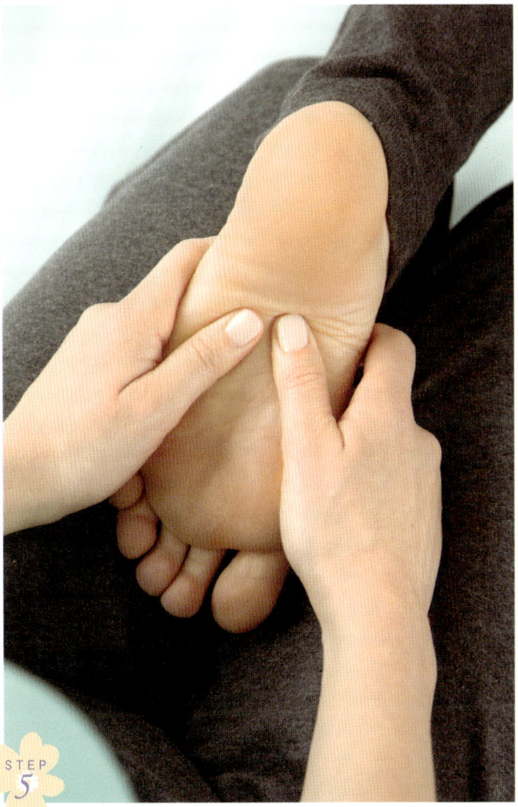

STEP 5

両方の母指で、かかとの周囲を押した後に、足裏を線状に、つまさきまで押していきます。次に、手を握り、かかとの上を押します。足の内側のライン（リフレクソロジーの反射区で脊柱に当たる）に沿って押して、この手技を終了します。反対側の脚部と足に、STEP1〜5までの手技を続けて行います。

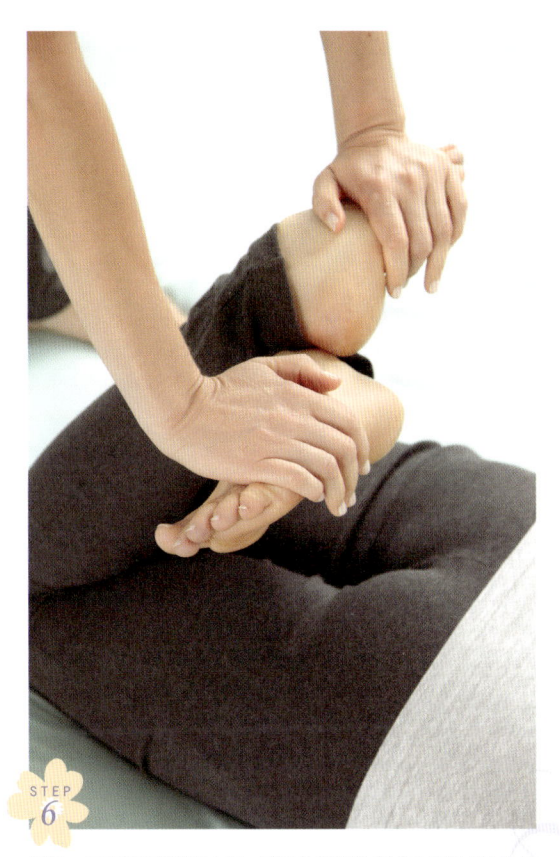

STEP 6

脚部への手技の最終のステップです。下腿を曲げて、交差させます。こうすると、それぞれの足が、反対側の殿部に当たります。足首は交差しています。クライアントが脚部の前面がストレッチされているのを感じるまで、交差した両足を軽く押します。足を組み替え、もう一度押圧して、10秒ほどそのまま維持します。

体前面のシークエンス

気持ちのよい指圧式マッサージは、体の前面に行って、終了します。

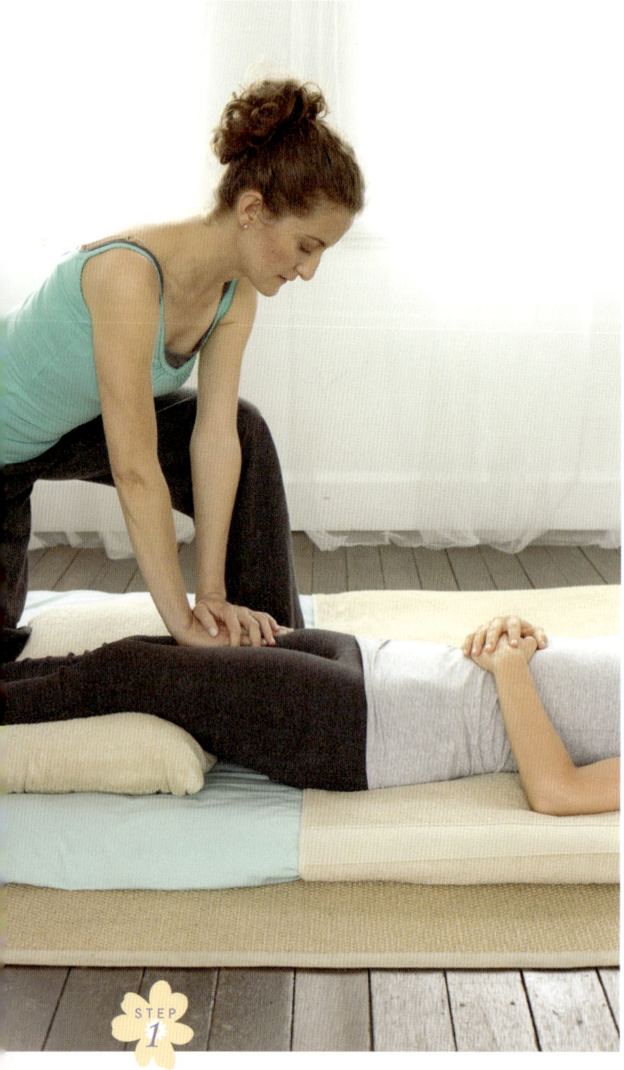

クライアントに仰向けに横たわってもらうようにお願いします。膝の下にクッションを入れます。片方の足の脇に位置して、下腿に手掌を重ねます<指先が鼠径部ではなく外側に向くよう注意>。軽く圧をかけて、腰の上まで手掌で押していきます。大腿部の正面は筋肉が丈夫であるため、ほかのところよりも強めに押します。ゆっくりと、3～5回繰り返してから、他方の足にも同じプロセスで行います。

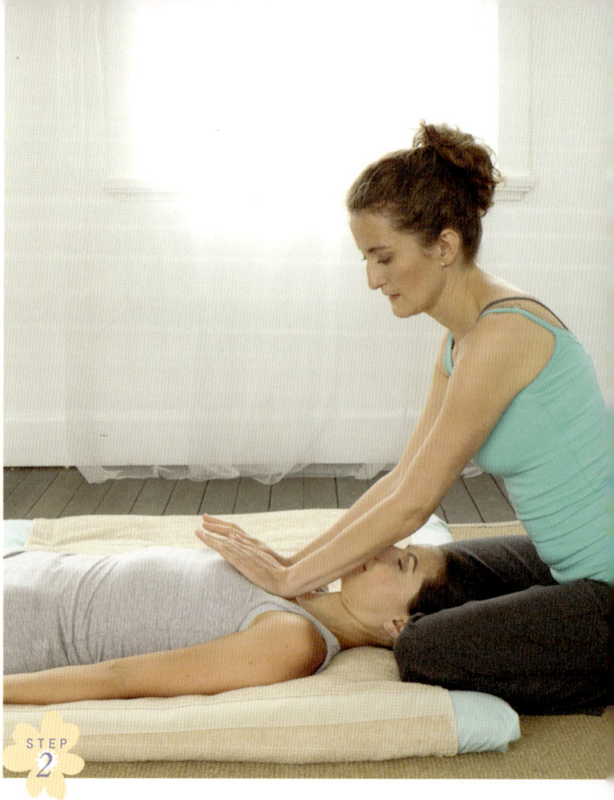

セラピストは、クライアントの頭の先に移動し、体を見下ろすような位置について楽な姿勢で座ります。胸部の両側に手掌を当て、それから胸部の中央に両手を置き、ゆっくりと押します<指先で胸部を押さないように注意>。こうすると、胸部をやさしくストレッチすることができます。それから、外側に押しながら手を進め、肩にも行います。この手技を3～5回繰り返しますが、毎回、圧力を強めます。

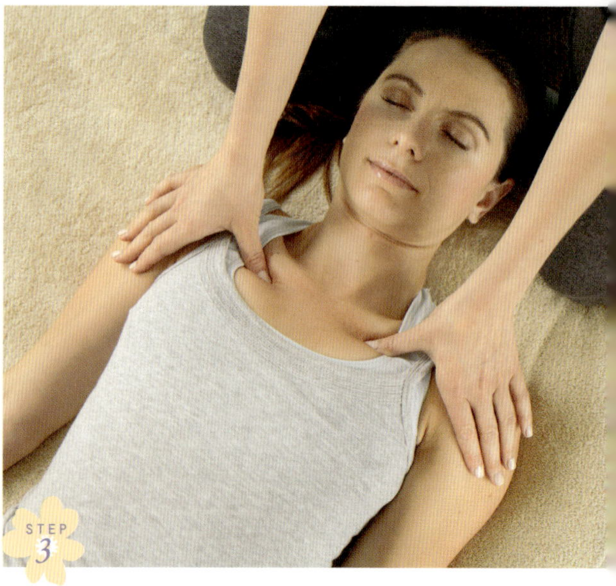

同じ位置に座ったまま、セラピストは母指を、最初、胸部の中央にある胸骨の位置に置きます。それから、ゆっくりと、指圧しながら、鎖骨に沿って、両側に進みます。肩まで行います。7～10回繰り返します。

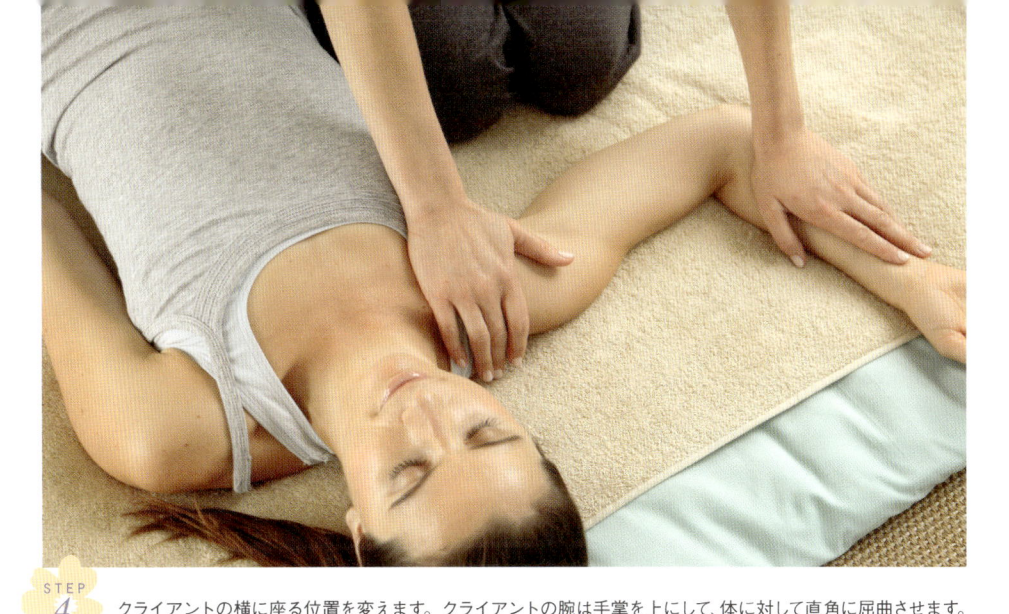

STEP 4

クライアントの横に座る位置を変えます。クライアントの腕は手掌を上にして、体に対して直角に屈曲させます。セラピストは手で胸部の脇を押します。次に、上腕の内側と前腕に沿って同じ手技を行います。3〜5回繰り返します。

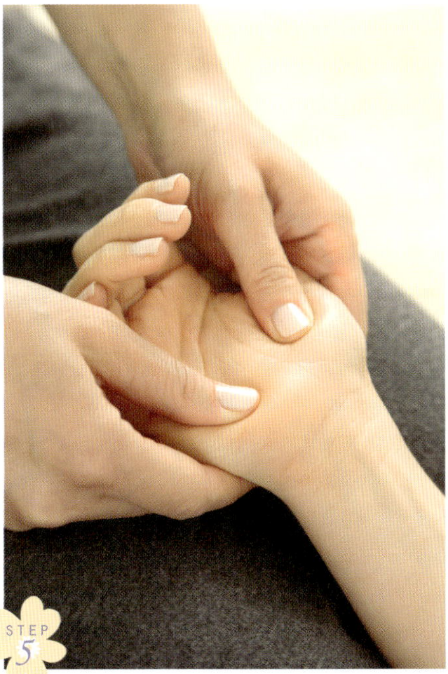

STEP 5

床に膝をついて座り、膝の上にクライアントの手をのせます。両方の母指で肘の関節の下から手首まで指圧します。同じ手技を繰り返します。次に、手と指にも指圧を続けます。この2つの手技を反対側にも行います。

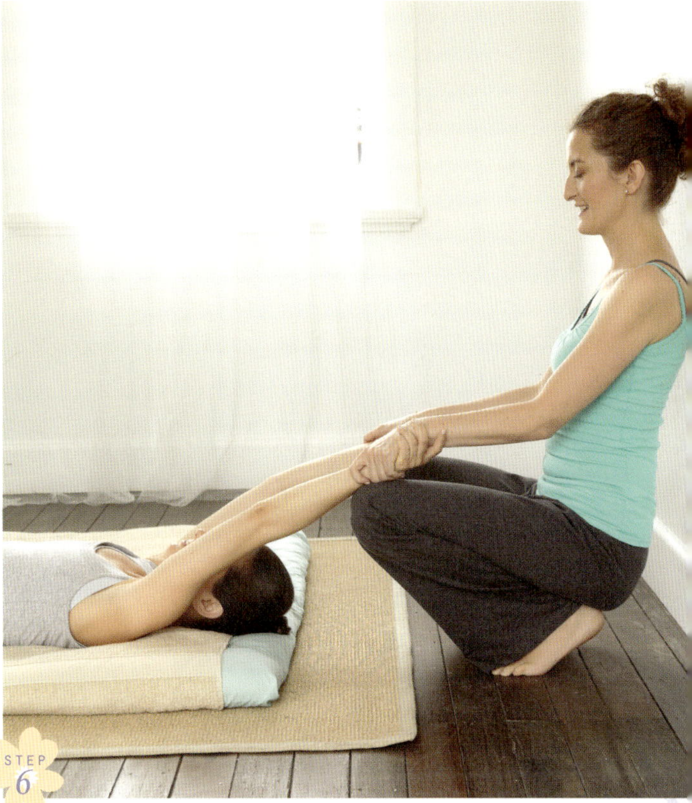

STEP 6

頭の上方に位置し、しゃがんでクライアントの両手を取り、腕を挙上させてストレッチします。そのときに、腕を優しく揺らしてください。腕のストレッチは10〜20秒間行い、力をいったん緩めてから、再びストレッチさせます。その後でクライアントに体を起こしてもらいます。終了後、飲料水を勧めます(p.131)。

「指圧」p.82、「東洋のマッサージ法と中国のマッサージ法」p.84

Health and Vitality

第７章　健康とバイタリティー

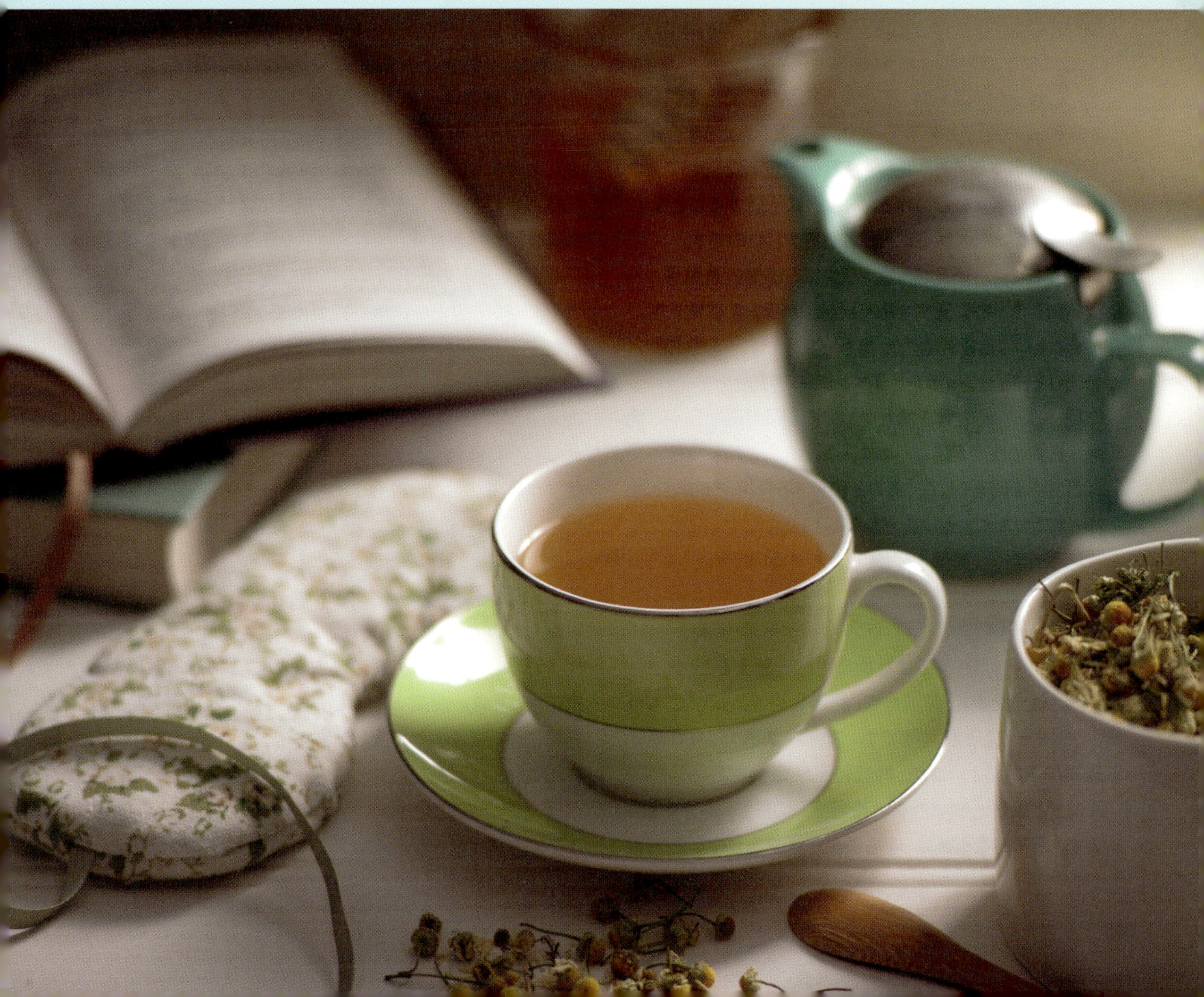

Massage for ailments and conditions

日常的な不調にマッサージを役立てる

アロマテラピーとマッサージを組み合わせると、セラピストのタッチと精油の作用が相乗効果を起こして、パワフルになります。いろいろな不調に幅広く役立つ方法です。

ストレス解消法

アロマテラピーのマッサージは体に良い変化を起こします。たとえば、血行を促進する作用や、痛みを軽くして、こりをほぐすなどの作用もそのなかに含まれます。筋肉疲労や捻挫の症状を和らげる働きには驚かされます。そのなかでも、最も注目される働きは、ストレスを解消する作用です。アロマテラピーが精神のリラックスによいことは、すでに科学的に証明されています。高血圧を下げる作用と、呼吸と心拍数を調える作用はすでにエビデンスがあります。

鎮静作用のある精油のなかでは、カモミール油とローズ油にも心と体のストレスの解消に役立つ作用があります。これらの精油を用いて短期的な目標、たとえば心的なストレスを穏やかにして、夜間の安眠をもたらす作用を実際に体験すること、そして症状の慢性化を防いで、ネガティブな感情を心に残さないように予防することなど、予防策を取ることが心にも体にも好ましいのです。

私たちには、不安やうつから生じる感情の悪循環から抜け出して、心に元気を取り戻し、バランス感覚を復活させるという自律的な力が備わっています。植物の助けを借りて、イランイランとラベンダーの精油をマッサージに用いると、心と体を晴れやかにする精神的な作用が働き、自責の念が軽くなります。さらに、これらの精油には気持ちを明るくして、痛みを和らげる作用があることも知られています。そして、体のこりをほぐしながら、心と情緒面に生じた緊張をほどく作用があるのです。

健康の諸問題に

アロママッサージでは施術の手法を変えることによって、活性力を沸き起こしたり、鎮静化をはかったり、リラックスさせることが可能です。腹部膨満感のような消化器系の不調によいほか、呼吸器系疾患（特に、インフルエンザと風邪、副鼻腔炎、花粉症）にもよい働きを示します。日常的な不調にしても、副作用が気になる処方薬に頼らずに、アロママッサージを選ぶこともできます。

精油には、メリッサ油やティートリー油、レモングラス油などのように、免疫向上作用のほか、抗ウイルス作用と抗真菌作用、抗菌作用が科学的に証明されている種類が多くあります。アロママッサージに用いられる精油のなかには、フランキンセンス油のように、再生作用に優れた類いもあります。この精油には顔と体の皮膚を保湿する作用があり、加齢にともなう皮膚の乾燥や炎症にもよく、小じわを予防する作用もあるのです。

アロママッサージには利点が多く、その一つにサトル（微細）な気のレベルへの働きをあげることができます。ジュニパー油とサイプレス油をマッサージに用いると、血液循環が活性されて、リンパ液の排出が促進されます。そして、解毒作用が促されると、組織内の代謝物を排泄する作用が活発になります。

ローズマリー油やスコッチパイン油には循環促進作用があり、皮下組織に浸透すると、筋肉のこりをほぐす作用として働きます。精油は筋肉から血流に入り、内臓にも到達します。アロマテラピーに用いられる、すべての精油にはこのような生理活性があります。その理由は皮膚にあります。皮膚は体の最も面積の広い器官であり、体内に効率よく精油を吸収します。

タイムアウト（ひと休み）

アロママッサージの最大の利点は、21世紀の気ぜわ

セルフマッサージ

セルフマッサージを定期的に行うと、気持ちが落ち着き、元気になるというのが実践者たちの証言です。そして、ストレスを感じたときや、むやみに使われたときに発する体のシグナルを、さらに敏感に察知できるようになるそうです。セルフマッサージという「ツール」は自分の体を意識し、備わった機能や出会う変化、それに対する反応の仕方を学んで、調整することを可能にするのです。

本章ではいろいろな不調や症状に役立つ、セルフマッサージの手技を適切に紹介しています。

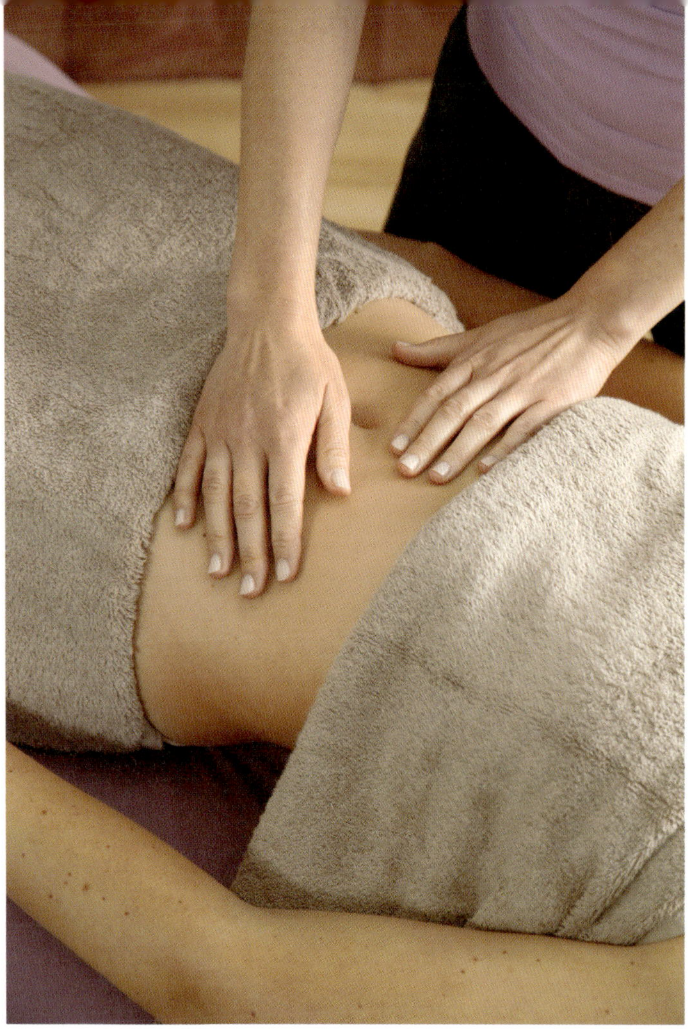

アロママッサージをシェアすると、
相手の体がわかるようになり、
そのときにするべきことも
理解できるようになります。

しい暮らしに、エネルギーを充電する時間をもたらすことだと思います。アロマトリートメントの本質は深く鎮静させることにあり、頭脳と精神に生じた「燃え尽き症候群」を、心と体と霊性を満たすことによって解消し、自らの最高のポテンシャルに目覚めさせることです。QOL（人生の質）が向上します。

かぐわしい香りには成長を励まし、幸福感を増すとともに、注意力や記憶力を高める働きと、集中力を増す力があるのです。そして、自然の香りが恐怖心やパニック症候群を乗り越えるように助けてくれます。

セルフヒーリング

アロママッサージを長期間定期的に行っていると、自分の体への理解が深まり、欲していることを自然に理解するようになります。自分自身とともに、ほかの人々を癒すことができる、経済的で、しかも利点の多いセラピーなのです。毎日の暮らしのなかで、栄養バランスのよいヘルシーな食事を心がけ、新鮮できれいな水をたっぷり補い、定期的に運動をして、アロママッサージを活用する……。このようなクリエイティブな健康法を毎日の習慣として取り入れましょう。

触感がもたらす力

技術革新を軸に据えた現代社会では情報を探し、新しい知識を習得するために、古代人よりもはるかに目と耳を使っています。現代人が目と耳を頼りにするように、古代人は触覚を大切にしていたに違いありません。

日常的にハグされたり、なでてもらえる機会のない人はうつになる確率が高い傾向にあるという報告があります。それは、たとえば、介護施設に暮らす高齢者の方にも当てはまることです。赤ちゃんや小さな子どもたちはいつでも愛情をこめて触れてもらわないと、ストレスを感じるようになります。

アロママッサージを行うと、気持ちをこめて触るときに生まれるエネルギーを復活させることができます。手を用いることによって、自分ばかりではなく、愛する人たちに健康を取り戻すお手伝いができるのです。

Anxiety and stress

不安とストレス

不安やストレスは、心の健康や健康的な社会生活に影響を及ぼし、QOLを低下させます。ストレスは体に負荷がかかり、血圧を上昇させるほか、体の免疫能力を低下させます。その積み重ねで、心臓病や糖尿病のような慢性疾患に進行する可能性さえあるのです。

リラックス作用のある精油

マッサージには筋肉の緊張をほぐし、代謝産物を流す作用があります。さらに、マッサージは癒しの場となるため、ストレスや不安を軽減させるように働きかけます。ストレスと不安を軽減させる作用の精油は多く、たとえば不安を感じるときには、鎮静作用のあるカモミールやジャスミン、マジョラム、メリッサ、ネロリ、ローズのような精油を用います。ストレスには、リラックス作用のあるローマンカモミールやローズウッド、スイートマジョラム、スイートオレンジ、タンジェリンのような精油が効果的です。

マッサージを行うだけでも、ストレスや緊張を緩和させる作用があります。施術を受ける人は忙しいなか、時間を割いてリラックスを目的に訪れるからです。スウェーデン式マッサージのシークエンス（p.130～147）、またはアロマテラピーマッサージのシークエンス（p.148～159）では、どちらを希望するかを最初に尋ねるのも理にかなっています。テニスボール体操（p.174）は、オフィスなどで手軽に行えるため、お勧めすると役立つことでしょう。

職場では不安やストレスがたまりやすいものです。手軽に行えるマッサージとセルフマッサージの方法をお伝えすると役立ちます。セルフマッサージは難しい手技ではありませんし、同僚に頼んでデスクの前のいすで、座式マッサージを受けることも不可能ではありません。

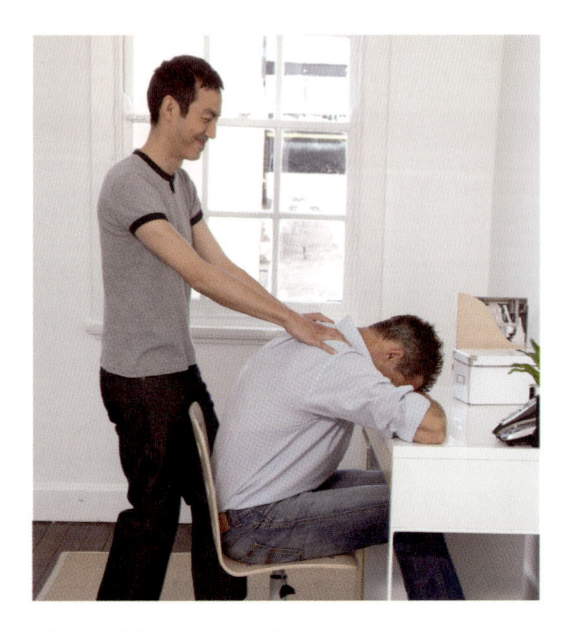

デスクで行う肩のマッサージ

マッサージを受ける人には、机の上に両腕を組んで、頭を載せるように頼みます。肩全体にニーディングを行います。

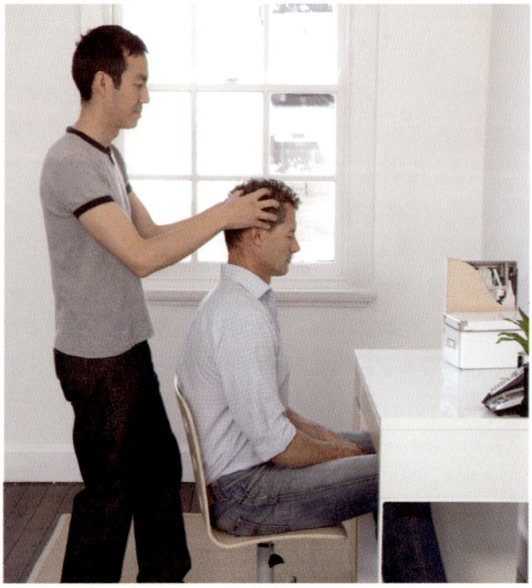

デスクで行う頭部とこめかみのマッサージ

いすにゆったりと腰かけて、背部の筋肉を伸ばします。こめかみと頭皮にかけて、両手の指先を用いて、ゆっくりと輪を描くように、フリクションを行います。こめかみの中央はあまり強く押さないように注意します。

ベルガモット、フランキンセンス、ラベンダー、サンダルウッド、イランイランの精油は、ストレス性の緊張といらいらを和らげる作用があります。

ストレスを感じるときには

これからのイベントに不安を感じ、神経質になっているときには、交感神経系が優位になり、心拍数と呼吸数の増加が見られ、体にはアドレナリンが放出されます。筋肉が緊張するほか、胃酸がこみ上げるのを感じるかもしれません。このようなイベントの前に役立つヒントをお伝えします。

1 呼吸数を減らす

深呼吸を10回行います。5つ数えながら、息を吸い込み、数秒間息を止めて、5つ数えながら、息を吐きます。ハンカチにラベンダーなどのリラックスさせる精油をつけて、用いることも役立ちます。

2 首と肩に行うセルフマッサージ

片手で反対側の肩と首の筋肉をつかみ、リリースして、緊張をほどきます。反対側にも同様に繰り返します。

3 ビジュアライゼーション

ストレスを感じるイベントに負けないように、準備するテクニックです。静かな場所を選び、目を閉じて、自分の任務が成功に終わっているところをイメージします。

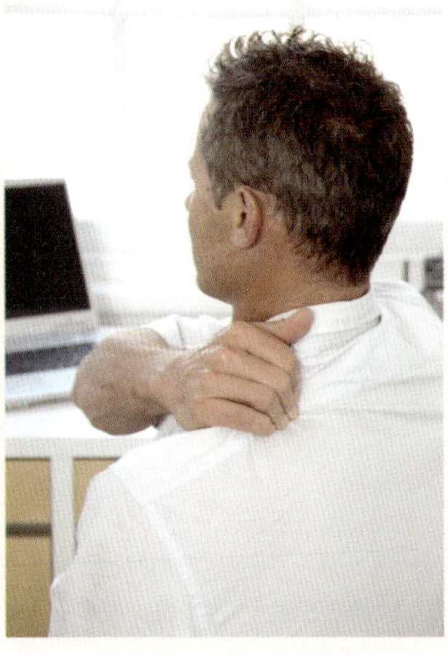

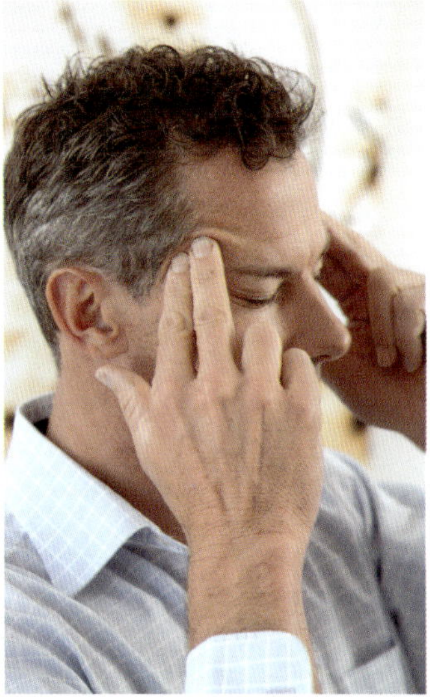

こめかみにセルフマッサージを行う

ストレスと不安を解消する、セルフマッサージも役立ちます。いすにリラックスして座り、こめかみと頭皮にかけて輪を描くようにフリクションを行います。

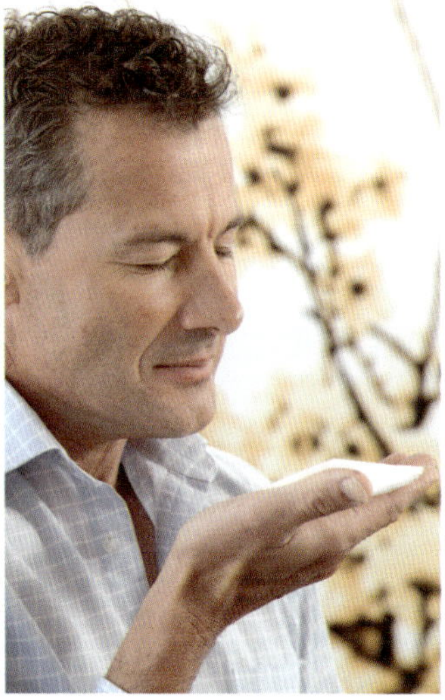

深呼吸する

ストレスを感じたときには、深呼吸を10回繰り返すだけでも、気持ちが鎮まるものです。横隔膜まで深く呼吸すると、肋骨がゆっくり広がります。それがチェックポイントです。なお、前頁に記載のある精油を一種類以上選び、ハンカチにつけて、香りを深呼吸する方法もあります。

注意と禁忌事項

- 「安全性と注意事項」p.126参照。

→「アロマブレンド」p.66

Arms and hands

前腕から手にかけて

腕に軽い疲労を感じるときの対策として、前腕から手にマッサージを行うことをお勧めします。同じ動作を繰り返す作業やストレス性の疲労ばかりではなく、腱鞘炎や関節炎があるときや、乾性肌にも効果的です。

関節炎によいマッサージ

ブラックペッパーとジャーマンカモミール、ジンジャー、ラベンダー、ローズマリー、スイートタイムの精油には関節炎を和らげる作用があるとされています。関節炎でつらいときには精油を1種か2種選んで、数滴をキャリアオイル20～30mlに加えて希釈します。ブレンドオイルをゆっくりと患部にすりこむようにして軽めにマッサージします。最後に、優しく指をマッサージして終了します。

繰り返しの作業による不調

繰り返しの作業による手関節の障害は、コンピューターのマウスをクリックするような作業を原因として生じることがあります。ただし、ほかの原因も考えられるので、最初に医師に相談してください。使い過ぎによりこわばり、腕の靭帯に炎症を生じたら、前腕の筋肉の緊張を楽にするためにマッサージとストレッチを行います。それでは、痛み和らげる5つの手技を行い、最後にストレッチしましょう。

! 注意と禁忌事項

- 「安全性と注意事項」p.126参照。

手が乾燥しているときには、ボールにぬるま湯を張り、イランイランの精油を数滴加えて、両手を浸します。

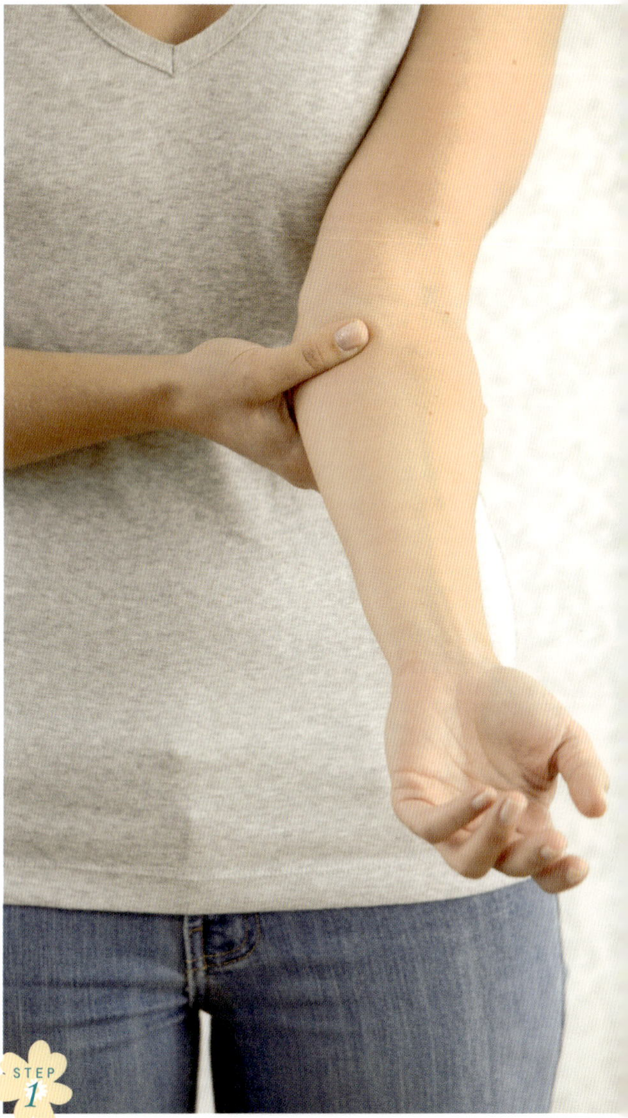

STEP 1

前腕をマッサージします。そのあとで、前腕をテーブルの上に置き、手が器用であれば、母指か四指を用いて筋肉にフリクションを行います。このとき、圧力は軽くしてゆっくりと行うのがベストです。肘内側の骨のあたりは筋肉が付着する部分ですから、時間をかけて行いましょう。

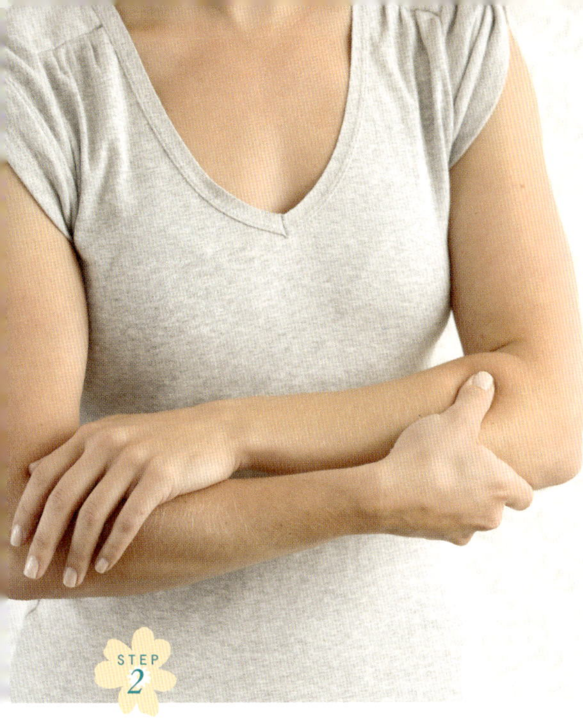

腕を返して、前腕の外側にマッサージを行います。あまり筋肉がない部分でもあり、主に母指を用いてマッサージします。手関節から肘にかけて、母指を上下に動かしながら上り、同じ手技を繰り返しながら、手関節まで戻ります。

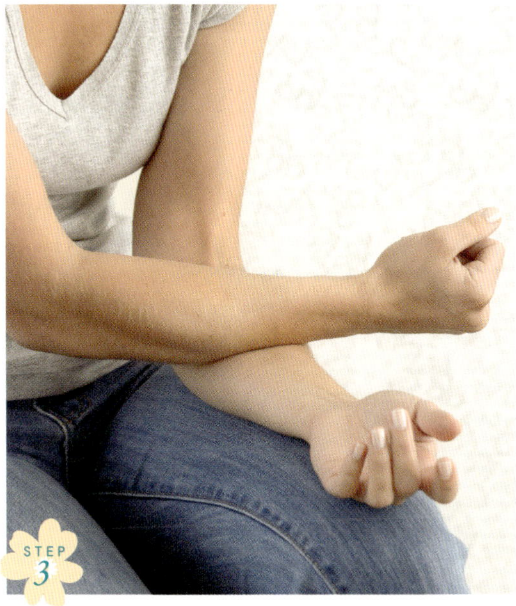

次に、大腿部に腕を置き、反対の腕を用いてマッサージを行います。肘の内側のくぼみから開始して、腕を回転させながら、腕の内側と外側に、上から下へ、下から上へと繰り返しながらマッサージを行います。少量のオイルを用いると、思いのままにマッサージができます。

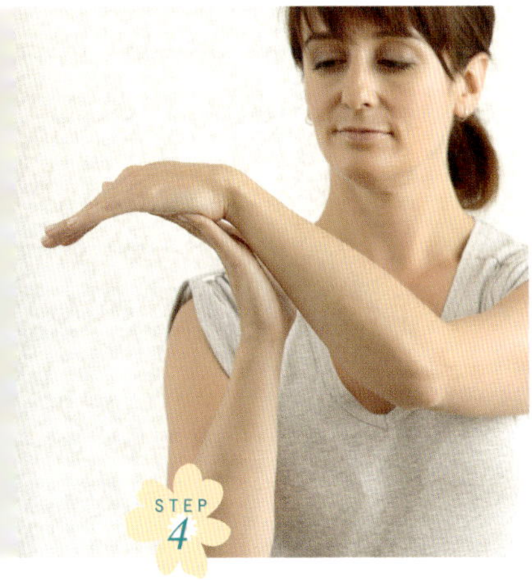

調子の悪い手の方をまっすぐに立て、他方の手で四指を押しながら、手関節を伸展（背屈）させます。10～15秒間維持してから、押圧している手を緩めます。さらに、もう一度繰り返します。ストレッチ中に鋭い痛みを感じるようであれば、そこで圧を和らげて、終了します。

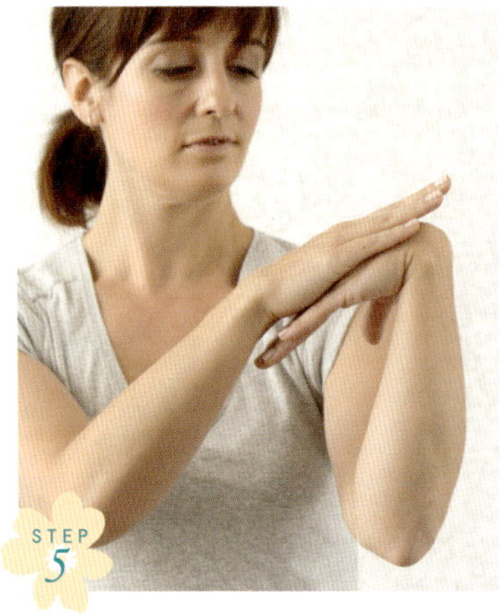

このストレッチは手関節の伸筋群に対して行います。手掌を上にした状態でスタートし、しだいに直角になるまで屈曲（掌屈）させます。他方の手をストレッチする手の上に置いて、下向きに押しながら、十分に伸筋群をストレッチします。10～15秒間、そのままホールドします。力を抜いて、同じ手技を繰り返します。

手指の冷えに

マッサージは手指が冷えやすい、血行の悪い人に役立ちます。マッサージを受ける際には、冷えの背後に重大な問題がないかを調べるために、医師に相談することが必要です。両手の血行循環を促進するとともに、爪を健康で丈夫にする目的として、両手の指にマッサージすることをお勧めします。その際には、指一本一本に時間をかけて十分にマッサージします。

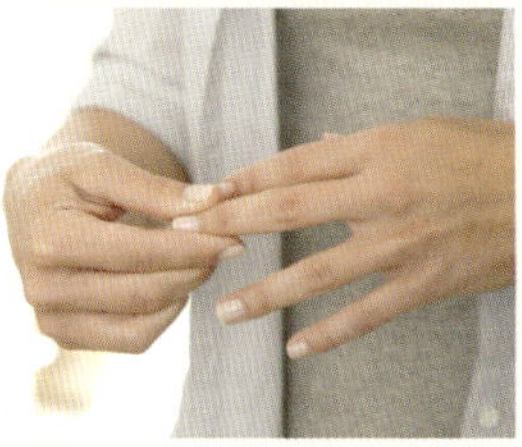

「アロマテラピーマッサージ」p.76

Back pain

腰痛

腰痛はごく一般的な不調ですが、軽症から体が衰弱するほどつらい状態まで、痛みのスケールには幅があります。1日で軽快する症状もあれば、何年間も痛みが残ることもあるのです。腰痛の原因には、神経系や椎間板に生じた問題のほか、骨格筋の損傷や筋肉のアンバランスも考えられます。

腰痛の解消法

背中は姿勢や毎日の活動状況から影響を受けています。姿勢によって腰痛が生じる可能性については、本書の姿勢に関する章（p.216）をご参照ください。マッサージは背部の筋肉の腫れや疲れを取り除くほか、痛みを軽くし、動きを改善します。スウェーデン式マッサージの腰背部に行う手技にはどれでも（p.132参照）、患部の血液循環を促進させる作用があります。

アルニカやブラックペッパー、ユーカリ、ジンジャー、ラベンダー、ペパーミント、パインなどの精油には、背中の痛みを楽にする作用があるため、数種類を選んで、マッサージに用いると効果的です。

「背部のシークエンス」p.132
「姿勢の改善」p.216

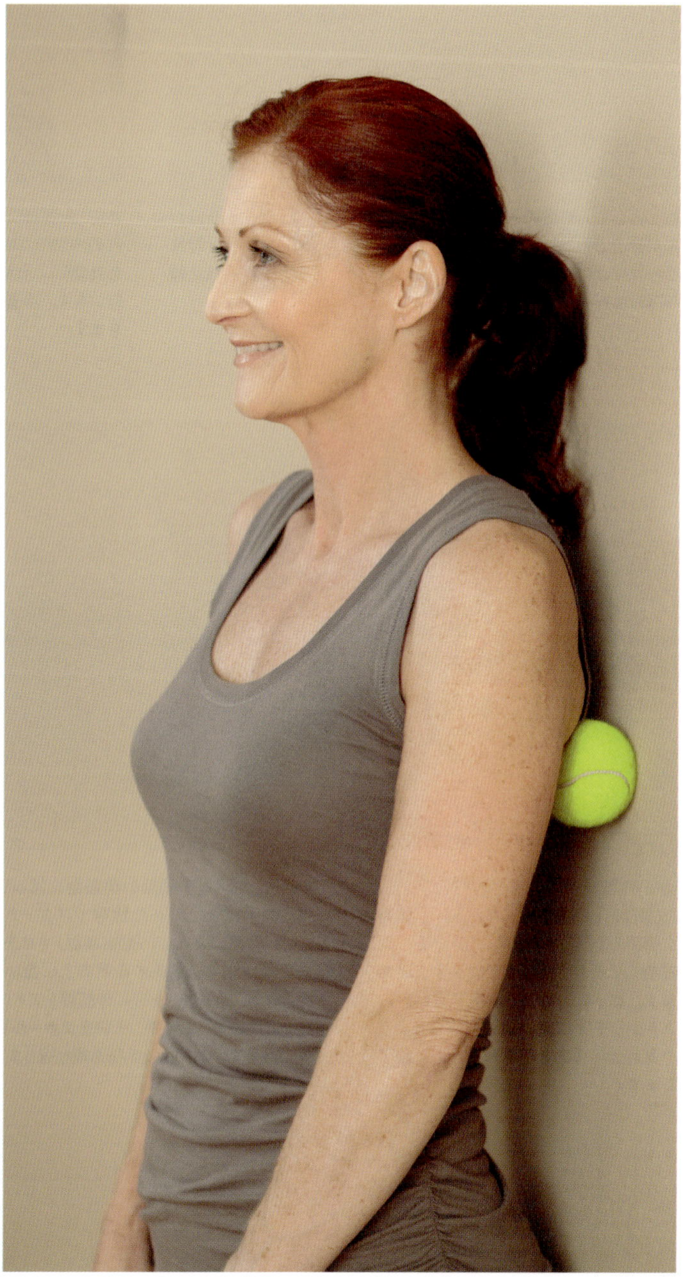

テニスボールを壁にはさんで

テニスボールを壁と脊柱起立筋の間にはさみます。ボールで筋肉を引き離すようにしながら、「体をかがめながら」ボールをゆっくり上に転がし、次に「体を元の位置に戻しながら」ボールを下に転がします。この運動は血行をよくして、筋肉の緊張をほぐします。痛みを感じるときには、その位置にボールを当てたまま、深呼吸を3回行い、症状のある筋肉にやさしく働きかけます。

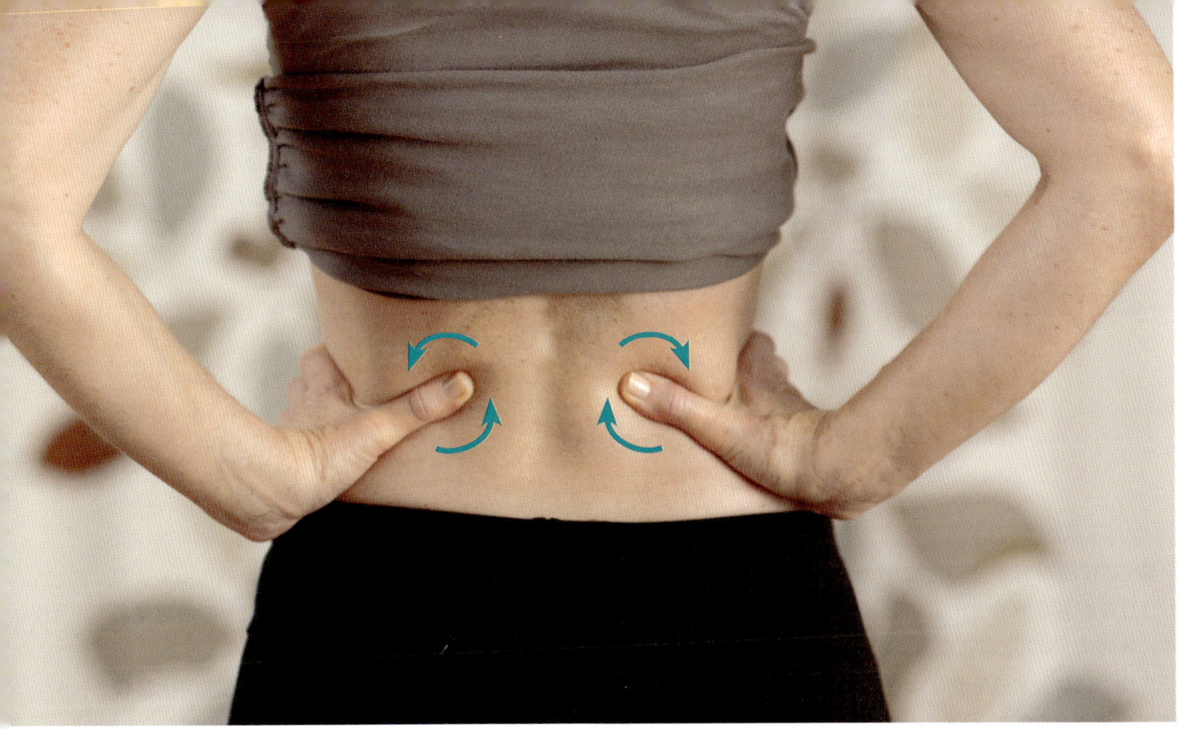

輪状揉捏

前ページの精油リストの中から何種類かを選びます。脊柱起立筋の腰部のあたりにブレンドオイルを塗布して、両手の母指で小さい輪を描きながら、輪状揉捏を行います。

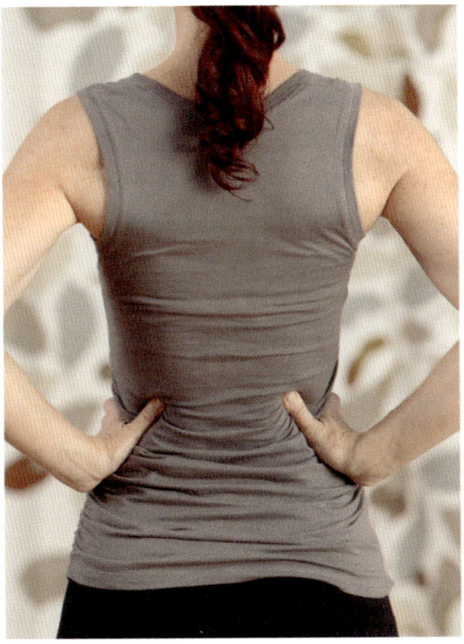

呼吸法：脊柱起立筋の緊張をほどく

緊張や痛みを起こしやすい脊柱起立筋のリラックスに、よい方法です。母指を最後の肋骨（第12胸椎）下のくぼみに当て、筋肉を押します。母指を押し返す筋力を感じながら、深呼吸を3回行います。

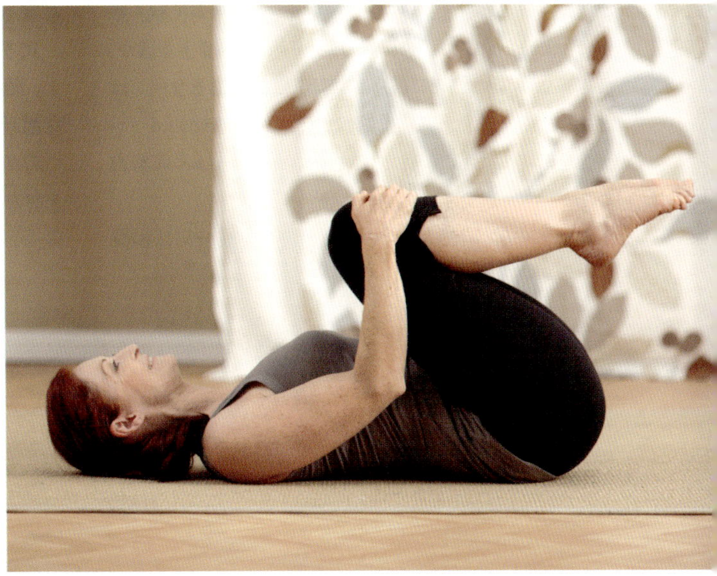

腰部の筋肉のストレッチ：回転しながら行う

床の上にあおむけになり膝を胸に引き寄せ、両腕で膝を抱えます。深呼吸を3回行います。ゆっくり5回膝を回転させたら、次は反対方向にも5回行います。この体操を3回繰り返します。

注意と禁忌事項

- 「安全性と注意事項」p.126参照。

脳を活性化するテクニック ～ブレイン・ブースター～

脳は血液と栄養素を必要としますが、姿勢の悪さや、頸部の筋肉と頭皮が緊張している状態では、十分に補給されない可能性もあります。マッサージやストレッチは栄養補給に役立つほか、頭脳を明晰にする働きがあります。

集中力を高めるには

集中力の強化に役立つ方法をお伝えしましょう。

1日に必要な水分を十分に摂取するように心がけます。体の成分はほとんど水分であり、脳と体の筋肉の調子を保つには、水分を十分に補給することが必要です。高齢者は水分をあまり取らないために、体内の水分量が不足する事態が起きやすくなります。なお、あまり冷やさずに飲む方が、体は水分を摂取しやすいのです。水にレモンやライムを一切れ加えると、ビタミンCを補給する機会が増えます。

可能であれば、昼食時や午後のティータイムに軽く散歩をしましょう。エレベーターの代わりに階段を上るほか、職場では同僚にメールで送る内容が単純であるなら、ほかの階であってもデスクまで歩いていき、直接にメッセージを伝えるようにして、なるべく体を動かすように努力することが大切です。

コーヒーのカフェインやお茶のテアニン成分には利尿作用があり、水分を体外に排泄させるように働きかけます。お茶やコーヒーを一杯飲むときには、最初に水を飲むように心がけます。そのほか、一日当たりの摂取量を減らすようにしましょう。

チョコレートやケーキなどの甘いお菓子は、消化吸収の早い即効性のあるエネルギーですが、30～60分後には消失するという欠点があります。そこで、甘いものが欲しいときには、ペパーミントティーを試してみてください。

頭をクリアにするテクニック

10分間で行える簡単なテクニックを、ここで紹介します。頭皮の血行を活性化するとともに、集中力と意識の覚醒状態を持続するように働きかけます。なお、この5つのステップには、午前や午後に、お菓子をつまむくせをおさえるという利点もあります。この動作は立っても、座っていても行うことができます。

髪の毛を乱したくない方は、
小さめのタオルをかぶって、
その上からマッサージを行ってみてください。

集中力を高める方法

目を閉じて、体を通って大地に伸びる一本の線をイメージします。この線をしっかり大地に据えてから、同じ線が体をまっすぐに上昇し、頭から上空にむかってまっすぐに伸びる様子をイメージしてください。あなたは、自分の体がこの線のように、まっすぐであるところをイメージします。ここで、3回ゆっくりと深呼吸します。深呼吸するたびに、自分自身の存在が体のなかでさらに強くなる様子を視覚化（ビジュアライゼーション）します。目を開けたときには、集中力が強化されていることを実感できるはずです。

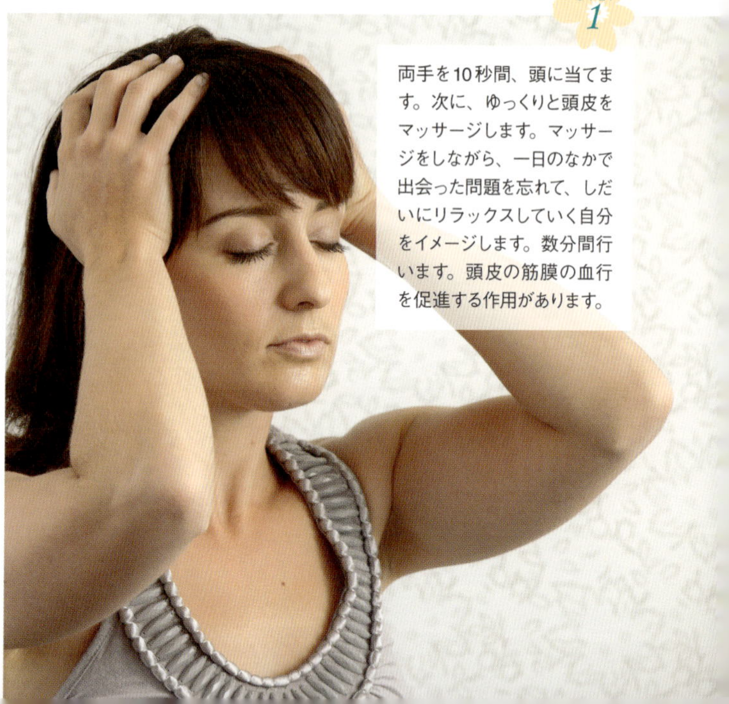

STEP 1

両手を10秒間、頭に当てます。次に、ゆっくりと頭皮をマッサージします。マッサージをしながら、一日のなかで出会った問題を忘れて、しだいにリラックスしていく自分をイメージします。数分間行います。頭皮の筋膜の血行を促進する作用があります。

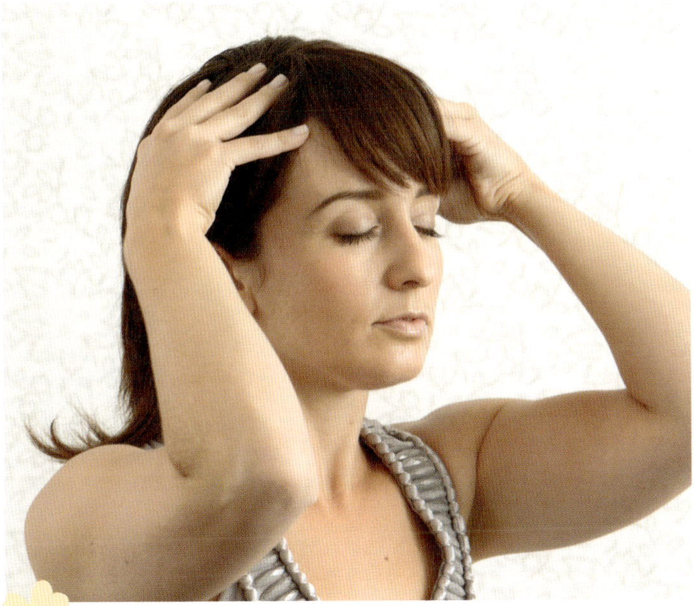

STEP 2

指先で同じ部位にマッサージを続けます。緊張しているか、動きにくいところがあれば、血行が妨げられていることが考えられます。小さな輪状揉捏を頭皮全体に行います。

ランチタイムの体操

最近では、昼食時の休憩時間に体操やヨガができる会社が増えています。このようなプログラムは、意識の集中とともに、注意力を維持する上で役立ちます。運動は血流をよくするほか、「快感を生じる」エンドルフィンというホルモンの分泌を活発にすることが明らかになっています。そのあいだは、頭を休めることができるほか、仕事以外のことに考えをめぐらせることもできます。リフレッシュして仕事に戻ることができ、意識も活性化されます。

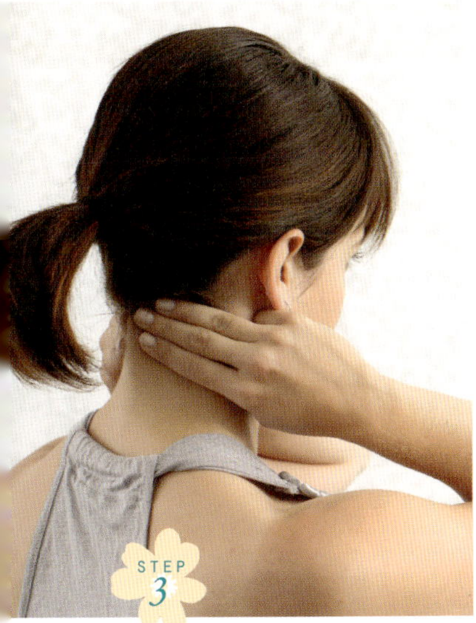

STEP 3

首の付け根に両手の示指と中指、薬指を当てます。頭蓋骨の下縁を左右に動かしながらマッサージを行い、筋肉を温めながらリラックスさせます。この手技は、脳への血行をよくします。1分間行います。

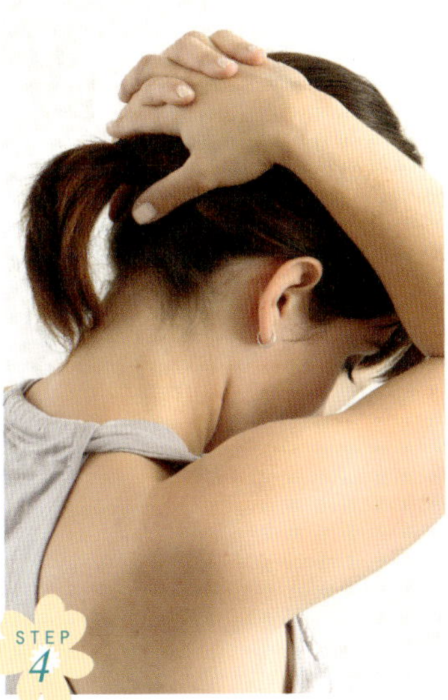

STEP 4

後頭骨の上方で両手を組み、頭を前方に押します。心地よい範囲でストレッチします。目安としては、首の後面が伸びるまで行います。その位置で止めて、20～30秒間ホールドします。元に戻して、ストレッチを繰り返します。

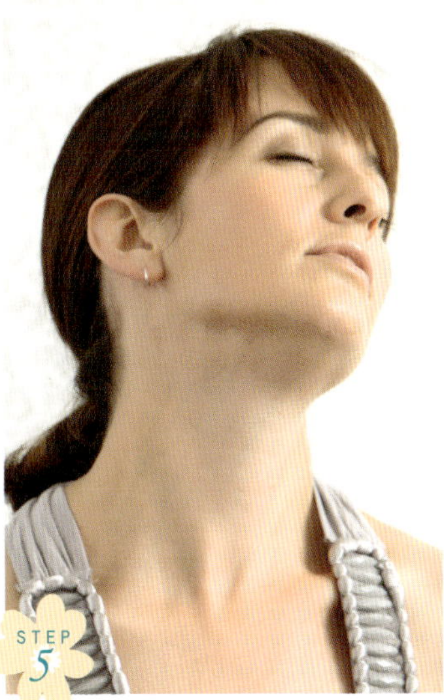

STEP 5

頭を時計と反対回りにゆっくり回転させます。3回繰り返したら、今度は逆方向に回します。全体で1分間ほど行います。

注意と禁忌事項

- 「安全性と注意事項」p.126参照。

「目的別のアロマブレンド」p.56

Cellulite

セルライト

規則的にこのマッサージを行うと、筋肉のトーヌス（正常な緊張状態）を回復させるとともに、皮下に滞留する毒素を排泄する作用を促します。健康を維持するとともに、体の柔軟性を保つためにも、このマッサージを毎日10分間行いましょう。

リンパマッサージ

自然の老化のプロセスはセルライトを生じる可能性もありますが、リンパマッサージが効果的に働きます。リンパマッサージで、脚部や脚の筋肉に滞留しやすい排泄物や毒素を取り除くように試みます。毎日、2種類の手技を行います。リンパマッサージは、いつでも軽いタッチでゆっくりと行います。圧力をかけるとせっかくの効用も無駄になります。ステップ2の写真にある、皮膚をブラッシングする手袋を用いるとより効果的です。

オイルを用いて～デトックスのトリートメント

精油にはデトックス作用のほか、リンパ循環を活性させる作用をもたらすものもあります。また体液を動かす作用があり、セルライト対策に役立ちます。ブレンドオイルにはサイプレスとグレープフルーツ、ゼラニウム、レモン、ジュニパーベリーの精油を用いるとよいほか、お好みでローズマリーの精油を加えます。キャリアオイル20～30mlに各精油を数滴ずつ加えて、調合します。このブレンドオイルを大さじ3杯分手に取って、シャワーのあとに皮膚に伸ばします。古い角質が掃除されると、毛穴から精油が浸透して活性成分が拡散されます。入浴時にこの精油ブレンドを加えると、リラックスすることができます。

! 注意と禁忌事項

● 「安全性と注意事項」p.126参照。

STEP 1

楽な姿勢でかがみ、くるぶしに両手を当てます。両手を丸め、カップのようにして、優しくなでながら、上方向に動かします。このときに、余剰な体液を移動させるところを想像しながら、軽いタッチで行ってください。上方向に5回繰り返してから、もう片方の脚にも同様に行います。かがむ姿勢が難しいときには、いすやスツールに腰掛けて行います。

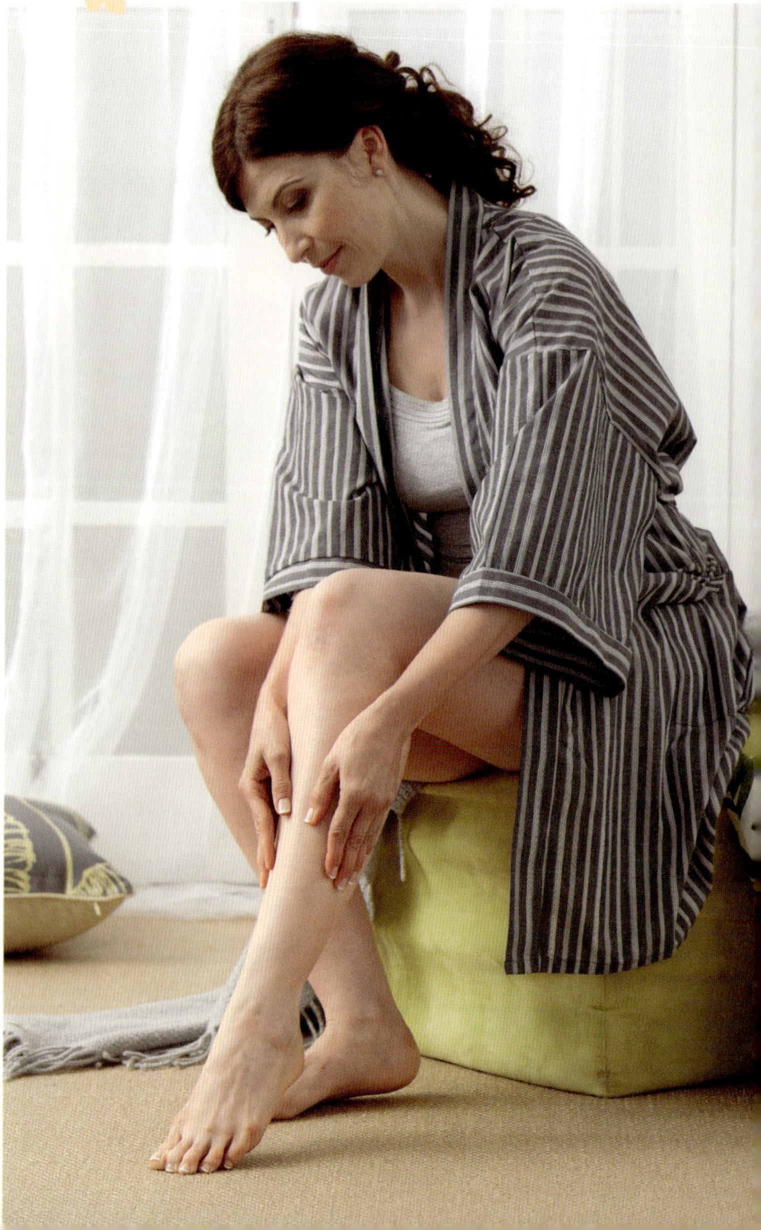

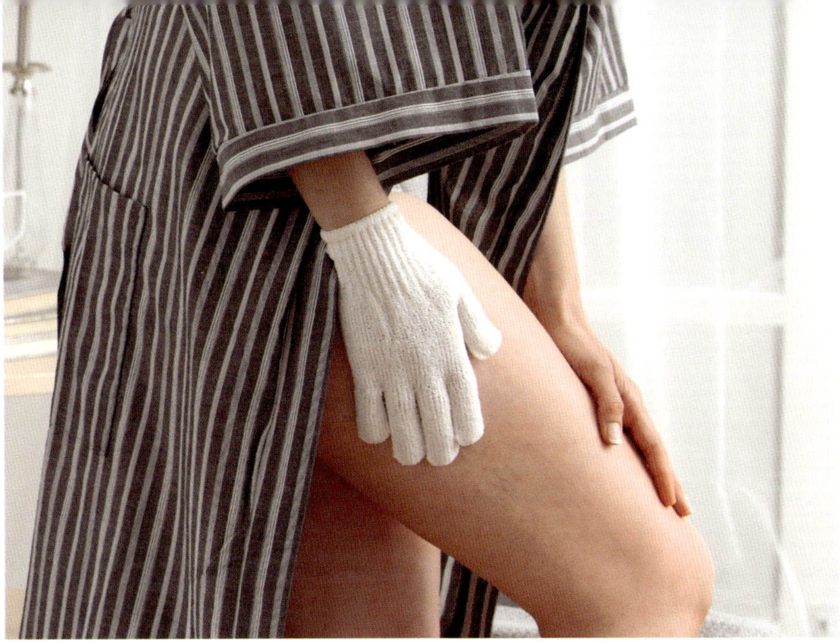

STEP 2

両手を大腿に置き、時計回りにゆっくりと動かします<片手を他方の手が追いかけるように>。大腿部全体（前・後面、内・外側）を覆うように行います。次に、殿部に移り、同じ手技を行います。このとき、皮膚に直接、あるいは衣類の上から行うこともできます。リンパ系を活性化する手技です<手袋については p.96 参照>。殿部全体に行い、左右それぞれ4、5分間ずつ費やします。

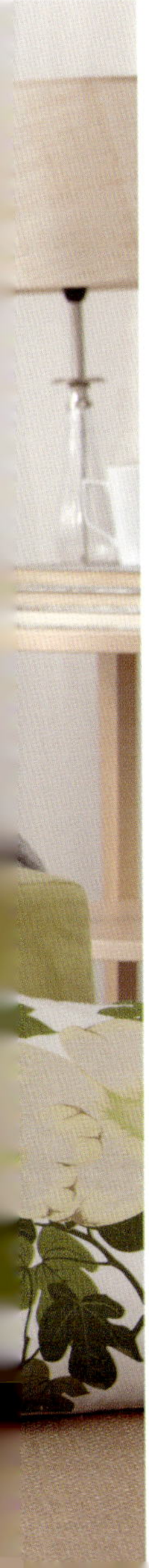

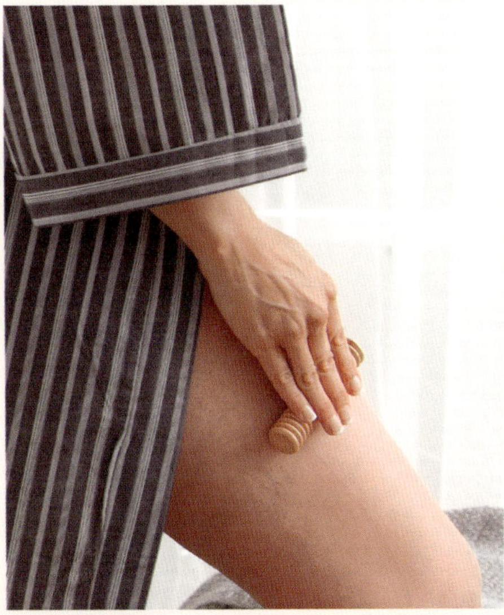

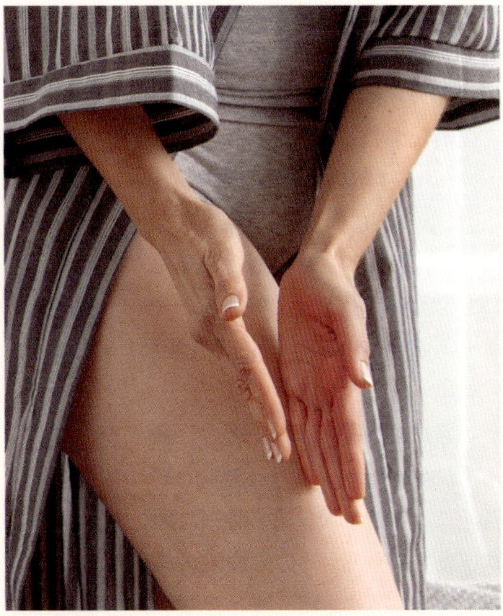

セルフマッサージ

脚をマッサージすると、筋肉がほぐれてリラックスします。木製のマッサージローラーなどを使うと、皮膚が滑らかになるほか、老廃物をきれいにすることができます。ローラーは前後に動かしながら用い、脚部では3分間ほど行います。大腿部にもまんべんなくローラーでマッサージします。

切打法

皮膚の神経終末を刺激しながら、筋肉に張りを取り戻す手技です。セルライトを生じやすい大腿部をやわらかく保つ作用もあります。シャワーを浴びて筋肉を十分に温めたら、両手を上下にリズミカルに動かしながら、脚全体に1分間切打法を行います。セルライトを生じやすい部位には、特に念入りに行います。脚の両側に行う手技です。

Circulatory problems

循環器系の問題

血行不良はいろいろな原因から生じます。重い病気が隠れていなければ、自分でも血液の流れを改善することができます。気温低下や、日頃の運動不足が問題であれば、これからお伝えするテクニックが役立ちます。

幼い子どもたちをマッサージすると、循環器系の問題の予防につながります。

マッサージがもたらす長所とは

循環器系に問題があると、足や脚部のほか、手と腕のような体の末端部分に影響が及びます。その背後には、生命の維持に欠かせない脳と内臓に血液を貯留するという、体の基本的なメカニズムがあるのです。血液循環に問題があるときには、運動によって改善することができます。運動は体中に血液を巡らせ、筋肉の調子を調えるのです。筋肉を効率よく収縮することは、心臓に血液を還流することを助けます。

マッサージも、体の血液循環の改善に大きな役割を果たすことができます。第一に、体の末端にある手足の血液の流れを促進します。マッサージをすると体が温められて、筋肉がもっと効率よく働くようになります。そして、定期的にマッサージを受けていると、静脈の血液を送り出す力が促進され、静脈瘤の予防をする可能性があります（「静脈瘤」p.120参照）。

なお、足に合わないきつい靴や、動きを妨げるきゅうくつな衣類は筋肉と靭帯に負担になるほか、皮膚の自然な動きを妨げます。そのために、血液の流れが悪化します。さらに、ある部位が長期にわたって可動制限を受けると、血流が悪化する可能性があります。

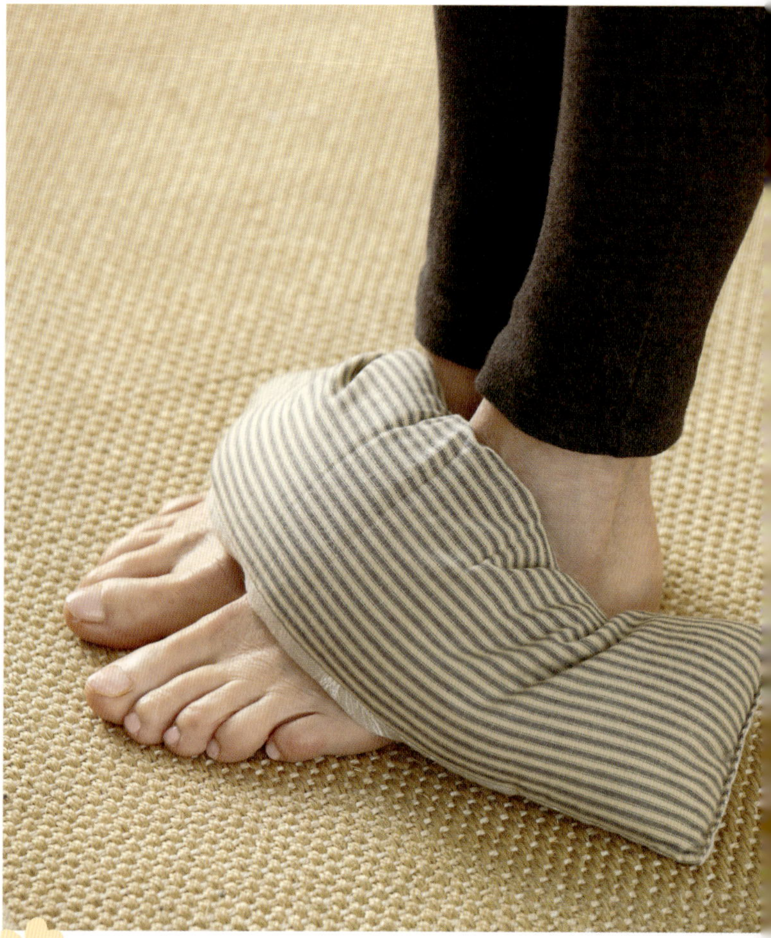

STEP 1

ホットパック（温湿布）

血行の悪いところにホットパックを当てると、関節の屈曲や伸展が楽になります。購入時には、左右の足関節や足、手をカバーできる大きめのサイズを選びましょう。使用書に従って、電子レンジなどで加熱した後に、患部に10～15分間のせて温めます。

注意と禁忌事項

- 「安全性と注意事項」p.126参照。
- 静脈瘤の上にはマッサージを行ってはいけません。

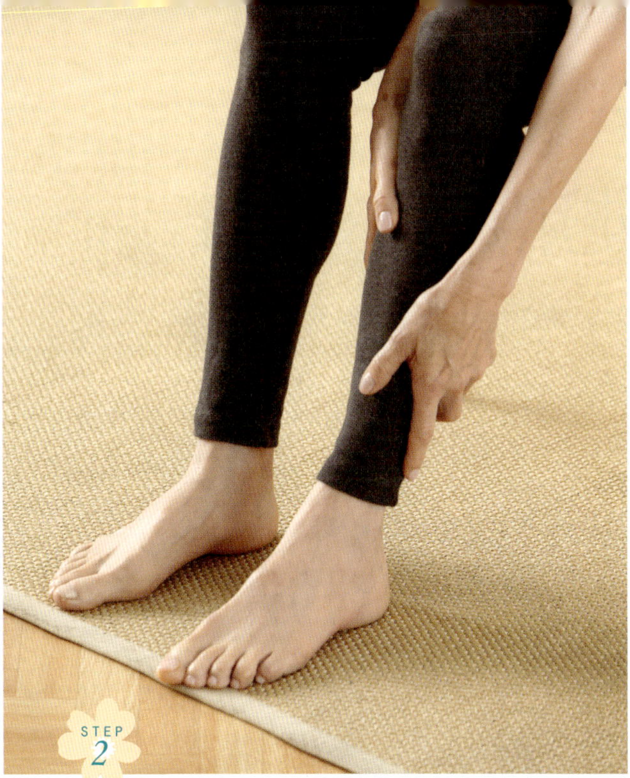

ジンジャー油とブラックペッパー油、お好みでローズマリー油を数滴ずつ加えたブレンドオイルは手指やつま先を温めるほか、血液循環を改善するように働きかけます。

脚部のセルフマッサージ

いすに楽な姿勢で腰かけ、くるぶしを両手でマッサージしてから、膝までマッサージを続けて行います。「乳牛の乳を搾るような」動作で、ペトリサージュを行いながら、ふくらはぎを上って、くるぶしに戻ります。同じシークエンスでマッサージを繰り返します。

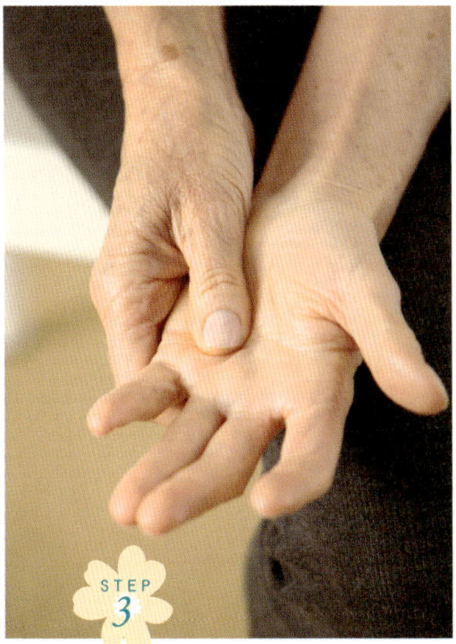

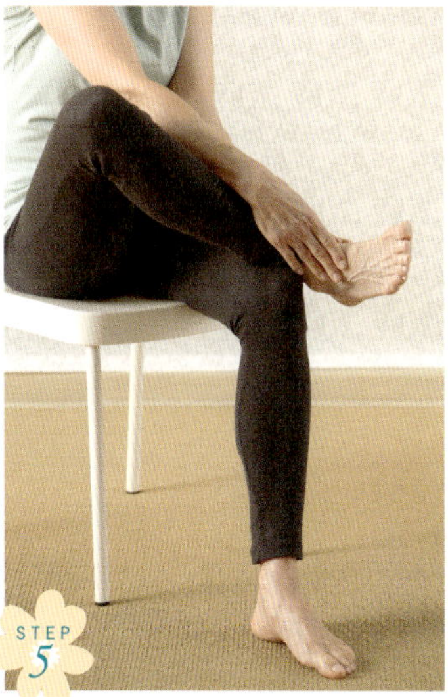

手に行うセルフマッサージ

小指の中手骨からマッサージを開始します。片方の手の示指と母指で指をはさむように押しながら、指先まで行います。この手技を2回繰り返してから、ほかの指、そして他方の手にも同じように行います。

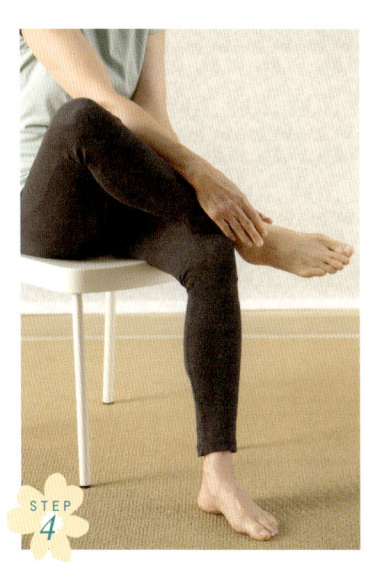

脚部とつま先のストレッチ

左の膝上に右足を載せて、足を両手ではさみます。足関節を両手でマッサージした後に、脚を伸展させます。足を左の脚の上に戻し、両手でつま先を支えて、ストレッチします。10回繰り返してから、反対側の脚に移ります。

足関節のストレッチ

筋肉をウォームアップし、足関節の運動も軽く行ったあとに、右足を最初は時計回り、次に逆方向に回転させます。両方向に2回ずつまわしてから、他方の足も同じようにストレッチします。

→「アロマテラピーブレンド」p.56

コンピューターの使用による不調

コンピューターの前に長時間座ることが多い人は、腕と首、肩のマッサージを行います。目的に応じたブレンドオイルを用いながら、シンプルなマッサージのテクニックを試してみてください。精油は温める作用のブラックペッパー油とジンジャー油に加えて、鎮静作用のあるジャーマンカモミール油とラベンダー油を用います。

姿勢の悪さが招くこと

キーボードを打つときに、肩をすぼめ、猫背になって、首を伸ばすという典型的な姿勢をとる人は、背中と首、肩に大きな負担がかかりやすく、このあたりに問題を起こしやすい傾向があります。コンピューター画面はまぶしく、至近距離からスクリーンを注視することが目を疲れさせ、頭痛を引き起こします。さらに、長時間座っていると大腿四頭筋が収縮して、体のバランスに影響が及び、膝や腰の痛みを生じる原因にもなりやすいのです。

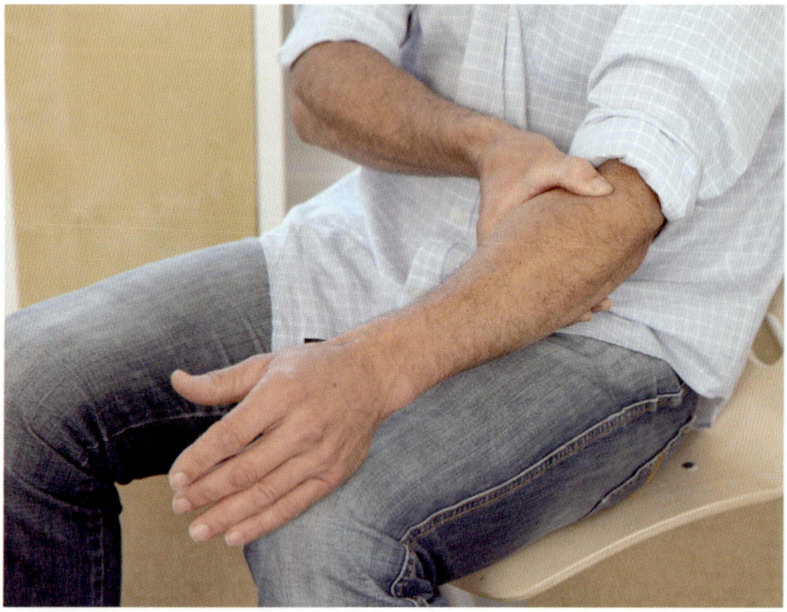

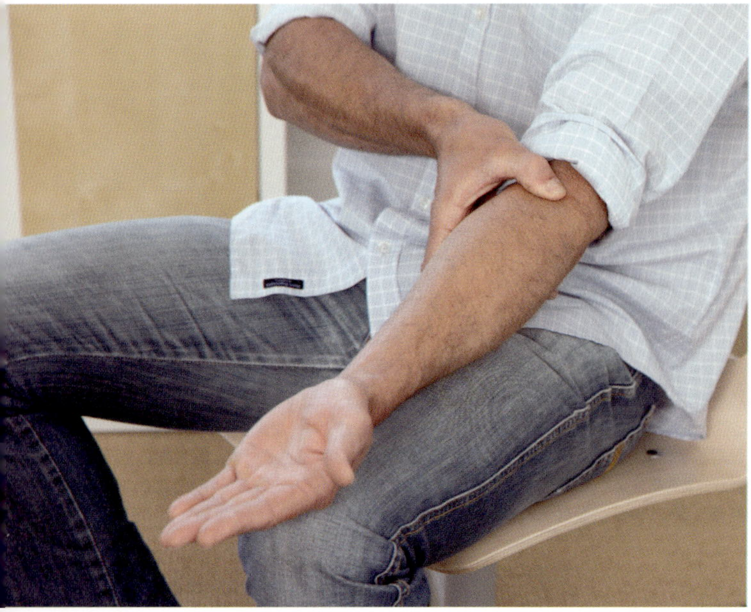

肘・手

右手の母指と四指で、左肘のすぐ下にある、前腕の屈筋群と伸筋群が付着する部位をつかみます。右腕はそのまま保持し、左腕を回内・回外しながら、マッサージされている筋肉に意識を集中します。反対側の腕にも同様に行います。

注意と禁忌事項

- 「安全性と注意事項」p.126参照。

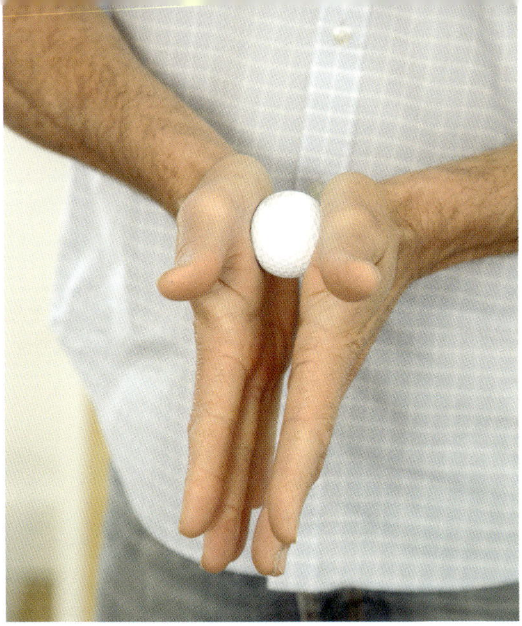

ハンドマッサージ

両手掌で、ゴルフボールをはさみます。両手で軽くボールを押しながら、手掌に輪を描くようにゆっくりと回します。日頃、頻繁に使うことの多い母指の筋肉には特に入念に行ってください。

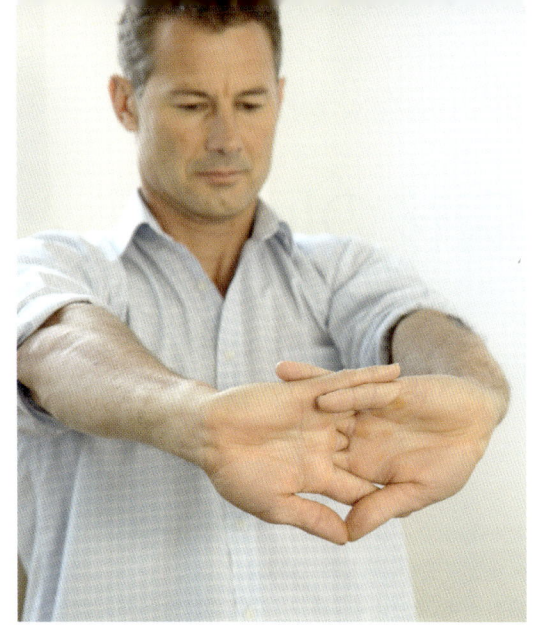

ハンドストレッチ

手指をストレッチして、このマッサージを終了します。両手の四指を組んで、手掌を外側に押しながら、腕を十分にストレッチして、15秒間ホールドします。この手技を2〜5回繰り返します。

コンピューターを用いる環境づくり

仕事をする机まわりが整頓されていないと、無理な動きをして体を痛める可能性があります。

- コンピューターの画面は目線に合わせて位置を設定して、首や目の疲れを予防します。
- いすは画面中央の前に設置し、猫背の姿勢を避けるほか、体をひねりながら作業を続けないないように気をつけます。
- 膝は床に対して直角に保ち、背中や腰、膝に負担がかからないようにします。
- マウスを使う手首にはクッションなどをあてがい、繰り返しの作業による障害を予防します。

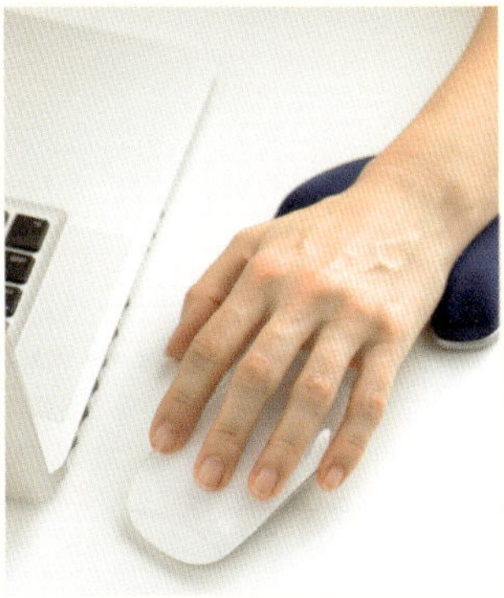

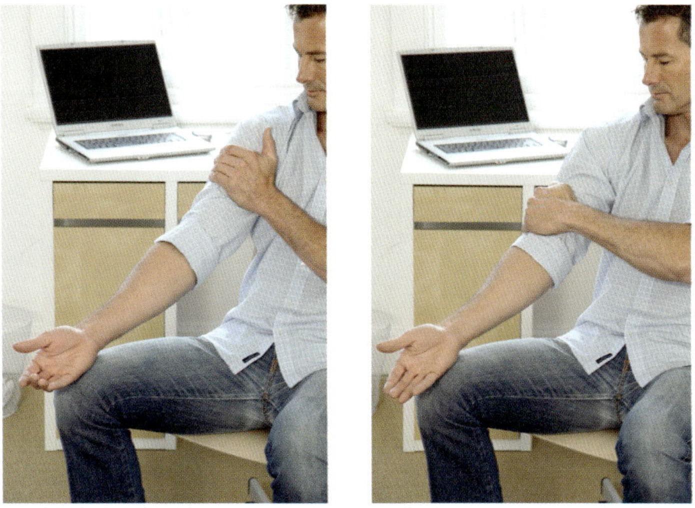

クイックショルダーリリース

左手で、右肩をつかみます。手掌に力を加えながら、筋肉を外側に動かしてストレッチします。腕を下りながら、同じ手技を繰り返し、最後に肩まで戻します。このシークエンスを3回繰り返します。

→「腕と手のシークエンス」p.144、「眼精疲労」p.194

Convalescence

病後の回復期

病気やけがの回復期には、体にストレスを与えないように気を配ることが大切です。ストレスは免疫系の機能を低下させるため、元通りに回復するまでに時間がかかります。マッサージとアロマテラピーには不調から立ち直らせ、完治するように働きかける作用があります。

ヒーリングマッサージ

病気で長いこと伏せていると、体の筋肉がこわばり、疲れやすくなります。病後の回復期には、マッサージはソフトに行うとともに、心と体を優しく癒す空間を創りたいものです。ベルガモットとラベンダー、ネロリ、ローズのように心を鎮静させる作用の精油を用意して、キャリアオイル20～30mlに数滴を調合します。病後の回復期に用いるとよいブレンドオイルができ上がります。

リフレクソロジーの反射点とは

最初に生じた問題に関連のある、リフレクソロジーの反射点を活用して、体の特定の部位や内臓を癒すことができます。手と足のマッサージは反射点を刺激することができるため、体全体のトリートメントになります。

注意と禁忌事項

● 「安全性と注意事項」p.126参照。

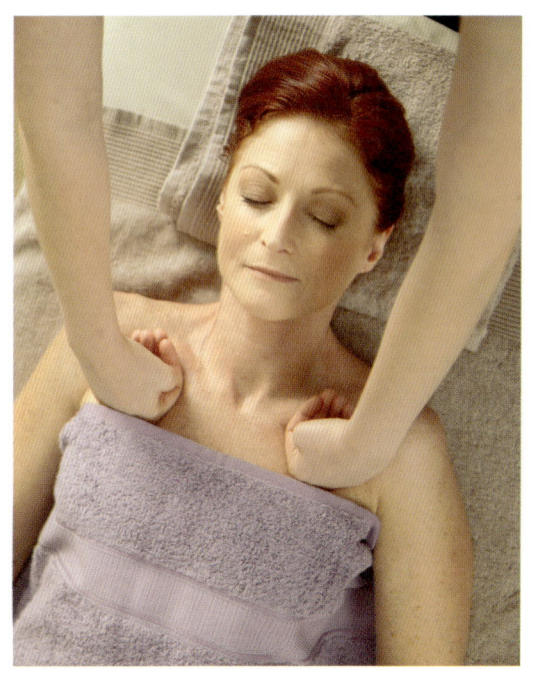

胸部のリリース

咳の発作やつらい咳は、胸部の筋肉を緊張させます。その場合には、セラピストは手を丸めてこぶしを作り、クライアントの鎖骨の下に当てがいます。胸部の緊張をほぐすことに意識を集中させながら、3回深呼吸をしてもらいます。呼吸時にはあなたの両手も持ち上がりますが、こぶしは優しく当てておき、同じ圧を保ちます。

→ 「リフレクソロジー」p.98

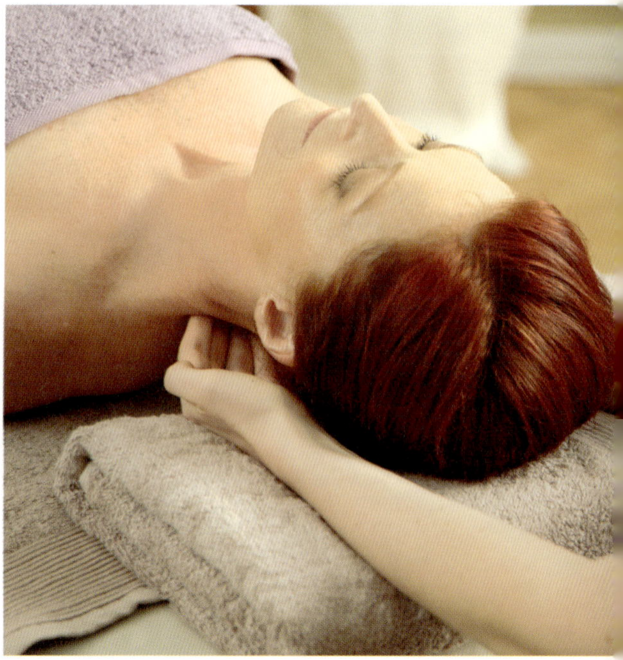

頭部と頸部の血行を促す手技

床に長く臥せていると、首と肩の筋肉がこわばります。この部位の血行をよくするシンプルなテクニックがあります。まず、両肩の後方に手を当てます。肩から頭に向かって手を移動するときには、両手の指先を丸めながら、首と首の付け根（頭の下）にかけてマッサージを行います。首の付け根に到達したら、指先を当てたままで3秒間ホールドします。この手技を5回繰り返します。

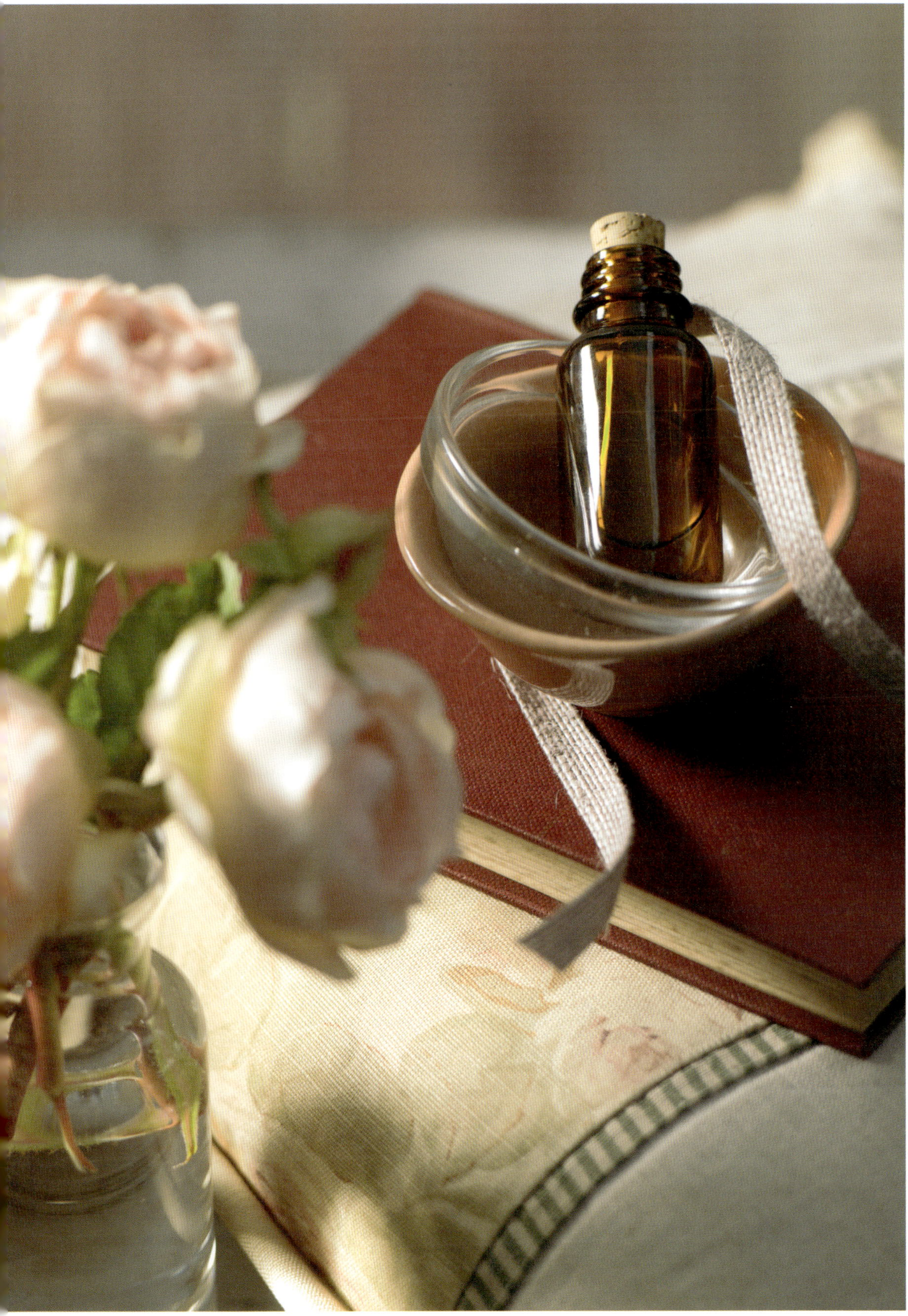

咳と風邪

マッサージには、咳などのような風邪の症状を改善するテクニックが豊富にあります。精油ブレンドには自己治癒力を高める作用があり、インフルエンザや呼吸器系の諸症状に働きかけて、体調を回復させるように助けます。

症状を楽にする

胸部の炎症症状に働きかけて、呼吸を楽にする方法として、吸入法をお勧めします。ボールに熱いお湯を張り、ユーカリとスコッチパイン、そしてお好みでタイムの精油を数滴ずつ加えます。吸入をするときには、顔をお湯から20cm離して、頭の上からタオルをかぶって、蒸気を10分間吸入します。なお、そのうちの数分間は、蒸気を深く吸い込んでください。

鼻がつまるときには、ティッシュやハンカチにユーカリの精油を数滴つけて、一定の間隔を置きながら吸入するという手軽な方法もあります。なお、就寝時にはユーカリやラベンダーの精油を5滴以内で枕につけると、呼吸を楽にして眠りを助けます。

ユーカリとパインの精油を蒸散器で室内に香らせると、穏やかな効果を長く楽しむことができます。大さじ2杯の水に精油を数滴落として、就寝時にこのブレンドを蒸散させます。胸部のフリクション（STEP 1）は風邪をひいたときや、咳が長引くときにすると、呼吸が楽になります。拍打法（STEP 2）を行ったり、フリクションと拍打法（STEP 3）を試すのもよいでしょう。

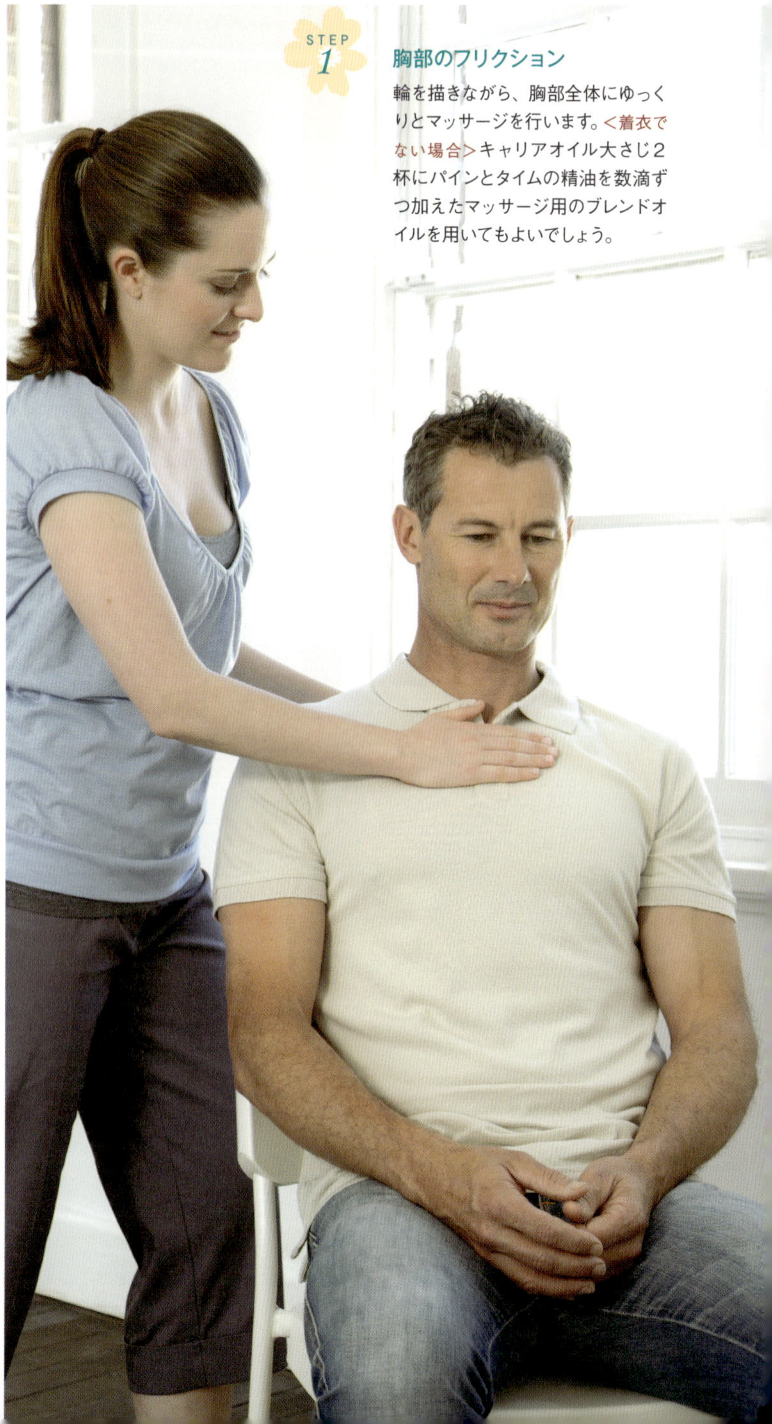

STEP 1

胸部のフリクション

輪を描きながら、胸部全体にゆっくりとマッサージを行います。<着衣でない場合>キャリアオイル大さじ2杯にパインとタイムの精油を数滴ずつ加えたマッサージ用のブレンドオイルを用いてもよいでしょう。

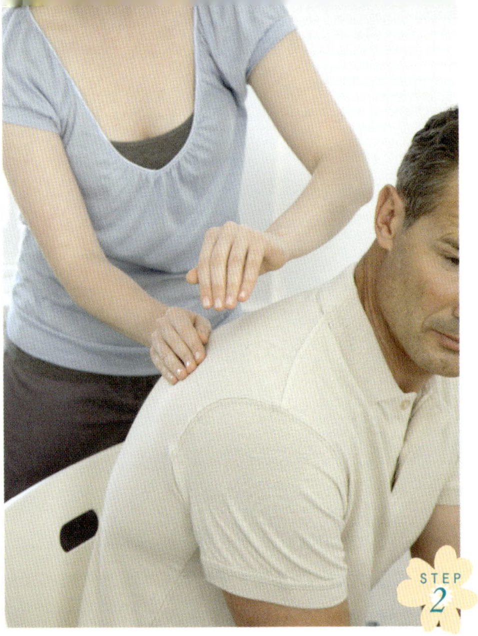

拍打法

風邪をひいて肺に粘液がたまりやすいときに、パートナーの上背《じょうはい》部《ぶ》に拍打法を行うと、痰を排泄させるように促します。両手をカップのように丸めて、40秒間ほど交互に叩きます。叩かれると痰が排出されやすいものですが、咳こむようであれば刺激が強すぎます。

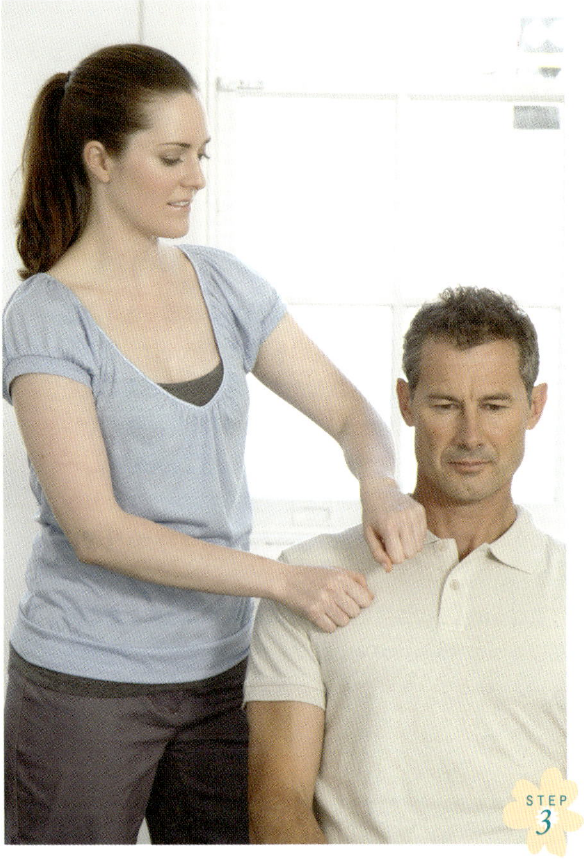

フリクションと拍打法

マッサージを受ける人の肺にたまった粘液を排出したいときには、胸部にフリクションと拍打法を行います。女性に施術するときには、胸部を強く押さないように気をつけます。クライアントの胸部で、手を左右に動かします。息を吸っては吐くことを繰り返す間に、セラピストはやさしく胸部を叩いたり、拍打法を行います。

背部と胸部の筋肉をゆるめる

感染時期を過ぎ、咳こみから生じた背部と胸部の緊張を緩めたいときには、スウェーデン式やアロマテラピー、レメディアル<主にオーストラリアで発展した治療的マッサージ。筋膜リリースやトリガーポイント療法等を組みあわせている>マッサージが役立ちます。深呼吸をしてもらい、肋骨間の筋肉にフリクションを行います。

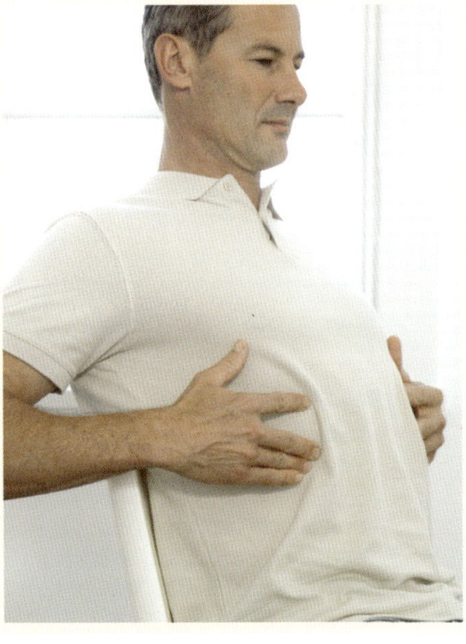

! 注意と禁忌事項

- 「安全性と注意事項」p.126参照。

→ 「アロマテラピーブレンド」p.62、「リンパマッサージ」p.96、「リンパ系」p.124

Cramps

こむらがえり

ふくらはぎがつったときには、ブラックペッパーとローマンカモミール、クラリセージ、ラベンダー、スイートマジョラム、スイートタイムの精油がとても役立ちます。定期的にマッサージしていると、筋肉組織の血行がよくなるため、こむら返りを予防することができます。

足はなぜつるのか

こむらがえりは筋肉の痙攣が持続する状態であり、痛みを伴います。このような痙攣状態は骨格筋ばかりではなく、内臓の平滑筋にも生じます。疲労が引き金になるほか、マグネシウムやカルシウムなどのミネラル分が食生活に不足していることも要因です。そして、多量の発汗により体内の水分が低下すると、筋肉の活動に必要なミネラルなどの電解質が減少するために、筋肉が痙攣しやすくなります。

こむらがえりは腓腹筋や大腿四頭筋のように、2つの関節をつなぐ大きな筋肉に起こりやすいのです。筋肉のストレッチやマッサージで解消するときもありますが、痙攣状態が長引くときには、医師に相談しましょう。

なお、こむらがえりを予防するためには、バランスのよい食事をとり、水を十分に摂取するようにします。暑くて湿度が高い日には、特に水分補給を心がけてください。スウェーデン式マッサージのシークエンス（p.130～147）を取り入れて、筋肉のコンディションを維持することも大切です。

ふくらはぎ、大腿四頭筋、ハムストリングスに

これからお伝えするセルフマッサージの4つのステップを、片足ずつに行います。

こむらがえりを予防するストレッチ

柔軟な筋肉は、健康へのパスポートです。

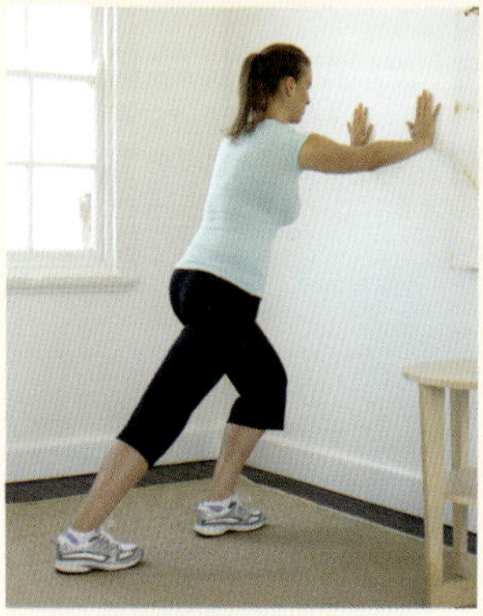

1 ふくらはぎのストレッチ

壁から1mほど離れて立ち、両手で壁を押しながら、片足を一歩前に踏み出します。後ろ足はまっすぐにして、体重を壁にかけて前足を屈曲します。ふくらはぎ全体が十分に伸びるのを感じるはずです。その姿勢を15～20秒間キープします。両方の脚に3回ずつ行います。

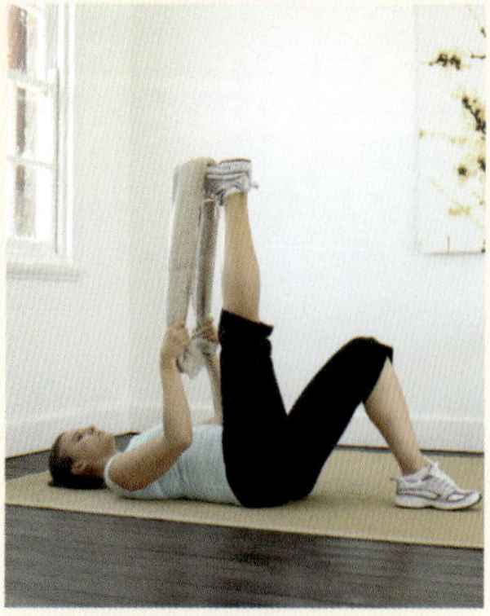

2 ハムストリングスのストレッチ

床、またはベッドの上に横になり、片方の膝を曲げます。他方の脚にタオルをかけて、脚を持ち上げ、ハムストリングスの伸展を感じたら止めます。ストレッチさせたまま、15～20秒間この姿勢をキープします。両方の脚に3回ずつ行います。

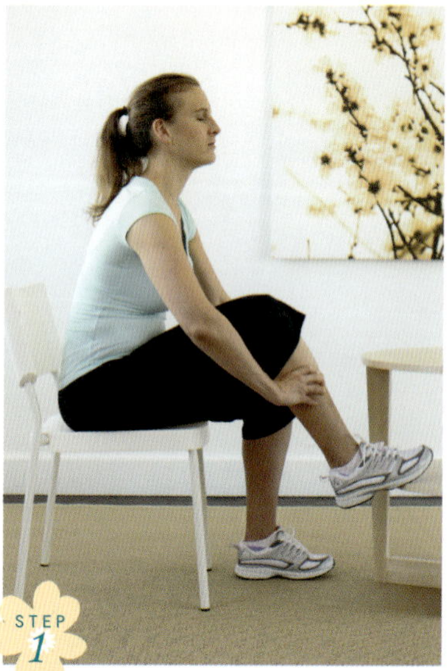

STEP 1

いすに座って膝を曲げて、前に置いたいすを利用して、脚を持ち上げます。両手でふくらはぎをつかみますが、両手の母指はふくらはぎの中央で指先が合うようにします。母指を利用して、ふくらはぎを中央から両側に動かします。筋線維の緊張をリリースする方法です。

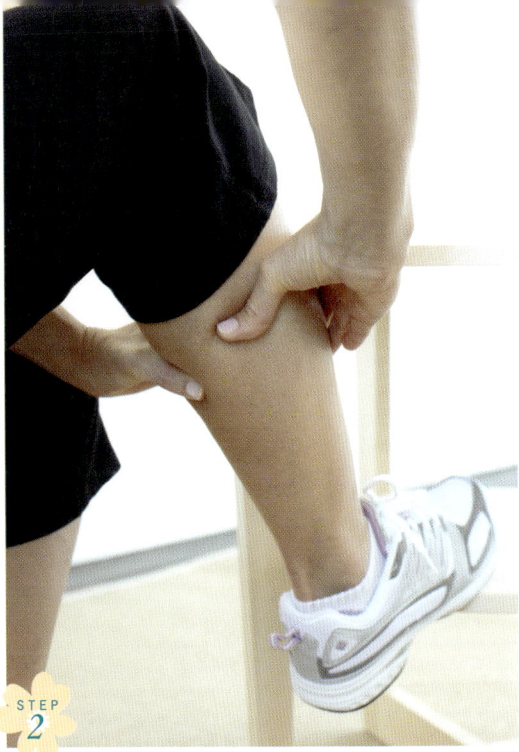

STEP 2

両手は同じ位置に保ちながら、腓腹筋の端から端まで、両方の母指を用いて輪状揉捏を行います。3～5回繰り返します。

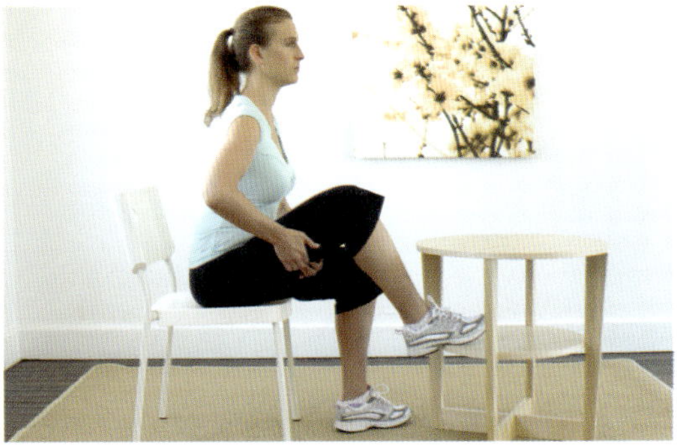

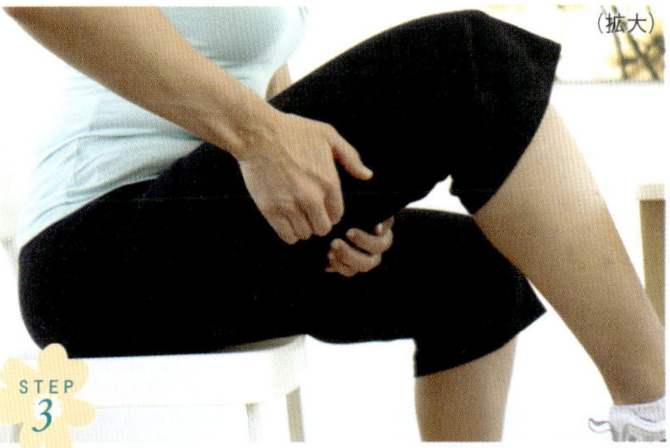

STEP 3

いすに腰掛けたまま、両手を大腿の後ろにまわし、中央で両手の指を合わせます。ハムストリングスを二つに分けるようにしながら、大腿を上って下ります。

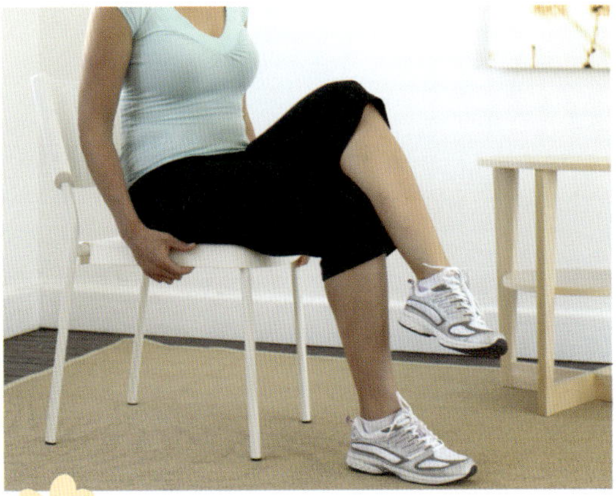

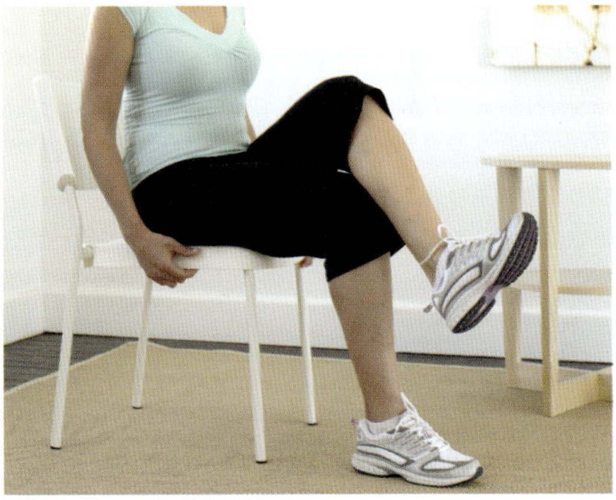

STEP 4

片足のふくらはぎを反対の膝の上にのせて、脚を組みます。ふくらはぎで膝のすぐ上を押して、ふくらはぎの筋肉がリラックスするまで維持してください（写真左）。つぎに、膝にのせた足のつま先を持ち上げ、それから床方向に伸ばします（写真右）。3回繰り返して行います。

注意と禁忌事項

- 「安全性と注意事項」p.126参照。

「アロマテラピーブレンド」p.60
「消化器系のトラブル」p.192
「月経前症候群（PMS）」p.214

Detox

デトックス

体が重だるいときや、手足にむくみがあるときには、ブレンドオイルを使って、シンプルなデトックスマッサージを行いましょう。むくみがあるときには、最初に医師に相談することをお勧めします。

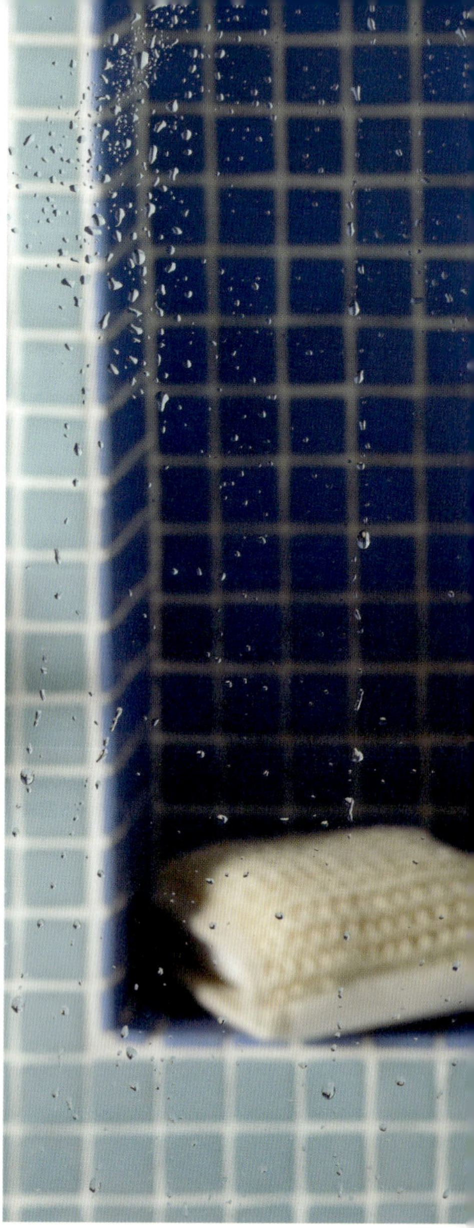

リンパマッサージ

このマッサージはデトックスを目的として行います。リンパ液は主に筋肉の動きによって体を循環するため、マッサージの手技によって老廃物の排泄を促すことができます。

手技はあくまでも軽いタッチで行います。力をこめても、意図するほどの効果は生じません。リンパが集合しているリンパ節に働きかけてから、リンパマッサージ(p.96)に移ります。リンパマッサージは常に求心性に行い、心臓に還流する静脈と合流するようにリンパの流れをつくります。

スキンブラッシング

リンパマッサージの施術前、皮膚が温かいときに行うと効果的です。スキンブラッシングは、リンパのトリートメントではマッサージ前に行われます。そのほか、自宅でシャワーを浴びる前に行ってもよいでしょう。上皮の角質細胞をお掃除できるほか、リンパの循環を活性化させる作用があります。ブラシを用いるか、手袋をはめた手で、心臓方向に気になる部位を何回もさすります。

そのほかの物理療法

スウェーデン式、レメディアル、アロマテラピーのマッサージはいずれも、循環を促進する働きがあるため、毒素や乳酸の排泄に役立ちます。どの療法にもよい働きがあるために推奨できますが、病後の回復期には、特にスウェーデン式とアロマテラピーのマッサージが効果を発揮します。

腹部へのマッサージは腸内毒素や排泄物の除去を助けます。キャリアオイルに、レモン油とグレープフルーツ油、サイプレス油、ジュニパー油を数滴ずつ加えます（配合比は、キャリアオイル10：精油成分1）。シャワーの後に、腹部にこのブレンドオイルを用いて、時計回りにゆっくりとマッサージします。

デトックス作用のある精油

温水シャワーを浴びると、皮膚が柔らかくなり、デトックス用の精油を皮膚に伸ばすのが簡単になります。シャワー後には毒素排泄を促すように、レモンとグレープフルーツ、サイプレス、ジュニパーの精油を各数滴、キャリアオイルに配合します（配合比は精油成分1：キャリアオイル10）。このブレンドオイルを必要なところにゆっくりと擦り込みます。

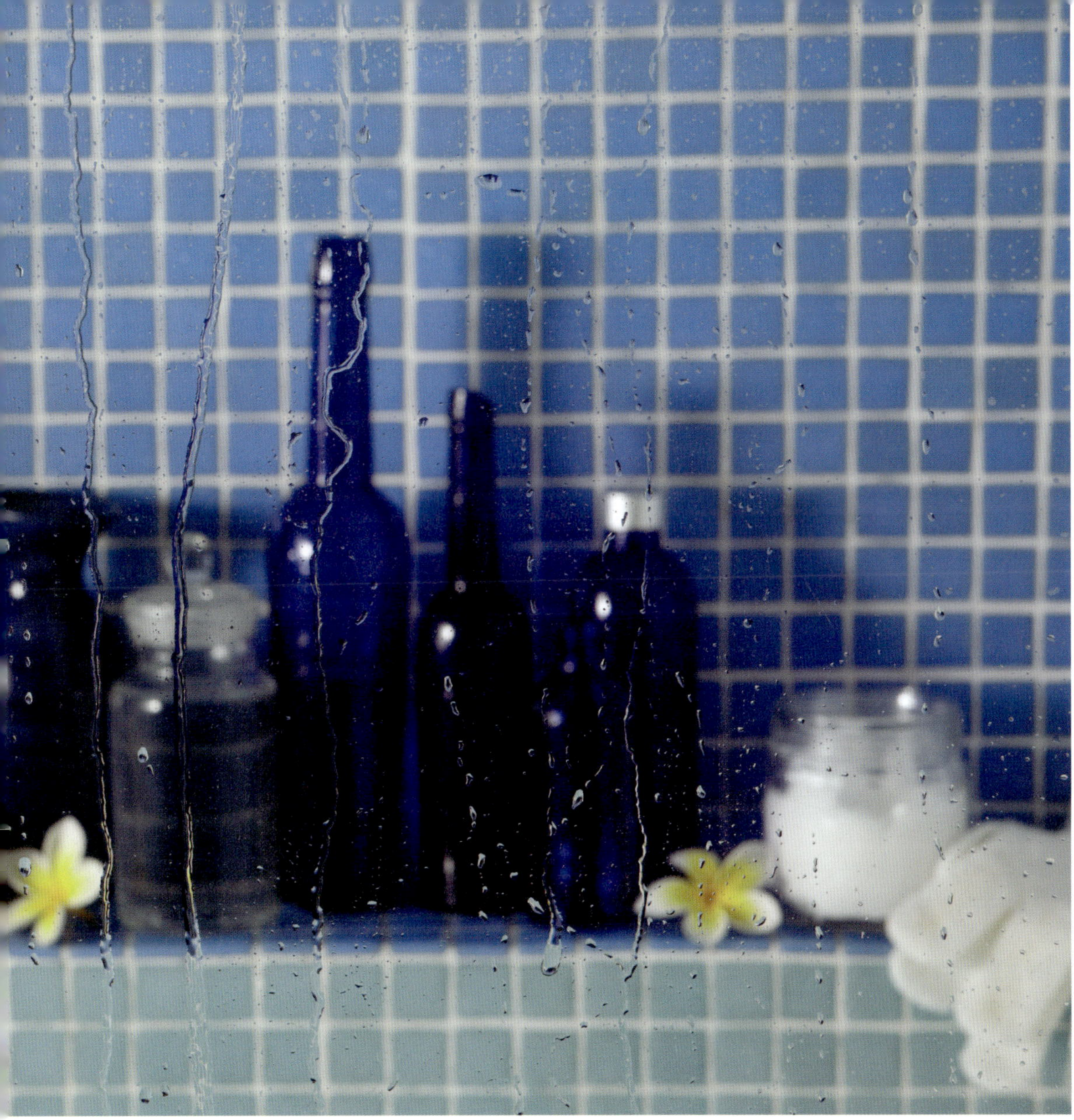

自然素材のスクラブで、簡単にデトックスしましょう。精油はデトックス効果を促進させる作用のものを用います。たとえば、スイートフェンネル油とレモン油、サイプレス油、ジュニパー油、グレープフルーツ油を数滴ずつ、スクラブにつけて、温かなお風呂の後やシャワーの後に用いると効果的です。

一日中、立ち仕事をするときには、
定期的に脚をストレッチすると、
腓腹筋がポンプのように働いて血のめぐりをよくします。

リフレクソロジー

両足の足底部の中央付近に、体のほとんどの内臓に関係する反射点があります。詳しくは、p.99のチャートを参照してください。デトックスには、肝臓の反射点が特に役立つため、母指、または指を合わせて押圧します。さらに、そのほかの反射点をゆっくりマッサージしながら、緊張している部位を探します。

注意と禁忌事項

- 「安全性と注意事項」p.126参照。

「アロマテラピーブレンド」p.70
「リンパマッサージ」p.96
「リフレクソロジー」p.98
「リンパ系」p.124

Digestive disorders

消化器系のトラブル

消化器系の不調は、腸内のガスや吐き気などの症状を含みます。主な原因として、ストレスや精神的な緊張を挙げることができます。ストレス性の消化器系の問題はマッサージと深呼吸、アロマテラピーによって、症状を軽くすることができます。

この目的に適する精油

消化器系に生じる多様な不調に、精油は効果的です。適切な精油を選び、大さじ3杯分のキャリアオイルに、それぞれ数滴ずつブレンドして用います。ここに掲載のあるマッサージのテクニックを用いるほか、アロマテラピーやスウェーデン式マッサージの腹部マッサージを代わりに役立ててもよいのです。

- 吐き気をともなう、胃のむかつきに〜ジンジャー、ペパーミント
- 便秘に〜ブラックペッパー、スイートフェンネル、ペパーミント、スイートオレンジ
- 腹部膨満感に〜ブラックペッパー、ジャーマンカモミール、ローマンカモミール、スイートマジョラム、スイートオレンジ、ペパーミント
- 下痢に〜ブラックペッパー、ジャーマンカモミール、ローマンカモミール、サイプレス、スイートフェンネル、ジンジャー、マンダリン、ペパーミント

! 注意と禁忌事項

- 「安全性と注意事項」p.126参照。

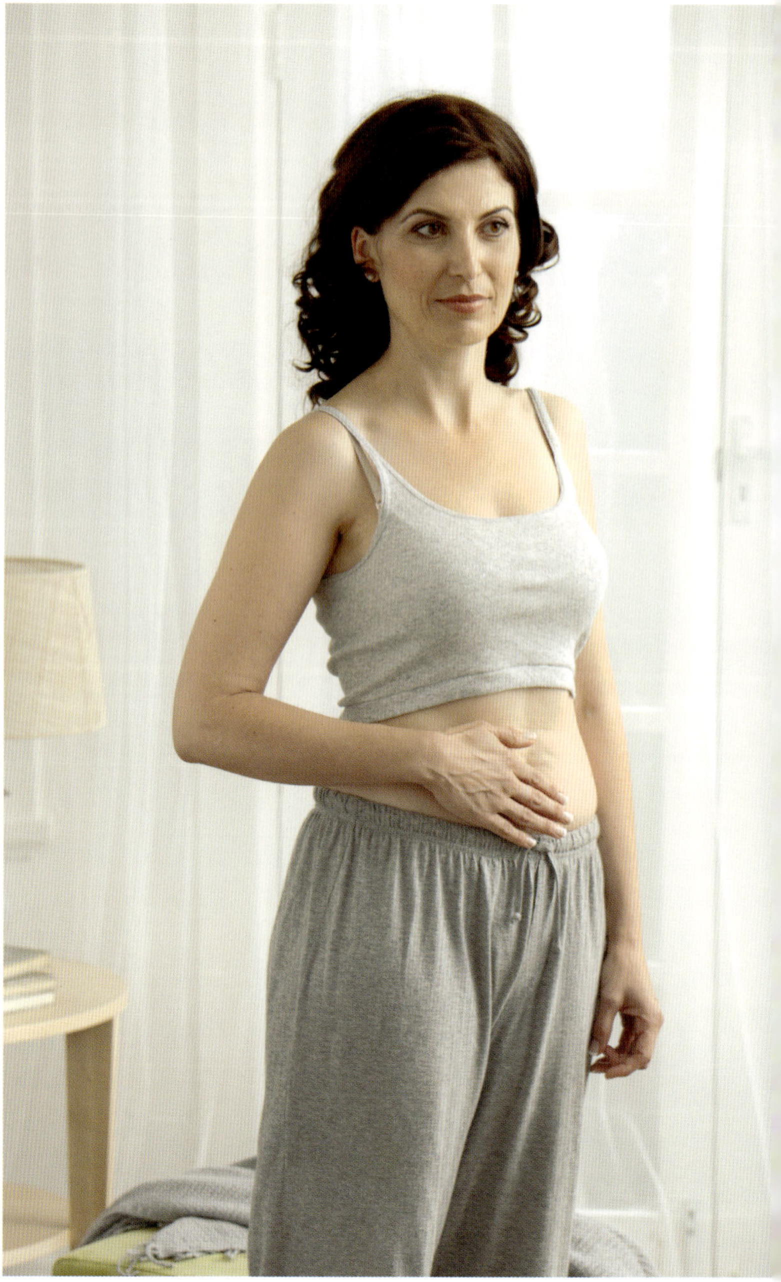

腹部に輪を描く

消化を促すほか、上腹部が重だるいときによい手技です。胃の上に手を置いて、時計回りに手を動かして上腹部をマッサージします。症状によって上記のお勧めの精油を用いると、作用を高めることができます。

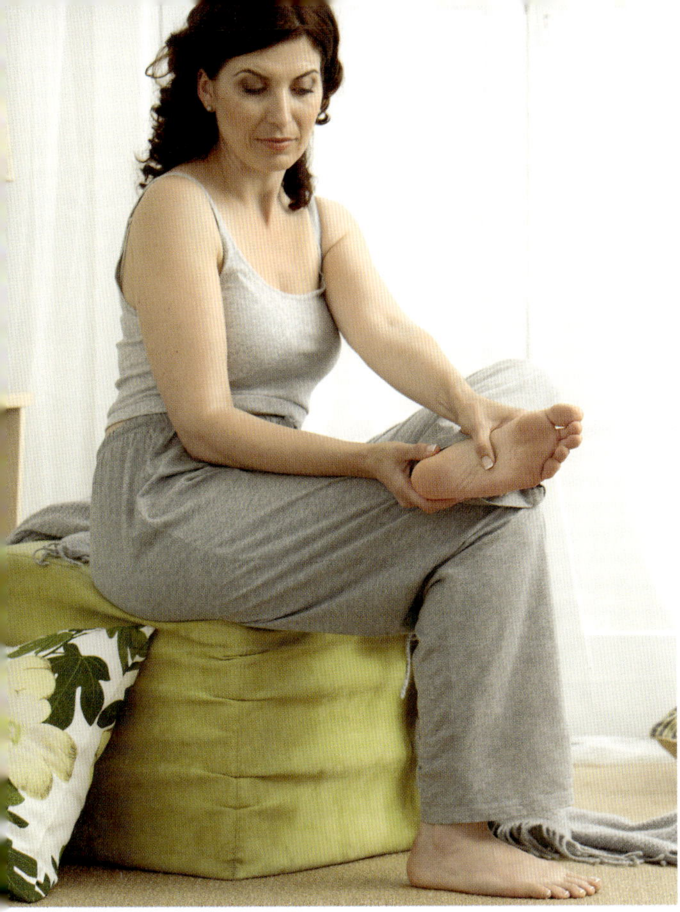

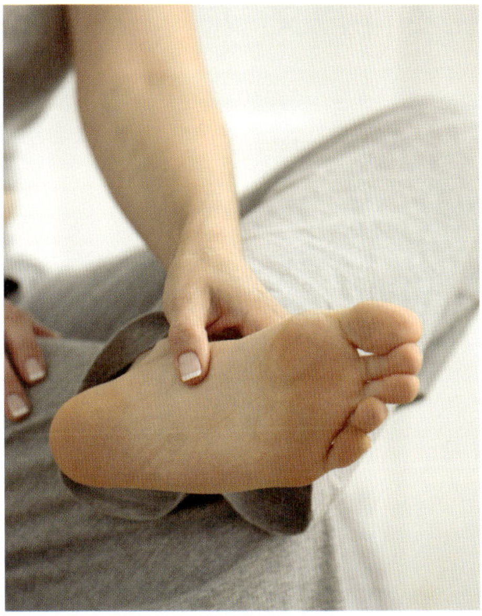

胃の反射点を使う

左足を右膝の上にのせ、母指を胃の反射点に当てます。足裏の胃の反射点を斜めに母指で動かします。

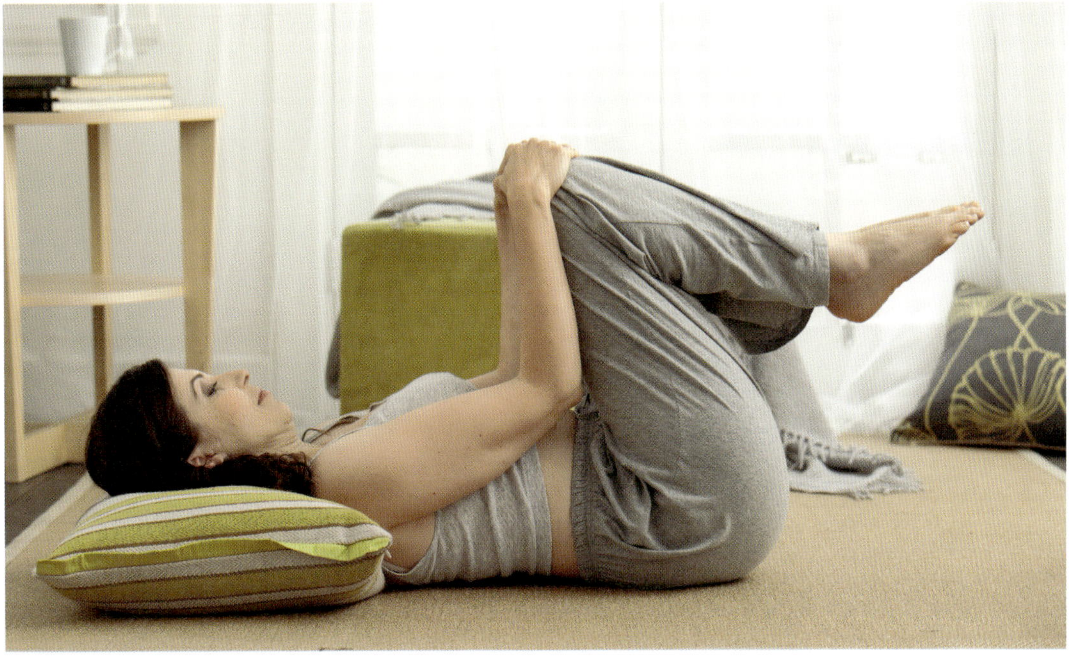

セルフストレッチと腹部のマッサージ

仰向けに横になり、両膝を抱えて、胸に引き寄せます。両膝に手をあてがい、膝を時計回りに回転させると腹部のマッサージになります。

「アロマテラピーブレンド」p.58
「腹部と胸部のシークエンス」p.142
「腹部」p.156

Eye strain

眼精疲労

コンピューターの画面を一日中見続けていると、目はしだいに疲労します。体のあらゆる部位と同じように、原因は使い過ぎにありますが、予防策を講じることもできるのです。ここでご紹介する簡単なアドバイスに従って、マッサージを行うことをお勧めいたします。

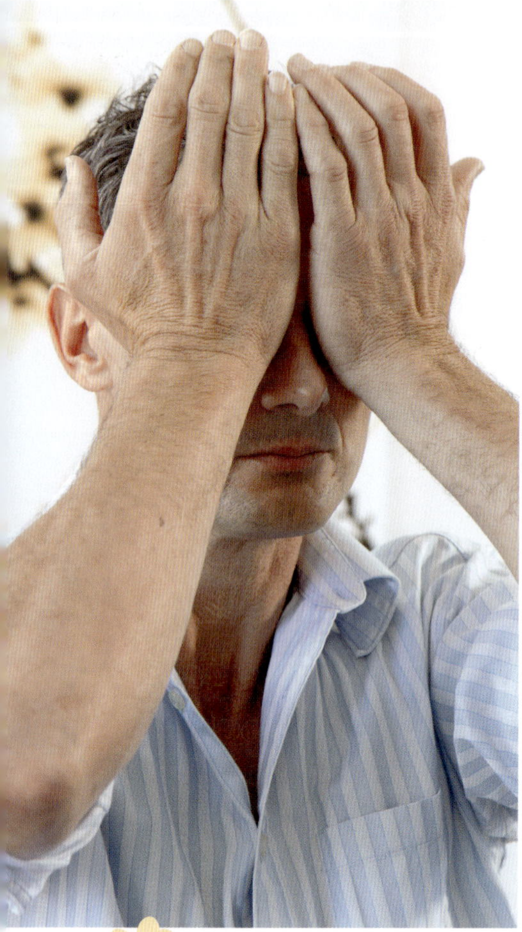

目の疲れには

目の痛みや炎症が続くときには、「眼科医」の検査を受ける必要がありますが、予防を心がけることも大切です。

- 定期的に休養を取ります。目を休めるばかりではなく、焦点を合わせる対象を長時間一つに絞らずに、何かほかのものを時々見るようにします。
- 可能であれば、自然光のもとで仕事をするように心がけます。日中に蛍光灯のもとで仕事をすると、目が疲れやすくなるものです。
- 乾燥した空気は目の疲れを悪化させます。空調のきいたオフィスで仕事をするときには加湿器を用いるか、スプレーボトルを用意して、定期的に噴霧するように心がけます。
- まばたきを十分にしているかをチェックします。まばたきは目を潤すために、ドライアイを防ぐことができます。

STEP 1

目を休めたいときには、目を閉じて、手掌で眼球を覆います。光のない状態を楽しみながら、必要なだけ行ってください。手掌で目の周囲の筋肉を軽くマッサージしながら、ゆっくりと顔の両側に手を移動させます。

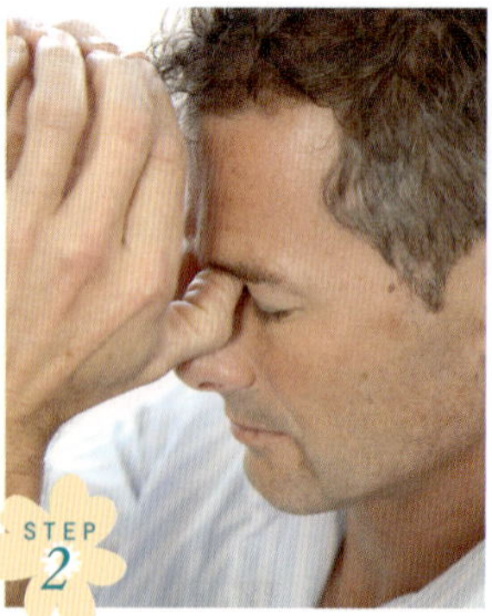

STEP 2

小鼻の両脇に母指をあて、鼻柱の両脇をスライドさせて上り、目と鼻のつけ根の間にある眼精疲労によいツボ＜晴明《せいめい》＞のところで止めます。眼球を押さないように注意しながら、15～20秒間指圧します。数回繰り返します。

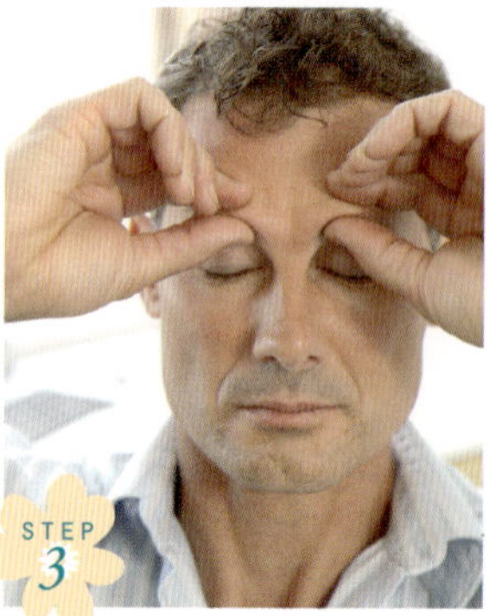

STEP 3

眼球の外縁から目を保護する両方の眉毛に、中指と母指を当てます。眉の内側から始め、中指と母指の指先で上下に優しくローリングさせながら外側に進みます。眉毛の中央で、いったん動きを止めて、5秒間ホールドしてから手技を続けます。両方の眉毛に3回繰り返します。

目の運動法

他の筋肉と同様に、目にも運動が必要です。同じ動作を繰り返していると、同じ筋肉ばかりを使うことになり、その部位が発達します。目においても同様です。目の前の物体を注視することが多いと、至近距離に焦点を合わせるように目を慣らしていることになります。

目を自発的に動かすためには、簡単な体操を定期的に行うようにして、目の筋肉を訓練する必要があります。そのためには、距離を変えながら、離れた物体に焦点を合わせる運動をお勧めします。

目の疲れを予防する運動ですが、すでに目がつらいようであれば、このような運動さえも苦痛かもしれません。

注意と禁忌事項

- 「安全性と注意事項」p.126参照。

「アロマテラピーブレンド」p.56

疲れを癒すアイパック

目が疲れて痛むときには冷湿布が役立ちます。布やタオルを水に浸して適度に絞り、閉じた目の上に載せます。いすの背もたれに寄りかかり、数分間リラックスします。ラベンダー＜の精油は刺激が強い可能性もあるため、芳香蒸留水を使う＞を数滴、湿布につけて、目の疲れを癒してもよいでしょう。

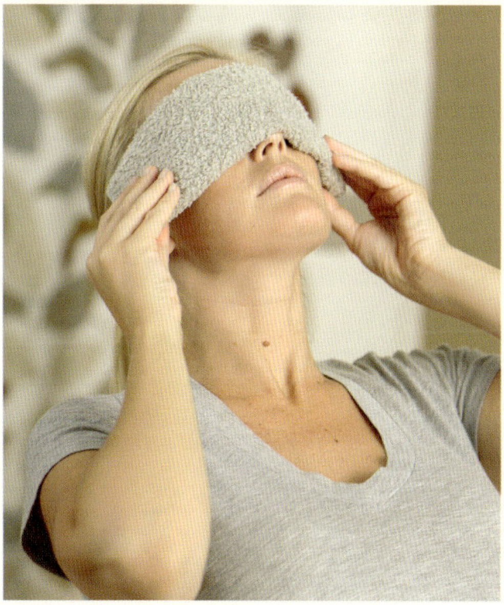

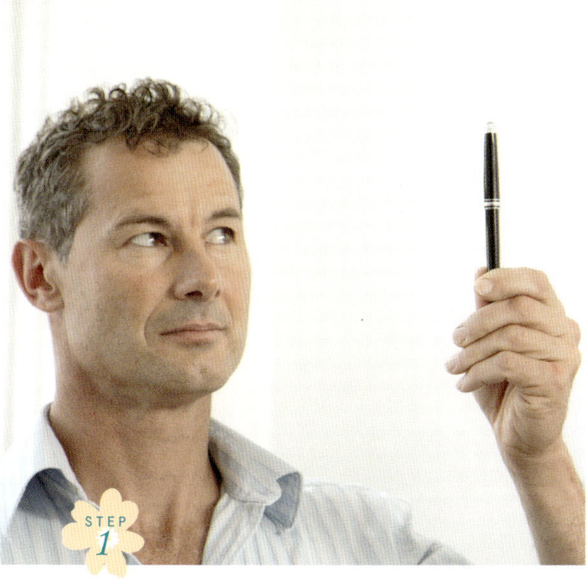

毎朝、目の運動を行うように心がけます。ペン（または、ほかの小さなもの）を手に持ち、目から20cm離します。目の焦点をペンに合わせたら、ゆっくりとペンを左に移動させます。このように、ペンを異なる方向に動かし、目で追いながら、目を左右、または上下に動かします。最初の位置にペンを戻して終了し、次に、反対の位置にペンを移動し、同じように目の運動を続けます。

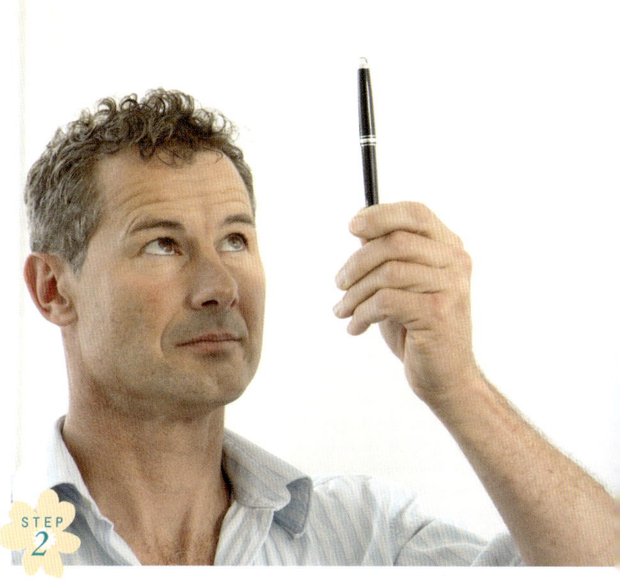

ペンを5cm離し、ゆっくりと時計回りに動かしながら、両目でペンを追います。3回行ってから、今度は反対回りに同じ要領で目を行います。次に、片目をつぶって、他方の目にもう少し負荷のかかる運動をします。反対の目でも、同じように繰り返します。

Face and scalp

フェイシャルと スカルプ（頭皮）マッサージ

脳は血液と栄養素を必要としますが、姿勢の悪さや、頚部の筋肉と頭皮の緊張により、十分に栄養補給されない可能性もあります。マッサージやストレッチは栄養補給に役立つほか、頭脳を明晰にする働きがあります。

頭皮のマッサージ

ご自宅で手軽に行える、とても気持ちのよいヘッドマッサージです。

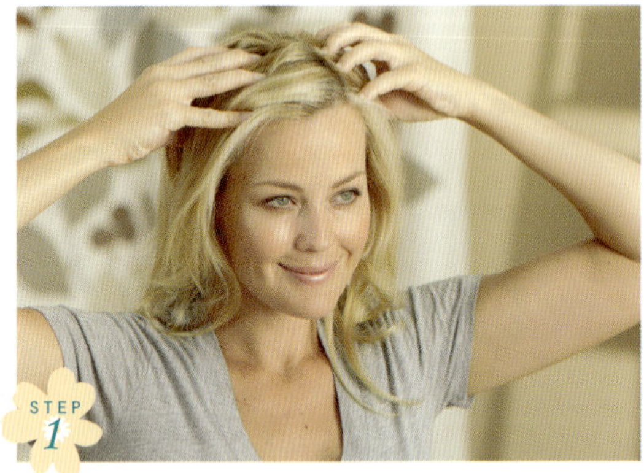

髪の毛をシャンプーするようなテクニック

両手で、頭皮全体にシャンプーをするようなマッサージから始めます。首のつけ根には時間をかけて行い、頚部と頭部の筋肉の緊張をほどくように働きかけます。

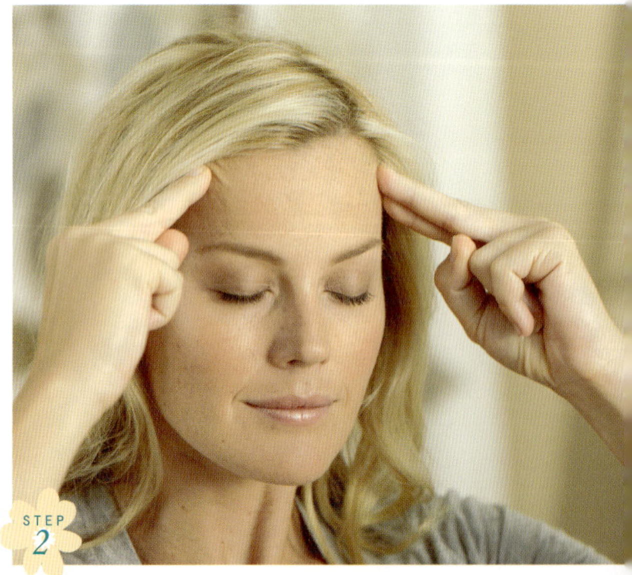

額に輪状揉捏を行う

耳の前方からスタートして、示指と中指を用いて頭皮に輪状揉捏を行います。髪の毛の生え際にも続けながら、最後に両手の指先が頭の中央で出会うようにします。

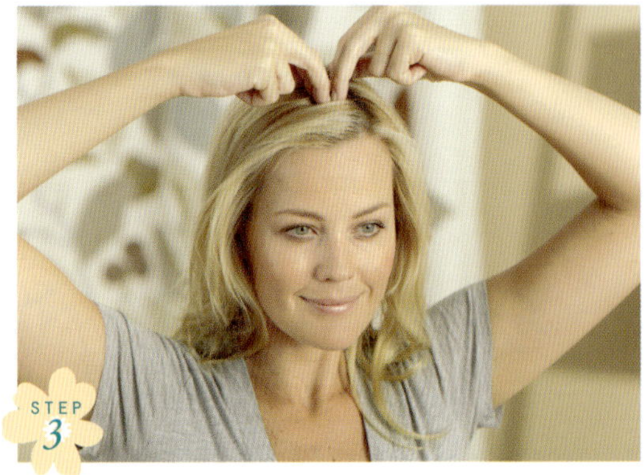

圧点（プレッシャーポイント）

頭の中央線を両手の四指で押します。頭の大きさにもよりますが、圧点＜押すと気持ちよいポイント＞は6～7つあり、それぞれ2～3cm 離れています。

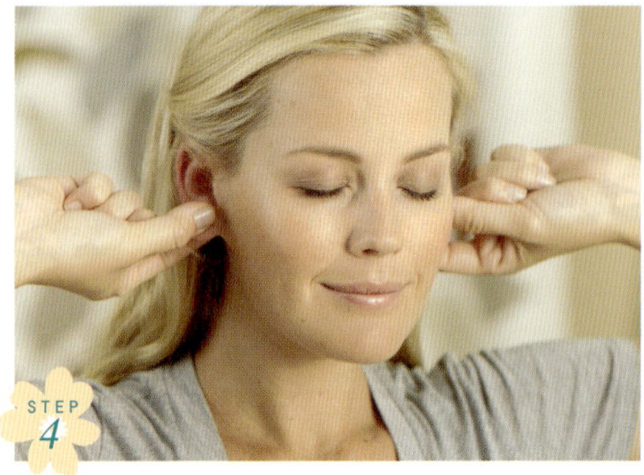

耳のニーディング

手と足のように、耳にも体の部位と関連する反射点があります。中指と母指の側面を用い、耳のてっぺんから始めて、耳たぶ（耳珠）に至るまで、耳介に沿ってニーディングを行います。

シワ予防のトリートメント

フランキンセンスとミルラ、ネロリ、ローズ、サンダルウッドの精油は皮膚のシワによい精油として知られています。これらの精油をそれぞれ2滴ずつ、ホホバ油5mlと調合します。このブレンドオイルを用いて、目の外側から鼻の方に向かって、目のまわりをやさしくマッサージします<アレルギー性肌、過敏性肌の方は使用前にパッチテストをして下さい>。

フェイシャルリフティング

フェイシャルマッサージは血液循環を促進して、新鮮な酸素を運び、老廃物を除去するように働くため、自然と顔色が明るくなります。ここで紹介する4つのステップは、クライアントの施術のほか、セルフマッサージにもお勧めします。なお、精油を用いる場合には、メイクアップを落としてから行ってください。

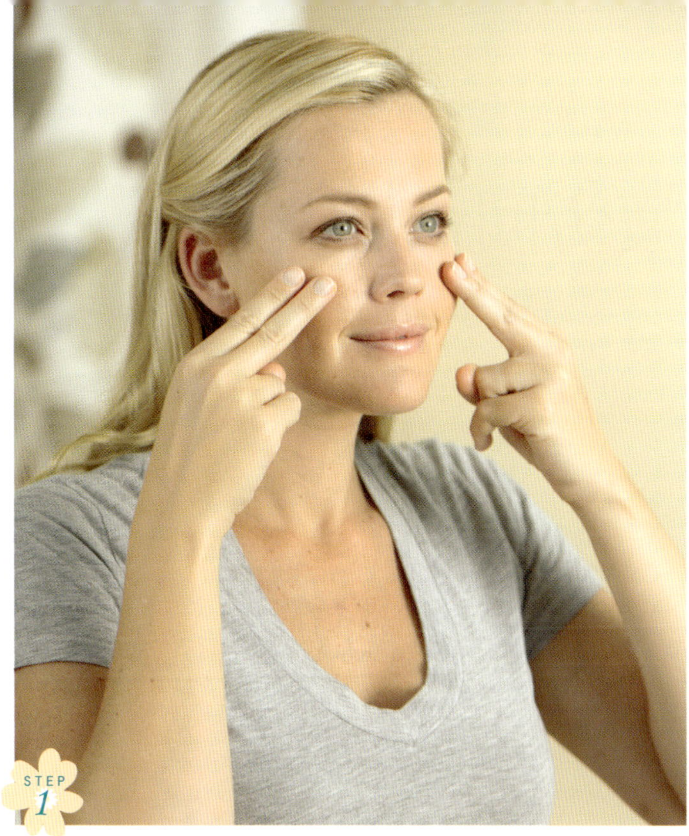

皮膚を活性するスウィープ

下顎骨の中央で、下唇の直下に両手の示指と中指の指先を当てます。それぞれ外側に向かって指を滑らせ、耳たぶ（耳珠）で止めます。次にほお骨に手をのせ（写真）、指先は鼻の方向に向け、耳の中央に向かって、スウィープ<やさしく払うような軽擦法>を行います。5回繰り返し、最後に両手を額の上に置きます。このとき、両手の指先は眉の間で合うようにします。こめかみに向かってスウィープを5回以上続けます。

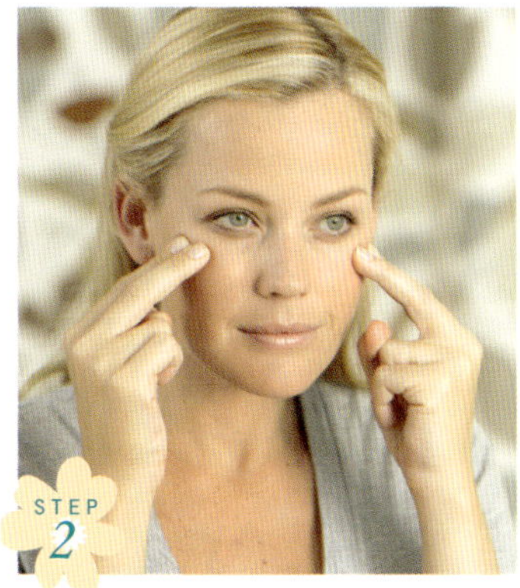

輪状揉捏

示指と中指を用いて、こめかみに輪状揉捏を行います。次に、ほお骨を下りながら、眼窩の下にも行います。目尻などのシワのできやすい部分の血行を改善することができます。

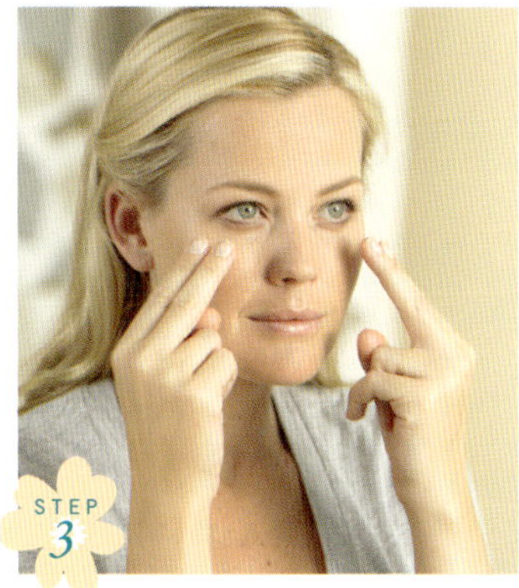

指先のタッピング

示指と中指の指先を用いて、眼窩の下のほお骨の上をパラパラと叩きます。左右に指を動かしながら、20～30秒間タッピングを続けます。

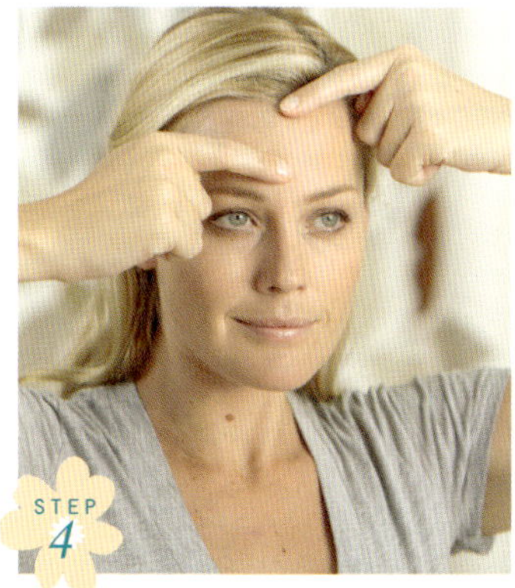

額（前額部）に行う縦方向のストローク

眉のあいだの緊張には眉から前髪際までのストロークが効果的です。両手の示指を用いて、上方向にストロークを交互に繰り返しながら、額中央から外側まで続けて行います。

! 注意と禁忌事項

- 「安全性と注意事項」p.126参照。

→ 「美容と健康に」p.14～16
「フェイシャルシークエンス」p.146
「頭皮と顔、胸部に行う手技」p.154

Fatigue

疲労回復

マッサージは血行を促すので、筋肉に滞りやすく体にだるさをもたらす老廃物と毒素を、流すことができます。軽い運動を行ってから、精油入りのブレンドオイルを用いてマッサージすると、より効果的です。

元気をもたらすアロマスプレー

近年では、働き過ぎやライフスタイルの乱れからストレスを生じることが多く、「疲れた」という言葉をよく耳にするものです。食生活はその基本的な要因ですが、睡眠不足で深く休息できないことも疲労を生じるもとなのです。職場ばかりではなく、ご家庭においても、スプレーボトルに精油ブレンドを入れて、気分転換とともに気力を増進するために使用しましょう。例えば、レモンとスイートオレンジ、ローズマリー、ゼラニウムの精油を数滴ずつ、スプレーボトルに取り、1：10（精油：水）の比率で水を加えて希釈します。気落ちしたときや、室内の空気が少し淀んで感じられるときに使用すると役立ちます。

脚部に行うセルフマッサージ

長時間座っていると、脚が疲れて重だるくなるものです。ここでは、血行を良くする、シンプルなセルフマッサージを紹介します。

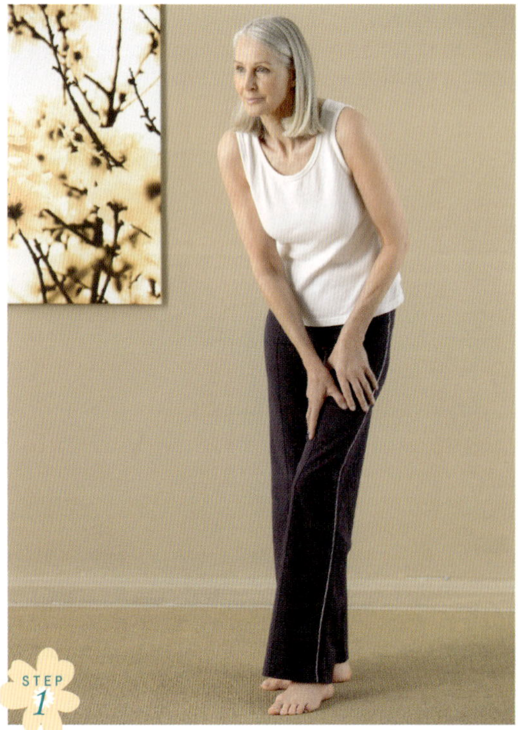

座位、または立ち位置で大腿前面に両手の手掌を当てます。脚全体をマッサージしながら上り、そして下ります。筋肉を温めて、血行を改善する手技です。大腿四頭筋が温まったら、しだいに圧力を加えて両手でマッサージをします。

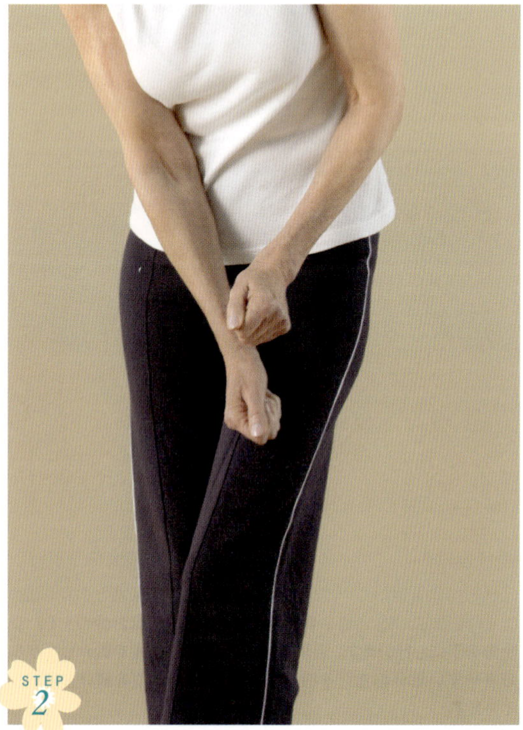

筋肉がウォームアップされたら、叩打法により皮膚の神経終末を活性化します。手の力を抜き、軽く握って、脚部の上から下までリズミカルに叩きます。両脚に、それぞれ2分間ずつ行います。

ストレッチ

筋肉が重だるいときにはストレッチをすると、リフレッシュすることができます。ストレッチは一般的な疲れの症状にも役立ちます。仕事中にはわずかな時間を利用して、筋肉のストレッチを行うと疲労回復になります。脚が重だるいときにも、簡単なストレッチが役立ちます。この運動法は5～10分間で行うことができます。脚の疲れに効果的です。

活力を取り戻すには

疲れを感じるのは、働き過ぎのせいかもしれません。そして、睡眠不足も原因の一つです。元気を回復させるローズマリーやレモン、スイートオレンジなどの精油を、数滴加えて入浴すると効果的です。リラックスしながら、精油入りのバスに体を浸します。日中、アロマポットでこれらの精油を焚いてもよいのです。なお、水を入れずに精油のみを用いてもよいでしょう。精油の微細なエネルギーがもたらす効果をお楽しみください。

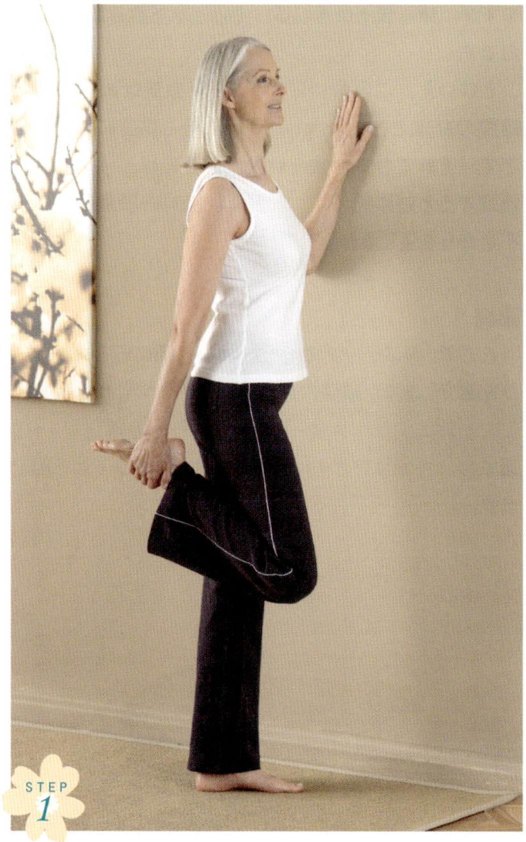

左手を壁に当てて、体を安定させます。右膝を曲げ、右足を挙上しながら、右手で足関節を把握します。頑丈な大腿四頭筋を含めて、右脚の前面の筋肉をストレッチしながら、そのまま姿勢を30秒間保ちます。このストレッチを2度繰り返してから、左脚にも繰り返して行います。

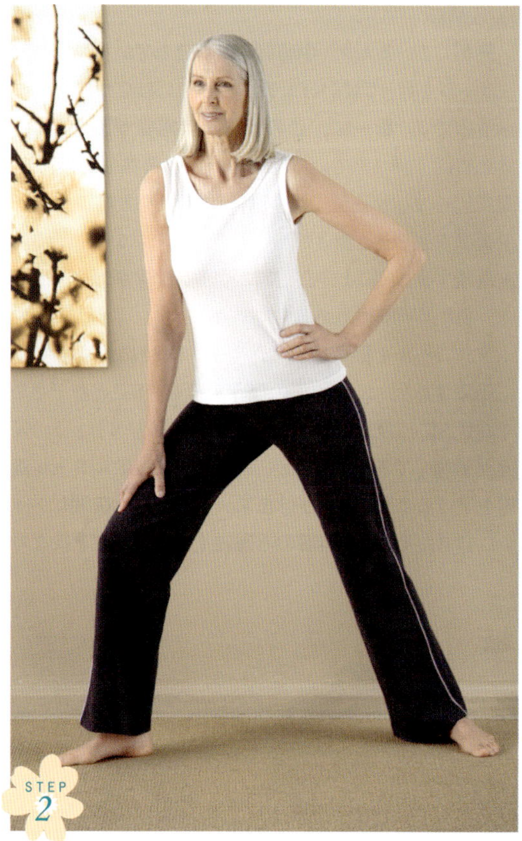

足を開いて、両膝を軽く曲げます。片方の膝を曲げながら、体を倒します。このときに、反対側の脚をまっすぐ保つと、大腿内側の筋肉がストレッチされます。その姿勢を30秒間保ち、十分にストレッチさせたあとに、力を抜きます。同じように、ストレッチを30秒間繰り返して行います。姿勢を戻して、次に、反対側の脚にも行います。

注意と禁忌事項

- 「安全性と注意事項」p.126参照。

「アロマテラピーブレンド」p.56とp.66

Hangover

二日酔い

お酒を飲み過ぎると、気分が悪くなり、この世の終わりのように感じるものです。二日酔いを楽にする、頭部と頭皮に行うシンプルな手技をご紹介しましょう。

水の補給

酩酊している人や、中毒症状を起こしている人に、マッサージを行ってはいけません。それには2つの理由があるのです。第一に、この状態では感覚が麻痺しているために、押されているという感覚を喪失しています。第二に、マッサージには循環を促進し、体内に血液と栄養素を巡らせる働きがありますが、アルコールが体内を循環することによって、体に及ぼす影響が増強するほか、長引く可能性もあるのです。

アルコールを摂取するときには、同時に、水を多量に摂取すると、二日酔いの症状を軽くすることができます。さらに、就寝前にも水分を多めに取りましょう。腎臓が調整してろ過することによって、血中アルコール濃度を下げるように働きかけます。そのため、夜間にトイレに行きたくなり、腎臓のろ過液を排泄することになりますが、床に戻るときには、もっと水を飲みたくなるものです。

とはいえ、二日酔いにすぐ効く特効薬はありません。時間の経過とともに、しだいに気分も快方に向かうのです。それでも、お酒を飲んだ翌日には、水分を多く摂取すると効果的です。二日酔い特有の頭痛は、水分不足からも生じるからです。

頭痛

ここで、3ステップで行う、頭皮と頭に行うマッサージを紹介します。頭痛の症状を軽くする作用があります。このときに、ラベンダーとローズマリーの精油を1～2滴ずつ、キャリアオイル大さじ3杯にブレンドして用います。

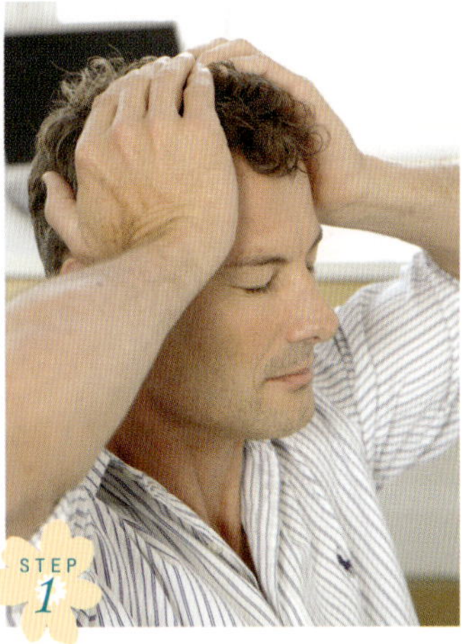

頭部をはさむようにして、頭に両手を当て、小さく輪を描くようにして、優しく頭皮を動かします。このときに、次第に輪を広げながら、同時に圧も強めます。頭部全体に行います。この手技を数分間繰り返して終了します。

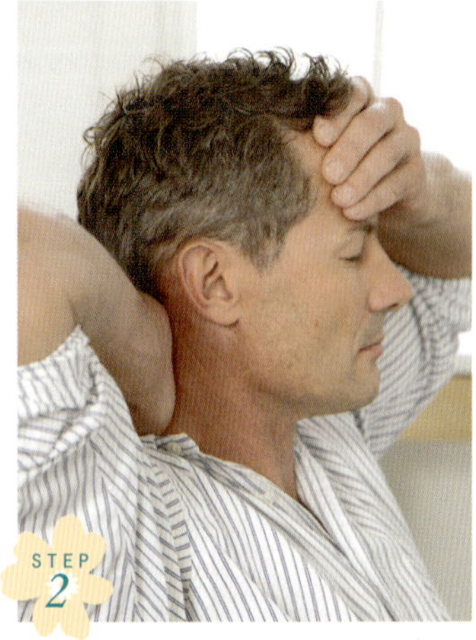

感情のたかぶりを鎮めたいときには、片手を前額部に当て、もう一方の手は後頭部の下に当てます。この手技は脳に働きかけて、過去と現在の出来事を統合させるのです。手を当てたまま、数分間維持します。

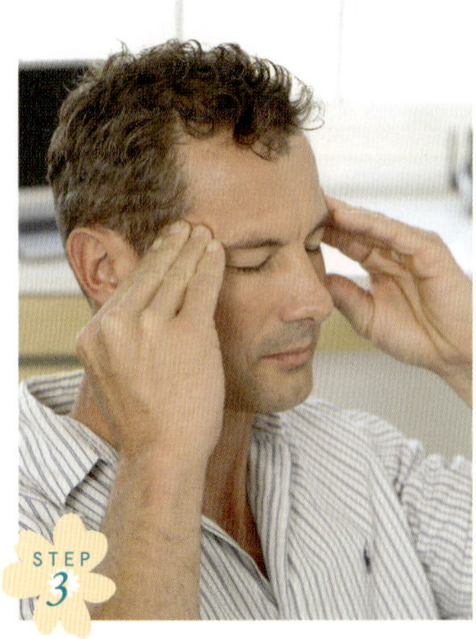

こめかみをマッサージすると、痛みがいくらか軽くなるようです。眉毛の端に示指と中指、薬指を当てて、こめかみに輪を描きながらゆっくりとマッサージを行います。同じ手技を前額部にも行います。数分間続けます。

二日酔いの頭痛には、ラベンダー油とローズマリー油を、
それぞれ1、2滴、こめかみに塗ると軽くなります。

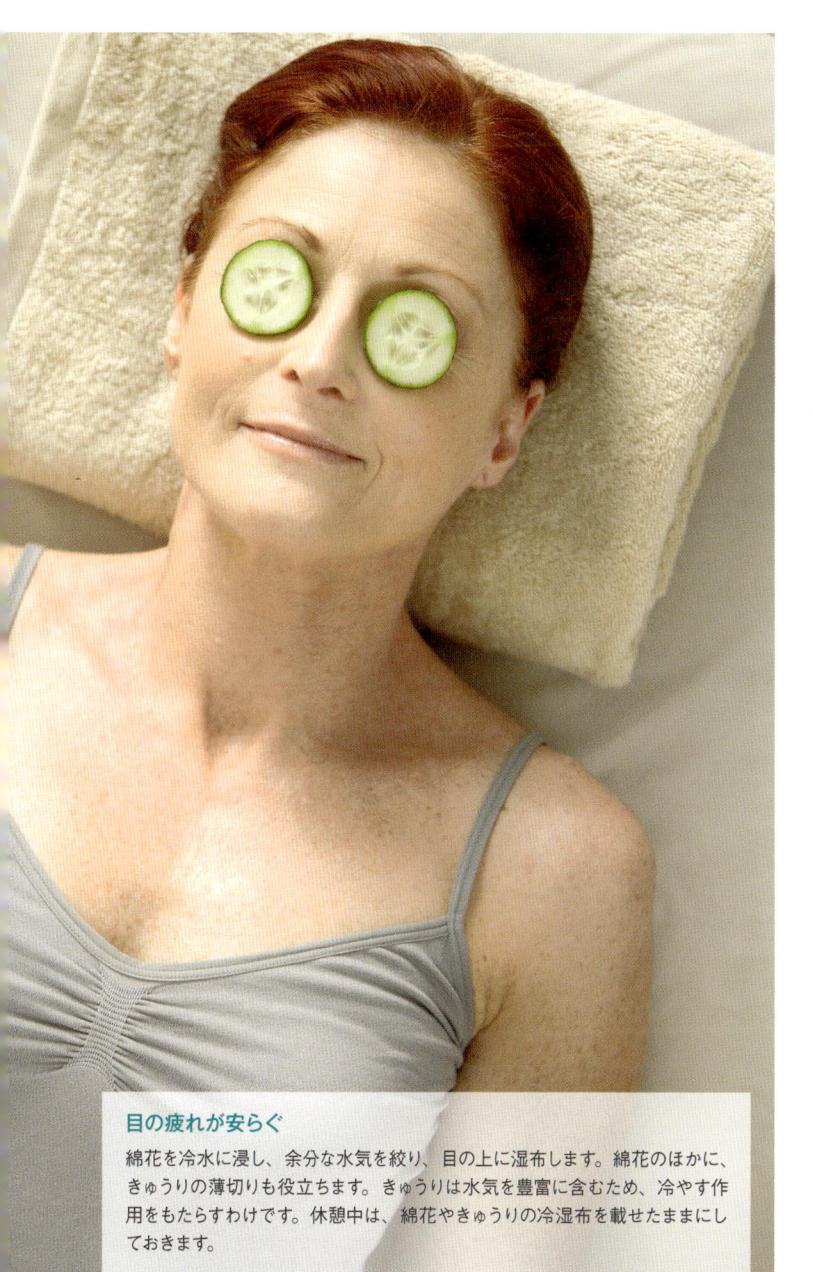

目の疲れが安らぐ

綿花を冷水に浸し、余分な水気を絞り、目の上に湿布します。綿花のほかに、きゅうりの薄切りも役立ちます。きゅうりは水気を豊富に含むため、冷やす作用をもたらすわけです。休憩中は、綿花やきゅうりの冷湿布を載せたままにしておきます。

デトックス作用

ジュニパーベリー油とグレープフルーツ油、ローズマリー油を各1滴、小さなタオルにつけて、シャワーを浴びながら、体を擦ります。温かな湯にこれらの解毒作用のある精油を合計10滴加えて、入浴して爽やかさを楽しむのもよいでしょう。

冷湿布

冷湿布を用意して、目の上、または前額部にのせると、頭の重だるさに効果的です。小さめのタオルか、おしぼりを冷水に浸し、ラベンダー油とローズマリー油を各1、2滴加えて、軽く絞ります。椅子に腰掛けるか、横になって、この冷湿布をズキズキする辺りに載せます。そのまま、心地よさを感じながら、必要なだけ湿布をあてがいます。

注意と禁忌事項

- 「安全性と注意事項」p.126参照。

→「アロマテラピーブレンド」p.70

Headaches

頭痛

頭痛はストレスやアレルギー、目の疲れなど、様々な要因から生じます。ローマンカモミール油とユーカリ油、ラベンダー油、ペパーミント油、ローズマリー油を数滴ずつ用いてマッサージすると、頭痛を解消する上で役立ちます。

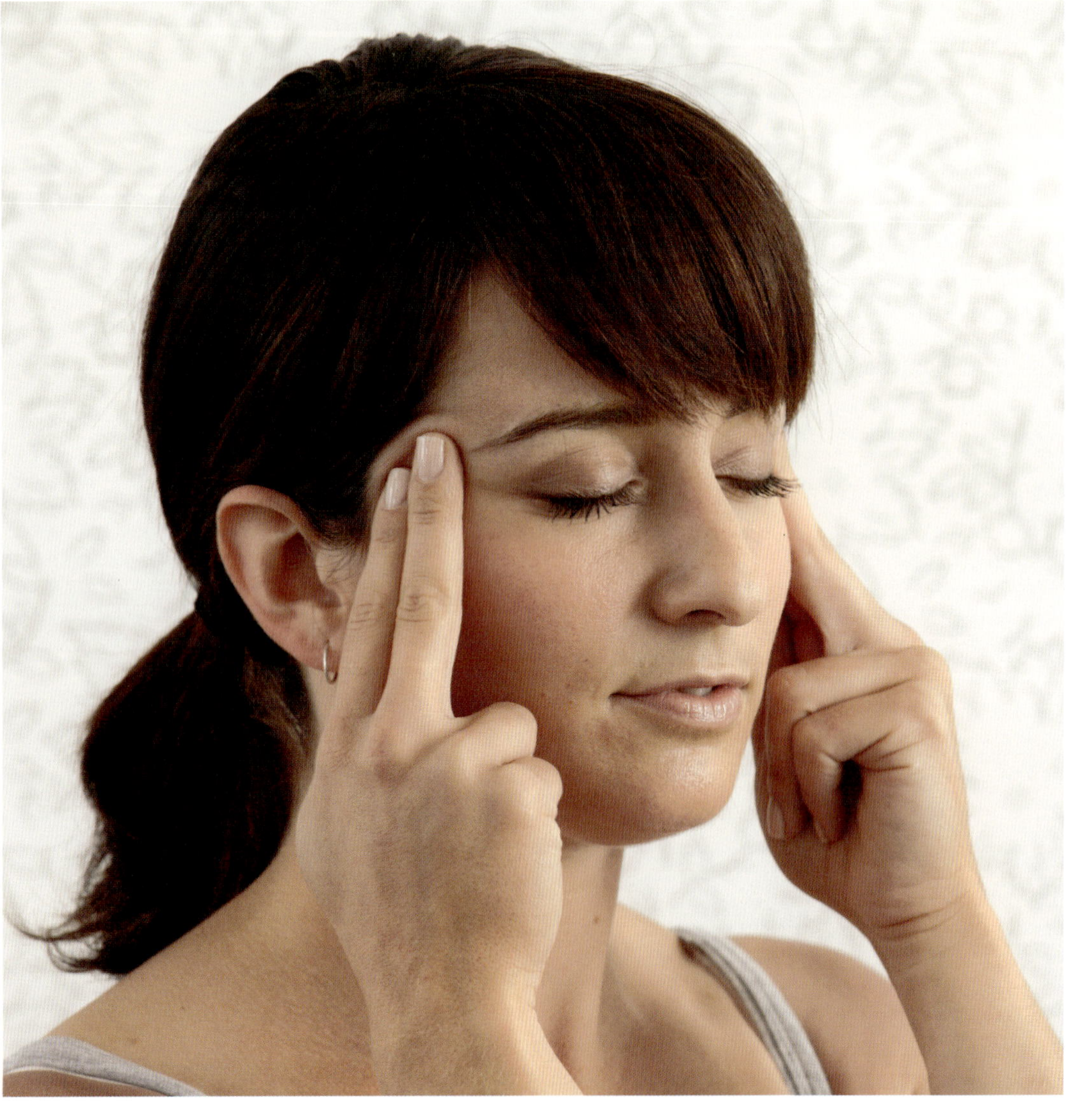

STEP 1

緊張性頭痛を解消する

目を閉じて、両方のこめかみの外側に、示指と中指を当てます。こめかみの周囲にゆっくりと輪状揉捏を行います。マッサージを行いながら、深呼吸をしながら、感情的なストレスを手放すようにイメージします。マッサージの効果を高めるために、上記の推薦された精油を使用しましょう。

→
「アロマテラピーブレンド」p.56
「眼精疲労」p.194
「鼻づまり」p.218

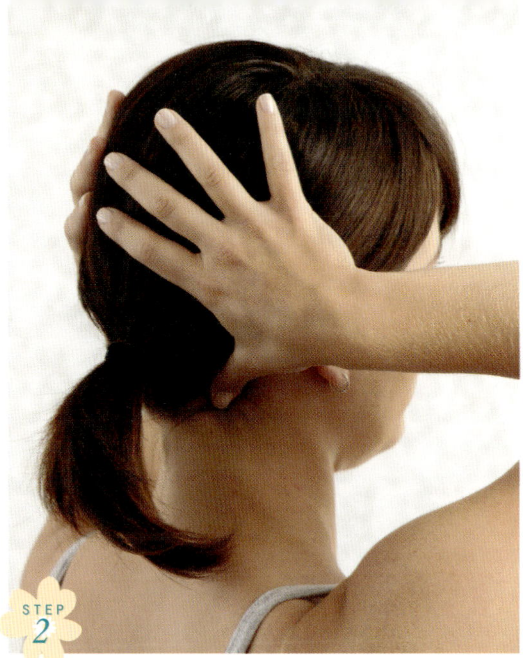

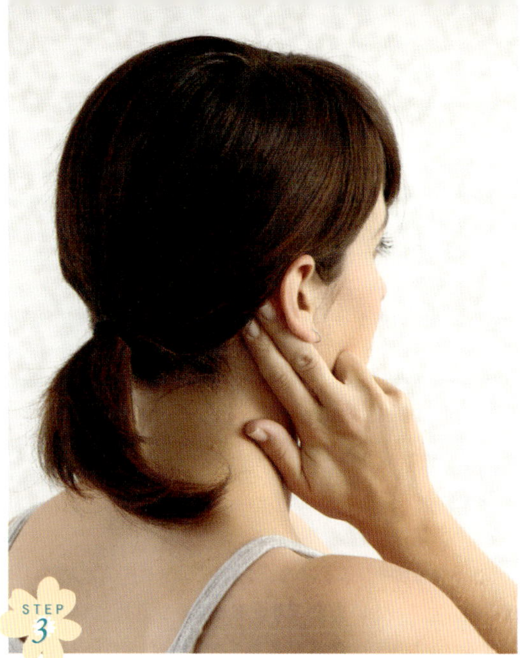

頭の付け根

後頭部下縁の両端に母指を当てます。母指で圧を加えながら、輪状揉捏を行います。この部分の筋肉は痛みを感じやすいことがあるので、ゆっくり揉捏します。

耳の後ろ

示指と中指を耳たぶ（耳珠）の後ろにある、隆起した骨の上に当てます。痛みに敏感なところに、ゆっくりと輪状揉捏を行います。

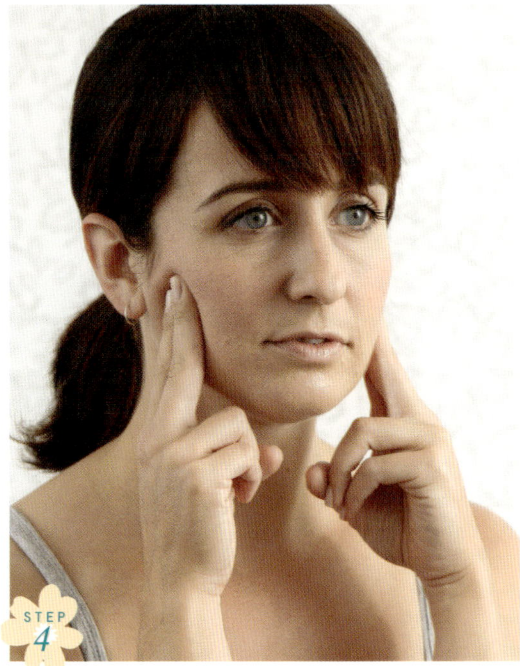

顎を揉捏する

耳たぶの前（下顎骨と頬骨が合うあたり）に示指と中指を当てます。痛みを感じやすいところに焦点を当て、ゆっくりと輪状揉捏を行います。

! 注意と禁忌事項

- 「安全性と注意事項」p.126参照。

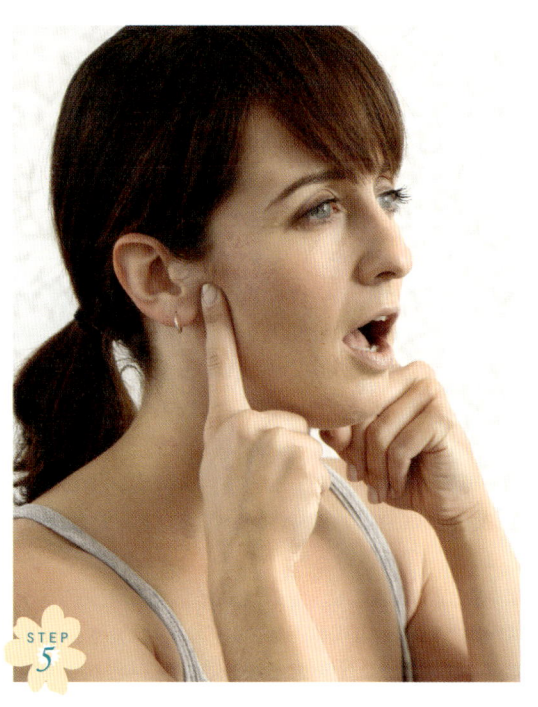

頬骨と下顎の筋肉のマッサージ

頬骨の真下付近を示指で押圧します。ゆっくりと口を開きながら、指の下で顎の筋肉がストレッチするところを感じてください。それから、口を閉じます。この手技を5回繰り返して、十分にリラックスさせます。頬骨と下顎の筋肉はとても敏感なときもあるため、反応をみながら、指の力を加減して行います。

Insomnia

不眠症

ストレスや精神的な興奮を原因として、不眠症が生じる傾向があります。マッサージは神経系を鎮めるように働きかけるため、リラックスしたいときにはとても役立ちます。心を癒し、鎮静させるタイプの精油をマッサージに用いると、夜に安眠をうながします。

リラックスマッサージ

フットマッサージは、あなたのパートナーをリラックスさせるのにとてもよい方法です。マッサージを行う前には入浴するか、シャワーを浴びてもらってから、ベッドに仰向けになってもらいます。顔にタオルをあてがい、フットマッサージを始めます。片方の脚全体にエフルラージュを行いながら、心地よいリズムを保ちつつ、ゆっくりと、脚を上ってから下ります。このときに、リラックスしているかどうか、つま先の状態を観察してください。施術中は、なるべく会話を避けます。終了したら、もう一方の脚にも同様に行います。

寝入りが悪かったり、いったん目を覚ますと寝付けない人には、枕にラベンダー油を数滴つけることをお勧めします。精油のよい香りをゆっくり嗅いでいると、心が鎮まり、リラックスすることができるのです。

入浴時には、エプサムソルト1カップに、ラベンダー油とベルガモット油、スイートマジョラム油を各1滴加えて調合し、お風呂の湯に混ぜ入れます。筋肉の緊張をほぐすのによい方法です。シャワー室では、タオルやへチマにこれらの精油を1滴ずつ付けて、体をこすりながらシャワーを浴びます。

なかなか寝付けない人には、室内のスプレー用ブレンドを作るとよいでしょう。就寝前や夜間に目を覚ましたときに、寝床の頭部の上あたりにスプレーします。ラベンダー油とネロリ油、ベルガモット油は鎮静作用とリラックス作用で知られています。スプレーボトルに水を入れて、精油を数滴ずつ調合します。空中にスプレーして、ゆっくりと香りを吸入します。

就眠前に、安眠によいリラックス作用をもたらす、カモミールやレモンバーベナのハーブティーを飲みます。

マッサージの目的は、心と体（筋肉）のリラックスです。スウェーデン式とアロマテラピーマッサージ、ハワイ式のマッサージと指圧の他、ストーンを用いるマッサージにはとりわけ、不眠症によい作用があります。一日の終わりに、専門家のマッサージを受けてから、まっすぐに帰宅し、就寝前に一杯のハーブティーでリラックスすることも安眠を助けます。

セルフマッサージ

一日の出来事を振り返って考えたり、将来に不安を抱くような「考え過ぎ」の状態は精神を緊張させ、入眠を妨げます。ヘッドマッサージには、気持ちを鎮める作用があります。ゆっくりと、両手で輪を描くように頭皮をマッサージしながら、首の方に下ります。

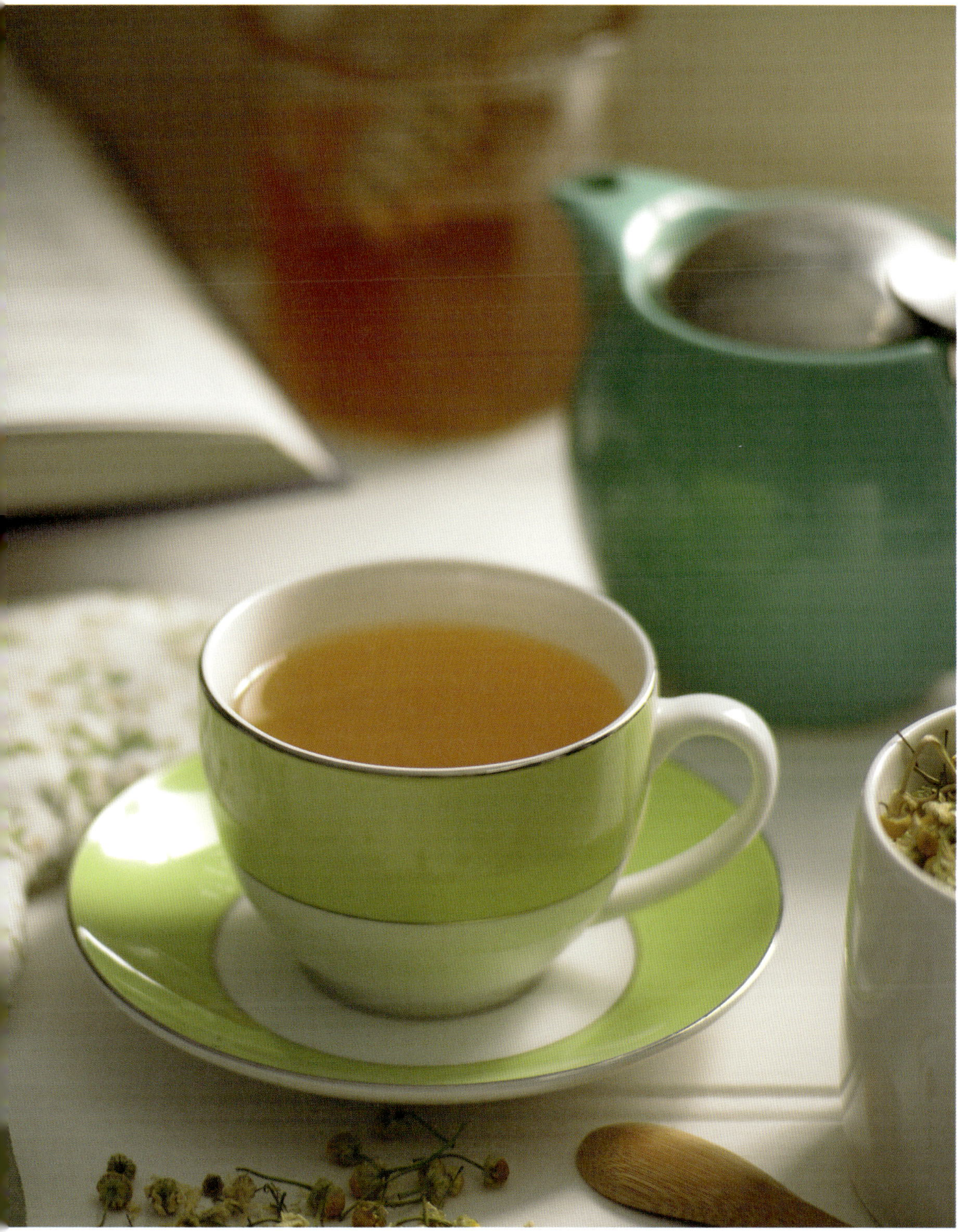

Joint pain

関節痛

関節の痛みの背後には多くの原因があると考えられます。ブラックペッパーとジャーマンカモミール、ジンジャー、ラベンダー、パイン、ローズマリー、タイムの精油には関節痛を緩和させる作用があります。ここで紹介するマッサージテクニックに、これらの精油のブレンドオイルを用いてみてください。

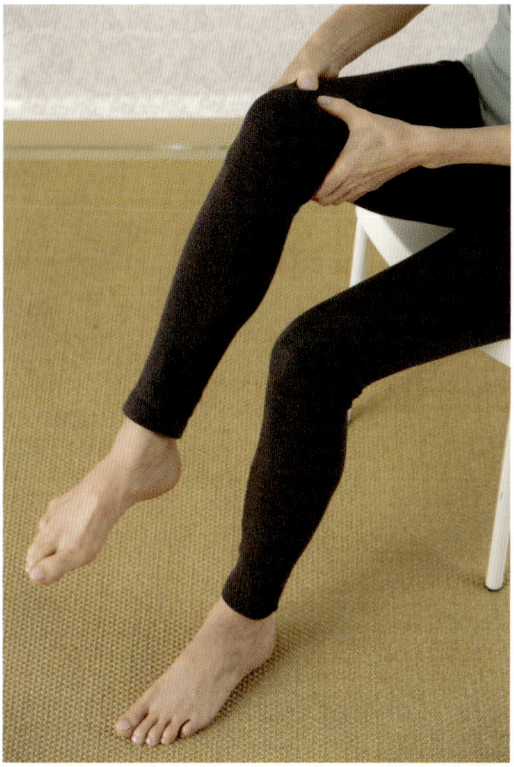

膝をマッサージする

母指を用いて、膝蓋骨の上にあるツボ＜梁丘《りょうきゅう》。膝蓋骨上縁外側から約6cm上にある＞を押圧します。母指の圧は変えずに、脚を挙上して、つま先で蹴り上げるようにして、膝を伸展させます（ボールを蹴り上げるような所作）。次に、脚を屈曲させて、床に足を置きます。この動作を3～5回繰り返してから、必要であれば、反対側の脚にも同じように行います。

注意と禁忌事項

- 「安全性と注意事項」p.126参照。

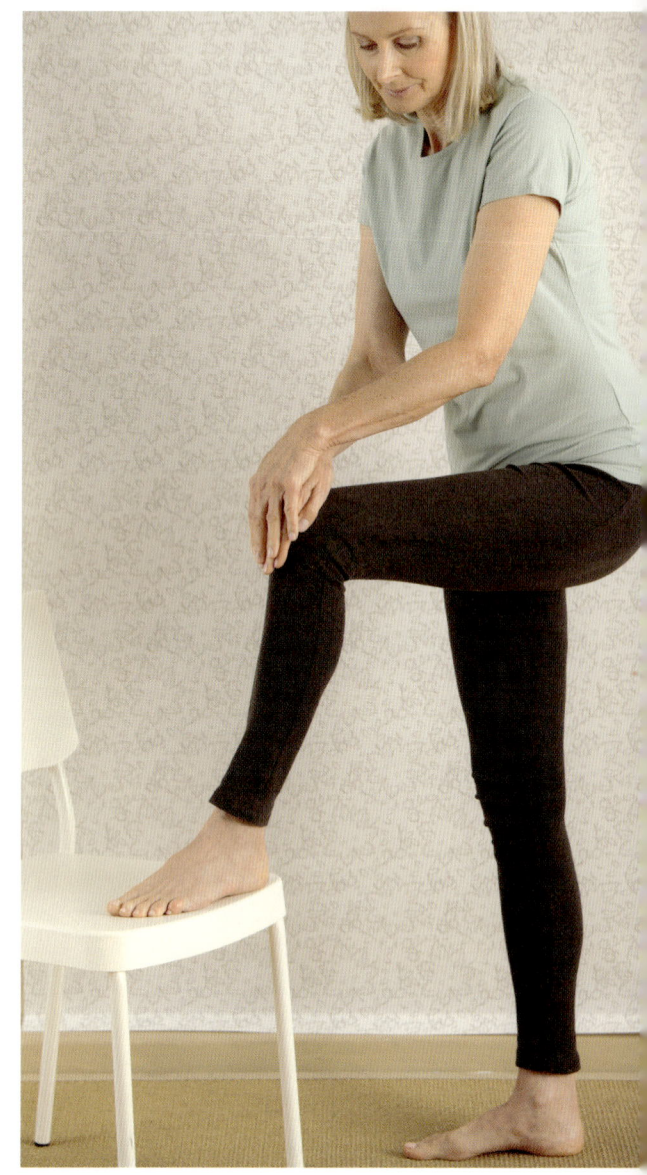

膝蓋骨を動かす

前に置いた椅子の上に足を置き、膝蓋骨の上に両方の手掌を重ねておき、輪を描くように膝蓋骨を回転させます。

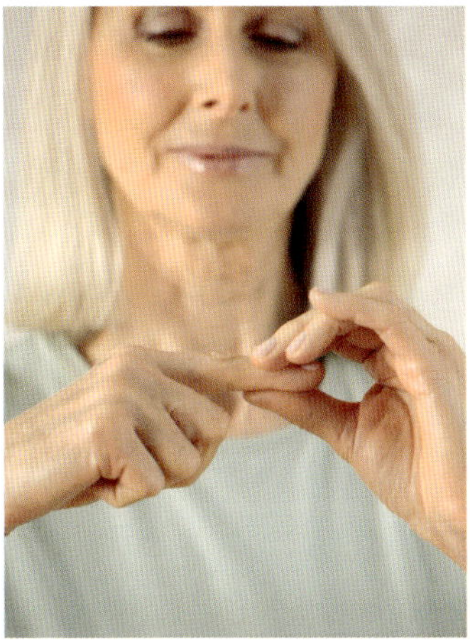

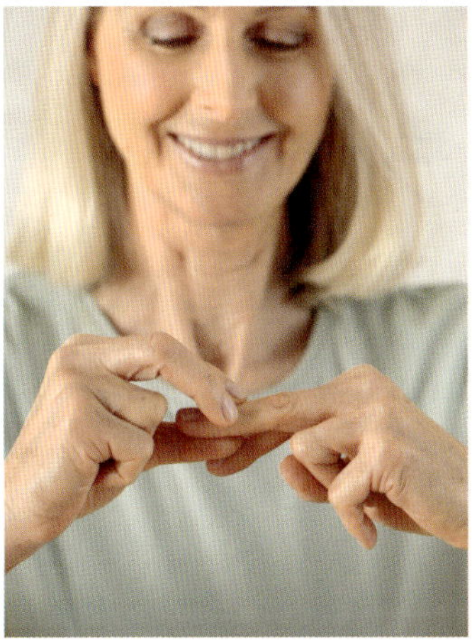

関節の状態を良好に保つためには、栄養バランスのよい食事をとるように心がけるとともに、関節に無理な動きや重量などの負担をかけないようにすることが大切です。

指関節に行うマッサージ

片手の母指・示指・中指で、反対側の手の各指関節をつかみ、前後に動かします。その際に、関節痛によいいくつかの精油をキャリアオイルに数滴調合して用いるとさらに効果的です。マッサージは手にも続けて行います。それから、マッサージを行っていた方の指にも同様に行います。

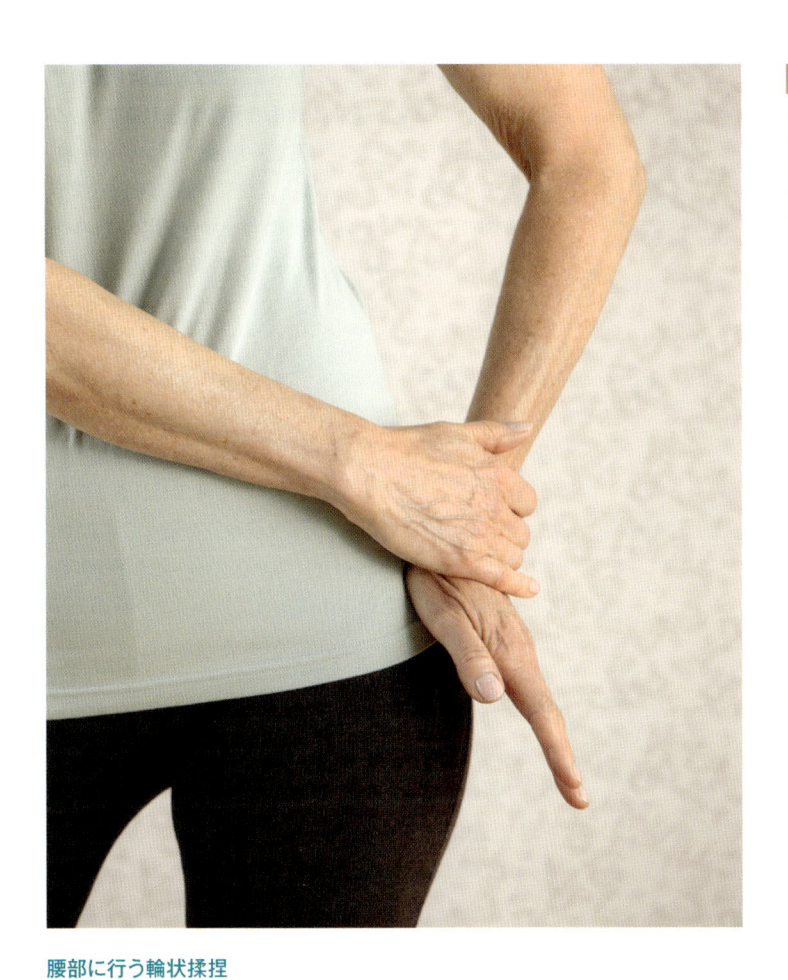

腰部に行う輪状揉捏

片方の手掌を股関節にあて、内側に向けて押圧します。このときには、もう一方の手を手関節に当てて支えます。股関節の周囲に大きな輪を描きながらマッサージを行い、血行を改善します。

線維筋痛症とは

線維筋痛症は筋肉の痛みや疲労のほか、筋肉線維が引っ張られるような感覚や焼灼感を覚える疾患です。一つの疾患というのではなく、睡眠障害のほかに、広範囲の筋肉痛や過敏症が共に生じる症候群です。この疾患に罹患すると、成長や回復に関わるホルモンや、痛みの緩和を助けるホルモンが分泌される深い睡眠レベルまで到達することができなくなります。

線維筋痛症に苦しむ方々は、刺激にことのほか敏感に反応します。そのため、皮膚にはあくまでも軽く触ることが大切です。また、マッサージを行うときには、その都度質問するように心がけて、反応を確かめながら施術を進行します。この疾患によいと思われる精油にはクローブ（芽）とユーカリ、ジンジャー、ラベンダー、ペパーミント、ローズマリー、タイムがあります。これらの精油はすべて、スウェーデン式マッサージと、アロマテラピーマッサージに用いることができます。

➔「アロマテラピーブレンド」p.60

Legs and foot

足と脚部のトラブル

普段はあまり気に留めることのないところですが、いろいろな不調やつらさが生じたときに役立つ精油やマッサージのテクニックがあります。

腓腹筋のストレッチ

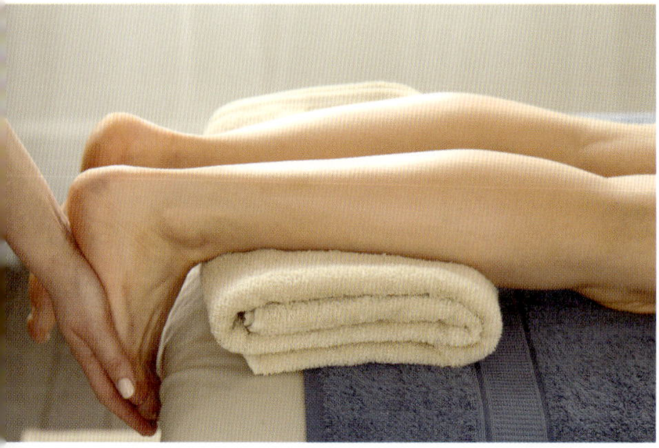

STEP 1
クライアントはマッサージテーブルの端まで体を移動し、足をマッサージテーブルの外に出します。片足の足裏に手を当てて、前方に押してストレッチさせます。腓腹筋を伸ばして、ふくらはぎの緊張を和らげることができます。もう一方の足にも同様に行います。

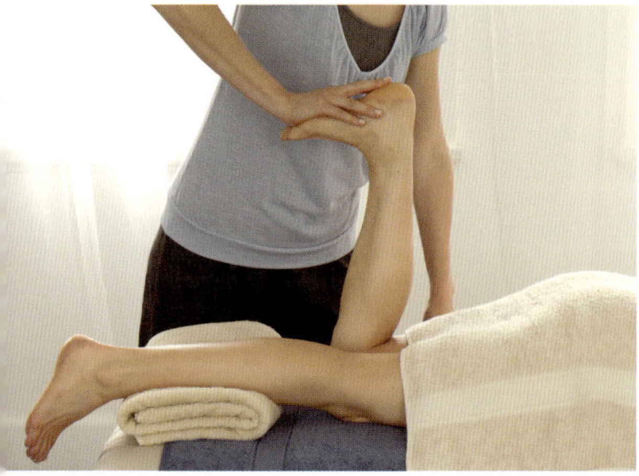

STEP 2
このストレッチは下腿の筋肉を柔らかく保つために行います。膝関節を屈曲させ、しだいに足底に圧をかけていきます。下腿を支える屈強な筋肉のストレッチです。もう一方の足にも同様に行います。

ブレンドオイルの調合

下腿の筋肉のコンディションを調えるときには、下記の推奨される精油の中から1種～数種を選んで、キャリアオイル20～30mlに調合します。精油は合計10滴まで調合に用いることができます。

下腿と足の緊張に

マッサージは、心臓に向かって、つまり血液を還流する方向に行います。精油は鎮痛作用で知られるブラックペッパー油、ジャーマンカモミール油、ジンジャー油、タイム油、ラベンダー油、ローズマリー油、スイートマジョラム油などを用います。精油はマッサージ用のブレンドオイルとして用いるほか、入浴時に数滴を加える方法もあります。

リンパの腫脹

リンパの流れが滞ると、足やくるぶしのほか、脚部も腫れぼったくなります。リンパ循環を促進する作用のある精油にはサイプレス油とジュニパー油などがあります。むくみによい精油にはグレープフルーツ油とライム油、オレンジ油、ペパーミント油、ローズマリー油もあります。リンパマッサージを行うほか、患部にあてがう精油の冷湿布も役立ちます。

アキレス腱炎

脚部の筋肉がこわばると、運動や歩行時に、痛みを伴うアキレス腱炎を起こしやすくなります。そのほか、扁平足を理由に、アキレス腱炎を生じるケースもあります。

炎症の急性期には、患部に氷や冷湿布を当て、そのあとにジャーマンカモミール油やラベンダー油を調合したブレンドオイルを用いて、マッサージを行います。

アキレス腱

アキレス腱炎（可動域が制限され、腫れや炎症を主症状とする）は、アスリートが起こしやすい問題ですが、足に合わない靴やランニングの姿勢のほか、運動前のストレッチが十分ではなかったり、硬い路面を走ったことなどが理由となって生じます。腓腹筋とアキレス腱のマッサージに加えて、アキレス腱を優しくストレッチすることが症状を緩解させます。

足のマメとイボ

マメやイボはとても痛く、歩くのもつらくなります。カレンデュラ（ポットマリーゴールド）の浸出油を用いて、患部をマッサージすると痛みが和らぎます。ラベンダー油とティートリー油には治癒を助ける作用があります。

バニオン

バニオンは関節痛の悪化に伴う症状ですが、足に合わない靴が原因で生じることもよくあります。症状は、第1趾の外側周辺に生じる、痛みを伴う腫脹と炎症です＜主に外反母趾と呼ばれる＞。急性期を避けて、痛みを和らげ、腫れに効果的なラベンダー油とスイートマジョラム油、ペパーミント油のブレンドオイルで、患部を優しくマッサージします。

白癬《はくせん》

足趾のまたに生じることが多い、感染性皮膚疾患＜いわゆる水虫＞です。精油ではミルラ油とパチュリ油、ティートリー油が抗真菌作用に優れると考えられています。これらのなかから1種類を選んで、フットバスに数滴加えるほか、ブレンドオイルを作り、患部に塗布して用います＜一般的にマッサージは行わない＞。足の悪臭には、サイプレス油とラベンダー油、ローズマリー油が役立ちます。

静脈瘤＜静脈瘤の治療は医師が行います＞

静脈瘤にマッサージは禁忌です。しかし、精油を用いることにより、対症療法を補完することができます。この目的に使用される精油には、サイプレス油、ジュニパーベリー油、ゼラニウム油、レモン油、ローズマリー油などがあります。静脈瘤には、静脈を上行性に軽擦しながら、軽く患部に触れてブレンドオイルを塗布します。オプションとして、精油をお風呂のお湯に加える使用法もあります。

アキレス腱のマッサージ

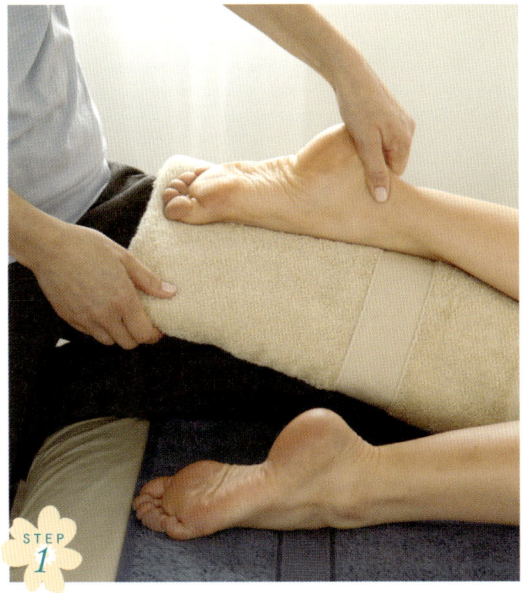

クライアントの下腿を軽く屈曲させ、セラピストの大腿部にのせたタオルで覆います。アキレス腱を母指と示指ではさみながら、ゆっくりとすくい上げるようにして、かかと方向に下ります。この手技を5回繰り返したら、他方の手でかかとを優しくはさみながら、10秒間押圧します。同様の手技を、反対の脚にも続けて行います。

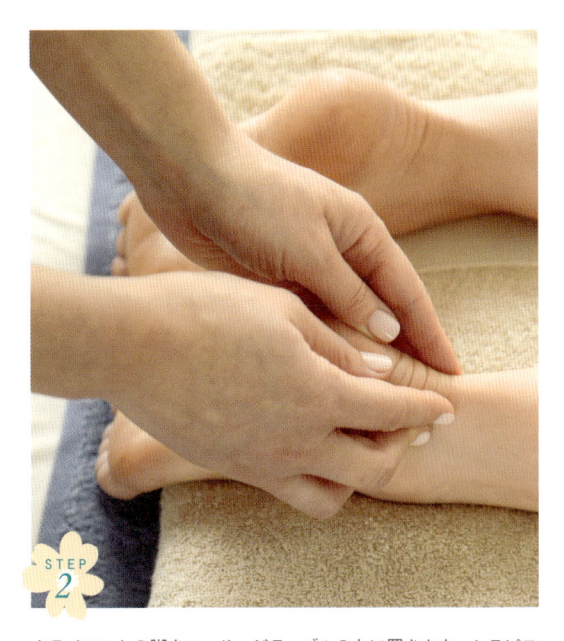

クライアントの脚をマッサージテーブルの上に置きます。セラピストは母指と四指を用いて、かかとの両側を優しくマッサージしながら上ります。こうすると、アキレス腱を同時に動かすことになります。同じようにアキレス腱の脇を下ってから、もう一度上ります。足の内側と外側に、この手技を繰り返して行います。

Mood swings and menopause

情緒不安定と更年期障害

更年期は女性の体のシステムが大きく変化する時期です。内分泌系のバランスが崩れやすいほか、情緒不安定、ほてり、手の冷え、頭痛のような症状として表れます。自然なプロセスではありますが、食事内容に気をつけるとともに、ハーブ類を役立て、運動を取り入れることにより、症状を軽くすることができます。

ほてり

つらいほてりの症状を和らげるポイントは、下記です。

- ビタミンA、C、Eなどの抗酸化物質を含む食べ物を取るように心がけます。
- 月見草油入りのカプセル錠を摂取するほか、直接に体に塗布します。
- 外出するときには、薄い衣類を重ね着するようにします。ほてりを感じたときには、必要なだけ衣類を脱ぐことによって調整するようにします。
- 夜に就寝するときには、毛布を重ねるようにします。ほてりが生じやすい時間帯でもあるため、毛布を減らすことで温度調節が可能です。
- カフェインやアルコール、砂糖、スパイシーな食品や飲料を取り過ぎないように気をつけます。これらの飲食物はほてりを惹起する要因であるとともに、情緒不安定を悪化させます。

清涼感をよぶ精油ブレンド

精油には、体を清涼にするブレンドに適したものがあります。皮膚によいホホバ油を大さじ2～5杯、小さなガラス瓶に入れます。そのなかに、清涼作用のあるペパーミント油と、リラックス作用のあるラベンダー油を数滴ずつ加えて、調合します。このブレンドオイルを体に擦り込みますが、特に、ほてりを感じる部位には念入りに行ってください。

アロマロールオン

情緒不安定や頭痛、不眠症にはゼラニウム油、スイートマジョラム油、ローズマリー油、クラリセージ油、ラベンダー油を各1滴ずつ、キャリアオイルのホホバ油8mlに加えて、ブレンドします。それをロールオンタイプの小さいボトルに入れ、気持ちが沈むときには、首すじやこめかみに擦り込みます。

ストレッチ法により元気回復

ストレッチには気力を高める作用があり、あなたの外見にも影響を与えます。3つのステップで行うストレッチをお試しください。

豆腐や豆乳などの大豆製品を多く摂取する女性では、ほてりや情緒不安定の頻度が減るようです。

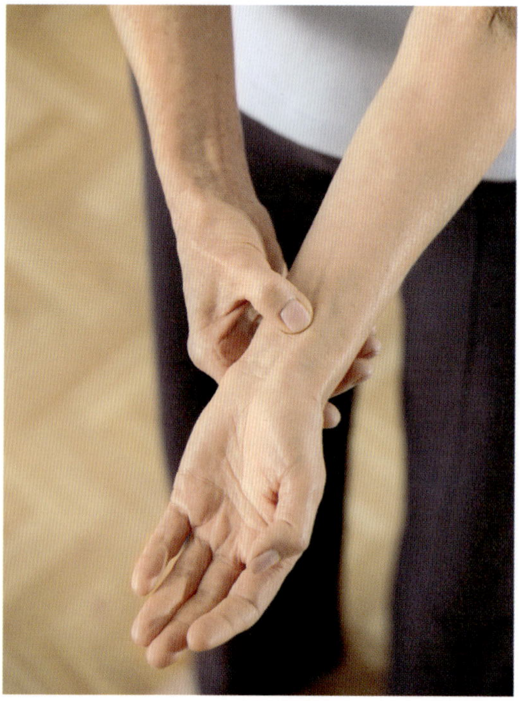

ツボ指圧

気分のいらだちやプレッシャーがあるときに役立つこのツボは、手首の内側の横紋から指3本分上ったところのくぼみに取ります<内《ない》関《かん》>。母指で押圧し、気持ちが落ち着くまで持続圧迫します。

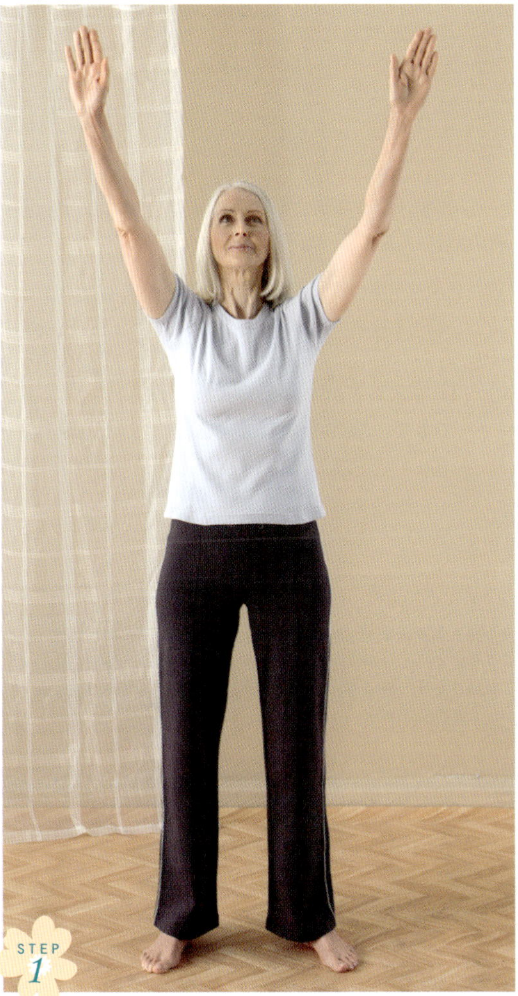

STEP 1

床に立ち、両足を肩幅ほどに開きます。両手を上げて、腰を伸ばしながら、十分にストレッチします。この姿勢を15秒間保ちます。心地よく感じられるだけ長く行ってもかまいません。

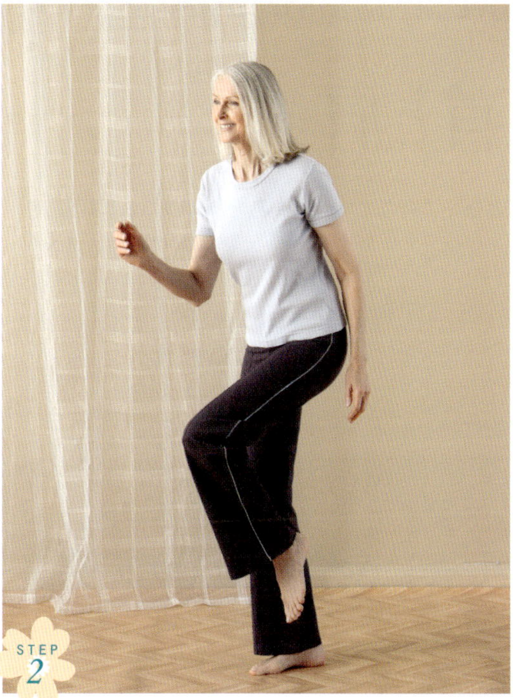

STEP 2

ゆっくりと左膝を挙上すると同時に、右肘を左膝の方向に近づけます。次に、右膝を挙上して、左の肘を右膝に近づけます。慣れてきたら、スピードアップして、その場所で行進するか、ジョギングするような感じで行います。この動作を数分間続けます。

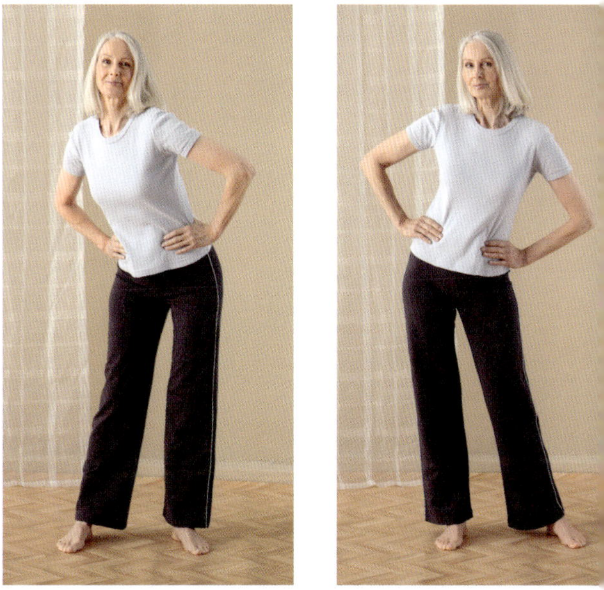

STEP 3

腰に手を当てて立ち、ゆっくりと腰を時計回りに動かします。しだいに大きな輪を描くようにします。10回行ってから、次は反対方向に腰を回します。仙腸関節によい体操であり、快感をもたらすエンドルフィンを体内に放出させます。

! 注意と禁忌事項

- 「安全性と注意事項」p.126参照。

→ 「アロマブレンド」p.68
「前腕から手にかけて」p.172

内分泌系を調える精油

精油ブレンドは気分を良くして、ほてりを鎮めるのによい働きをする可能性があります。例えば、ベルガモット油とジャーマンカモミール油、ローマンカモミール油、ゼラニウム油、ラベンダー油、ネロリ油には、情緒不安定やストレス一般によい作用があります。バスタイムに用いるほか、アロマポットで精油を焚くか、ハンカチやティッシュに数滴をつけて、嗅ぐだけでもよいのです。入浴時にはクラリセージとスイートフェンネルのようなホルモンバランスを調える作用のある精油を加えたり、キャリアオイルで希釈したブレンドを用いて、マッサージする方法もあります。

首と肩

職場やご家庭において、簡単に実践できる10分間のマッサージです。肩や首のこりと痛みには、セルフマッサージが役立ちます。ストレッチやホットパック、入浴は、首と肩の筋肉を温めて、リラックスさせます。

座位マッサージはいつでも手軽にできて、場所を選びません。

肩に行うセルフマッサージ

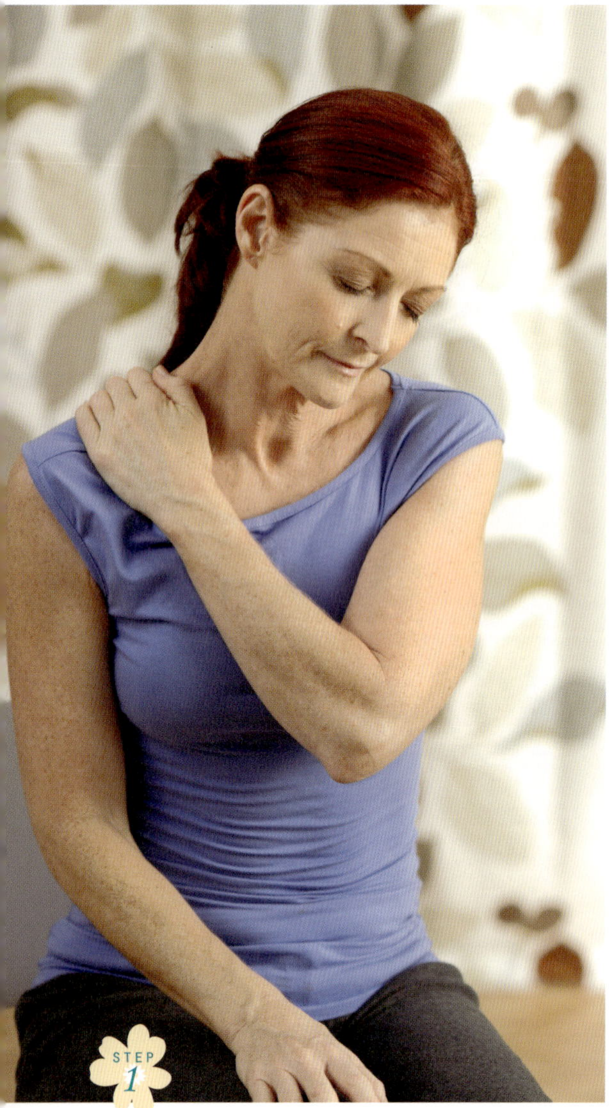

反対側の肩に手を回して、僧帽筋を把握します。10～15秒間そのままホールドしてから、力を抜いて、もう一度繰り返します。疲れのたまった肩に、新鮮な血液を送り出すことができます。このシークエンスを2回繰り返したら、反対の肩にも同じように行います。

ヒートパックの活用

肩と首を温めて、筋肉を柔軟に保つには、ヒートパックが役立ちます。ヒートパックを温めたら、適温であるかを確認し、肩に当てたり、首に巻くようにして用います。マッサージの前に用いると役立ちます。

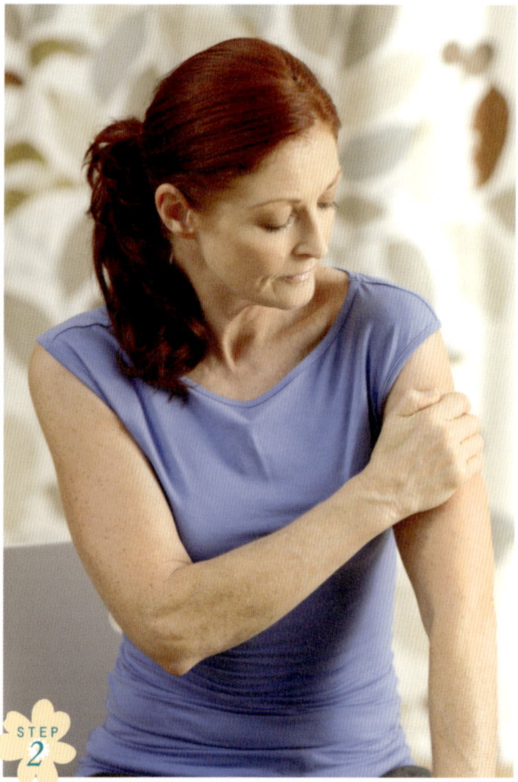

肩関節を覆う三角筋を、反対側の手で握って揉捏を行います。筋肉を優しく握ったあとに、力を抜きます。この手技を繰り返しながら、肩を上下に1分間ほどマッサージします。反対側にも同じ手技を行います。

首の疲れによいセルフマッサージ

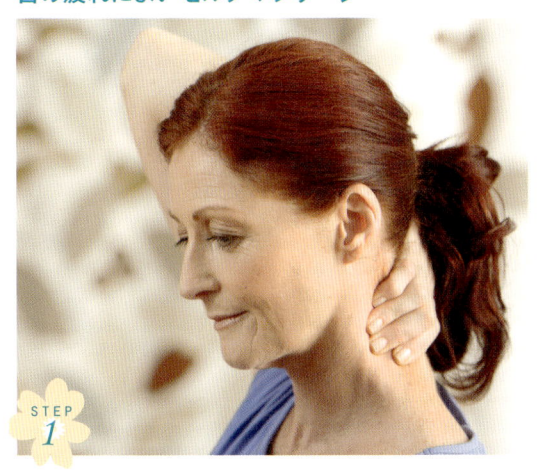

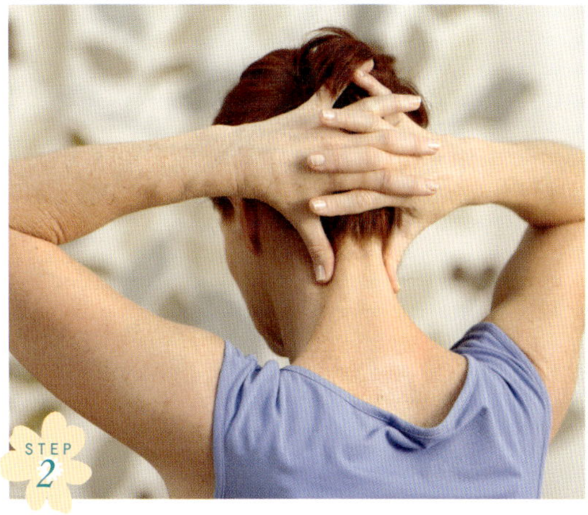

首のこりには、片手をCの形にまるめて、筋肉を上から下にマッサージします。この手技を数回繰り返します。次に、首の筋肉を優しく把握してからリリースする手技に続けることもよいのです。さらに、母指で首をマッサージする、1分間の手技を行います。必要に応じて、手を変えて行います。

両手を組んで、後頭部にあてがいます。両手の母指で首の付け根（頭部の下縁）を軽く、そしてゆっくりと押圧します。頭痛や首のこりに特によい手技です。上から下に繰り返しながら、数分間行います。

セルフストレッチ

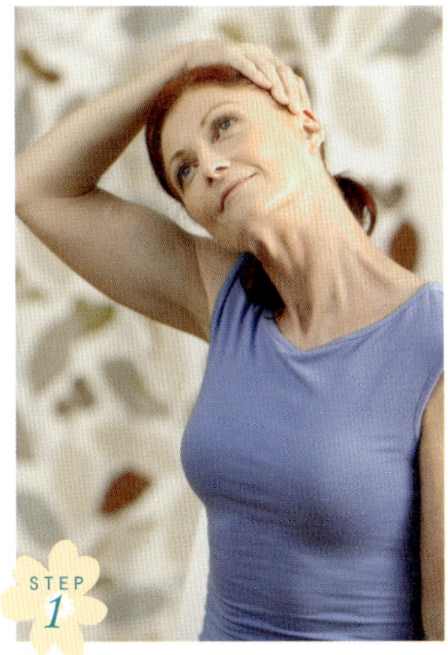

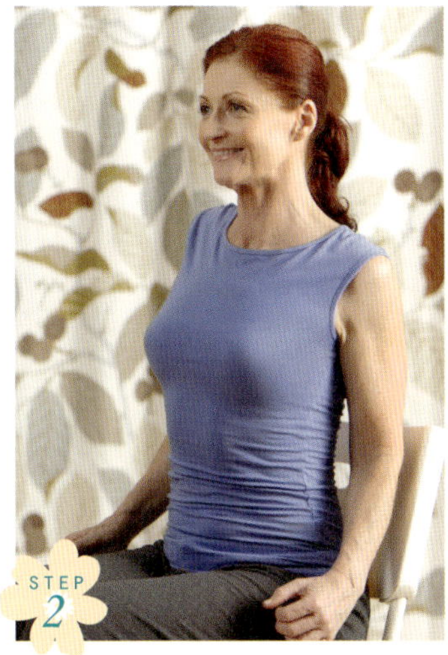

椅子に腰かけて、左手で椅子の端をつかみます。右手を頭の左側に回して、右方に頭を傾けながら、頸部の左側面を心地よいと感じるまでストレッチします。問題がなければ、そのまま30秒間ホールドします。首の右側にも同じように繰り返します。この手技を定期的に行うようにします。

リラックスして椅子に腰掛けるか、立位で、深呼吸を2回繰り返してから、肩を前方に回します。数回繰り返したあとに、後方に向かって肩を回します。肩の回旋は肩のストレッチになり、リラックスに最適です。

マグネシウムバス

首や肩のこりを解消するには、エプサムソルトとラベンダー油を入れたお風呂に入浴すると効果的です。エプサムソルトは筋肉の活動に必要なマグネシウムを成分として含んでいます。小さじ1杯のエプサムソルトにラベンダー油数滴を配合し、入浴前にお湯に混ぜます。十分な効果を得るためには、肩から首までお湯に浸かってください。

さらに、栄養士にマグネシウム錠を摂取するべきかを尋ねてください。マグネシウムには筋肉をリラックスさせる作用があるので、夜に摂取すると効果的であり、入眠しやすくなります。

! 注意と禁忌事項

- 「安全性と注意事項」p.126参照。

「アロマテラピーブレンド」p.60
「旅行中の不調」p.222

Premenstrual Syndrome

月経前症候群（PMS）

月経前緊張症（PMT）としても知られる月経前症候群は、排卵後の黄体期に種々の症状が生じます。マッサージには心と体の症状を楽にする作用があります。

緩和作用のある精油

ベルガモット油とクラリセージ油、ジャーマンカモミール油、ローマンカモミール油、スイートフェンネル油、ゼラニウム油、ラベンダー油、ローズ油、スイートマジョラム油、ネロリ油にはPMSの症状を緩解させる作用があります。植物油のイブニングプリムローズ（月見草）油も、とても効果的です。

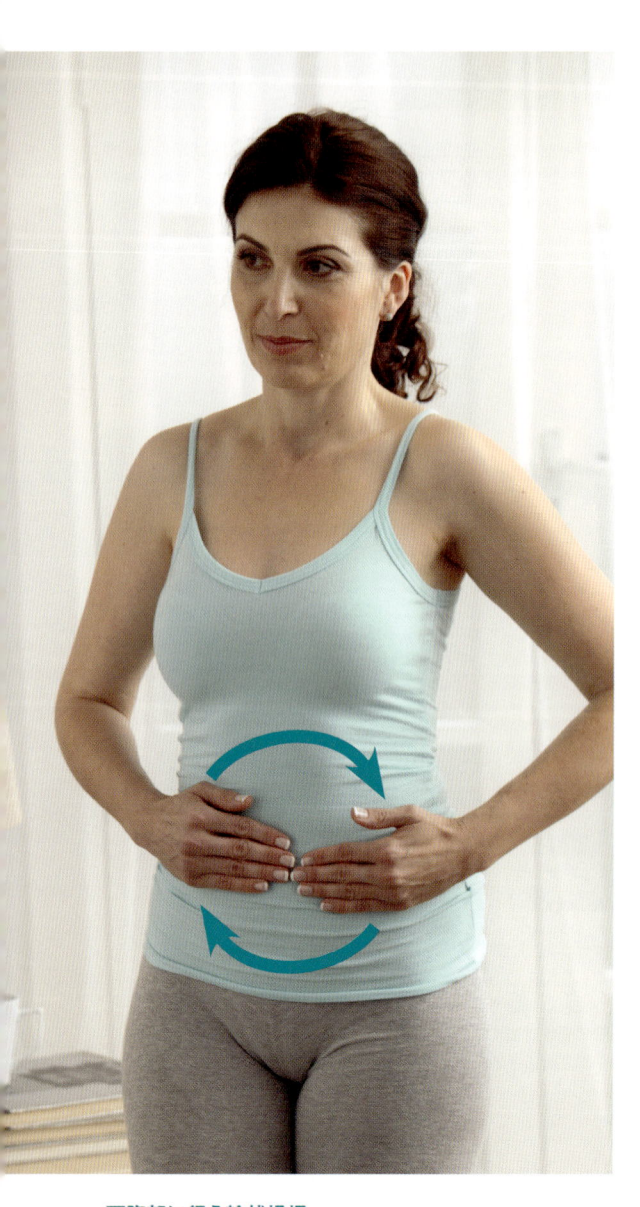

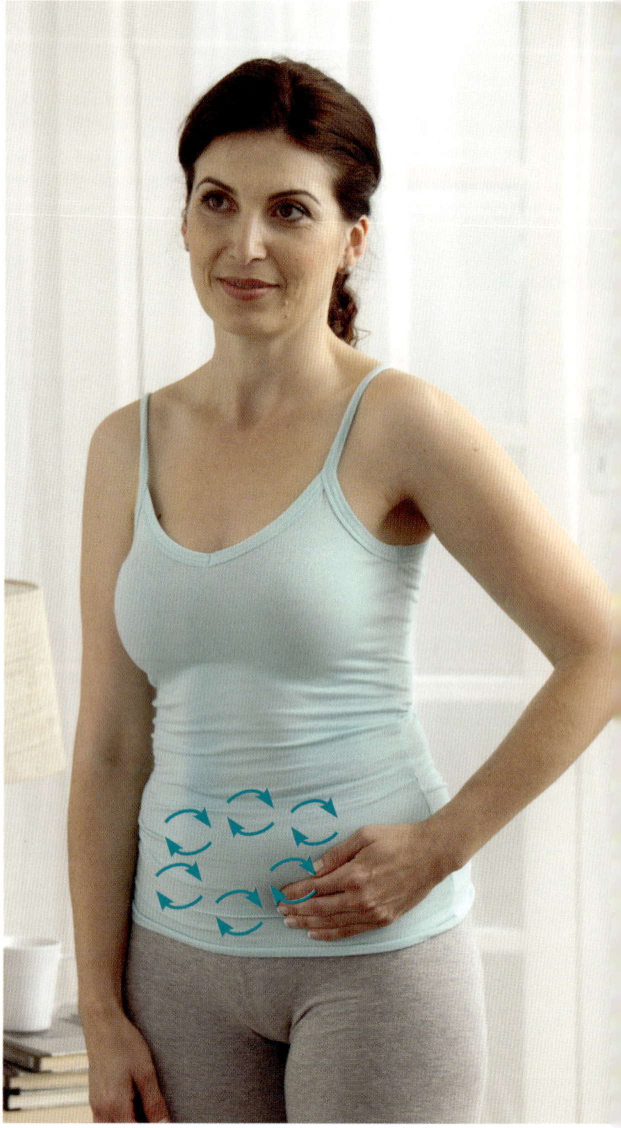

下腹部に行う輪状揉捏

腹部に両手を置いて、時計回りに大きな輪を描きながら、へその回りをやさしくマッサージします。右上のコラムに推奨される精油も、このマッサージの作用を高めます。

腹部のマッサージ

急な差込み（痛み）は、下腹部に起こりやすい症状です。片手で、時計回りに小さな円を描きながら、マッサージを5回繰り返します。

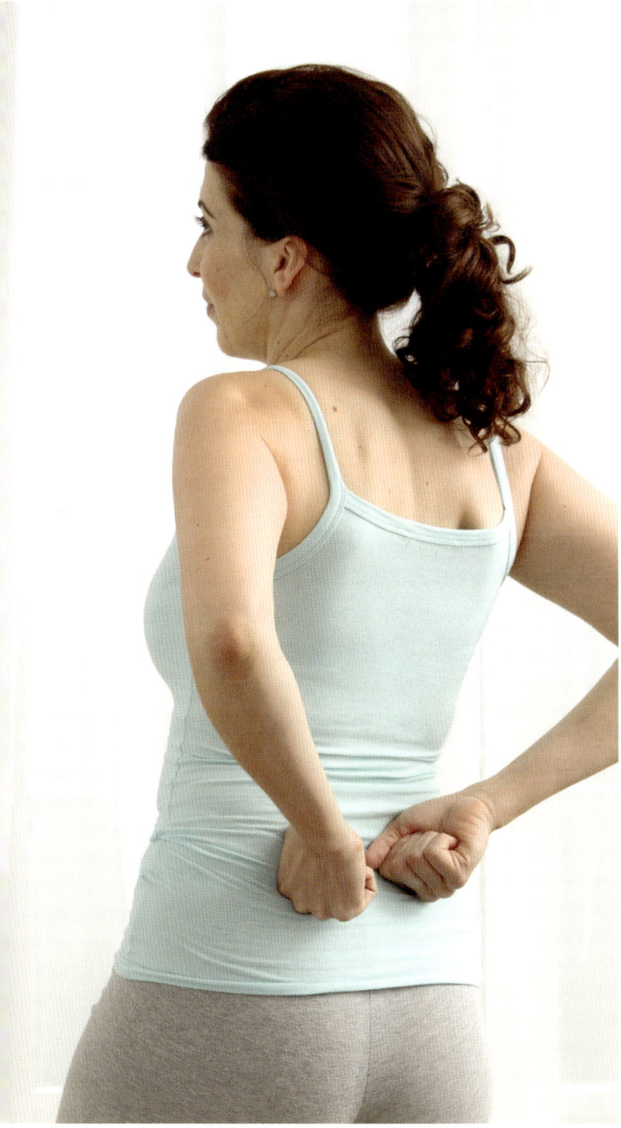

腰部のマッサージ

腰に両手の握りこぶしを当てて、脊柱起立筋を押圧します。はじめに、５回深呼吸します。息を吐くときには、腰背部の緊張をほぐすように意識を集中します。次に、手を軽く握り、腰部の筋肉に当てて、回転させながら腰部の筋肉を揉捏します。強く押したいときには、握りこぶしではなく、母指を用います。

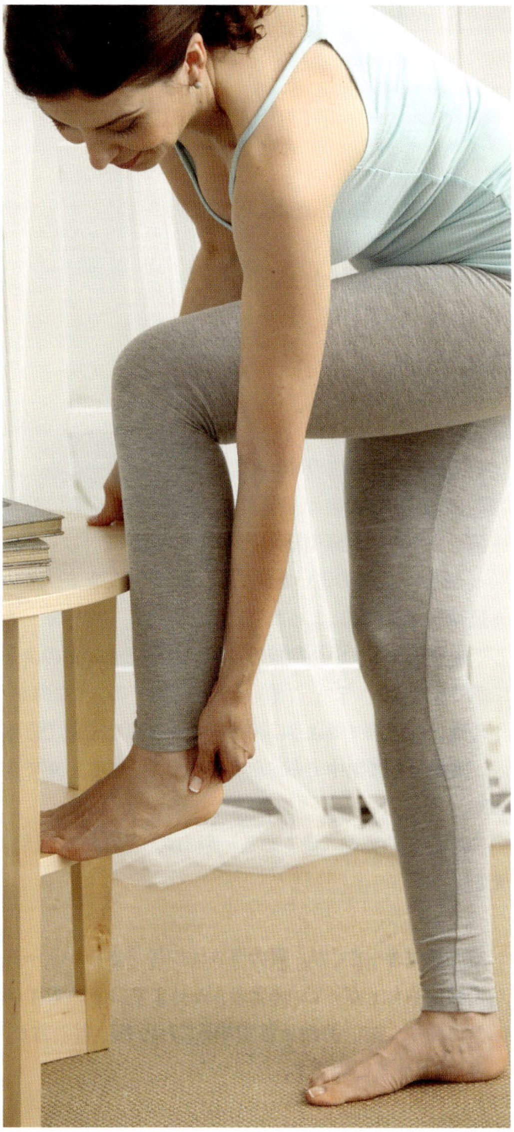

卵巣の反応点

自分の前にスツールを置き、その上に足をのせます。右脚の外側で、くるぶしの下にある卵巣の反射点（p.99）に、母指またはほかの指を当てて刺激します。

! 注意と禁忌事項

- 「安全性と注意事項」p.126参照。

→ 「アロマテラピーブレンド」p.68

姿勢の改善

姿勢がよいと筋肉と関節を適切に動かすことができます。そして、筋肉のアンバランスをつくるリスクを回避することができます。座位や立位に関わらず、頭は立て、背筋をまっすぐに伸ばし、肩を後方に引き、腹部を引いて、膝を緩ませます。

体前面のチェック

姿勢を正しく保つのはそれほど簡単ではないため、定期的に確認することが必要です。全身が映る鏡の前で確認しながら、自分の姿勢の特徴を理解し、「よい」姿勢と「悪い」姿勢の違いを感じられるようにします。違いを理解できるようになったら、目を閉じて、首や肩、そして腰や足が「よい」姿勢の位置にあるときはどのように感じられるか、また、「悪い」姿勢ではどのようなのか、その違いを理解するように務めます。違いを認識できると、職場でも移動中でも、自分の姿勢を正すことができます。

体の前面の姿勢を確かめるときには、次の点を確認します。

1 肩の線はまっすぐか。肩の高さは均等であるか。一方の肩がもち上がっているときがあります。使いやすい方の肩や、重い荷物を運搬することの多い肩の方が、高くなりやすいのです。

2 腕はどちらも同じように下がっていますか？　奇妙な質問に思えるかもしれませんが、肩の筋肉の緊張により、一方の腕が他方よりも内旋が強いことがよくあります。両手を比較すると、簡単に判断がつきます。他方の手と比較して、その手は表側がよく見えますか？

3 腰の左右の位置は平行でしょうか？　腰の腸骨稜を探し、その上に示指をそれぞれ載せます。示指が平行でない場合には、腸骨稜の一方が上がっている可能性があります。

4 膝蓋骨は同じ方向に向いていますか？　膝蓋骨は両方とも、正面を向いていなくてはいけません。

5 両足のつま先は同じ方向に向いていますか？　腰や膝、くるぶしの位置が異なると、足のつま先は違う方向を向くことがあります。

側面から姿勢をチェックする

姿勢は側面から確認することができます。この場合は、ほかの人に見てもらう方が楽です。自分で側面を確認するために位置を変えなくてもよいからです。

1 首を引いていますか？　頭は肩の前にあまり出ていない方がよいのです。

2 肩は耳のラインと同じ位置にありますか？　胸筋と背筋のアンバランスから猫背が起こります。両肩とも耳

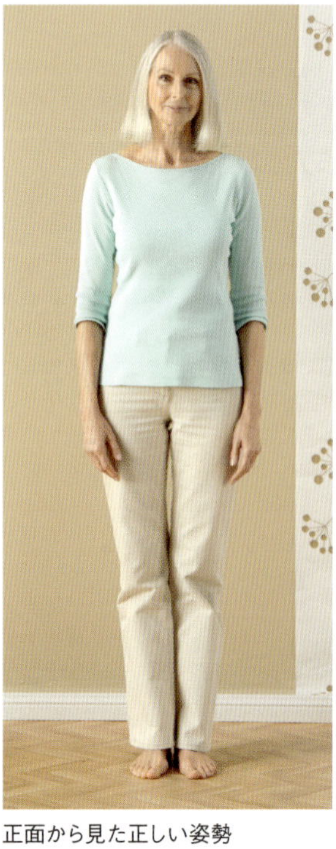

正面から見た正しい姿勢

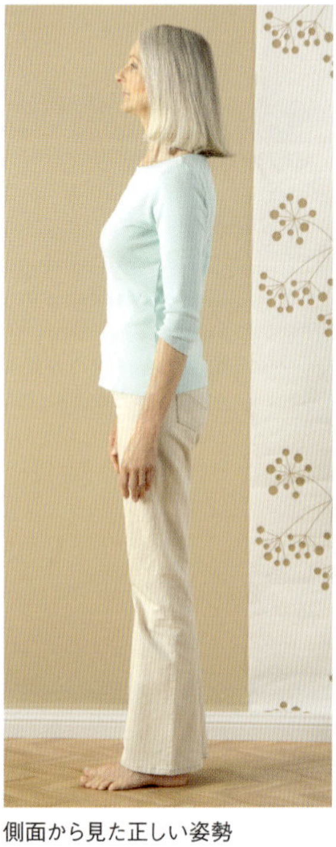

側面から見た正しい姿勢

気分が姿勢に現れる

あなたの姿勢は「気分」を反映していることがよくあります。精神的に混乱しているときにはどのような状態で座ったり、立ったりしていますか。おそらく、肩は前方に傾き、頭が下がり、背中は丸くなっているはずです。喜んだり、警戒したり、興奮しているときには胸を開いた姿勢で、立つことがよくあります。このとき、背中はまっすぐで、あごが上がっています。気持ちが沈むときには、姿勢を変えてみましょう。どのような効果を生むかを確認してみるのです。

とほぼ同じライン上であるべきです。

3 腰背部のカーブは正常ですか？　中心軸となる筋肉が弱いときには、脊柱側弯症が起こりやすくなります。腹部を引き締めて、まっすぐ立つと、楽になります。

4 膝はリラックスしていますか？　膝が緊張していると、関節に大きな負荷がかかります。膝はいつでも、ほんのわずか屈曲しているとよいのです。

セルフマッサージとストレッチの習慣

前かがみの姿勢では、横隔膜の自由な動きがブロックされるために十分に動くことができずに、呼吸が早く、浅くなります。この状態は、首の筋肉に余計な負荷をかけます。背筋を伸ばして座り、そして立つと、横隔膜は十分に伸張できるため、ゆっくりと深呼吸することができます。

ここで、セルフマッサージとストレッチを3つのステップで行います。

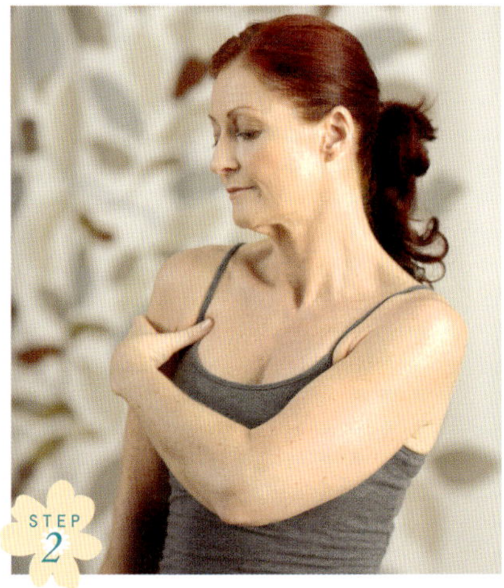

呼吸とともに行う胸部へのセルフマッサージ

胸筋を母指で押圧して、深呼吸します。母指に筋肉の反応を感じるはずです。呼吸に合わせて押圧していきます。2～3回呼吸したあとに、少し母指を動かします。胸部全体に行うまで、この手技を続けます。

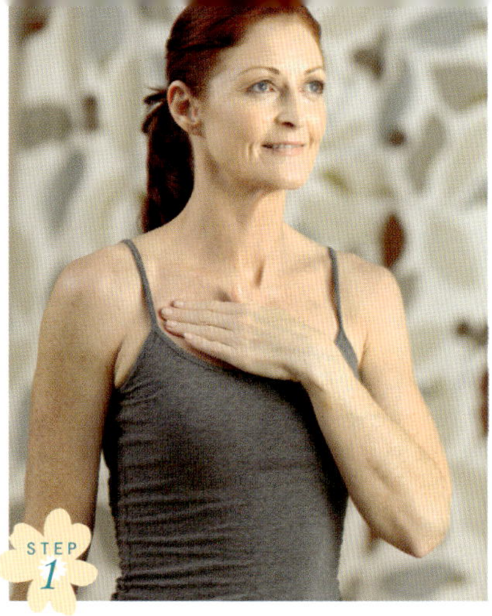

胸部のセルフマッサージ

四指を用いて、胸部の反対側の筋肉にゆっくりと輪を描きながら揉捏します。胸骨付近からスタートして、胸骨に沿って肩に向かいます。

注意と禁忌事項

●「安全性と注意事項」p.126参照。

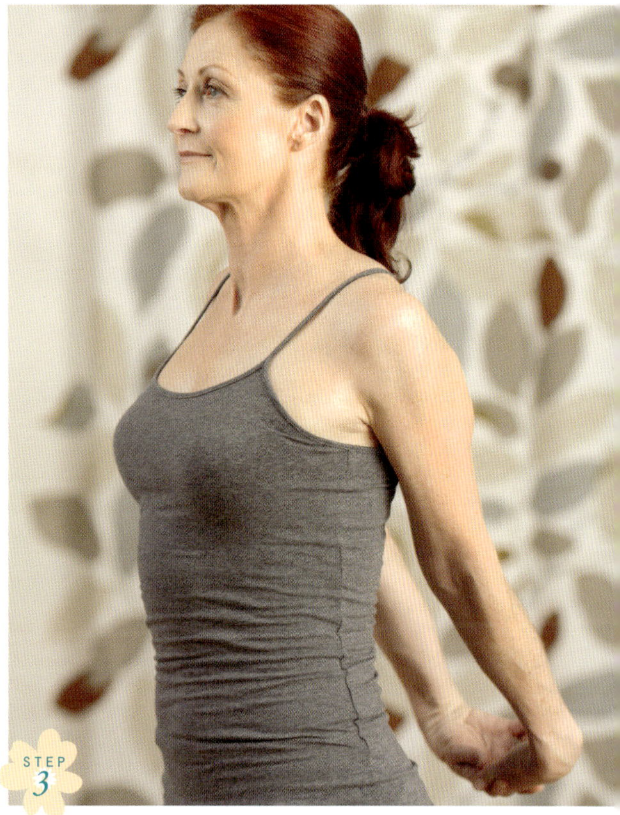

胸部のストレッチ

はじめに、背中に両手を回して手を組みます。胸を前に出しながら胸筋をストレッチします。

Sinus congestion

鼻づまり

副鼻腔炎は軽症であっても、鼻の通りが悪くなり、頭もぼんやりして、気分が晴れません。顔面のツボや足裏の反射点を押すことによって、気の活性化をはかり、鼻の閉塞症状を緩解させます。精油の吸入も役立つことでしょう。

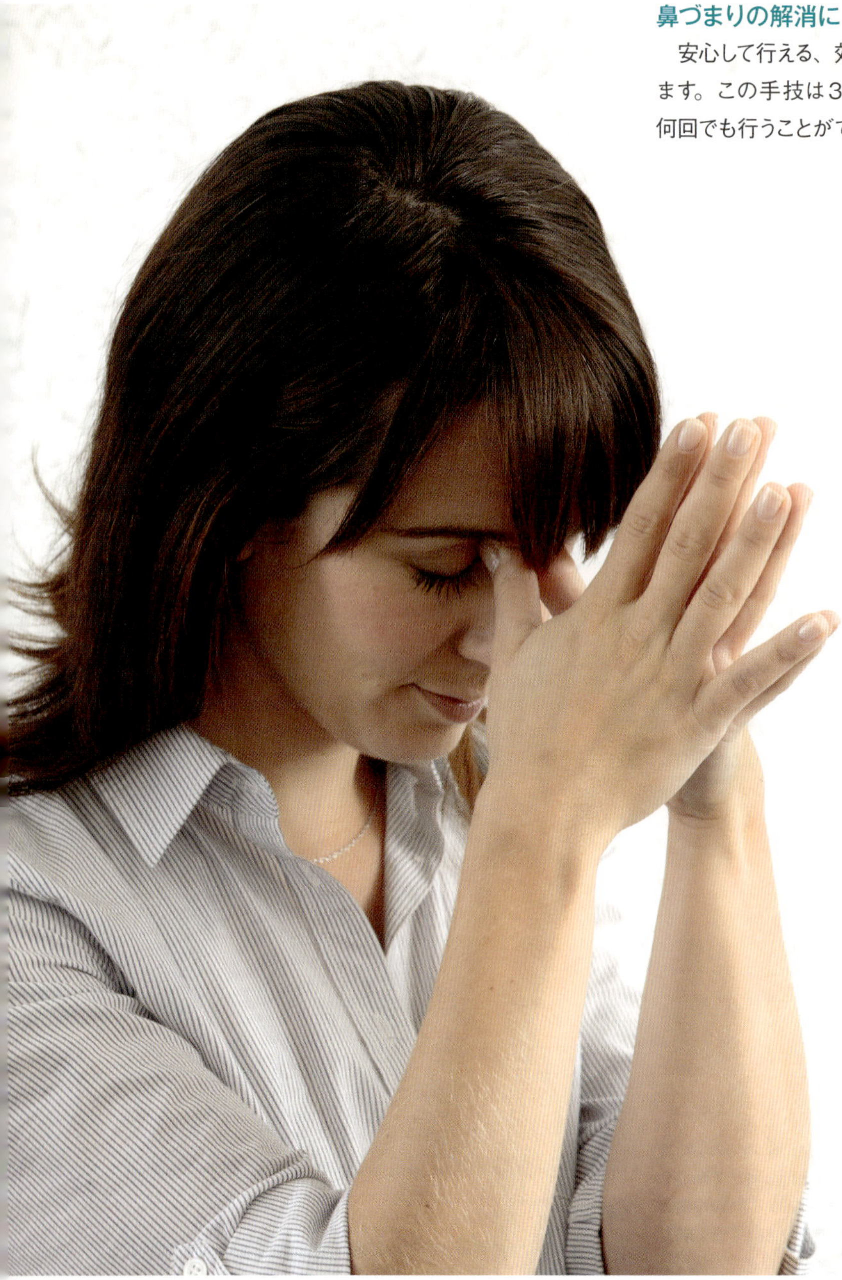

鼻づまりの解消に

安心して行える、効果的な4つのシークエンスを紹介します。この手技は3回繰り返しますが、必要に応じて、何回でも行うことができます。

STEP 1

両手を合わせて、鼻のつけ根を母指で押すように、頭を傾けます。示指を用いて、鼻の両脇のツボ＜小鼻の上にある「鼻《び》通《つう》」。次ページの「迎香《げいこう》」よりやや上＞を押圧し、次に鼻柱の両脇をマッサージしながら下ります。この手技は1分以内で行います。

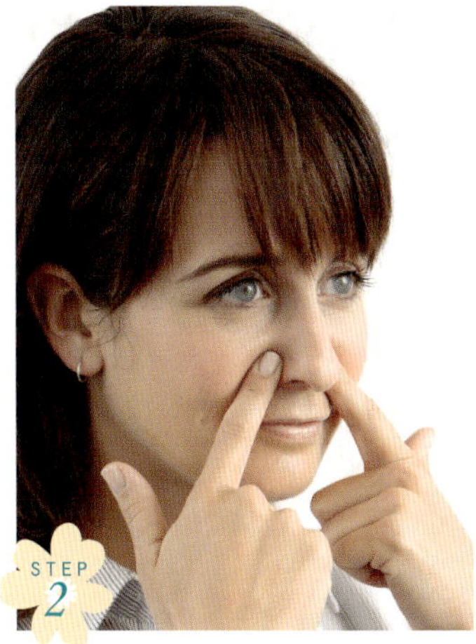

鼻孔の脇にある小さなくぼみに位置するツボ<迎香>を押圧します。鼻づまりに効果的なツボです。示指で押して、30秒間同じ圧を保ちます。指を離し、数秒ほど間をおいてから、再び押圧します。

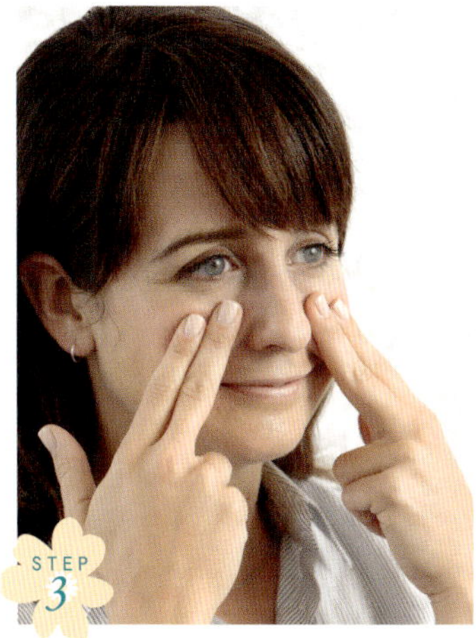

両手の示指と中指をそれぞれ、鼻の両脇に当てます。ゆっくりと押圧しながら、鼻柱の脇を下ります。こうすると、最初の手技によりすでに流れだした水液や粘液を排泄させることができます。頬骨の上にも同じ手技を繰り返してください。この手技は必要に応じて、何度も繰り返すことができます。

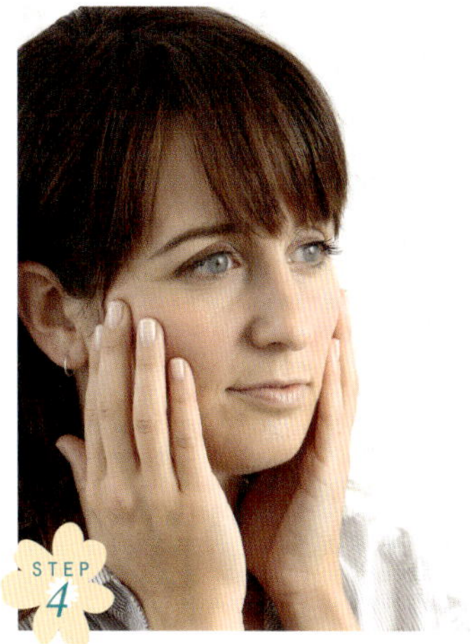

顔の両側面をストロークしながら外側に下り、リンパ節にリンパ液を流すようにマッサージします。眉から始め、顎から首にかけて、ゆっくりとスウィープします。

精油を吸入する

わずらわしい鼻づまりをすっきりさせる、伝統的に行われている療法には、ユーカリとパイン、タイムの精油を使うと効果的です。湯気のたっている熱い湯のなかに、これらの精油を1滴ずつ滴下して、顔を蒸気の上にもっていきます。顔をタオルで覆って、この蒸気を5分間吸入します。

副鼻腔炎や重症のインフルエンザの場合には、最初に医師に相談してからアロマテラピーを行ってください。

アロマスティック

ユーカリ油とペパーミント油、ティートリー油を全部で10滴、アロマスティックに浸します。このアロマスティックはアロマ専門店にて入手することができます。鼻孔から少し離したところで、精油の香りをゆっくりと吸入します。精油はティッシュに数滴落として、嗅いでもよいのです。

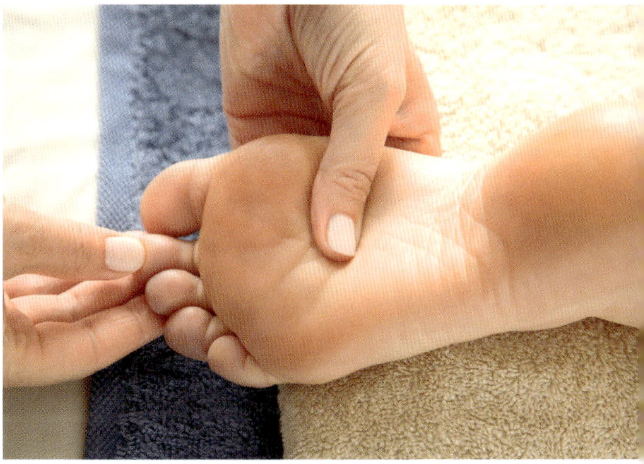

リフレクソロジー

第2〜5趾の裏側の最上部は副鼻腔の反射区です。マッサージすると、副鼻腔炎に効果的です。足を手で支えながら、母指でつま先にマッサージを行います。つま先はそれぞれ、30秒間ほど刺激します。

注意と禁忌事項

- 「安全性と注意事項」p.126参照。

「アロマテラピーブレンド」p.63

Sports injuries

スポーツ時の外傷

スポーツ時に捻挫や打撲をした際、筋肉や骨、関節が負ったダメージを長引かせないためにも特別なケアが必要です。すでにけがをしているときには、医師に最初に相談してください。

調子を調える

筋肉や靭帯に過剰な負荷がかかり、正常な可動域を越えて牽引されると、痛みと炎症を伴う捻挫や筋違いが生じます。スポーツ傷害を防ぐためには、日頃からコンディションを調えておくとともに、自分の体力がそのスポーツのレベルにマッチするかどうかを知ることも大切です。

精油ではアルニカ油とブラックペッパー油、ジンジャー油、タイム油、スイートマジョラム油が、捻挫と筋違いに効果的です。キャリアオイル大さじ3杯に、各精油を数滴ずつ加えたブレンドオイルを調合して、患部に塗布します。

スウェーデン式マッサージを規則的に行っていると、筋肉組織を健やかに保つことができるでしょう。

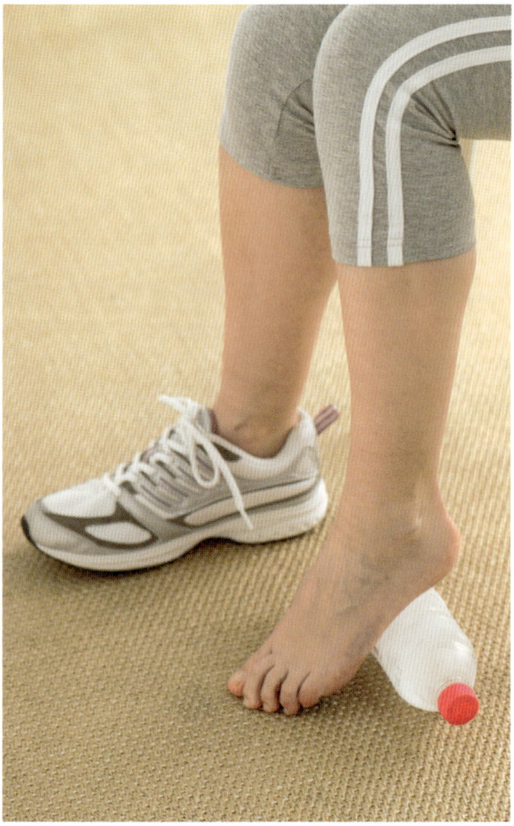

足をすっきりさせる

土踏まずが腫れたり、けがしたときには、凍らせたペットボトルを足の下に置いて、前後にころがします。

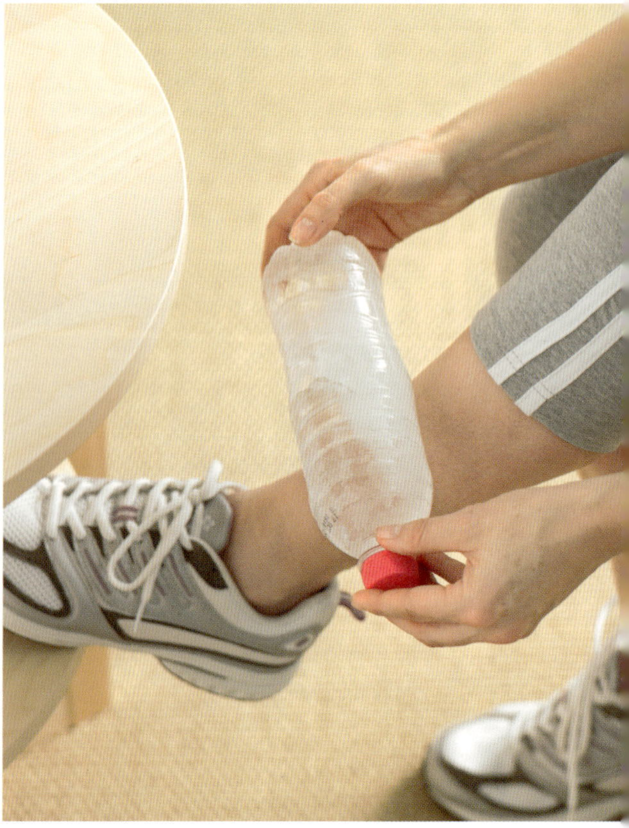

前脛骨筋のケア

すねの筋肉が腫れたときには、前においたいすに足をかけ、凍らせたペットボトルを当てて冷やします。

炎症や腫れがひいたあとでマッサージを行うと、
傷ついた筋肉組織の瘢痕を小さくします。

打ち身によいアルニカの精油

外力をもろに受けると、皮下出血により打撲の症状が現れます。青あざを小さくしたいときには、アルニカ油を数滴指に取り、小さな輪を描きながらあざに擦り込みます。

アイスマッサージは行うべきか

アイスマッサージは、傷を負った部位の炎症症状と痛みの緩和に効果的です。

- ペットボトルか、発泡スチロール製のコップの水を凍らせて、負傷した筋肉組織の手当に用います。
- アイスパックを使う場合は、20分以上続けて皮膚に当ててはいけません。使用時は布でくるみ、皮膚に直接アイスパックを当てることは避けます。

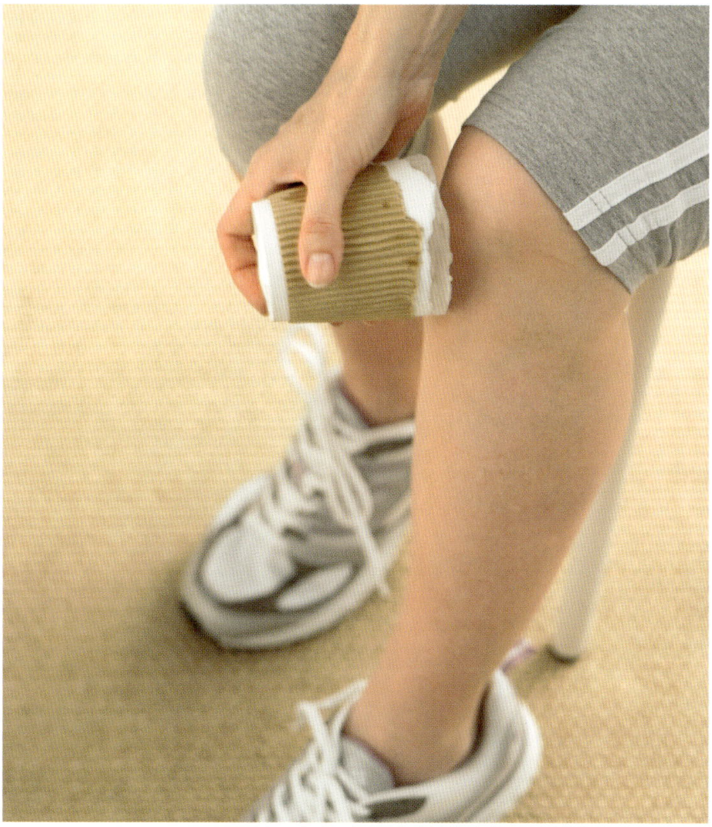

膝痛

発泡スチロール製<手が冷えないように>のコップに水を入れて凍らせ、コップの端を少し裂いて氷を露出させます。氷を何カ所かに当ててから膝蓋骨の周囲にゆっくりと輪を描きます。

注意と禁忌事項

- 「安全性と注意事項」p.126参照。

→「アロマテラピーブレンド」p.68

Travel ailments

旅行中の不調

小さな空間に、すし詰め状態になる現代の旅行。長いフライトでは吐き気を催すこともあるかもしれません。そして、深部静脈血栓症（DVT）のように、重篤な症状を起こす可能性も否めません。マッサージやアロマ、ストレッチは、いろいろな不調を予防する対策になるのです。

乗り物酔いと悪心

旅行中は、普段食べつけない物を口にする機会もあり、不快感を覚えることもあります。少し吐き気を感じるときには、2つの方法を試してみてください。とても簡単に行えます。1つは、ジンジャー油か、ペパーミント油をハンカチやティッシュペーパーに付けて、繰り返して吸入する方法です。もう1つは、どちらかの精油を直接手に数滴取って、時計回りに下腹部にすりこむ方法です。

深部静脈血栓症（DVT）

DVTは心臓に血液が十分に還流できない結果として、足の静脈に血栓が生じる疾患です。その背景には、肥満や喫煙などのリスクファクターもあります。長時間のフライトでは、キャビンの空気圧がかかり、心臓に還流する血管とリンパ管が収斂されます。

そこで、旅の間に脚の循環を良好に保つ対策として、ここで紹介するシンプルな4つの体操を行いましょう。ふくらはぎの筋肉は下腿のポンプとして働くために、この筋肉を収縮させると循環器系によいのです。体操やストレッチを行うこともよいため、定期的に立ち上がって機内を散歩するように心がけます。

旅行中の足のトラブル

観光で長く歩き回っていると、足にマメができるほか、むくみやすいものです。

- 足のマメにはカレンデュラの精油数滴と、ラベンダー油かティートリー油を数滴加えて、キャリアオイル大さじ3杯と調合します。このブレンドオイルを軽くマッサージしながら患部に擦り込みます。
- 足がむくんだときには、ジャーマンカモミール油とラベンダー油、スイートマジョラム油を数滴ずつ、キャリアオイル大さじ3杯に調合して用います。

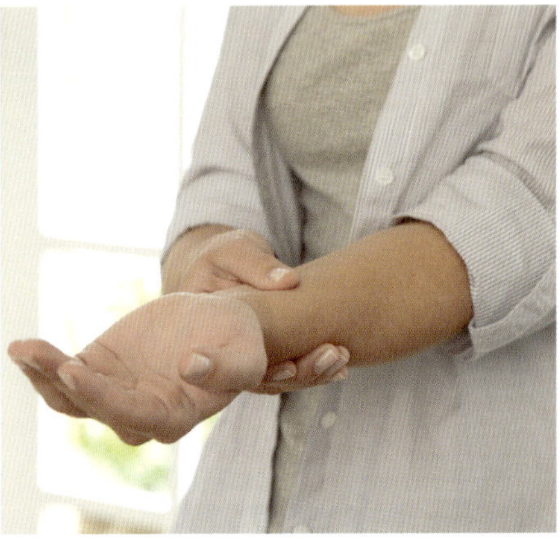

精神的なリラックスをはかり、乗り物酔いを楽にするツボに、「内関」（p.210）があります。手関節前面の横紋から肘方向に、指を3本当てたところにあるツボです。前腕の靭帯の間にあるこのツボを、必要なだけ時間をかけて押してください。

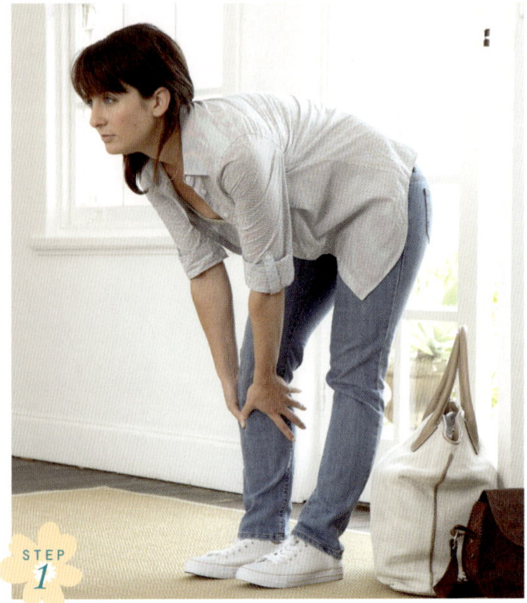

かがみながら、ふくらはぎの筋肉を両手ではさみ、ゆっくりと筋肉を上下しながらマッサージします。指先も用いて、ゆっくりと輪を描くように優しく揉捏します。

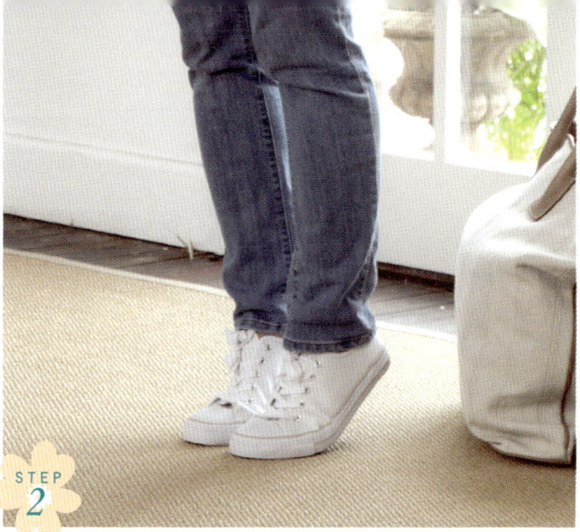

STEP 2

両足をしっかりと地面につけて、リラックスして立ちます。しだいに、体を前方に倒して、つま先立ちになります。数秒間、そのままの姿勢を維持します。こうすると、前脛骨筋を含めて、脚前面の筋肉をストレッチすることができます。

飛行機の機内は酸素レベルが低いために、乾燥しやすい状態です。アルコール飲料やカフェイン入りの飲料を避けて、水をたくさん飲みましょう。

注意と禁忌事項

- 「安全性と注意事項」p.126参照。

「アロマテラピーブレンド」p.56～59
「消化器系のトラブル」p.192

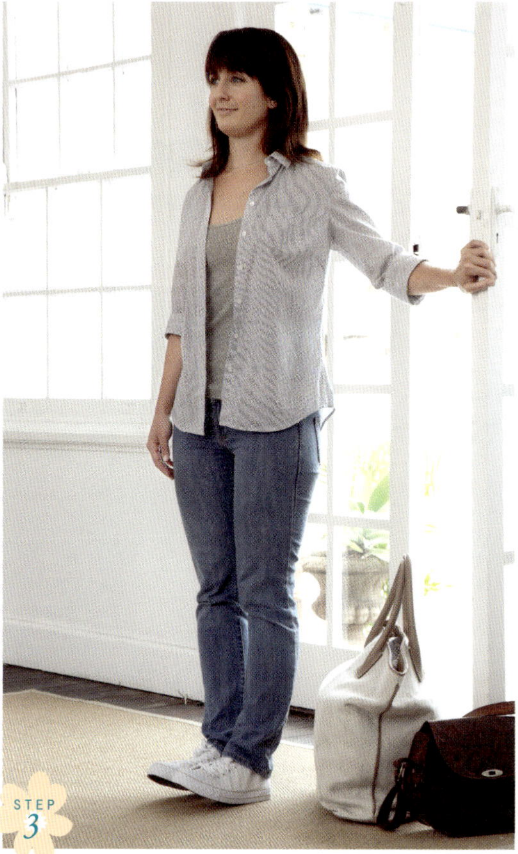

STEP 3

壁に手を当てて、ゆっくりと重心を後方に移します。しだいに、かかとで重心を支えて立つようにして、腓腹筋の後面をストレッチしてください。その姿勢を10秒間保ってから、次に前方に重心を移して立ちます。この前後の動作を10回繰り返し、体を前後に揺らします。下腿の血行を改善することができる体操です。

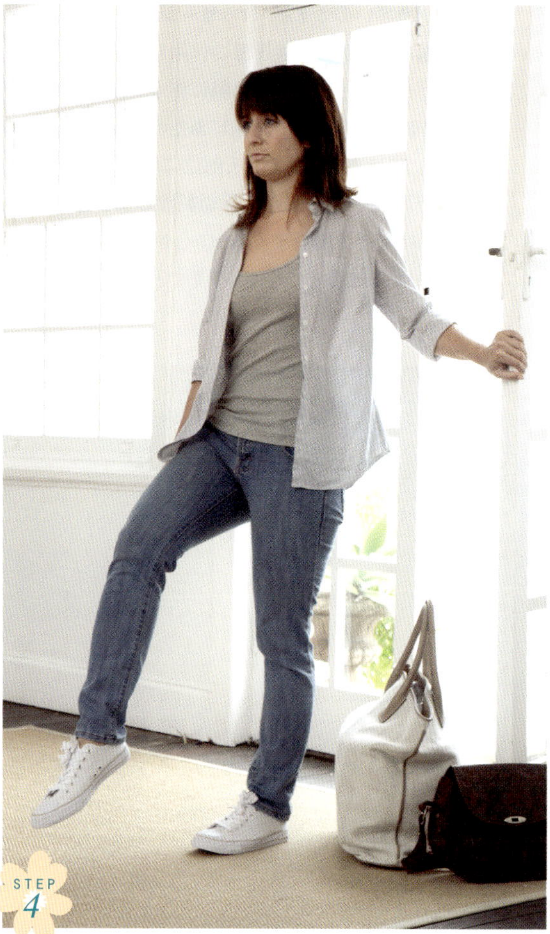

STEP 4

このシークエンスの最後は、片足で立って、もう一方の足を挙上して、揺らすことです。下腿を揺らしてから、しだいに大腿部にも振動を与えます。この動作を3回繰り返します。次に、他方の足に行ってください。

Getting older

年齢を重ねるということ

健康でバランスの取れたライフスタイルは、心臓血管疾患などの生活習慣病を予防する上で、とても重要なファクターです。マッサージとアロマテラピーという療法は、熟年や老年世代にはとても役立ちます。

活動的に暮らす

食生活の充実と並んで、イキイキ暮らすことは身体機能の衰えを防ぐとともに、毎日の生活を進行させる能力につながります。高齢者の方では筋肉のこわばりや痛みを訴える人も多いのですが、マッサージにはQOLを向上するとともに、筋肉の働きを保つ作用があります。なお、セラピストはクライアントの年齢に伴う問題（関節痛や骨《こつ》粗《そ》鬆《しょう》症など）を考慮して施術にあたる必要があります。たとえば、関節炎を生じている部位にはマッサージを控えることが原則です。そして、骨粗鬆症がある部位には、とても軽いタッチで施術するように心がけます。

マッサージは社会とつながりをもつという、大切な役割も担っています。家族や友人と遠く離れて生活している高齢者には、孤独を感じている方も多いはずです。そのため、高齢者をマッサージするときには、いつでも優しく接するように心がけ、マッサージ中はそのときの姿勢が楽であるかなど、随時確認することを心がけてください。高齢者は、座位マッサージの方を好むかもしれません。

! 注意と禁忌事項

●「安全性と注意事項」p.126参照。

首と頭部、肩に行う座位マッサージ

クライアントには座り心地のよい椅子に座っていただき、この3つのシークエンスを順に行い、筋肉のこりや痛みを楽にします。

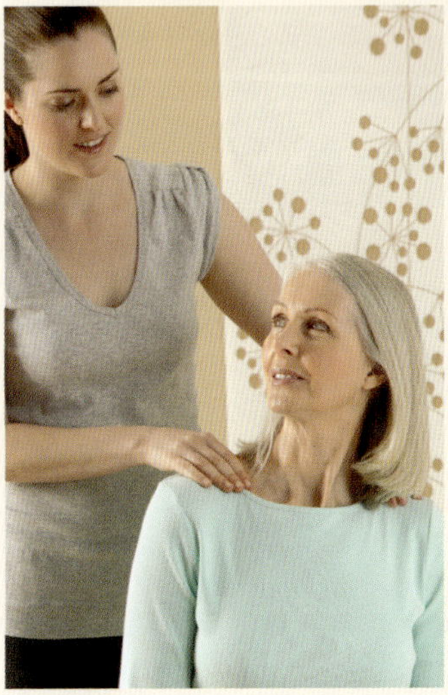

1
クライアントの肩をやさしく揉捏します。

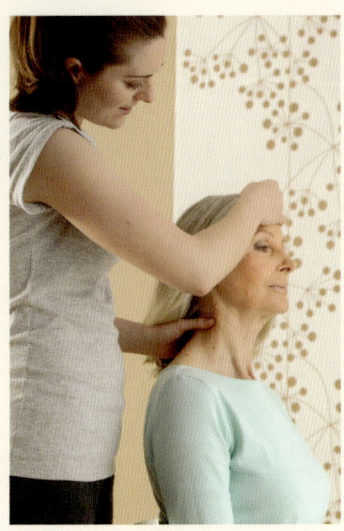

2
セラピストは、クライアントの額に手掌をあてがい、もう一方の手で頸部の筋肉を揉捏します。このときに、圧力が適切であるかをクライアントに確認してください。

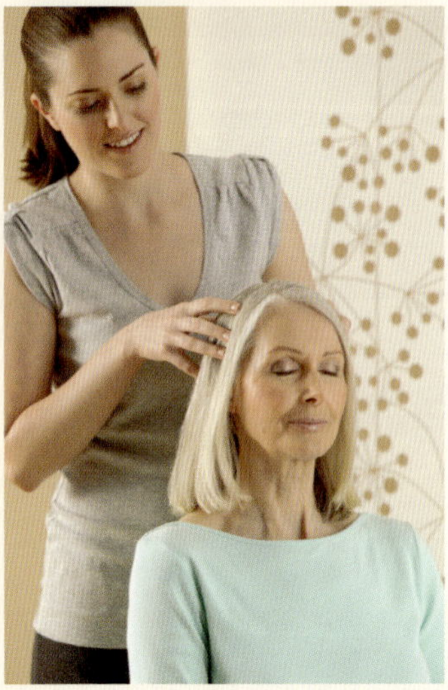

3
頭皮をマッサージします。記憶力を高めるローズマリーの精油を数滴、キャリアオイル大さじ3杯に調合して、<クライアントの了解をとって>用いてもよいでしょう。

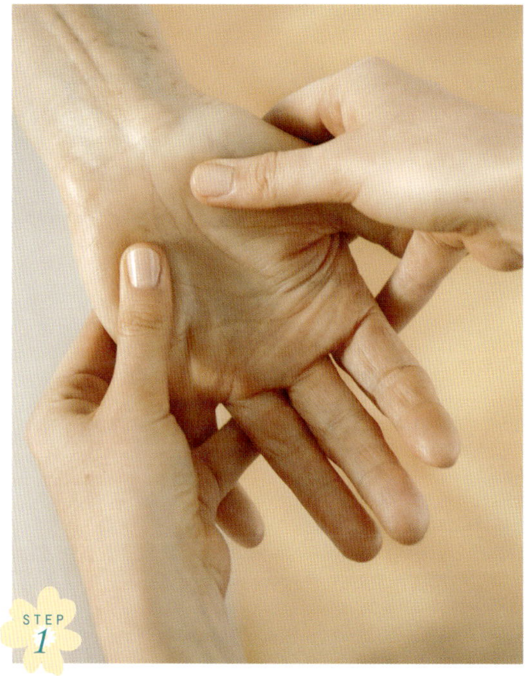

ハンドマッサージ

セラピストはクライアントの手を支え、両方の母指で手掌の筋肉を横切り、手を開くようにしてマッサージします。

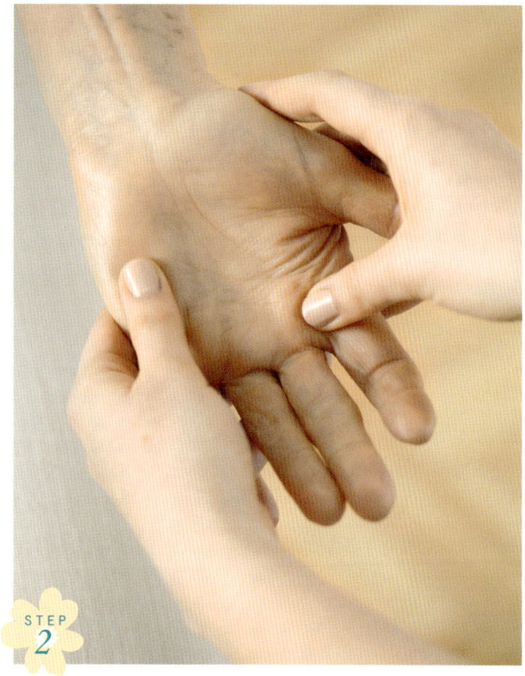

各指の付け根に、輪状揉捏を行います。

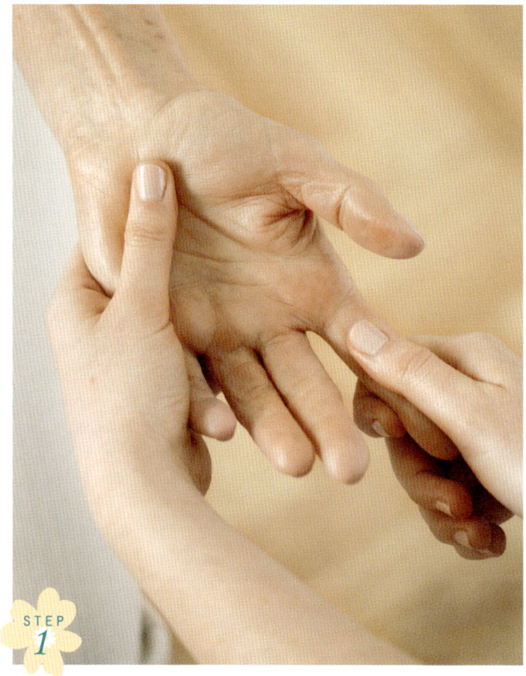

指のマッサージ

クライアントの指を一本ずつ、母指と手の間にはさみ、指に沿ってストロークします。

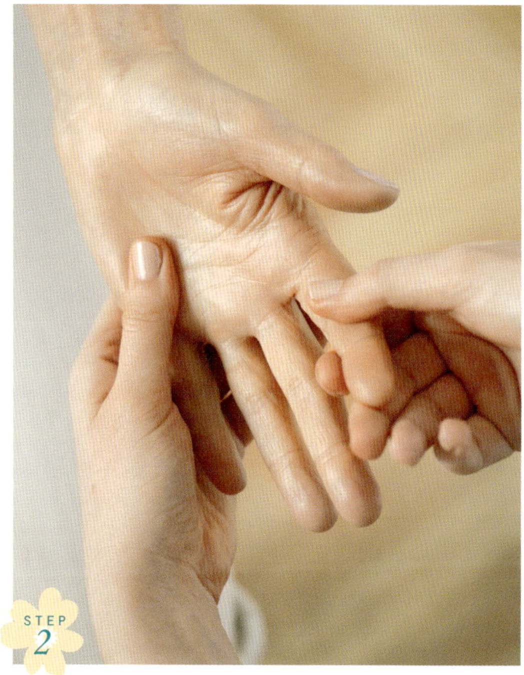

指の関節をやさしく回旋させて、この手技を終了します。

「関節痛」p.206

Pregnancy

妊娠

胎内の赤ちゃんが成長するにつれて、妊婦さんの体も変化します。ここで紹介するシンプルなテクニックと施術法は、腰痛のほか、腕と脚部、背部の痛みの解消に役立てることができます。なお、施術を行う前には、クライアントから医師に相談してもらい、マッサージを受けても問題がないかを最初に確認してください。

妊娠初期の3カ月間

最初の3カ月間は胎児が安定していないために、マッサージは一般的に禁忌とされています。経穴のなかには、繰り返して刺激を与えるとよくないために、使用できないツボがあります。このようなツボは足の上や足首の周囲、そして仙骨、母指と示指のあいだ、肩と首の間（下の図を参照のこと）にあります。

妊娠期に禁忌のツボ

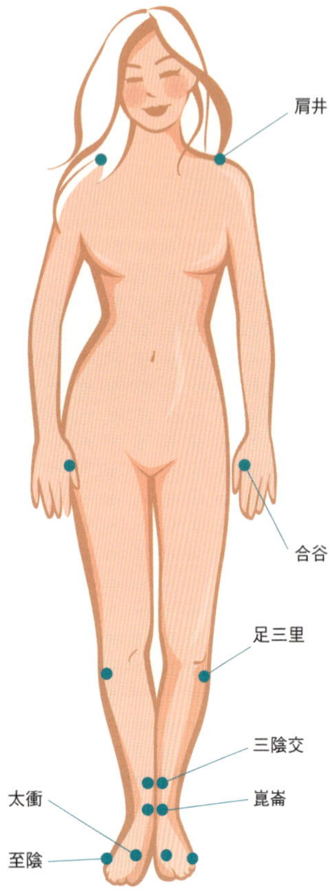

腰痛

一般的には、妊娠3カ月頃から腰痛を感じるようになります。内分泌系の影響を受けて、靭帯がゆるむ速度が遅くなるため、骨盤につながる靭帯が緊張するようになります。そのために、腰部に痛みを感じやすくなります。腰部にマッサージを行うと、心が落ち着くとともに、体が温まります。さらに、腰痛が緩和されます。マッサージの手技はゆっくりと行い、お母さん自身とおなかの赤ちゃんによい効果を体感してもらいましょう。

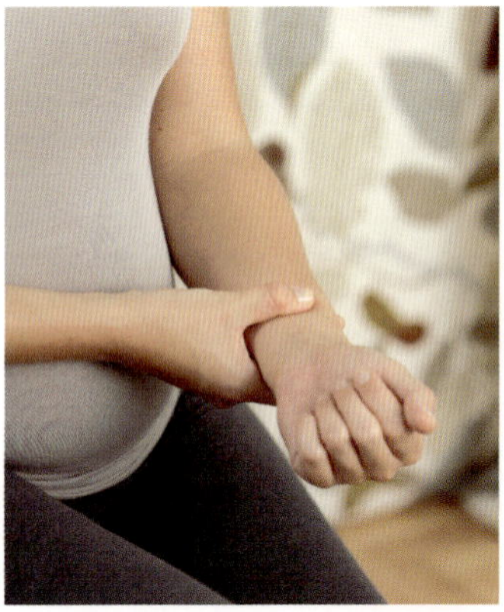

指圧

妊娠中はつわりが起きやすいものですが、人によっては深刻な問題に発展することもあります。つわりを感じたら、母指で前腕前面の手関節の横紋から肘方向に3本の指を当てたツボ「内関」（p.210）を押圧します。外出しているときには、つわりの解消にとても助かるツボです。

座位マッサージ

妊婦さんに背中のマッサージを行います。クライアントに、心地のよい椅子に後ろ向きに腰掛け、背もたれによりかかってもらいます。おなかにふんわりした大きなクッションをあてがい、いすの背もたれにおなかが直接触れないようにします。セラピストは両手で、クライアントの背中を上から下にマッサージします。

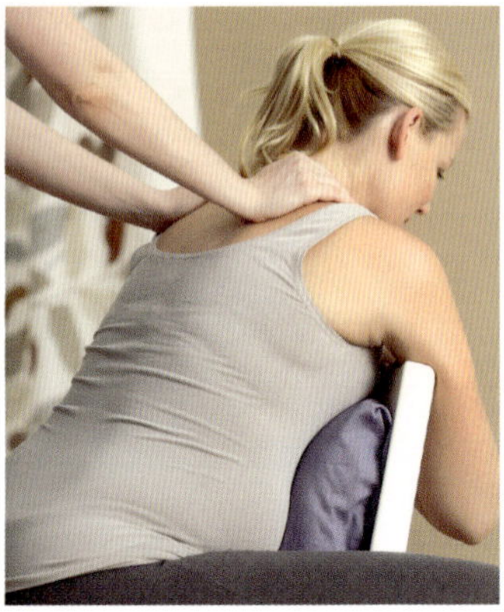

注意と禁忌事項

- 「妊娠期には」p.4、「安全性と注意事項」p.126参照。

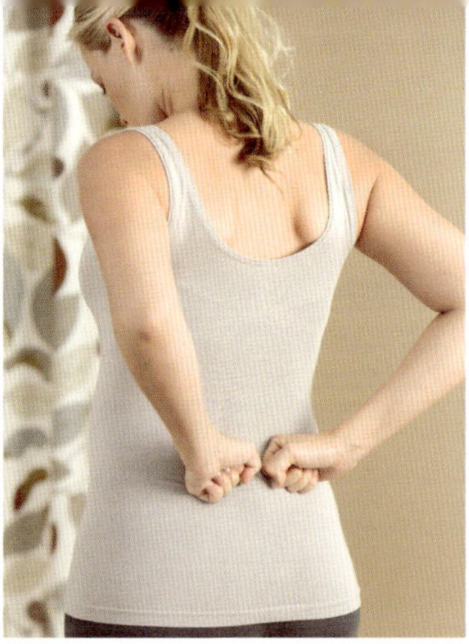

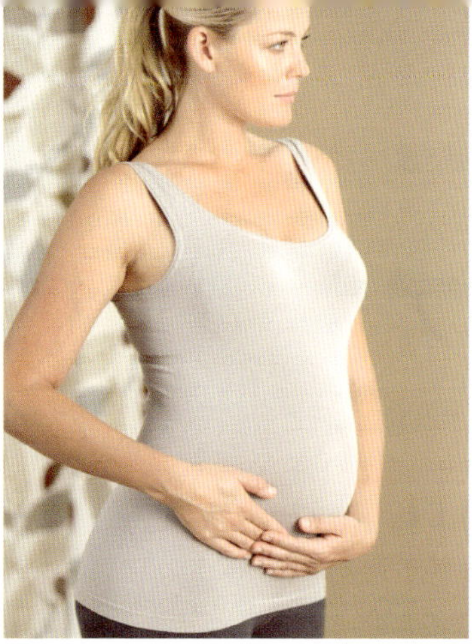

セルフマッサージ

骨盤が出産に向けて開き始めると、腰痛が生じます。この痛みを楽にするためには、腰部にマッサージを行います。両手を腰に当てがい、左右と上下方向にマッサージをしながら、筋肉を温めます。５分間この手技を行います。なお、気持ちがよいと感じるだけマッサージを続けてもかまいません。この手技は妊娠後期にことのほか役立ちます。

腹部のマッサージ

胎児の発育とともに、妊婦さんの腹部の筋肉は伸張します。よい効果を与えるために、腹部全体に優しく<オイルを塗布する程度のごくわずかな圧で>マッサージを行うと、赤ちゃんとのきずなを深めることができます。左側からスタートして、ゆっくりと時計回りにマッサージを行い、反対側に手が届くまで行います。そして、今度は少し高い位置から始めて、同じ動作を繰り返して、おなか全体にマッサージを行ったら、終了します。数分間のマッサージです。

妊娠期に役立つ精油

- 妊娠線の予防には植物油が適しています。全身のマッサージをするときには、アボカド油、アプリコットカーネル油、小麦胚芽油を試してみてください。妊娠7カ月半以降、精油を用いたいと望むときには、マンダリン油かラベンダー油を数滴加えます。
- スペアミント油はつわりによい可能性があります。ハンカチやティッシュに数滴を落として、悪心を感じたときに、香りを嗅ぎます。
- むくみがあるときには、最初に医師に相談してください。深刻な問題でなければ、キャリアオイル大さじ３杯に、グレープフルーツ油、ゼラニウム油、スイートオレンジ油を数滴ずつ調合します。このブレンドオイルはリンパマッサージに使用して、足と脚部、腕に施術します。

側臥位のマッサージ

妊娠末期をむかえたクライアントをマッサージするのに適した手技です。

「アロマテラピーブレンド」p.68

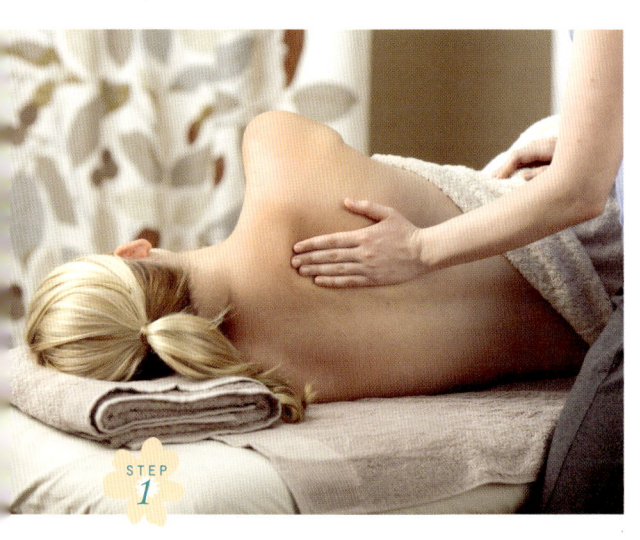

胎児のような姿勢を取って、横向きに寝てもらいます（側臥位）。このときに、クライアントの足の間にクッションをはさむほか、腹部の下にももう一つクッションをあてがいます。背中の半分にエフルラージュとペトリサージュを行い、クライアントには十分にリラックスしてもらいます。そのあとで、クライアントが反対側に横向きになることを助けます。同じように、背中の上半分にマッサージを行います。

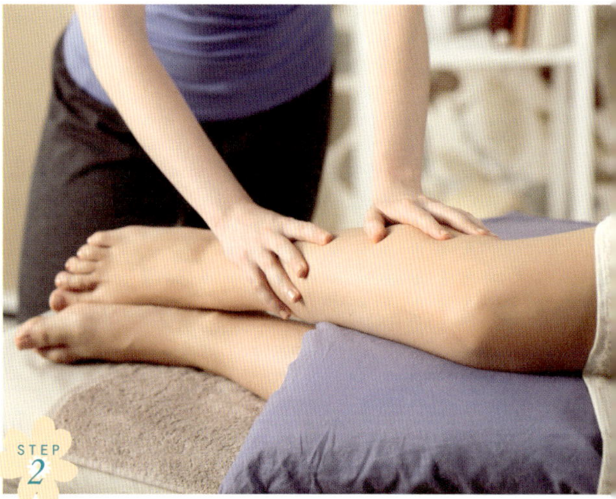

重くなった体を支える脚部と足をマッサージします。足から始めて、オイルを塗布して、優しくストロークしながら、求心性にマッサージします。足の外側の反射点を刺激しないように注意しながら、この手技を行います。それから、優しくエフルラージュをして、リンパと組織内の循環を促すほか、血行をよくするために、ニーディングを行います。

乳幼児のケア

まだ幼い子どもたちは、いろいろと些細な健康上の問題を起こしやすいものです。マッサージと少量のブレンドオイルで、ケアすることができます。そのときには、はじめに医師や小児科医＜日本でもアロマテラピーを取り入れている医師が増えています＞に相談し、ブレンドオイルの原料をお伝えして、使用してもよいのかを確認してください。

おむつかぶれ

赤ちゃんはいろいろな食べ物や環境にアレルギー反応を起こすことがよくあり、発疹などの皮膚のトラブルとして現れることがあります。いつでも、最初にかかりつけの医師や小児科医に相談してください。

乾燥肌やおむつかぶれには、ジャーマンカモミール油とカレンデュラ油、ラベンダー油を2滴ずつ、キャリアオイル大さじ3杯に混ぜたブレンドオイルを、皮膚のトラブルがあるところに部分的に用います。最初に、トラブルのある箇所にごく少量つけて試します。問題がなければ、必要に応じてブレンドオイルの使用量を増やします。

夜泣き

赤ちゃんが夜泣きをする理由はいまでも解明されていませんが、昔から、消化の問題として扱われています。親は赤ちゃんの背中を軽く叩いてあやす習慣があります。マンダリン油を2滴、キャリアオイル大さじ3杯に加えて、ブレンドオイルとし、赤ちゃんのおなかを時計回りに優しくマッサージします。

緊張

新生児は子宮から新しい世界に生まれ出て、新しい生活に馴染むまで緊張したり、疲れたりするものです。リラックスさせるバスタイムにはスイートアーモンド油、もしくはアプリコットカーネル油大さじ3杯に、ラベンダー油を2滴配合したブレンドオイルを、お風呂の湯に加えます。

睡眠

ぐっすりと眠れるように、アロマポット（電気式が好ましい）にラベンダー油のほか、ネロリ油、またはマンダリン油を数滴落として、室内に香らせます。風邪をひいたり、気管支炎を起こしたときには、蒸散器にユーカリ油を入れて、日中か夜間に使用します。なお、使用する精油は多くても5滴に限ります。

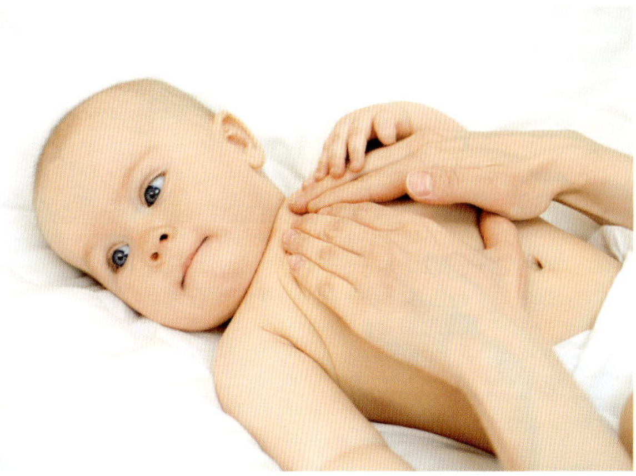

親子のきずな

スウェーデン式マッサージはお子さんとのきずなを深めるよい方法です。赤ちゃんの緊張をほぐしてリラックスさせることができます。ラベンダー油を2滴、大さじ3杯のスイートアーモンド油、またはアプリコットカーネル油にブレンドし、このキャリアオイルを少量手に取り、お子さんの体にマッサージしてください。マッサージの圧力は軽くし、あくまで優しく行いますが、いつでも同じ圧力を保つようにしてください（圧力が変わると、興奮させることになります）。マッサージを好まないようであれば、無理強いしてはいけません。

一般的な風邪の症状に

赤ちゃんが風邪をひいたときには、「睡眠」の段落で推奨した精油のなかから1種類を選び、希釈してから足裏のマッサージに用います。その効用は血流を介して、肺に至ります。足裏のマッサージの代わりに、赤ちゃんの胸元に小さな輪を描きながらマッサージを行ってもよいでしょう。

！ 注意と禁忌事項

- 生後12カ月に満たない乳児に精油を使用することを認めない治療家もいます。
- 「乳幼児に」p.5参照。
- 「安全性と注意事項」p.126参照。

著者について

パメラ・アラーディス　Pamela Allardice
BA 情報工学優等学位

パメラは健康と補完医療、栄養学と食餌療法の分野を専門とする、著名な編集者であり、ライターです。オーストラリアの一流の自然派の健康雑誌、『Nature & Health』の編集者です。彼女は30冊以上の書籍を出版しており、そのなかにはベストセラーの『Pamela's Natural Remedies』、『The Body Bible』、『Natural Health Made Easy』、『A Handful of Herbs』、『Essential Oils』、『Making Scents』、『Feel Good』、『Make Time』と『Slow Up』なども含まれます。書籍はヨーロッパとアメリカ、イスラエル、韓国、中国においても販売されています。パメラはReader's Digestから出版されている『The Complete Book of Herbs』の寄稿者です。1995年から2009年には、『Australian Women's Weekly』の『Naturally Good』のコラムニストでした。現在は、この雑誌のホームページに『Ask Pamela』というコラムを担当しています。彼女は2000件以上の記事を、オーストラリアのほか、国際的な出版物と電子メディアに署名入りで投稿しています。

エラ ベイリッス　Ela Bayliss
DIRT、DRM、アロマ学位、指圧学位

認定アロマセラピストであり、アロマテラピー関連事業を営んでいます。エラはAustralasian college of Natural Therapiesで、2006年からアロマテラピーマッサージの講義を担当し、指導に務めています。さらに、2002年から一般家庭やクリニック、企業において、レメディアルマッサージと指圧、アロマテラピーのトリートメントを行っています。

ステファン ベイリッス　Stephen Bayliss
DRM、スポーツ学位

認定レメディアルマッサージ師であり、スポーツセラピストです。Australasian college of Natural Therapiesでは、マッサージの主任指導教官であり、2005年から同大学において指導と講義を担当しています。ステファンはクリニックにおいて、カイロプラクターや物理療法士たちとともに、仕事をした経験があります。そのほか、マッサージ関連会社にも長年勤務していました。現在は、キネシオロジーを学んでいます。

シェリー キーティング　Shelley Keating
DRM、BSc（ExSciRehab）、MExSpSci（CliExSci）

シェリーはレメディアルマッサージ師であり、認定運動療法士です。2004年から個人のクリニックでスポーツ関連の仕事をしています。Australasian College of Natural Therapiesでは、2008年から2010年まで手技療法の教育課程の責任者でした。2010年には、運動とスポーツ科学（臨床運動科学）における修士課程を修了し、現在はシドニー大学の運動物理学の分野で、さらに高学位を目指して研究を進めています。

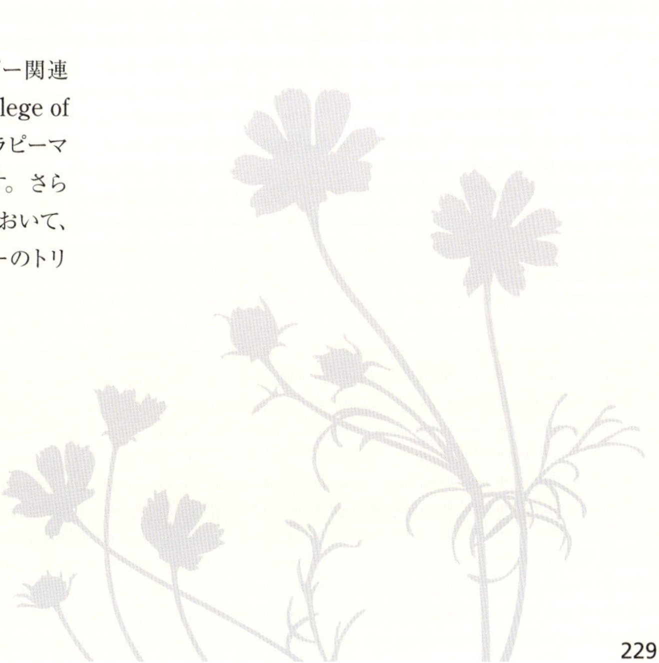

その他、アロマテラピー関連情報（海外）

有機農法認証団体

有機農法由来の原料を抽出した精油を認証する主な団体を紹介します。

有資格のセラピストを検索するには

●オーストラリアでは、International Aromatherapy and Aromatic Medicine Association（IAAMA）のウェブサイト www.iaama.org.au. から検索できます。この協会は、オーストラリアでは最大級の無所属の専門協会であり、会員の皆様は道徳法と業務法に従うことが義務づけられています。

お住まいの近所のセラピストを探すときには、二つの主流な団体である、Australian Traditional-Medicine Society のホームページ、www.atms.com.au、または Australian Natural Therapists Association のホームページ、www.australiannaturaltherapistsassociation.com.au をご参照ください。

なお、セラピストに連絡するときには、所属する団体と保有する資格についてもお尋ねになることをお勧めいたします。

●ニュージーランドには三つの団体（協会を含む）があります。

- New Zealand Register of Holistic Aromatherapists
  ホームページ　www.aromatherapy.org.nz
- New Zealand Charter of Health Practitioners
  ホームページ　www.healthcharter.org.nz
- New Zealand Natural Medicine Association
  ホームページ　www.nznma.com

●英国では下記の団体（協会）にお問い合わせください。

- Federation of Holistic Therapists
  ホームページ　www.fht.org.uk
- British Complementary Medicine Association
  ホームページ　www.bcma.co.uk
- Institute for Complementary and Natural Medicine
  ホームページ　www.icnm.org.uk

●アメリカの団体（協会を含む）は次の通りです。

- American Massage Therapy Association
  ホームページ　www.amtamassage.org.
- American Holistic Health Association
  ホームページ　www.ahha.org
- National Association for Holistic Aromatherapy
  ホームページ　www.naha.org.

●カナダの団体（協会を含む）は下記の団体（協会）にお問い合わせください。

- Canadian Federation of Aromatherapists
  ホームページ　www.cfacanada.com
- Natural Health Practitioners of Canada
  ホームページ　www.nhpcanada.org
- Massage Therapy Canada
  ホームページ　www.massage.ca

参考文献

「代表的な精油30種」（p.22～51）に掲載された精油に関する研究報告の文献です。

Basil

Wei A, Shibamoto T. Antioxidant/lipoxygenase inhibitory activities and chemical compositions of selected essential oils. Journal of Agriculture and Food Chemistry 2010;58(12):8218–25.
www.ncbi.nlm.nih.gov/pubmed/20499917

Bergamot

Corasaniti MT, Maiuolo J, Maida S, Fratto V, Navarra M, Russo R, Amantea D, Morrone LA, Bagetta G. Cell signalling pathways in the mechanisms of neuroprotection afforded by bergamot essential oil against NMDA-induced cell death in vitro. British Journal of Pharmacology 2007 June;151(4):518–29.
www.ncbi.nlm.nih.gov/sites/pubmed/17401440

Mandalari G, Bennett RN, Bisignano G, Trombetta D, Saija A, Faulds CB, Gasson MJ, Narbad A. Antimicrobial activity of flavonoids extracted from bergamot (*Citrus bergamia* Risso) peel, a byproduct of the essential oil industry. Journal of Applied Microbiology 2007 Dec;103(6):2056–64.
www.ncbi.nlm.nih.gov/sites/pubmed/18045389

Rombolà L, Corasaniti MT, Rotiroti D, Tassorelli C, Sakurada S, Bagetta G, Morrone LA. Effects of systemic administration of the essential oil of bergamot (BEO) on gross behaviour and EEG power spectra recorded from the rat hippocampus and cerebral cortex. Functional Neurology 2009 Apr–Jun;24(2):107–12.

www.ncbi.nlm.nih.gov/sites/pubmed/19775539

Cedarwood

Asakura K, Kanemasa T, Minagawa K, Kagawa K, Ninomiya M. The nonpeptide alpha-eudexp61 from Juniperus virginiana Linn. (Cupressaceae) inhibits omega-agatoxin IVA-sensitive Ca2+ currents and synaptosomal 45C+ uptake. Brain Research 1999 Mar 27;823(1–2):169–76.
www.ncbi.nlm.nih.gov/sites/pubmed/10095023

Dayawansa S, Umeno K, Takakura H, Hori E, Tabuchi E, Nagashima Y, Oosu H, Yada Y, Suzuki T, Ono T, Nishijo H. Autonomic responses during inhalation of natural fragrance of Cedrol in humans. Autonomic Neuroscience 2003 Oct 31;108(1–2):79–86.
www.ncbi.nlm.nih.gov/sites/pubmed/14614968

Chamomile

Charuluxananan S, Sumethawattana P, Kosawiboonpol R, Somboonviboon W, Werawataganon T. Effectiveness of lubrication of endotracheal tube cuff with chamomile-extract for prevention of postoperative sore throat and hoarseness. Journal of Medical Association of Thailand 2004 Sep;87 Suppl 2:S185–9.
www.ncbi.nlm.nih.gov/pubmed/16083185

Kato A, Minoshima Y, Yamamoto J, Adachi I, Watson AA, Nash RJ. Protective effects of dietary chamomile tea on diabetic complications. Journal of Agricultural and Food Chemistry 2008 Sep 10;56(17);8206–11.
www.ncbi.nlm.nih.gov/sites/pubmed/18681440

Clary sage

Peana AT, Moretti MD, Juliano C. Chemical composition and antimicrobial action of the essential oils of *Salvia desoleana* and *S. sclarea*. Planta Medica 1999 Dec;65(8);752–4.
www.ncbi.nlm.nih.gov/pubmed/10630121

Eucalyptus

Cermelli C, Fabio A, Fabio G, Quaglio P. Effect of eucalyptus essential oil on respiratory bacteria and viruses. Current Microbiology 2008 Jan;56(1):89–92.
www.ncbi.nlm.nih.gov/sites/pubmed/17972131

Frankincense

Frank MB, et al. Frankincense oil derived from *Boswellia carteri* induces tumor cell specific cytotoxicity. BMC Complementary and Alternative Medicine 2009 Mar 18;9:6.
www.ncbi.nlm.nih.gov/sites/pubmed/19296830

Lavender

Buchbauer G, Jirovetz L, et al. Aromatherapy: evidence for sedative effects of the essential oil of lavender after inhalation. Journal of Biosciences 1991 Nov–Dec;46(11–12):1067–72.
www.ncbi.nlm.nih.gov/sites/pubmed/1817516

Hadfield N. The role of aromatherapy massage in reducing anxiety in patients with malignant brain tumours. International Journal of Palliative Nursing 2001 Jun;7(6):279–85.
www.ncbi.nlm.nih.gov/sites/pubmed/12066022

Nakamura A, et al. Stress repression in restrained rats by (R)-(-)-linalool inhalation and gene expression profiling of their whole blood cells. Journal of Agricultural and Food Chemistry 2009 Jun 24;57(12):5480–5.
www.ncbi.nlm.nih.gov/sites/pubmed/19456160

Lemon

Ceccarelli I, et al. Sex differences in the citrus lemon essential oil-induced increase of hippocampal acetylcholine release in rats exposed to a persistent painful stimulation. Neuroscience Letters 2002 Sep 13;330(1):25–8.
www.ncbi.nlm.nih.gov/pubmed/12213626

Lemongrass

Manley CH. Psychophysiological effect of odor. Critical Reviews in Food Science and Nutrition 1993;33(1):57–62.
www.ncbi.nlm.nih.gov/sites/pubmed/8424855

Seth G, et al. Effect of essential oil of cymbopogon citratus stapf. on central nervous system. Indian Journal of Experimental Biology 1976 May;14(3):370–1.
www.ncbi.nlm.nih.gov/sites/pubmed/992793

Marjoram, sweet

Du WX, et al. Antibacterial effects of allspice, garlic and oregano essential oils in tomato films determined by overlay and vapor-phase methods. Journal of Food Science 2009 74(7):M390–7.
www.ncbi.nlm.nih.gov/pubmed/19895486

Orange, sweet

Komori T, et al. Effects of citrus fragrance on immune function and depressive states. Neuroimmunomodulation 1995 May–Jun;2(3);174–80.
www.ncbi.nlm.nih.gov/pubmed/8646568

Rose

Umezu T. Anticonflict effects of plant-derived essential oils. Pharmacology Biochemistry & Behavior 1999 Sep;64(1):35–40.
www.ncbi.nlm.nih.gov/pubmed/10494995

Sandalwood

Warnke PH, et al. The battle against multi-resistant strains: Renaissance of antimicrobial essential oils as a promising force to fight hospital-acquired infections. Journal of Craniomaxillofacial Surgery 2009 Oct;37(7);392–7.
www.ncbi.nlm.nih.gov/pubmed/19473851

Zhu J, et al. Mosquito larvicidal activity of botanical-based mosquito repellents. Journal of the American Mosquito Control Association 2008 Mar;24(1):161–8.
www.ncbi.nlm.nih.gov/pubmed/18437833

Tea tree

Caelli M, et al. Tea tree oil as an alternative topical decolonization agent for methicillin-resistant *Staphylococcus aureus*. Journal of Hospital Infection 2000 Nov;46(3):236–7.
www.ncbi.nlm.nih.gov/pubmed/11073734

Carson CF, et al. Susceptibility of methicillin-resistant *Staphylococcus aureus* to the essential oil of *Melaleuca alternifolia*. Journal of Antimicrobial Chemotherapy 1995 Mar;35(3):421–4.
www.ncbi.nlm.nih.gov/pubmed/7782258

Thyme, sweet

Hotta M. Carvacrol, a component of thyme oil, activates PPARalpha and gamma and suppresses COX-2 expression. Journal of Lipid Research 2010 Jan;51(1):132–9.
www.ncbi.nlm.nih.gov/sites/pubmed19578162

Research paper presented to the Society for General Microbiology, Spring 2010, by the Technological Educational Institute of the Ionian Islands, Greece. Society for General Microbiology (2010, April 4). Essential oils to fight superbugs. ScienceDaily. Retrieved July 5, 2010, from www.sciencedaily.com/releases/2010/03/100330210942.htm

補足：本書に登場する人物のスペル（五十音順）

アーサー・フィリップ　Arthur Phillip
アビセンナ　Avicenna
エミール・ボッダー　Emil Vodder
エストリッド・ボッダー　Estrid Vodder
キャプテン・クック　Captain Cook
ジャン・バルネ　Jean Valnet
ジョン・ジェラール　John Gerard
ニコラス・カルペッパー　Nicolas Culpeper
ネローラ　Nerola
フェルディナンド・フォン・ミュラー　Ferdinand von Mueller
ヘスペリデス　Hesperides
マルグリット・モーリー　MargueriteMaury
ミッシュリン・アーシエー　Micheline Arcier
ペール・ヘンリク・リング　Per Henrik Ling
ルネ＝モーリス・ガットフォセ　Rene-Maurice Gattefosse
ロバート・ティスランド　Robert Tisserand

索引

訳者：前田久仁子　（まえだ　くにこ）

上智大学外国語学部卒、呉竹学園東京医療専門学校卒。
鍼灸師、あん摩マッサージ指圧師、フィトアロマセラピスト、クラニオセイクラル療法家、フロー施術法提唱者、翻訳家。
フランス・アルプマリティム県グラース市にて、東洋医学とフィトアロマテラピーを統合する治療院を経営し、施術に当たっている。
『アロマテラピー　マッサージ・ブック』（河出書房）、『ナチュラリストのための食べる植物栄養学』（フレグランスジャーナル社）、『調香師が語る香料植物の図鑑』（原書房）ほか、多くの訳書がある。

表紙・カバー、ページデザイン

・岸和泉

イラスト（解剖図 p.121、123、125）

・田添公基

写真協力（第２章）

・あさいマッサージ教育研究所

・大木いずみ

・佐藤喜仁

・濱田信次郎

・春木浩子

・バーグ文子

マッサージ＆アロマテラピー －精油の力を最大限に引き出す症状別テクニック－

2015 年 3 月 1 日　初版第 1 刷発行

訳　前田久仁子

発行者　戸部慎一郎

発行所　株式会社 医道の日本社

〒237-0068　神奈川県横須賀市追浜本町 1-105

電話（046）865-2161

FAX（046）865-2707

印刷　図書印刷株式会社

ISBN978-4-7529-3112-6 C3047

xxy